头痛疾患的针灸治疗

主　编　范刚启

副主编　侯　腾　寇任重　王　琳　林　祺

编　者（排名不分先后）

苗　芬　郝传传　杭晓娟　吴宝红　钱俐俐
魏　婕　朱慧君　朱栋华　都鹏飞　杨　峰
郑咏淇　冯琳茜　许若晴　余晓璐　刘　玲
徐华文　韩　玥　沈彦喜　孙　露　牛家苑
刘岚青　王　丹　文　亚　范香瀛　施娟娟
文玉茵　林　祺　杨春泷　罗妮莎　郑　昊
周文珠　王　悦　陈宇航　蒋亚楠　李　晶
陈　骋　陶腊梅　张丽丽　乔　春　薛武德志
崔豪飞
周文珠

学术秘书

人民卫生出版社
·北京·

图书在版编目（CIP）数据

头痛疾患的针灸治疗 / 范刚启主编 . -- 北京：人
民卫生出版社，2025. 2. -- ISBN 978-7-117-37508-5

I. R246. 6

中国国家版本馆 CIP 数据核字第 2025KZ2858 号

人卫智网	www.ipmph.com	医学教育、学术、考试、健康，购书智慧智能综合服务平台
人卫官网	www.pmph.com	人卫官方资讯发布平台

头痛疾患的针灸治疗

Toutong Jihuan de Zhenjiu Zhiliao

主　　编：范刚启
出版发行：人民卫生出版社（中继线 010-59780011）
地　　址：北京市朝阳区潘家园南里 19 号
邮　　编：100021
E - mail：pmph @ pmph.com
购书热线：010-59787592　010-59787584　010-65264830
印　　刷：河北博文科技印务有限公司
经　　销：新华书店
开　　本：710×1000　1/16　　印张：23　　插页：2
字　　数：425 千字
版　　次：2025 年 2 月第 1 版
印　　次：2025 年 4 月第 1 次印刷
标准书号：ISBN 978-7-117-37508-5
定　　价：89.00 元
打击盗版举报电话：**010-59787491**　　E-mail：**WQ @ pmph.com**
质量问题联系电话：**010-59787234**　　E-mail：**zhiliang @ pmph.com**
数字融合服务电话：**4001118166**　　E-mail：**zengzhi @ pmph.com**

主编简介

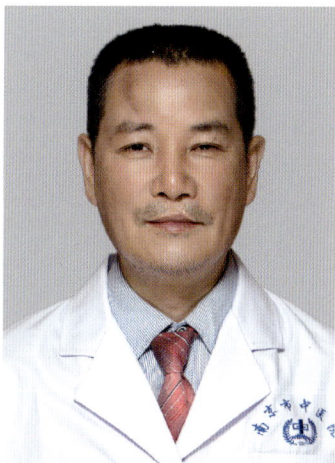

范刚启，南京市中医院脑病科主任医师、教授，医学博士，博士研究生导师，江苏省优秀中青年中医临床人才，江苏省名中医。中国针灸学会针灸临床分会脑病专业委员会主任委员（第一届），中华中医药学会脑病分会委员，江苏省仪器仪表学会智能医疗器械与装备专业委员会副主任委员，江苏省康复医学会脑损伤康复专业委员会委员，江苏省针灸学会急症专业委员会秘书长。

主要从事神经内科的针药结合医、教、研工作，擅长头痛等神经内科病症的综合诊疗；主持组建江苏省首家中医头痛门诊，优选出中风、头痛、眩晕、颈腰痛等病症的一系列针药结合方案；主持发明三叉神经分布区及枕神经分布区穴联合电刺激头痛治疗仪、电子恒温耳灸器等医疗器械；承担江苏省科学技术厅重点项目等科研课题 10 项，获江苏省医学新技术引进奖一等奖 1 项，发表学术论文 150 余篇，出版《针灸治疗中风病》等专著 3 部。

符 序

浮针圈外，我很少写序，只记得给台湾邱雅昌先生的《董氏奇穴实用手册》一书写过。现在南京市中医院范刚启博士邀请我写个序，我很惶恐，因为我深知我的资历是不足以在范博士的大作中写序言的，但我还是应承了，因为：

一、范博士是扎实的学者，难得的实诚人。

二、范博士对浮针发展关怀备至，那些年我在南京从事医疗、教学和研究工作，他经常和我聊天、讨论学术，其中的一些观点被整理成三篇论文，发表在《中国针灸》上，引起不小反响，我需要表示感谢。

三、我与范博士的履历很相似：其一，都是针灸专业；其二，硕士研究生毕业后都参军入伍，我到了广州的第一军医大学（现南方医科大学），范博士先是到了徐州的中国人民解放军第九七医院，2000年获得博士学位后，调入第二军医大学南京军医学院附属第414医院；其三，都对针灸学的发展充满热情，都常常"爱之深，责之切"。

因此，我只能不揣愚陋，写几句话，也算给老朋友道个喜。

在这个序言中，我想说的主要是：

首先，对作者说：了不起，在繁忙的诊疗和临床带教工作之余，还能笔耕不辍，实在不容易。完成一本书，就像母亲看着刚刚出生的宝宝，一定非常开心。恭喜老朋友，期待今后大作不断涌现，给针灸界注入新的血液，给读者们不断奉献与临床紧密相关的中国传统智慧。

其次，对读者说：范博士做事十分专注，2002年始，专注于头痛疾患的针灸治疗及针药结合治疗方案的优化，我相信，这本《头痛疾患的针灸治疗》，一定是承载了范博士几十年的学术素养，凝聚了二十多年治疗头痛疾患的临床心血，包含了一个真诚学者对中西医理论结合的深刻感悟，对临床疗效的孜孜追求。

同时，对自己说：浮针之所以有今天的局面，都仰赖包括范博士在内的各位专家、朋友的提携帮助和包括即将出版这本书的人民卫生出版社在内的很多有实力、有担当单位的肯定和支持。今后一定要不断努力，让自己不辜负这些专家，这些朋友，这些单位，更让自己不辜负学生，不辜负那些病人。

在当今社会，有很多人热衷于争名逐利，沉醉于滚滚红尘，但也还有很多人愿意在自己的领域里做着对社会、对后代大有裨益的事情,即便经常遭遇困顿坎坷,仍然能微笑以对、目光坚定。

　　这样的人,值得尊敬!

　　这样的人写的书,值得研读!

　　这样的人介绍的医学方法,值得借鉴!

符仲华

于北京中医药大学浮针研究所

2021 年 6 月 1 日

前　言

　　头痛疾患，简称头痛，或头痛病，在世界范围内有着惊人的患病率，是临床最常见的病症之一。千百年来，针灸可以很好地治疗头痛（头痛发作时止痛）和预防头痛（减少头痛发作），这一医学现象，深入中国百姓的心中。

　　头痛是世界卫生组织（WHO）向全世界推荐的针灸治疗优势病种之一。为什么向全世界推荐？有着如下的理由：一是针灸疗法为绿色疗法，没有药物的不良反应。二是有着较为肯定的疗效，如偏头痛发作时，对于轻中度的头痛发作，针灸可以显著缓解头痛程度，有的当场止痛；有相当比例的患者，经过若干次针灸治疗，在很长时间内不会复发，即使复发，发作的次数也会减少，或头痛程度减轻，或头痛持续的时间缩短，或即使服用止痛药，用药的种类也会减少、用药的剂量也会降低。三是治疗费用低廉。四是针灸治疗基本不受场所限制，操作方便，等等。因此，针灸治疗头痛受到了医务工作者和头痛患者的欢迎。而且，经过 WHO 的推荐，即使在欧美等发达国家，也受到了欢迎。

　　2009 年 4 月，南京市中医院脑病科头痛团队，开设了江苏省首家中医头痛门诊，针灸疗法是最主要的治疗手段，配合中药及必要的西药，获得了较好的疗效。经过多年摸索及不断优化，形成了独具特色及疗效显著的排针平刺法、穴位埋线法、穴位注射法、浮针疗法、刺络放血疗法、电刺激疗法、头痛单元等一系列针灸治疗方案。由于这些针灸疗法特色鲜明、操作简单规范、可重复性强，在南京及周边地区，产生了一定的影响力。

　　不过，与取得的点滴成绩相比，在长期的头痛诊疗临床、科研、教学过程中，我们仍为诸多临床问题所惑，常感无力、无助：①许多头痛患者就诊前，头痛分类及诊断不清，误诊、错诊、漏诊率较高，头痛分病论治仍存在很多困难；②针灸治疗的普及率或选择率仍较低，有很多患者认为针灸疗法只是起临时止痛作用，并不治病；③缺乏比较公认的针灸治疗方案，一些专家共识或指南实用性不强，或针灸方案的循证证据级别普遍较低；④常见的头痛，如偏头痛、紧张性头痛、颈源性头痛等，针灸治疗方案繁多，如何选择治疗方案，令人莫衷一是，或缺乏依据；⑤对于相对少见的头痛，针灸疗法的参与率很低，无法判断其疗效；⑥针灸疗效仍然有限，尤其对于一些难治性头痛，如慢性偏头痛、慢性紧张性头痛、药物过度使用性头痛，或两种以上头痛共病等复杂性头痛，在很多时候针灸的疗效较差；⑦药物疗法，尤其是相应的西药，有其明显的疗效优势，但不良反应亦较常见，如何实现针药结合，强强联合，优势互补，实现针药结合方案的优化，基本无资料可借鉴；⑧绝大部分文献，忽视了头痛疾患针灸治疗的安全性评价问题，或理所当然地自认为针灸疗法是安全的，但缺乏强有力的证据支持；等等。

实际上，在目前大科学及中西医结合大背景下，这些问题的实质均涉及头痛疾患针灸治疗方案的优选问题。为了实现优选，一是必须从中西医两个层次角度，尽可能地明确诊断；二是就头痛疾患整体而言，应该明确，哪些头痛种类（亚型）、中医证型最适合针灸治疗，哪些可以选择针灸治疗，但需要配合中、西药物等相应的其他治疗方法，哪些不适合针灸治疗；三是就某种头痛疾患来说，应对组成针灸治疗方案的穴位、针刺工具、针灸手法等因素，尽可能地优化，以提高疗效为最终目标，找出相对的"最佳针灸治疗方案"；四是重视针灸治疗方案的安全性问题，这是针灸方案优选及应用的前提和保证。

基于对头痛疾患的针灸治疗成果的总结和分析，基于对"针灸治疗头痛"方法手段的系统分析、系统设计、系统应用，我们完成了《头痛疾患的针灸治疗》一书的编写工作。

本书可以说是系统科学在针灸治疗头痛领域的应用体现，只不过，这本专著只是实现了对头痛疾患针灸治疗方案的初步系统分析。但借助这本书，对于头痛疾患的分类及诊断、不同的头痛疾患针灸治疗方案的选择、针灸方案应用和研究的现状分析、优选思路方法及潜在的针灸方案的再发现、不同头痛疾患的针灸疗效评价、针灸治疗头痛的空白点及薄弱点、针灸为什么是治疗头痛而不是单纯镇痛止痛等等一系列问题，均可以从中寻找到相应的答案。

尽管答案可能并不完美，可能与你的需求尚有不短的距离，但可能会给你启示，让你重新发现并创造或优选出一个又一个针灸治疗方案，更好地提高头痛疾患的针灸疗效。

范刚启

2024 年 10 月

目　录

13

第一章

针灸治疗头痛常用方法

第一节 排针平刺法

排针平刺法为南京中医药大学博士研究生导师、南京市名中医范刚启教授原创。2009 年，范刚启教授于南京市中医院设立江苏省首家中医头痛门诊，排针平刺因具有操作简单、起效快捷、可重复性强等特点，为头痛门诊主要治疗方法。排针平刺法 2017 年获得"江苏省医学新技术引进奖一等奖"。本针刺法作为江苏省城乡基层适宜卫生技术，于 2015 年通过江苏省中医药学会脑病专业委员会平台向江苏省全省推广，已在江苏省内形成一定的区域影响力。

一、穴位及穴组

1. **枕穴组** 脑空 - 风池、脑户 - 风府。
2. **颞穴组** 颔厌 - 悬厘。
3. **额穴组** 神庭 - 印堂、眉冲 - 攒竹，头临泣 - 鱼腰、头维 - 丝竹空。
4. **顶穴组** 百会 - 前顶。

本法重于局部取穴。《黄帝内经·灵枢》（以下简称《灵枢》）："胆足少阳之脉，起于目锐眦，上抵头角，下耳后，循颈……其支者，从耳后入耳中，出走耳前，至目锐眦后……是主骨所生病者，头痛，颔痛，目锐眦痛……"可见足少阳胆经循行部位包含了偏头痛、颈源性头痛及紧张性头痛的头痛好发部位（颞、枕部），并且胆经之病包括了头痛、颞痛及目锐眦疼痛。根据传统针灸学理论，本经经穴可治疗本经主病及循行部位疾病的特点，枕穴组、颞穴组皆为辨经取穴。当病状表现为督脉病变时，可加取枕穴组的脑户透风府及顶穴组等督脉经穴透刺。临床研究表明，近端局部取穴对这三种常见头痛的镇痛疗效显著优于远端辨经取穴法[1-2]，而朱兵等的研究结果亦表明，局部近端取穴法，与远端取穴法相比，其镇痛等针刺效应，具有一定的相对特异性[3]。而上述三种

---

[1] 沈彦喜 . 排针平刺治疗紧张型头痛的临床观察 [D] . 南京：南京中医药大学, 2016.

[2] 郝传传，朱正萍，孙轩翔，等 . 颈源性头痛针刺治疗方案的初步优选 [J] . 中医杂志，2014, 55（6）：478-481.

[3] 朱兵，荣培晶，贾卉，等 . 针刺镇痛的节段性机制与全身性机制研究 [J] . 针刺研究, 2007（3）：144.

临床最常见头痛（偏头痛、紧张性头痛、颈源性头痛），主要表现为头部的局部头痛，故以局部取穴法为主。

二、各穴组具体针刺方法

（一）枕穴组

单纯一侧枕部痛或枕项部痛时，只取脑空 - 风池。一侧枕部痛及枕正中痛时，兼取脑空 - 风池、脑户 - 风府。

1. **脑空 - 风池**　以脑空为进针点，向风池平刺 1 根针，进针深度约 25mm；以脑空 - 风池为基准线，于左侧每间隔基准线 1cm，针刺 1 根平行于基准线的针灸针，左侧共计针刺 2 根，进针点皆与脑空在同一水平线；于基准线右侧，每间隔基准线 1cm，针刺 1 根平行于基准线的针灸针，右侧共计 2 根，进针点与脑空在同一水平线。进针方向均向下，皮下进针深度均约 25mm，计 5 根针。见图 1-1-1。

2. **脑户 - 风府**　以脑户为进针点，向风府浅刺平刺 1 根针；以脑户 - 风府为基准线，于左右两侧，各间隔基准线 1cm，各针刺 1 根平行于此基准线的针灸针。进针点与脑户在同一水平线。进针方向均向下，皮下进针深度均约 25mm，计 3 根针，见图 1-1-2。

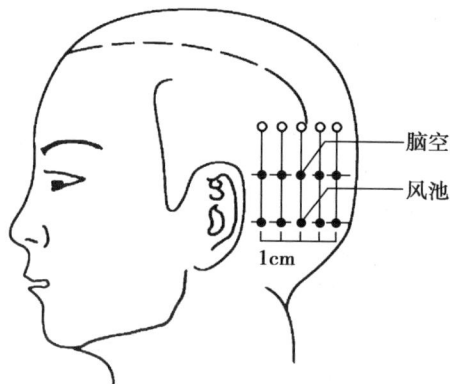

图 1-1-1　枕穴组脑空 - 风池针刺位置　　图 1-1-2　枕穴组脑户 - 风府针刺位置

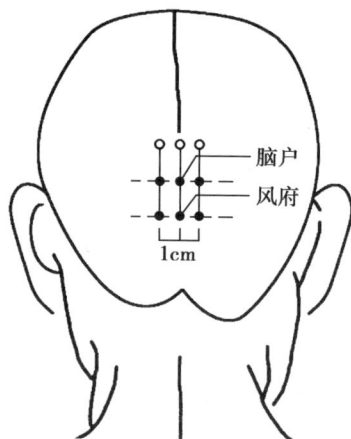

（二）颞穴组

以颔厌为进针点，平刺向悬厘 1 根针，深约 25mm；以颔厌 - 悬厘为基线，于左侧每间隔基线 1cm，针刺 1 根平行于基线的针灸针，左侧共计 2 根，进针点皆与颔厌在同一水平线。基线右侧操作与左侧相同，再针刺 2 根针灸针。进针方向均向下，皮下进针约 25mm，计 5 根针，见图 1-1-3。

注意事项：①针尖只刺入头皮下层，即浅筋膜层；②沿皮下层，浅刺平刺向目标穴，针尖及针身勿刺入颞肌；③如针尖或针身深入颞肌（嘱患者张闭口或做咀嚼动作，如影响此动作完成，即为针刺入颞肌），应退至头皮下层，按①②要求，重新针刺。

（三）顶穴组

以百会为进针点，平刺向前顶 1 根针，深约 25mm。以百会 - 前顶为基准线，于左侧每间隔基准线 1cm，针刺 1 根平行于基准线的针灸针，左侧共计 2 根，进针点皆与百会在同一水平线。基线右侧操作与左侧相同，再针刺 2 根针灸针。进针方向均向前，皮下进针约 25mm，计 5 根针，见图 1-1-4。

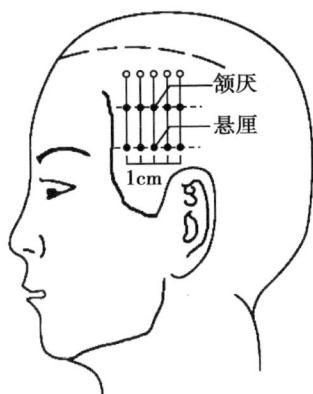

图 1-1-3　颞穴组额厌 - 悬厘针刺位置

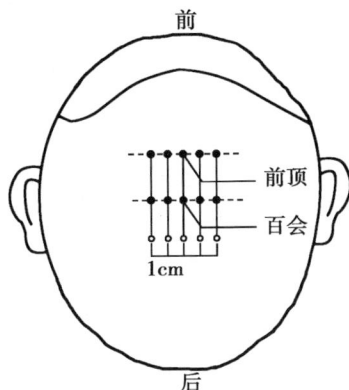

图 1-1-4　顶穴组针刺位置

（四）额穴组

从神庭平刺进针，平刺透刺向印堂，皮下进针约 25mm；眉冲 - 攒竹、头临泣 - 鱼腰、头维 - 丝竹空与此相同刺法，单侧共计 4 根针，见图 1-1-5。

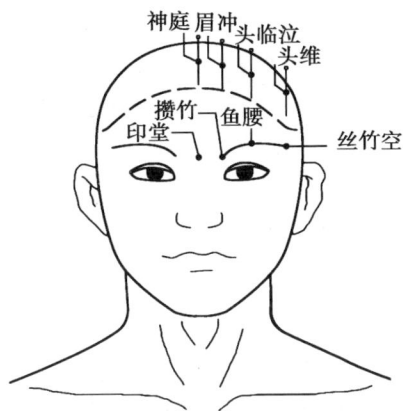

图 1-1-5　额穴组针刺位置

3

三、排针平刺法刺法特点

本法的针刺方法皆为浅刺平刺法。从穴组的前者穴位平刺进皮后,沿皮下浅筋膜层,向穴组的后者穴位平刺透刺,进针深度约 25mm;进针后行小幅度提插捻转,以针下无牵连,即针下虚松感为宜,每个穴组行针时间均为 1 分钟左右。

浅刺平刺为排针平刺法的一大特点,《窦太师针经》有云"天应穴,但痛处,就于左右穴道上卧针刺之,泻",排针平刺亦要求沿皮平刺,此为古代针灸方法的重发现与再运用。研究表明,卧针(即浅刺平刺)刺入皮下后,病灶部位的离子电导率因针刺产生的机械波和化学波产生的振荡效应而迅速增加,从而起到了镇痛效果[1]。研究证实,浅刺不得气针刺法亦有着很好的镇痛效应[2-3]。

本法中的透法并非要求针尖到达目标穴位,只需针尖朝向目标穴位。《针灸大成·经络迎随设为问答》记载:"转针向上气自上,转针向下气自下。"即针刺朝向与引气的方向存在着一致性,若欲引气至病灶部位,针刺方向应朝向病灶部位,因此,排针平刺法皆针向病所或针向痛处。卧针镇痛机制研究也从生物力学角度表明了针向病灶可使产生的机械波和化学波传递到病灶。

四、留针时间

针刺操作完成后留针 4~6 小时。达到留针时间后,嘱患者家人自行起针,如针眼处有出血,让其自行止血,擦净即可。不需在医院等待拔针或离院后再来院拔针。

排针平刺留针时间可达 4~6 小时,远超于普通传统毫针刺法留针时间原因主要有二:①临床经验总结,因排针平刺法针刺部位在头部,基本不影响患者日常生活和工作,可留针至 6 小时以增强疗效。留针期间的日常活动,对枕穴组、颞穴组、额穴组的针身,起到"行针"的作用,反而可以增强针刺疗效。②理论研究,据统计,《灵枢》原文中关于"留针"的论述就有 30 余次,《黄帝内经·素问》(以下简称《素问》)、《针灸甲乙经》及多本医学古籍,甚至史书也可发现关于留针的记载。通过梳理发现,从西汉至今,留针时间呈随时间推移而延长的趋势,留针的最终目的是充分发挥针刺效应,提高针刺疗效[4]。韩明

---

[1]　胡侠,凌昌全.腕踝针止痛机理的生物力学观[J].中国针灸,2004,24(5):67-69.

[2]　DIENER H C, KRONFELD K, BOEWING G, et al.Efficacy of acupuncture for the prophylaxis of migraine: a multicentre randomized controlled clinical trial[J].Lancet Neurol, 2006,5(4):310-316.

[3]　LINDE K, STRENG A, JURGENG S, et al.Acupuncture for patients with migraine: a randomized controlled trial[J].JAMA, 2005,293(17):2118-2125.

[4]　黄馨云,李璟,顾侃,等.留针时间初探[J].中国针灸,2019,39(4):445-450.

娟等进行文献分析发现，留针时间与针刺疗效在一定程度上呈正相关性，尤其在针刺治疗慢性病领域，留针时间越长，效果越显著[1]。许世雄等研究发现，在受外界机械刺激下，随着机体组织压升高，毛细血管内血液黏度下降，为毛细血管内血液的流通及和组织之间的物质交换创造了良好的物理环境[2]。因此，留针针体对组织有着持久的机械应力刺激，是排针平刺法留针时间长镇痛效果好的可能原因之一。

五、适应证

（一）原发性头痛

本排针平刺法，对各种原发性头痛，特别是轻中度头痛，有着较好疗效。此疗法的适应证基本涵盖了大部分的原发性头痛。对偏头痛、紧张性头痛、三叉神经自主神经性头痛、原发性咳嗽性头痛、原发性针刺样头痛有较多的病例观察。对原发性霹雳性头痛、性交性头痛、原发性劳力性头痛观察较少。

（二）继发性头痛

排针平刺法对在国际头痛分类（International Classification of headache disorders，ICHD）中的第5至第12大类的头痛，轻中度者，有一定疗效。其中，对颈源性头痛、枕神经痛、头颈部血管性疾病所致头痛、缘于精神障碍的头痛等观察的病例较多。对其他类型的继发性头痛，观察的病例较少。

针对具体病症的排针平刺操作方法，详见相关章节。

六、理论基础

排针平刺法的理论基础为范刚启教授首次提出的"偏头痛急性期不同神经通路针刺镇痛效应的相对特异性"假说[3]，该假说基于三叉神经颈复合体（trigemino cervical complex，TCC）这一解剖汇聚结构，TCC是偏头痛、颈源性头痛等头痛发生的一个重要的组织结构[5-6]。通过这一结构，颈部疾病的病理性刺激可借此牵扯到三叉神经第一支支配区，引起相应部位的头痛；另外，三叉

[1]　韩明娟，赵宏，景向红，等．不同留针时间对针刺疗效影响的文献分析[J]．中医杂志，2017，58（4）：334-339.

[2]　许世雄，刘玉峰，CHEW Y T，等．组织压动态变化对毛细血管‑组织交换的影响[J]．医用生物力学，2001（3）：129-134.

[3]　牛家苑，范刚启．论偏头痛急性期针刺效应神经通路的相对特异性[J].World J Acup-Mox，2015，25（4）：59-66.

[4]　PEI P，LIU L，CUI Y X.Descending facilitation/suppression system and its mechanism in migraine[J].J Apopl Nerv Dis（Chin），2015，32（5）：470 472.

[5]　BASBAUM A I，BAUTISTA D M，SCHERRER G，et al.Cellular and molecular mechanisms of pain[J].J Cell，2009，139（2）：267 284.

神经及三叉神经血管性病变，亦可通过这一结构，将病理性刺激传达到枕神经支配区，引起枕颈部的疼痛。因此，对三叉神经第一支及枕神经进行电刺激，可以通过三叉神经颈复合体对引发头痛的结构进行良性刺激，达到治疗的目的。

本团队在临床观察和研究中对该假说进行了部分证实：即针刺不同神经支配区穴，其镇痛效应具有相对特异性。针刺枕神经支配区穴（即枕穴组），对枕项顶部疼痛的镇痛效应显著优于针刺三叉神经支配区穴，同时对额颞部痛也具有镇痛效应；针刺三叉神经支配区穴（即颞穴组、额穴组），对额颞部头痛的镇痛效应显著优于针刺枕神经支配穴，但对枕项顶部镇痛效应较差；三叉神经支配区穴与枕神经支配区穴联合针刺，表现为协同疗效，可显著提高单个神经支配穴的相应的镇痛疗效。

七、演化历程

排针平刺法治疗头痛，是对针刺治疗头痛方案的优化。范刚启教授早期诊疗头痛过程中，使用单针直刺风池法治疗颈源性头痛，但多名患者复诊时诉起针后不久头痛又作。经过查阅文献我们发现了如下研究结论：①直刺双侧风池治疗颈源性头痛有效[1]；②局部多针直刺法治疗颈源性头痛疗效显著[2]；③留针时间与针刺效应存在密切的关系[3]，适当延长留针时间，可一定程度地提高疗效。为此，范教授对单针直刺风池法进行了不断改进，选用了佘氏的多针直刺法，并延长了留针时间。这样虽然提高了疗效，但给患者的工作生活带来明显的不便，同时，因为多针直刺法针感明显，导致患者对针灸治疗产生了一定程度的恐惧心理。

如何在进一步提高头痛针刺疗效、延长留针时间的同时，还不影响头痛患者日常活动，成为提高针刺治疗头痛疗效的难点。范刚启教授在《窦太师针经》中"天应穴，但痛处，就于左右穴道上卧针刺之，泻"内容里得到启发，在临床治疗头痛时，将毫针进针点移至病灶侧的胸锁乳突肌后缘部位，浅刺平刺风池。随后为加强疗效，参考傍刺法，在第1根针两旁各斜向加刺1针，3针皆为平刺，均刺向风池。但是通过临床观察发现，这种针刺方法较直刺法虽然能够适当延长留针时间，但因针刺部位的活动幅度较大、活动时间长，且有衣领羁绊，致绝大多数患者于正常活动下，均会导致针体移位，或致针身外

[1] 张凯,刘宇,蒋戈利.针灸治疗颈源性头痛处方取穴规律现代文献研究[J].中国中西医结合杂志,2014,34(8):1008-1012.

[2] 佘瑞平.针刺颈枕八穴治疗颈源性头痛临床观察[J].中国针灸,2000,20(6):12-14.

[3] 吴萌萌,管莉萍,刘存志.针刺留针时间影响因素的研究进展[J].中国针灸,2010,30(2):170-172.

露，甚或针体脱落，出现局部刺痛感、出血或血肿等现象。通过对经络学理论及现代解剖学和筋膜理论的复习研究，范刚启教授对进针部位作了进一步改进：将进针部位确定在肌群活动度较小的枕部等头颅区域。这样，既可以保证针体很少移位，又可以保证针尖处到达肌肉活动处，增加留针期间持续的针刺刺激量。通过临床观察及患者的不断反馈，最终确定脑空、脑户为进针点，分别向风池、风府平刺透刺，基本上解决了以上难题，且提高了镇痛疗效。此后，根据范刚启教授提出的偏头痛急性期不同神经通路针刺效应的相对特异性假说，增加了头部其他部位的穴组，并在临床中逐渐规范操作、优化选穴和确定适应证。根据病情、病位、病因、发病机制等疾病因素，同时为加强针刺刺激量，逐渐增加并确定了局部针刺的针刺数，延长了留针时间，显著地提高了针刺疗效。

（本节责任人：林　祺，郝传传，范刚启）

第二节　毫针传统针刺法

毫针传统针刺是头痛针灸治疗的主要方法。传统针刺认为外感六淫、肝失条达、气血亏虚、肾虚、瘀血、痰饮等均可引起头痛，故治疗时根据病因病机不同，采用补虚泻实的方法进行针刺治疗。传统毫针针刺治疗头痛原则是：以辨经论治为主，同时结合辨证论治。因此，首先应辨明头痛的部位属于何经，按照"经脉所过，主治所及"循经选穴治疗。如果头痛部位并不明确，如全头痛，则可辨证选穴治疗。具体在临床中又往往需灵活变通，相互参用，切不可胶柱鼓瑟，过于拘泥。

一、具体分型论治

（一）太阳头痛

1. **症状表现**　太阳头痛多表现为后头痛，可伴有颈项强痛，发热恶寒，舌淡红苔薄白，脉浮紧。

2. **病机分析**　"太阳为开"，主一身之表，其脉"从巅入络脑，还出别下项"，若不慎感受风寒之邪，太阳经气闭阻不利，则头痛连项，恶寒发热。

3. **取穴**　天柱、玉枕、后溪、束骨。

4. **方义**　天柱、玉枕为太阳经腧穴，且在后枕、颈项部，为局部取穴，能较好地疏通局部气血，"输主体重节痛"，故取手足太阳经之输穴后溪、束骨祛风散寒、通络止痛。

5. **操作**　玉枕由上向下平刺1寸，余穴直刺，均用泻法，留针20~30分钟。

（二）少阳头痛

1. **症状表现**　少阳头痛以一侧头痛为主，或左或右，常以太阳穴、额颞部为主，可伴有急躁易怒，口苦，胸胁胀痛，甚则头晕耳鸣，舌红苔黄，脉弦。

2. **病机分析**　"少阳为枢"，外感风邪入于少阳，枢机不利，不通则痛，少阳经脉循行于侧头部，下至胁肋部，络肝属胆，故而出现侧头痛，胁肋胀痛，肝气失于条达则急躁易怒。

3. **取穴**　太阳、丝竹空透率谷、风池、外关、足临泣。

4. **方义**　太阳穴为经外奇穴，专治头面诸疾，功能祛风通络止痛；丝竹空为手少阳三焦经腧穴，率谷为足少阳胆经腧穴，一针透两穴，通两经，又正在痛处，能有效疏通局部气血，通络止痛，故《玉龙歌》言"偏正头风痛难医，丝竹金针亦可施，沿皮向后透率谷，一针两穴世间稀"。风池为足少阳胆经腧穴，位于头部，为祛风要穴，又为头痛要穴；外关为三焦经络穴，又通于阳维脉，"阳维为病苦寒热"，有较好的祛风散邪的作用；足临泣为足少阳胆经输穴，疏肝利胆作用明显，故诸穴共奏疏肝利胆、祛风通络止痛的疗效。

5. **操作**　太阳针刺 0.5 寸左右，丝竹空以 3~4 寸长针沿皮透刺至率谷穴处，可适当捻转泻法增强针感，疗效更佳，风池针尖向鼻尖方向，进针 1 寸左右，针感尽量传至侧头部，余穴直刺，得气后均用泻法。

（三）阳明头痛

1. **症状表现**　阳明头痛以前额头痛为主，常伴有面赤、口干、口臭、口渴、齿痛、身热汗出，甚则大便秘结，小便黄赤，舌红苔黄腻，脉滑数。

2. **病机分析**　"阳明为合"，感受外邪内传入里化热或平素过食肥甘厚味、辛辣、嗜酒等，热邪壅滞胃腑，腑气不降，热气上蒸，则为头痛，足阳明胃经"循发际至额颅"，故痛则以前额为主。

3. **取穴**　神庭、头维、印堂、合谷。

4. **方义**　神庭、印堂虽为督脉腧穴，但为局部取穴，能较好地疏通前额气血；头维为足阳明胃经腧穴，也在前额，通络止痛效果颇佳；合谷为手阳明大肠经原穴，为四总穴之一，"面口合谷收"，又手阳明与足阳明同气相求、同经相应，故清泄阳明火热功效卓著，诸穴相配，热退痛止。

5. **操作**　头维、印堂、神庭平刺，头维、神庭针尖向后，印堂针尖向鼻，合谷直刺，均用泻法。若热盛明显，头胀痛较重，可配合三棱针在印堂点刺出血，效果迅速。

（四）厥阴头痛

1. **症状表现**　患者头痛以颠顶痛为主，分为厥阴虚寒和肝阳上亢两种类型。肝阳上亢，可伴有头目胀痛，目赤面红，头晕耳鸣，烦躁易怒，口苦，下肢酸软无力，腰酸，舌红苔少，脉弦；厥阴虚寒，常表现头痛恶心，呕吐涎沫，畏寒肢冷，舌淡苔白腻，脉沉细。

2. 病机分析　情志不畅，肝气郁滞，郁而化火，久则伤阴，或年高水亏，阴不敛阳，均可致肝阳上亢，冲逆作痛；或肝经虚寒，感受寒湿，凝滞不通，发为疼痛，因肝经"上出额，与督脉会于巅"，故常致颠顶疼痛。

3. 取穴　四神聪、合谷、太冲。肝阳上亢者可加太溪或涌泉，厥阴虚寒者加中脘、足三里。

4. 方义　四神聪为经外奇穴，局部取穴，正在颠顶，通络止痛；太冲、合谷为四关穴，一主气，一主血，能较好地行气活血，通经止痛。肝阳上亢则加太溪、涌泉滋水涵木，平肝潜阳，若厥阴虚寒，则加足三里、中脘扶土抑木、温阳散寒止痛、止呕。

5. 操作　四神聪平刺，合谷、太冲直刺，肝阳上亢型以泻法为主，头目胀痛剧者，可三棱针点刺四神聪出血。厥阴虚寒型，平补平泻法，呕吐严重者，中脘、足三里可加温针或温和灸，加灸百会，疗效更佳。

（五）痰饮头痛

1. 症状表现　头沉重疼痛，头晕，常伴有恶心呕吐，纳呆，困倦思睡，舌苔白腻，脉滑或缓。

2. 病机分析　脾为生痰之源，脾胃素虚或过食寒凉损伤脾胃，水液不化，痰湿内生，或过食肥甘，痰饮中阻，上蒙清窍，则头痛沉重，昏沉思睡，恶心欲吐。

3. 取穴　百会、印堂、风池、中脘、足三里。

4. 方义　百会为督脉腧穴，又为三阳五会之处，有温振阳气、荡涤阴邪功效，痰饮者，阴也，故百会为头痛头晕之主穴；印堂、风池在头部，具有通络止痛的功效；取足三里、中脘健脾化痰，和胃降逆，以杜生痰之源。

5. 操作　常规针刺，平补平泻，百会、中脘、足三里可配合温针灸或针后温和灸，或隔姜灸中脘、足三里更佳。

（六）气血亏虚头痛

1. 症状表现　头痛隐隐，或伴头晕，劳则加重，面色少华，气短乏力，舌淡苔薄白，脉细。

2. 病机分析　劳逸失度，或思虑过多，或久病、失血，气血两亏，脑窍失养，不荣则痛，故为头痛。

3. 取穴　百会、风池、中脘、足三里。

4. 方义　脾胃为后天之本，气血生化之源，中脘为腑会穴，又为胃之募穴，足三里为胃之下合穴，又为胃之合穴，两者相合，为补益脾胃之主穴，故取中脘、足三里健脾补中，以助气血生化；百会、风池引气血上达头部，濡养脑窍。

5. 操作　常规针刺，用补法，百会、中脘、足三里可加温针灸或温和灸，效果更佳。

（七）肾虚头痛

1. 症状表现　头空痛，怕冷，伴有腰酸、下肢无力，性欲减退，舌淡红苔薄白，脉沉细。

2. 病机分析　肾主骨生髓，脑为髓海，肾虚则髓海不足，脑窍失养，发为头痛，加之肾虚，风寒之邪易入脑中，阻滞脑窍，亦作头痛。

3. 取穴　涌泉或太溪。虚甚者加关元、肾俞。

4. 方义　病在上者，取之下，且涌泉为足少阴肾经起始穴，为肾气生发之处，属木，又有条达疏通之性，《肘后歌》有言"顶心头痛眼不开，涌泉下针定安泰"，故用之取效迅速。太溪为肾经原穴，补益肾中元气，又有上病下取之效。关元，为足三阴与任脉交会之处，补益肝脾肾，又为元阴元阳所在之处，故能培补元气，充髓养脑。肾俞能补肾益精，善治肾虚诸症。

关于肾虚头痛，《针灸治疗学》未载，而当代先贤则多有论述，如豫宛名医李世珍在《针灸临床辨证论治》中就指出肾虚头痛可取肾俞、关元、复溜治疗[1]，京城名医张士杰在《古法针刺灵方治验》中也有以太溪治疗肾虚偏头痛的记载[2]，国医大师贺普仁在《针灸治痛》一书中则指出肾虚头痛可选关元、上星、百会[3]。可见肾虚头痛当列为重要头痛辨证类型之一。

5. 操作　针刺均用补法，关元、肾俞温针灸或温和灸或隔附子饼灸。

（八）瘀血头痛

1. 症状表现　痛处固定不移，多有外伤史或久病，痛如锥刺，昼轻夜重，舌淡红或紫暗，苔白，脉弦或涩。

2. 病机分析　头部外伤或久病入络，瘀血留滞脑窍，阻滞经脉，不通则痛，瘀血不去，新血不生，脑窍失其所养，头痛更重。

3. 取穴　阿是穴、百会、太阳、风池、合谷、太冲、三阴交。

4. 方义　瘀血阻滞之处即为病变所在之处，针之使通，则头痛愈，所谓"去宛陈莝"者是也。百会为三阳五会，又在头顶正中，具有较好的通络止痛功效；太阳为经外奇穴，专疗头面诸疾；风池为足少阳经与阳维脉交会穴，最能祛风通络，善疗头痛头晕；合谷、太冲为四关穴，一主气一主血，最能行气活血；三阴交为足三阴交会穴，既可补益肝脾肾滋阴养血，又可行气活血、化瘀止痛。也可根据疼痛所在部位不同结合辨经论治选穴治疗。

[1]　李世珍，李传岐，李宛亮.针灸临床辨证论治[M].北京：人民卫生出版社，1995：43.

[2]　张士杰.古法针刺灵方治验[M].北京：中医古籍出版社，2006：18.

[3]　贺普仁.针灸治痛[M].北京：人民卫生出版社，2013：31-32.

5. **操作**　常规针刺,均用泻法,痛甚者,阿是穴可配合三棱针点刺出血。

二、注意事项

1. 毫针针刺进针后需得气,有酸麻胀痛之感或针下沉紧,正如《灵枢·九针十二原》所言"刺之要,气至而有效,效之信,若风之吹云,明乎若见苍天"。若能气至病所,则效更佳。

2. 进针得气后,需明补泻,所谓"虚则补之,实则泻之"。补泻以捻转提插为主,捻转补法,(右手)大拇指向前、示指向后捻转为补;提插补法,重插轻提为补。捻转泻法,(右手)大拇指向后、示指向前捻转为泻;提插泻法,轻插重提为泻。

3. 毫针传统针刺法需达到一定的治疗量,故在得气补泻基础上尚需留针,一般留针20~30分钟,其间可以行针1~2次。

4. 针刺治疗时选择舒适合适的体位,使取穴方便,患者处于放松状态,防止患者紧张晕针,提前跟患者解释好本方法,让患者了解,放松。若出现晕针,则停止治疗,快速将针拔出,让患者平躺,将下肢抬高,可饮糖水,若出现昏迷则指掐人中或针刺人中。

5. 过饥、过饱、醉酒、过劳者禁针。

6. 体质极度衰弱者不宜针刺。

7. 后项部诸如风府、风池、哑门等穴靠近延髓,不可深刺;胸腹部及腰背部须掌握分寸,严禁深刺伤及内脏;大血管附近针刺应谨慎,如邻近动脉的人迎、委中、太渊等,要防止出血;乳中、脐中及小儿囟门不宜针刺;孕妇针刺宜慎,腰骶部及腹部禁针。

(本节责任人:都鹏飞,沈彦喜,罗妮莎)

第三节　刺　络　疗　法

刺络疗法是使用针具在相应的腧穴刺破皮肤使出血,以达到活血祛瘀、治疗疾病目的的一种方法,又称刺血疗法。刺络疗法对于头痛的治疗往往具有立竿见影的效果,是在临床中较为常用的一种针灸治疗方法。

一、概述

早在《黄帝内经》(以下简称《内经》)中就有刺络治疗头痛的论述,如《灵枢·厥病》"厥头痛,头脉痛,心悲善泣,视头动脉反盛者,刺尽去血",又"厥头痛,头痛甚,耳前后脉涌有热,泻出其血",《素问·脏气法时论篇》"肝病者……气逆则头痛,耳聋不聪,颊肿,取血者",《素问·刺疟篇》"刺疟者……先头痛及重者，先刺头上及两额两眉间出血"，等等。说明《内经》时期就已经普遍采用刺络疗法治疗头痛了。

随后各代医家均有运用此法，如明代楼英《医学纲目》记载"一老妇人头痛，久岁不已，因视其手足有血络……尽刺出其血……而得全愈"；清代程钟龄在《医学心悟·头痛》中专门提到"砭法""针法"刺络出血治疗头痛的具体操作。到了近现代，安徽名医王秀珍出版《刺血疗法》专著，专以刺络治疗各科疾病，可谓将刺络疗法发挥至极致，其对刺络治疗头痛有很多独到见解。

刺络疗法一方面可以直接改善损伤局部的微循环，既能促进损伤组织修复，又能及时带走炎症因子及各种致痛物质[1]；另一方面，还可以通过外周与中枢的神经节段性联系及神经内分泌机制达到整体调整的作用[2]。此外，刺络疗法作用于头部，可以直接改善中枢系统的血液循环，降低中枢神经系统对疼痛的敏感度。

二、适应证

刺血名医王秀珍医师指出刺血具有泻热、消肿、止痛、化瘀、镇静、开窍、解毒等作用[3]，而刺络疗法本身是通过放出瘀血使瘀堵的经脉通畅达到治疗头痛的目的，故本法主要适用于瘀血阻滞、肝阳上亢、热毒上扰及久病入络引起的实证头痛，对于气血亏虚、肾精亏虚等虚证头痛并非所宜。但值得指出的是，有一部分久病患者，属于本虚标实证候，在治疗的初期阶段急则治其标，也可以达到很好地顿挫病势的作用，后期辅以适当调补则头痛可愈。

三、刺络疗法选穴

1. **取穴** 太阳、印堂、风池、阿是穴。

2. **选穴原则** 以局部取穴为主，局部痛点为病邪痹阻之处，故取之以宣通经络；太阳、印堂均为经外奇穴，且在头痛局部，为治疗头面部疾病要穴；风池为足少阳胆经与阳维脉之会，又为祛风要穴，既可祛风散寒止痛，又可平肝潜阳。

四、针具

1. **针具** 三棱针。

2. **规格** 一般选用 1.6mm×65mm 规格的小号三棱针即可，若无三棱针，用 7 号或 8 号一次性注射器针头代替也可。

[1] 王尚祉.太阳穴刺血治疗偏头痛的临床疗效研究[D].合肥：安徽中医药大学,2017.

[2] 孟英,朱梓烨,朱洁好,等.刺血疗法临床效应特征及作用机制[J].针刺研究,2020,45(10)：835-838.

[3] 王秀珍,郑佩,孟雷.刺血疗法[M].合肥：安徽科学技术出版社,1986：9-14.

五、刺法

太阳：找到太阳周围显露发紫的静脉，局部消毒后，左手固定穴位处皮肤，右手拇、示指持针柄，中指抵住针体露出针尖 0.3~0.5cm，将三棱针快速刺破静脉使之出血，进针时针尖可适当倾斜约 45° 角向后上方刺，若静脉显露不明显直接点刺皮肤亦可。针后可以拔罐吸出瘀血，效果更佳。出血量 5~10ml 为宜，视病情而定，病重者，局部瘀堵明显，可能出血量较多，不需担心。

印堂：局部按揉使皮肤充血潮红，消毒，左手捏起穴位处皮肤，右手持三棱针快速点刺 0.2~0.3cm 出血，挤出数滴血即可。

风池：局部按揉使皮肤充血潮红，消毒，左手捏起穴位处皮肤，右手持三棱针快速点刺 0.2~0.3cm 出血，挤出数滴血即可，亦可拔罐吸出血液。

阿是穴：阿是穴按揉充血后，消毒皮肤，右手持三棱针直对痛处快速点刺两三下使之出血，深度 0.2~0.3cm，挤出血数滴。

六、疗程

7~10 天一次，3 次为 1 个疗程。一般 1 个疗程可见效，若 1 个疗程仍无效，则需调整治疗方案或更换他法。

七、注意事项

1. 刺络时体位最好选择卧位，防止患者紧张晕针，提前向患者解释好本方法，让患者了解，放松。若出现晕针，则停止治疗，让患者平躺，将下肢抬高，饮糖水，若出现昏迷则指掐人中，严重者配合现代医学抢救措施。

2. 刺络治疗，局部常易出现血肿，不用担心，第二天即可消退，局部青紫者 4~5 天即可消退，疼痛者可用热毛巾热敷局部。

3. 有出血倾向、凝血功能不全或服用抗凝药患者禁用。

4. 放血局部严重感染者或血糖较高患者禁用，血糖高的患者应控制好血糖方可接受治疗。

5. 孕妇、体质过于虚弱患者禁用。

（本节责任人：都鹏飞，沈彦喜）

第四节　穴位注射法

一、概述

穴位注射又称水针疗法，是选用某些中西药物注射液注入人体有关穴位，以防治疾病的一种方法。穴位注射法不仅可以发挥针刺和注射药物的双重作用，而且药物注入腧穴后，对腧穴局部起持续不断的刺激作用，可以循经直入患处，最大限度地发挥药物的作用。范刚启等[1]分析认为，穴位注射优于针刺或药物单一治疗方案，其疗效也不是后两者疗效的简单相加，而是针刺、药物、针刺和药物之间的协同作用等共同作用的结果，穴位注射有如下作用特点及优势：

（1）穴位注射通过注射器具对腧穴进行机械性刺激从而发挥针刺样作用。

（2）注射的药物，发挥其相应作用。

（3）穴位注射药物后，对周围组织产生挤压从而产生类针感样作用。

（4）药物注射后其循经作用使药物直达患处产生疗效。

（5）腧穴、药物及药物产生的针刺样作用可能存在的协同或拮抗作用。

（6）刺激量大，作用时间长。

穴位注射疗法的上述作用特点，较大程度上决定了其疗效优势。

二、穴位注射治疗头痛特点

穴位注射治疗头痛有其显著规律和特点，包括适应头痛病种、选穴特点、操作特点等。

（一）穴位疗法的头痛适应病种

宽泛地讲，头痛疾患中属于毫针疗法的适应证，差不多也是穴位注射疗法的适应证。尤其对头痛发作期患者，可以优先考虑穴位注射疗法。

（二）选穴

本疗法选穴宜少而精，一般以 2~3 个腧穴为宜，最多不超过 4 个穴位。在选穴规律方面，一是注重局部选穴，风池、太阳、天容、天牖、人迎、阿是穴常选。常根据头痛部位进行局部选穴，如太阳区疼痛为主，常选择太阳；后枕部疼痛为主，常选择风池、天柱等；颞侧头痛为主，常选择率谷、完骨等。如颈源性头痛，常可见风池压痛，紧张性头痛常可见颅周不同部位的压痛，临床常根据压痛点选择阿是穴进行治疗。传统辨证、辨经选穴亦较为常用。风池属足少阳胆经，为足少阳、阳维之会，主少阳头痛，可平肝潜阳，通络止痛。太阳为经外奇穴，有清肝明目、通经活络、祛风止痛之功，可用于各种偏正头痛。天容属手太阳小肠经，有消肿降逆、疏经理气之功，主治头项强痛。阿是穴为经气痹阻之处，取之可活血化瘀、疏通经络。外感头痛者，可选风池、外关；瘀血头痛者，可选膈俞、血海；气虚头痛者，可选足三里、百会；痰饮头痛者，可加

[1] 范刚启，陆斌，吴旭，等 . 穴位注射疗法研究的现状及展望[J]. 中国针灸，2001，21（7）：437-440.

丰隆、中脘；肾虚头痛者，可选太溪、三阴交；太阳头痛者，可加用天柱、后溪；少阳头痛者，可加用风池、足临泣；阳明头痛者，可加用头维、合谷；厥阴头痛者，可加用合谷、太冲。

随着国际头痛分类及诊断技术的普及，按西医解剖取穴的方法亦日渐受到重视。根据西医解剖部位选穴，这些穴位多位于神经根、神经干、神经节或常见软组织附着点等。①根据脊神经根分布选穴：如根据颈2、3神经根分布，选择天牖穴行颈2横突注射，天牖穴正对颈2横突，选取此处注射，药液可通过横突沟扩散到脊神经根及周围软组织，促进神经修复、减轻周围组织水肿、松解粘连、消炎止痛；也可以在颈夹脊处进行穴位注射，使药物直接作用于颈神经根。②根据神经干分布选穴：如风池、天柱位于枕神经分布区，枕神经受到卡压，周围组织发生炎症、水肿均会导致头痛，注射此处可营养神经、促进炎症吸收、改善循环而起到止痛作用，故枕神经分布区常选择风池、天柱；根据眶上神经分布可选择鱼腰。③根据神经节的分布选穴：星状神经节阻滞可通过减少节后神经递质，增加脑血流量，促进致痛物质的代谢来缓解头痛，其位置正对人迎，临床可选择人迎行星状神经节阻滞。④根据头部解剖结构选穴[1]：帽状腱膜与颅骨之间存在一层疏松结缔组织，有人据此来选择头部穴位，并以此来确定穴位注射的深度。其他如按痛点（阿是穴或激痛点）取穴，取经验穴等方法也较为常用。

（三）药物

穴位注射疗法治疗头痛，常用药物分为三类。

1. 中成药制剂　如柴胡注射液、灯盏细辛注射液、川芎嗪注射液、天麻注射液、丹红注射液、当归注射液、黄芪注射液等。临床常用中成药制剂、作用及使用剂量见表1-4-1。

表1-4-1　穴位注射用中成药制剂作用及剂量

药物	作用	剂量（每次量）
柴胡注射液	和解少阳、解热镇痛	2~4ml
灯盏细辛注射液	活血化瘀止痛	6~10ml
当归注射液	补血调经、活血化瘀	2ml
天麻注射液	平肝潜阳、息风止痛	2~4ml
香丹注射液	养血活血、化瘀止痛	2~4ml
黄芪注射液	益气固表止痛	4~10ml

[1]　王俐红,武永生,苏心镜.甲氧氯普胺帽状腱膜下穴位注射预防性治疗月经周期性偏头痛临床观察[J].中国针灸,2015,35(3):243-246.

2. 维生素类制剂 如维生素 B_1 注射液、维生素 B_6 注射液、维生素 C 注射液、维生素 B_{12} 注射液等。具体见表1-4-2。

表1-4-2　穴位注射用维生素类制剂主治及剂量

药物	主治	剂量（每次量）
维生素 B_1 注射液	周围神经炎	50~100mg
维生素 B_6 注射液	周围神经炎	50mg
维生素 C 注射液	各种急慢性感染	100mg
甲钴胺注射液	周围神经病，自主神经障碍，贫血	0.5mg

3. 其他常用药物 如局部麻醉药利多卡因；激素类药物，如醋酸泼尼松龙；介质，如0.9%氯化钠注射液、葡萄糖等。详见表1-4-3。

表1-4-3　穴位注射用其他常用药物主治/作用及剂量

药物	主治/作用	剂量（每次量）
胞磷胆碱钠	中枢神经系统损伤	0.25~0.5g
利多卡因	神经阻滞	1~2ml
地塞米松	抗炎、抗过敏等	1~2mg
泼尼松龙	抗炎、抗过敏等	1~2ml
复方倍他米松注射液	颈肩痛、腰腿痛	1ml
消旋山莨菪碱注射液	胃痉挛疼痛、三叉神经痛等	5~10mg
牛痘疫苗致炎兔皮提取物	镇痛，感觉障碍等	3ml

（四）注射器

使用一次性注射器，根据使用药物和剂量大小及针刺深浅，选择不同规格的注射器和针头。一般可使用2ml、5ml、10ml注射器，选择5号或7号普通针头。

三、头痛常用穴位注射疗法

由于穴位注射治疗的病种不同、穴位不同、药物不同，其操作特点各异。具体操作特点见下述。

（一）天牖穴注射法（颈2横突注射法）

1. 注射部位 在第2颈横突穿刺注射消炎镇痛药物，对多数颈源性头痛患者具有良好治疗效果。药液在横突间沟扩散可流到第1、3颈神经及周围软组织内，发挥消炎、镇痛、促进神经功能恢复的作用。且由于药液直接注入病灶区域,疗效较好。

2. **药物**　盐酸利多卡因注射液(规格 5ml:0.1g)2.5ml+醋酸泼尼松龙注射液(规格 5ml:125mg)15~25mg+注射用赖氨匹林(规格 0.9g)450mg+0.9%氯化钠注射液至 20ml。对有头颈部麻木感者,可加胞磷胆碱钠 250~500mg。

3. **操作方法**　患者可取坐位或仰卧位,第 2 颈椎横突位于胸锁乳突肌后缘,距乳突下端 1~2cm,坐位时相当于下颌角水平。先确认穿刺点做好标记,皮肤常规消毒,在穿刺点垂直进针,对于椎旁压痛明显者,每进针 0.5~1cm 注射 2ml 药液,针尖触及横突后回抽无血液及脑脊液流出,分次注射药液,并注意观察患者呼吸、意识改变。注药时患者常有向头部放射感,数分钟内疼痛减轻或消失,并觉患侧头部"轻松"。有枕部及头部压痛者,应同时进行压痛点注射治疗。

每 6~7 天治疗 1 次。有效者应在 4~6 次治愈。如果不缓解,需查原因,行其他治疗。

4. **适应证**　颈源性头痛伴有神经根症状者,老年患者,或其他治疗疗效欠佳者。

5. **注意事项**　第 2 颈椎横突的定位有较大的个体差异,且邻近许多重要神经、血管,应由有经验的医生进行治疗。椎动脉在第 2 颈椎向外侧转折后上行,椎动脉孔向外侧开口,进针时易刺入。在进针时要分段多次回抽,严防药物误入椎动脉,注药时应先注入少量试验量,观察无不良反应后再分次缓慢注射。注射过程中要反复询问患者的感受,以及时发现不良反应,有时药物向前流至颈上神经节出现一过性霍纳综合征,可增强疗效,操作中应严防药物误入蛛网膜下腔[1]。

(二)人迎穴注射法(颈星状神经节阻滞法)

1. **穴位**　人迎。

此注射部位,相当于现代医学的颈部星状神经节阻滞的阻滞定位。请参阅颈部星状神经节阻滞的定位[2]。

2. **药物**　1% 利多卡因 8~10ml。

3. **操作方法**　患者取仰卧位,头面部朝上,用一薄枕垫在双肩下面,使颈部尽量伸展。先沿胸锁关节锁骨上缘向内侧触摸到气管外缘,再沿气管向上 3~4cm,平行于气管外缘触及动脉搏动。用左手中指将胸锁乳突肌及颈动脉鞘的内容物压向外侧,中指尖下压时可触及骨性感觉,并尽量向内抵

---

[1]　马超,曾海辉,伍少玲,等.颈 2 横突局部注射配合直线偏振光近红外线治疗颈源性头痛的疗效观察[J].中华物理医学与康复杂志,2005,27(11):681-683.

[2]　高寅秋,金利荣.星状神经节阻滞联合穴位注射治疗颈源性头痛[J].中国中西医结合外科杂志,2017,23(5):515-517.

住气管外缘后稍向外移动中指，暴露出穿刺部位间隙。采用 5 号针头，常规消毒后，沿术者中指尖轻轻垂直进针 1~3cm，直到针尖触及骨质，说明针尖触及颈 6 或颈 7 的横突根部，退针 1~2mm，仔细回抽无血或脑脊液，注射 1% 利多卡因 8~10ml。注射 30 分钟后患者出现同侧霍纳综合征，则表明阻滞成功。

4. **适应证**　偏头痛，紧张性头痛，常规治疗疗效欠佳者。

5. **注意事项**　对于肥胖和粗短颈的患者，进针深度可能达 2.5~3cm，如果进针更深刺入两横突之间，应立即退针，调整针尖向头侧或尾侧方向穿刺，直至出现针尖触及横突骨性感觉。药物注入过深，则有可能误将药物注入椎动脉或蛛网膜下腔；药物注入过浅，则有可能阻滞喉返神经或膈神经，操作中应边回抽边进针，避免药物注入血管或椎管内，穿刺时进针点宁高勿低，穿刺深度针尖不触及骨性感不注药。

（三）A 型肉毒毒素注射法

1. **注射部位**

（1）固定位点注射：额肌、颞肌、枕肌，常双侧取点。

（2）根据疼痛部位注射：压痛点、扳机点。

2. **药物**　注射用 A 型肉毒毒素（100U/ 瓶）。

3. **操作方法**　严格无菌操作，防止感染；治疗应在消毒后的治疗室进行；治疗医师应戴好帽子、口罩，手卫生；注射前清洁皮肤，患者坐在带靠背的椅子上，全身放松，消毒注射区域 2 次；嘱患者闭好眼睛，以免注射液流入眼内。用 0.9% 氯化钠注射液将 A 型肉毒毒素稀释至 25U/ml，4 小时内使用，用 1ml 注射器吸入混合药液，用 4 号针头，进针后回抽，避免注入血管。尽量做到剂量准确、缓慢注射、减少渗漏。每次注射之后必须认真按压注射部位 5~10 分钟，以免发生皮下血肿和瘀斑，注射后观察 10~20 分钟可离开治疗室。

4. **适应证**　慢性偏头痛；慢性紧张性头痛；或慢性每日头痛者[1]。

5. **注意事项**

（1）使用前应注意排除以下情况：①排除妊娠者、有过敏反应或哮喘史、严重肝肾功能不全、糖尿病、治疗部位感染患者；②排除明确或怀疑神经肌肉功能障碍的患者，包括重症肌无力、兰伯特 - 伊顿肌无力综合征和肌萎缩性侧索硬化症，以及颈椎病或其他可能导致颅周肌肉紊乱的因素；③使用预防性治疗头痛的药物，使用阿片类药物、抗抑郁药、苯二氮䓬类药物、激素、肌肉松

---

[1]　李静 .A 型肉毒毒素预防性治疗慢性偏头痛的临床随机研究[D]. 南京：南京医科大学，2017.

弛药，这些药物可能会在 4 周内干扰神经肌肉功能[1]；④患者 1 周内有应用加重神经肌肉接头传递障碍的药物史，同时具有感染性疾病或发热症状；⑤患者具有哮喘史或严重的精神障碍、认知功能障碍[2]。

（2）使用后：①注射后应观察 30 分钟，注意观察有无头晕、心慌、胸闷、乏力、出汗及皮肤发痒、皮疹等症状，无特殊反应或不适方可离院。②部分患者可出现上睑下垂、复视、口角㖞斜等局部副作用，应耐心向患者解释清楚，此症状不需要药物治疗，持续 2~8 周即可自行消退。出现瘀斑水肿者，多于注射后 1~5 天出现，无须特殊处理，1 周左右自行消退。对眼睑闭合无力者嘱注意眼睛保护，避免用眼过度，适当休息，可适当使用玻璃酸钠滴眼液，防止眼睛干涩，此症状持续 3~4 周后完全消失。口角㖞斜者，嘱患者尽量选择易咀嚼食物，利用健侧咀嚼，速度宜慢，每次进食后漱口，保持口腔清洁，4~8 周恢复正常。

（四）风池穴注射法（枕大神经阻滞法）

1. **穴位** 风池。

2. **药物** 多选择 2% 利多卡因 2.5ml+ 泼尼松龙 15~25mg+0.9% 氯化钠注射液至 10ml。对有头颈部麻木感者，可加胞磷胆碱钠 250~500mg，每 6~7 天治疗一次。

3. **操作方法** 患者取坐位，面对治疗床，头稍前屈，双侧肘部支撑在床上，患者下颌部尽量贴近自己前胸，确定乳突与寰枢关节连线或颈 2 棘突与乳突后缘连线中点，在此点可能触及枕动脉，或沿发际取一侧乳突及枕骨粗隆连线上，均分为三等份的两点分别是枕大神经、枕小神经的穿刺点。用 7 号针头垂直进针，直到触及枕骨，此时可能会出现异感，此处即为枕大及枕小神经，但部分患者也可能没有异感，充分回抽无血后即可，注射药液 5~6ml，轻压 3~5 分钟不再出血即可。

4. **适应证** 颈源性头痛；枕神经痛；紧张性头痛发作期；偏头痛发作期[3]。

四、注意事项

1. 严格遵守无菌操作，防止感染。

[1] FREITAG F G，DIAMOND S，DIAMOND M，et al.Bolulinum toxin type A in the treatment of chronic migraine without medication overuse[J].Headache，2008，48（2）：201-209.

[2] 顾媛媛，冯来会 .A 型肉毒毒素注射联合红外偏振光治疗慢性偏头痛的疗效[J]. 中国实用神经疾病学杂志，2016，19（12）：58-59.

[3] LAURETTI G R，CORREA S W，MATTOS A L.Efficacy of the greater occipital nerve block for cervicogenic headache：comparing classical and subcompartmental techniques[J]. Pain Pract，2015，15（7）：654-661.

2. 使用穴位注射时，需向患者说明本疗法的特点及注射后反应，本疗法治疗头痛时，局部有较为明显的酸麻胀痛感，可持续数小时至 1 周。

3. 过敏体质患者禁用。

4. 注意针刺方向及角度，避免针刺过深，伤及脊髓或椎动脉。

5. 颈夹脊穴注射时，避免伤及神经干，出现放电样感觉时，应及时退针，避免反复提插。

6. 操作过程中注意患者意识状态变化，避免晕针。

（本节责任人：侯　腾，钱俐俐，范刚启）

第五节　穴位埋线法

穴位埋线疗法是常见的针灸方法之一，其以中国传统针灸理论知识、技术为根基，同时，在历史的发展过程中，不断进步，又与现代医学技术相结合，从而发挥针刺、腧穴和"线"的综合作用。通过将蛋白线埋入相应的腧穴内，从而产生持久而有效的刺激，达到疏通经络、补虚泻实、扶正祛邪的目的。

关于穴位埋线用于治疗头痛，在中国知网中可检索到的最早的文献为陈立江[1]于 1980 年所发表，选穴以太阳、印堂、头维为主，文献中只简单描述了以三角针埋线法治疗神经性头痛的操作方法，并无关于神经性头痛及相关病例等方面的记载。此后 40 余年，逐渐出现了穴位埋线治疗偏头痛、颈源性头痛、紧张性头痛、功能性头痛等头痛疾患的治疗，且取得显著疗效。

穴位埋线可对相关腧穴或腧穴周围组织产生长久而持续的刺激，从而起到治疗作用，霍金等[2]对穴位埋线的机制进行了总结，大致概括为以下四个方面：其一，调节和控制神经反射，促进神经系统功能的恢复；其二，调控细胞代谢，增强机体免疫力，加速疾病愈合，同时调节局部气血运行，改善血液循环；其三，抑制炎症因子释放，减少细胞凋亡，以快速消除炎症反应，修复机体损伤；其四，调节细胞因子，改善人体中血脂等的代谢。

（一）选穴

风池、颈夹脊、天柱、阿是穴、合谷、百会、风府、太阳。

（二）操作方法

1. **针具**　一次性穴位埋线针。

2. **方法**　使用一次性无菌镊子取出 2cm 长的 3 号胶原蛋白线置入 7 号埋

---

[1]　陈立江. 穴位埋线治疗神经性头痛［J］. 江苏中医杂志，1980（6）：3.

[2]　霍金，赵同琪，袁永，等. 穴位埋线疗法作用机制的研究现状［J］. 中国针灸，2017，37（11）：1251-1254.

线针内；穴位常规消毒后，押手（左手）捏起并固定穴位周围皮肤，刺手（右手）持埋线针，快速破皮进针，进针到一定深度后，固定针芯，缓慢退出空芯针体，将蛋白线埋于相应腧穴皮下或肌肉层，出针后干棉球按压止血。

3. **疗程**　每 2 周（如线段吸收较慢，可延长到 3 周，或更长时间）治疗 1 次，治疗 2~5 次。

（三）不良反应处理

1. **晕针**　立即停止操作，退出针具，扶患者平卧，头部放低，松解衣带，注意保暖。轻者静卧片刻，饮温茶或温开水即可恢复。不能缓解者，在行上述处理后，可指按或针刺急救穴，如水沟、素髎、合谷、内关、足三里、涌泉、太冲等，也可灸百会、关元、气海。若仍昏迷、呼吸细微、脉细弱者，可采取西医急救措施。

2. **出血和皮下血肿**　处理出血者，可用棉球按压较长的时间和稍施按摩。若微量的皮下出血而引起局部小块瘀斑，一般不必处理，可自行消退。若局部肿胀疼痛较剧，瘀斑面积大而且影响功能活动时，可先做冷敷止血后，再做热敷，以促使局部瘀血消散吸收。

3. **感染**　只要按照消毒的标准操作规程进行，不会发生感染。极少数患者因治疗中无菌操作不当或伤口保护不好，造成感染，一般在治疗后 3~4 天出现局部红肿、疼痛加剧，并可能伴有发热，应予局部热敷及抗感染处理。

4. **过敏**　少数患者对蛋白线过敏，治疗后出现局部红肿、瘙痒、发热等反应，甚至切口处脂肪液化，蛋白线溢出，应适当做抗过敏处理。

5. **神经损伤**　极少发生。如出现，则可能有如下临床表现：如感觉神经损伤，会出现神经分布区皮肤感觉障碍；运动神经损伤，会出现所支配的肌肉群瘫痪。如发生此种现象，应及时抽出蛋白线，并给予适当处理。

（本节责任人：杨春滟，郑咏淇，孙　露）

第六节　头 针 疗 法

广义的头针疗法，包括传统头穴针灸疗法和现代头皮针疗法。本节头针疗法内容，即为广义的头针疗法。

早在《内经》就有关于头部经穴治疗头痛的记载，如《素问·骨空论》曰"大风颈项痛刺风府"。此后，历代医家积累了丰富的针灸治疗头痛经验，《针灸甲乙经》："头痛，目窗及天冲、风池主之。"《针灸大成》："头风：上星、前顶、百会、阳谷、合谷、关冲、昆仑、侠溪。"《针灸聚英·百证赋》："悬颅、颔厌之中，偏头痛止。"《针灸大全·席弘赋》："列缺头痛及偏正，重泻太渊无不应。"上述很多临证经验，至今仍在很好地指导临床应用。

　　大数据分析显示，在治疗头痛的腧穴中，头部传统腧穴占有相当大的比重。作者团队历经多年摸索原创的专门应用于头痛治疗的排针平刺法，即是在前人经验的基础上，对传统头部腧穴治疗头痛的挖掘和总结[1]。

　　头、面、枕、颈、项部等局部取穴治疗偏头痛、紧张性头痛、丛集性头痛等脑源性疾病，颈源性头痛、枕神经痛等颈项部疾病等，具有相对特异性的疗效优势。这也决定了传统头部腧穴在各种头痛的针灸治疗中，具有不可替代的治疗作用。

一、关于现代头皮针疗法

　　现代头皮针疗法，是指针刺头部的特定刺激区，以治疗全身各部疾病的一种微针系统疗法。其中，"头部"是指覆盖颅骨的头部皮肤，"特定刺激区"是指头针所特有的刺激区。在传统头部腧穴针灸基础上，结合现代颅脑解剖学的进展，20世纪50年代起，头部腧穴临床运用引起各医家的再重视、再发现、再创新。

　　20世纪70年代头针作为一种新疗法正式出现并迅速发展。焦顺发头针、方云鹏头皮针、汤颂延头皮针、于致顺头穴七区划分法、林学俭头皮针、俞昌德颅针、朱明清头皮针、岭南飞针疗法等多个头皮针流派顺应而生。为了规范头皮针针刺部位，《头皮针穴名国际标准化方案》被制订，于1989年在世界卫生组织召开的会议上正式通过。

　　本书作者团队曾对头皮针流派进行了详细比较并有所发挥[2]，尽管上述诸多头针流派中，其创建相应头皮针的理论或原理可能不同，主治范围亦各不相同，但有一点是共同的，即对特定头皮部位或头部腧穴的刺激。面对诸多的头针流派，无所谓孰优孰劣。在这诸多的头皮针流派中，对临床常见头痛，均有相应的头穴、穴线、穴区或头皮刺激区，都有着一定的针灸疗效。如焦顺发头针的感觉区上2/5、足运感区；靳瑞的靳三针中的颞三针（头颞侧部、耳尖直上，入发际2寸为颞1针，在颞1针水平向前旁开1寸为颞2针，向后旁开1寸为颞3针）；在朱明清头皮针基础上，王端义教授有所创新的额顶带、额旁1带延长带头皮针刺激区等[3]。但总的来说，对于常见头痛的头皮针刺激部位，目前无统一的标准或共识。这提示，常见头痛的头皮针刺激部位，有待进一步研究并规范统一。

　　客观地说，《头皮针穴名国际标准化方案》，主要是在焦顺发头针体系的基

[1]　余毓如.基于数据挖掘技术分析古代针灸治疗偏头痛的经穴特点[J].中国中医基础杂志,2008,14(10):774-77

[2]　徐春花,范刚启,赵杨.头皮针流派比较及发挥[J].中国针灸,2016,36(6):663-667.

[3]　王端义.头皮针治疗学[M].北京:人民卫生出版社,1994:22.

础上制订的,其中 14 条标注头皮针治疗线有 8 条治疗线与焦顺发头针的位置一致或接近,只是在穴位的定位上以头部经穴连线为主,在穴位的命名上以头部的解剖位置为主,而不是以穴位的功能加以命名。焦顺发头针在临床上的应用依然非常广泛。这说明,基于大脑皮质功能定位的头皮针机制仍然占据头皮针疗法原理之主流。

二、头针作用途径及相对特异性

尽管如此,朱兵等针灸应用基础研究专家认为,头皮针疗法临床应用广泛,但其神经通路及作用机制尚缺乏系统性研究。针刺头部治疗线时所产生的感觉信息,是无法直接抵达其对应的大脑皮质的,理由有三:①从头颅的解剖层次来看,颅外软组织由外至内分为皮肤、浅筋膜、帽状腱膜及颅顶肌、腱膜下疏松结缔组织及颅骨外膜,其下为坚硬的颅骨,而颅骨是电与热的不良导体,无法进行针感的传导;②从大脑皮质的分区功能定位来看,头面部的感觉定位区主要位于第一躯体感觉区的最外侧,仅占感觉皮层的一小部分,而头针治疗线的分布则遍布整个头颅区域,并非一一对应;③大脑感觉皮层锥体神经元的生物电活动为第 3 级感觉传入和整合的部位,并不直接介导体表感觉信号的传入。由此可知,头针刺激的治疗线不可能"穿透颅骨"直接改变或很大程度地改变相应脑区皮层神经元的电活动。说明头皮针疗法治疗各种头痛,其机制有待深入研究。头针穴位主要由三叉神经支配,而颅内感觉传入特别是供应脑皮层营养的软脑膜及血管也由三叉神经支配和参与调节。头针刺激可通过三叉神经节初级神经元轴突反射(其轴突分支可分别支配头部穴位和软脑膜)及三叉神经脊束核二级神经元(头面部穴位和脑内组织的传入通过突触前背根反射和突触后神经源性反应及会聚性相互作用)的反射性"捷径"通路发挥效应,对颅内组织可能存在着天然优势的调控和治疗作用[1]。

与此相应,本作者头痛团队,基于对三叉神经分布区、枕神经分布区穴、非头面颈项部的肢体远端脊神经分布区穴位针刺镇痛效应的观察,结合神经解剖学,提出"偏头痛急性期不同神经分布区穴位针刺镇痛效应及其效应差异机制,与穴位所在部位的神经传导通路有关"假说[2],并得以临床验证,初步明确了上述不同神经分布区穴针刺治疗头痛的针刺镇痛效应特点及规律。即:枕神经分布区穴组、三叉神经分布区穴组、非头面颈项部的脊神经分布区穴组对枕部疼痛、额颞眶部疼痛均有一定的镇痛效果;枕神经分布区穴组对枕

[1] 王舒娅,王佳,刘坤,等.头针与脑联系的捷径通路[J].针刺研究,2020,45(12):947-953.

[2] NIU J Y, FAN G Q.Specific effect of acupuncture on the neural pathway in the acute stage of migraine headache[J].World J Acup-Mox,2015,25(4):59-66.

部疼痛、额颞眶部疼痛均有良好的镇痛效果，但可能对枕部疼痛存在特异性镇痛作用，且这种特异性不仅体现在镇痛程度，更多地体现在镇痛速度上；三叉神经分布区穴组对额颞眶部疼痛可能存在特异性镇痛作用；脊神经分布区穴组对不同部位头痛可能不存在特异性镇痛作用；对枕部疼痛，应首选枕神经分布区穴组；对额颞眶部疼痛，应首选枕神经与三叉神经分布区穴组联合取穴[1-2]。临床实践证明，这一研究结论，既适用于偏头痛，也适用于紧张性头痛、颈源性头痛等大部分头痛患者。

三、头痛适应病症

不太严格地讲，所有的头痛亚型，均可以应用头穴（头针）治疗。但具体地说，就头皮针治疗的头痛亚型来说，偏头痛最多、紧张性头痛次之，其他类型的头痛亦常散见，头针治疗的头痛病种，有待于系统观察拓展总结。

就其针刺手法来说，与其他疾患的头皮针针刺手法基本无异。但对于慢性头痛、剧烈头痛患者来说，足够的留针时间及刺激量，应是疗效的基本保证。基于《针灸大成》"抽添法"演化而来的"抽气法、进气法"等针刺手法，丰富了头痛的头皮针针刺手法，一定程度地提高了头痛疗效[3]。而常见头痛的头皮针疗法手法操作的规范化、标准化及不断优化，可能是头痛头皮针疗法的另一个重要任务。

（本节责任人：徐华文，魏　婕，陈宇航，范刚启）

第七节　浮　针　疗　法

一、概述

浮针疗法（Fu's subcutaneous needling，FSN），由符仲华博士于 1996 年发明。该法是用一次性浮针等针具在引起病痛的患肌（在放松状态下，全部或者部分依旧处于紧张状态的肌肉）周围或邻近四肢进行的皮下针刺法，和传统针灸一样，是一种非药物治疗方法。操作时，通常还配合再灌注活动。相对于传统针刺方法而言，反馈速度快。

浮针疗法与目前针灸临床常用的疗法比较，操作方法不同。浮针针刺法

[1]　余晓璐，牛家苑，范刚启．针刺治疗急性期偏头痛方案的初步优选[J]．上海针灸杂志，2018，37（3）：272-276.

[2]　文亚．不同神经分布区穴组对无先兆偏头痛急性期镇痛疗效评价[D]．南京：南京中医药大学，2019.

[3]　王端义．头皮针治疗学[M]．北京：人民卫生出版社，1994：22.

是浮针疗法最具特色的操作方法。其特点可概括为六点：

（1）皮下浅刺平刺：浮针针刺时，浮针针体只行进并留置于皮下疏松组织，使整个针体宛如浮在肌肉上一样。

（2）避免得气：浮针操作时，要求尽量避免酸麻重胀等得气感，施术者手下感觉应为松软无阻力。

（3）扫散动作：浮针针体进入皮下一定长度后，行如扇形的左右摇摆动作。扫散动作是浮针疗法的核心操作，扫散的好坏与疗效直接相关。

（4）再灌注活动：扫散同时，让患肌进行收缩并与之对抗，然后快速舒张患肌。

（5）针向病灶：浮针的针尖要求朝向病灶，否则疗效较差。

（6）留管持久：浮针针体退出人体后，将软管留置在皮下，相对于传统针灸 15~30 分钟的留针时间，软管留置 5~8 小时。

二、浮针疗法治疗头痛特点

对有责任激痛点或责任患肌存在的头痛病例，浮针疗法疗效显著。其治疗要点，主要选取患肌配合特定的再灌注活动。患肌是浮针疗法的重要目标。患肌理论是浮针医学提出的特有理论，具有两大临床特点：①在运动环路正常的患者，相关肌肉放松情况下，医生触摸该肌肉时医生指腹下有"紧、僵、硬、滑"的感觉，患者局部常有酸胀不适感；②该肌肉的相关活动范围减小，时有乏力现象。患肌引起的临床表现中，疼痛最为常见，对于头痛患者来说，也是如此。再灌注活动是确定患肌后，根据患肌的解剖功能活动，引导患者做最大幅度等张收缩或者最大强度等长收缩，即医生在患者做上述动作时给予反作用力。同一个再灌注活动一般在 10 秒左右，同一组不超过 3 次。再灌注活动是浮针治疗过程中的一个重要补充。

对于头痛，浮针疗法有其独特的头痛分类法。国际头痛学会头痛分类委员会将头痛首先分为原发性头痛与继发性头痛，在此基础上，原发性头痛又分为紧张性头痛、偏头痛、丛集性头痛、原发性咳嗽性头痛等，继发性头痛又分为头颈部创伤性头痛、头颈部血管性疾病头痛、颅内非血管性头痛、物质及其戒断相关性头痛、感染性头痛、内稳态紊乱性头痛、五官性头痛、精神障碍性头痛等数大类。这些分法都是依据头痛的部位、性质分类，但浮针疗法中的处理方式都一样：依据患肌而行。所以在浮针治疗中，头痛大体分为：颅内头痛、颅外头痛、五官头痛。颅内头痛（如脑出血、颅内占位性病变、脑膜炎等）、五官头痛均不属于浮针治疗范畴。颅外头痛即由头部肌肉病理性紧张所引发的头痛，通常所说的紧张性头痛、偏头痛、丛集性头痛都属于此类，均是浮针的适应证。因为，很多医生在浮针治疗中发现紧张性头痛、偏头痛、丛集性头痛都可以通过处理患肌而明显缓解。浮针治疗头痛的患肌一般为枕额肌、颞肌、胸锁乳突肌、斜方肌、颈夹肌、肩胛提肌、斜角肌、竖脊肌等。只是额肌、颞肌、枕肌这些头部的肌肉都是扁、平、薄、难以触摸感知的，这就需要医生临床的经验积累。这些说法目前尚没有临床数据支撑，仅仅是多数临床医生在浮针使用中的临床观察和总结，还有待于循证医学的证实。

三、注意事项

在临床上，一部分头痛患者以常规患肌思路进行浮针治疗之后，临床效果不佳，甚或加重，其中部分患者在处理胸大肌、腹直肌之后，效果才会明显、稳定不易复发。从中医整体观念角度分析，这类患者属于气血不足，正不胜邪，机体无法调动经气以运行气血。

符仲华教授提出"血环境不良"理论。"血环境不良"是指使得慢性病痛恢复速度慢的血液指标异常和营养物质不足，目前总结有五类：

（1）急慢性炎症：慢性感染性炎症会使得疼痛难以消除，消除后容易复发。所以，浮针治疗前一定要详细询问病史，做基本的体格检查。患者有慢性头痛兼有体温升高时，不管是病毒性的还是细菌性的感染，均是浮针治疗的禁忌证。需等患者体温完全恢复正常后，再对慢性头痛进行治疗，或者是在头痛间歇期进行治疗。临床中，遇到症状缓解不明显，或者症状反复的情况，需要首先排除这一影响因素。

（2）贫血：贫血一般是以红细胞计数值、血红蛋白、红细胞比容等为参考指标。贫血会造成代谢功能下降。贫血在中医气血津液理论中即为血虚，血虚的临床表现是面色萎黄或苍白、唇色淡白、神倦乏力、头晕眼花、心悸失眠、手足麻木，妇女经量少、愆期甚或闭经，舌质淡、脉细无力。其基本病机为久病耗伤气血，或失血（吐血、衄血、便血、溺血、崩漏等），或后天脾胃虚弱，生化不足等诸因。气血同源，血亏日久会气虚，气血亏虚，则为虚证。而浮针治疗头痛是以头颈部的患肌自身血液的再灌注来增加局部的血供，使得患肌恢复，头痛缓解或消失。气血亏损，则自身血液来源匮乏，不足以供应调动气血上行至头面部所需，故疗效不佳或者容易反复。所以，在治疗头痛的时候，需要关注患者贫血与否。

（3）内分泌及代谢功能异常：甲状腺功能异常、血糖偏高都会使得浮针疗效不佳。临床顽固性病例，如发现内分泌及代谢功能异常，须及时转诊至内分泌科专科调理至正常后，再行浮针治疗。

（4）高尿酸血症：高尿酸血症也会明显影响浮针疗效，如发现，处理同上。

（5）营养物质缺乏：对于慢性软组织伤痛来说，维生素的缺乏会影响组织的恢复。正常的肌肉需要铁、钙、钾、镁,缺乏则容易导致软组织伤痛。

临床选用浮针疗法治疗各类头痛时,应尽量避免此类患者,或者,将上述病理改变尽可能地纠正后,再行浮针疗法。

（本节责任人：施娟娟，杨春滟，蒋亚楠）

第八节　刮痧疗法

刮痧疗法（scrapping therapy）,是传统针灸疗法之一。是在中医基础理论指导下,遵循经脉运行和病变特点,运用刮痧器具在体表的一定部位反复刮拭,以达到防治疾病作用的一种方法。其机制在于通过对十二皮部的良性刺激,达到疏通经络、行气活血、调整脏腑功能的作用。

现代研究表明,刮痧出痧是刮痧后在相应部位皮肤上所出现的充血性改变[1],出痧不久即能溃散,而起到自体溶血作用,形成一种新的刺激素,能加强局部的新陈代谢。刮痧局部所产生的瘀血可通过向心性神经作用于大脑皮质,起到调节大脑兴奋与抑制过程平衡的作用[2],对于失眠、自主神经紊乱等疾病有非常好的调节作用,还可以有效激活神经和大脑,调节肌肉、内脏、心血管的功能活动,同时增强机体的免疫和抗病能力[3]。刮痧通过经络的传导,增强沿经组织的代谢功能,达到疏通经络、预防和治疗疾病的目的[4]。用刮痧板实施点按治疗可刺激深部组织的感受器和神经纤维,使粗神经纤维兴奋,从而抑制神经纤维传导的疼痛信号,达到止痛的功效。所以刮痧在治病防病、体质调节、亚健康调理等方面发挥着巨大的优势。

头痛为刮痧疗法的优势病种。头痛疾患中,原发性头痛中的偏头痛、紧张性头痛、丛集性头痛等,继发性头痛中的颈源性头痛或脊柱源性头痛、头颈部外伤性头痛等,均为刮痧疗法的适应病症。本节重点介绍针对偏头痛、紧张性头痛和颈源性头痛的刮痧方法。

（一）刮痧操作要点

根据头痛情况,以及经脉循行和病变部位,常刮部位有头、颈、肩、背、腰及四肢等。施术部位应尽量暴露,便于操作,并且尽量减少体位的变动。

---

[1]　杨金生,王莹莹,赵美丽,等.“痧”的基本概念与刮痧的历史沿革[J].中国中医基础医学杂志,2007,13（2）:104-106.

[2]　管小丹.督脉和心包经刮痧治疗失眠症临床观察[J].上海针灸杂志,2012,31（4）:231-232.

[3]　贾曼,丰芬.刮痧疗法及其应用[J].河南中医,2011,31（12）:1368-1370.

[4]　徐青燕,杨金生,杨莉,等.委中穴区刮痧对本经同侧经脉线上皮肤微循环血流灌注量的影响[J].针刺研究,2013,38（1）:52-56.

1. **刮头部**　患者取坐位，与患者进行语言交流，消除患者的紧张情绪后，进行以下步骤：

（1）全头刮：用直线轻刮法，以百会为中心向四周做放射性刮拭，各方向刮拭 10~20 次。

（2）刮头部督脉：自百会，向前刮至神庭，向后刮至哑门，一般分别刮 10~20 次。

（3）刮拭头侧面：以左右太阳一带为起点，太阳处先揉按 30~50 次，后分别经过左右率谷、天冲、浮白等穴，至左右风池一带止，一般分别刮 10~20 次。

（4）刮拭后脑部分：即以百会一带为起点分别刮至风府、左右风池一带止，一般分别刮 10~20 次。

（5）刮阿是穴。

注意：头部刮拭，无须出痧。

2. **刮背部**　患者取俯卧位，用直线泻刮法沿膀胱经循行线刮拭脊柱两侧，各刮 10~20 次。重点刮拭肺俞、肝俞、脾俞、肾俞四穴。

3. **刮上肢**　患者取坐位或卧位，点刮手阳明大肠经之合谷。

4. **刮下肢**　患者取坐位，直线刮拭下肢外侧的足少阳胆经循行区域，每侧刮拭 10~20 次，点刮足厥阴肝经之太冲、足少阳胆经之阳陵泉。

（二）刮痧操作注意事项

1. 刮痧治疗时室内温度不要过低，以防外界的寒湿之邪通过皮肤侵入体内。

2. 刮痧治疗后饮 1 杯温水为宜，不可贪凉，忌生冷之品。

3. 刮痧治疗后休息 30 分钟后方可外出，3~4 小时后方可洗澡。

4. 白血病，血小板减少者谨慎刮痧。

5. 心脏病出现心力衰竭者、肾衰竭者，肝硬化腹水，全身重度水肿者，孕妇腹部、腰骶部，以及妇女乳头禁忌刮痧。

6. 下肢静脉曲张者，刮拭方向应自下而上，宜用补法。

7. 凡刮治部位的皮肤有溃烂、损伤、炎症者都不宜用此法，大病初愈、重病、气虚血亏及饱食、饥饿状态下也不宜刮痧。

（本节责任人：乔　春，范刚启）

第九节　灸　　法

灸法是治疗头痛的常用方法之一，在临床上应用广泛，大量文献报道，灸法治疗偏头痛、颈源性头痛、紧张性头痛等疗效确切。

灸法具有温通经络、祛散寒邪，补虚培本、回阳固脱，行气活血、消肿散结等作用,凡阳虚导致的虚寒证或寒邪侵袭导致的实寒证,大凡先天不足、后天失养及大病、久病导致的脏腑功能低下、气血虚弱、中气下陷,大凡气血凝滞及形成肿块者都是灸法的适应范围。因此,灸法适合治疗寒性头痛和久病之虚证头痛,常用温针灸、隔物灸、雷火灸和药线灸等。

（一）选穴

主穴:百会、风池、印堂、太阳、阿是穴。

灸法治疗头痛以局部取穴,循少阳经、阳明经取穴为主,配以辨证取穴和对症选穴。

（二）常用灸法操作

1. **直接灸** 于百会、囟会等陷下穴位处,置麦粒大小艾炷,点燃后以手指轻弹该穴周围,待艾炷将燃尽时将其按灭,另置 1 壮再灸。视病情轻重,每次每穴分别灸 5~7 壮[1]。(注意事项:为保证操作的安全性和便捷性,百会、囟会穴直接灸需剔除头部毛发,现应用已较少)

2. **隔物灸（隔附子饼灸）** 用生附子研末拌黄酒和成饼,直径略大于 1cm,厚 0.4cm,中间用针扎数孔,置于穴位上,再以直径和高均为 1cm 的艾炷放于附子饼上,点燃施灸。每穴灸三壮[2]。

3. **雷火灸** 多采用赵氏雷火灸,药条主要由沉香、穿山甲、干姜、田七、艾叶、青蒿、木香等疏风散寒药物组成。点燃雷火灸条后,将艾条燃着端对准所选穴位,采用雀啄。以艾条靠近穴区灸至患者感到灼烫提起为一壮,如此反复操作,每次灸 3~7 壮。

4. **药线灸** 取适量丁香、公丁香、苏合香各 1 份,麝香 0.01 份(这里的份数是指重量比例,即丁香、公丁香、苏合香、麝香按 100∶100∶100∶1 的重量比例混合),诸药研末,用透皮剂混合,搓成直径为 0.3~0.4cm 的药线条即可。施灸时,将药线的一端用酒精灯点燃,吹熄火苗,以药灸条端红烫为度,然后迅速在患者穴位上焠烫,灸的程度依病情而定。一般病程长、重者,灸的壮数多、停留时间长。

5. **热敏灸** 选取相应热敏穴,每次 3~5 穴,从上到下,艾炷单点或双点温和灸,每穴 5~15 分钟,灸至热敏灸感消失,每日 1 次。

（三）疗程

一般来说,症状较轻的患者只需治疗一到两次,症状较重及缠绵不愈者,艾灸 3~5 次,直至头痛症状有所好转。

[1] 梁金玉,王显宝,任钦宇.直接灸治疗虚证头痛 50 例[J].针灸临床杂志,1997(Z1):69-70.
[2] 丁金磊,罗永宝,宣守松,等.毫针配合隔物灸治疗气血亏虚型头痛 36 例疗效观察[J].云南中医中药杂志,2014,35(3):49-50.

（四）注意事项

1. 一般空腹、过饱、过饥、极度疲劳时或极度衰竭者不宜施灸，热象明显者宜禁灸。

2. 颜面部，心前区，体表大血管部和关节肌腱部不可用瘢痕灸。

3. 妇女妊娠期，腰骶部和小腹部禁用瘢痕灸，其他灸法也不宜灸量过重。

4. 对昏迷肢体麻木不仁及感觉迟钝的患者，勿灸过量，以避免烧伤。

5. 灸后起疱者，小者可自行吸收，大者可用消毒针穿破，放出液体，敷以消毒纱布，用胶布固定即可。

6. 施灸过程中，室内宜保持良好的通风。严防艾火烧坏衣服、床单等。施灸完毕，必须把艾火彻底熄灭，以防火灾。

（本节责任人：陶腊梅，苗 芬，魏 婕）

第十节 腕踝针疗法

腕踝针疗法在 1972 年，由第二军医大学（中国人民解放军海军军医大学）张心曙提出，以标本、根结理论及十二皮部理论为理论基础，在手腕及足踝部选择相应进针点，从而达到治病防病目的的一种治疗方法。腕踝针疗法对各种疼痛有着突出疗效。

一、腕踝针分区、分段及进针点

（一）头颈躯干六区

1 区：自前正中线起，向左右各旁开 1.5 同身寸所包含的体表区域，称为左 1 区与右 1 区，左右对称分布，合称 1 区，下皆同此。

2 区：自 1 区边线至腋前线所包含的体表区域。

3 区：自腋前线至腋中线所包含的体表区域。

4 区：自腋中线至腋后线所包含的体表区域。

5 区：自腋后线至 6 区边缘线所包含的体表区域，与 2 区相对应。

6 区：自后正中线起，向左右各旁开 1.5 同身寸所包含的体表区域，与 1 区相对应。

（二）四肢六区

以臂干线（环绕肩部三角肌附着缘至腋窝）作为上肢与躯干的分界，股干线（腹股沟至髂嵴）作为下肢与躯干的分界。当两侧上下肢外旋，内面向前，也就是使四肢的阴阳面和躯干的阴阳面处在同一方向中并互相靠拢时，以靠拢处出现的缝为分界，在前面的相当于前中线，在后面的相当于后中线，划分与躯干相仿。

上肢六区：将上肢的体表区域纵向六等分，从上肢内侧尺骨缘开始，右侧顺时针、左侧逆时针，依次为1区、2区、3区、4区、5区、6区，左右对称。

下肢六区：将下肢的体表区域纵向分为六等分，从下肢内侧跟腱缘开始，右侧顺时针、左侧逆时针，依次为1区、2区、3区、4区、5区、6区，左右对称。

（三）分段

以横隔线将人体6个纵行区划分为上下两段。横隔线即以胸骨末端和两侧肋弓的交界处为中心，环身一周所画的一条水平线。横隔线以上称上1区、上2区、上3区、上4区、上5区、上6区，横隔线以下为下1区、下2区、下3区、下4区、下5区、下6区。

（四）进针点

上肢约在腕横纹上2寸处，下肢约在内外踝高点上3寸处，环前臂及小腿一圈画一条水平线，具体如下：

上1区至上6区进针点分别为小指侧尺骨缘与尺侧腕屈肌腱之间、腕掌侧面中央（内关穴）、桡动脉与桡骨缘之间、拇指侧的桡骨内外缘之间、腕背侧中央（外关穴）、距小指侧尺骨缘1cm处。

二、腕踝针治疗头痛病种及操作

腕踝针疗法治疗头痛，与浮针疗法治疗头痛，在机制方面有其相通之处，均为皮下浅刺，均要求不得气，长留针。治疗一些存在激痛点或患肌的头痛有一定疗效，但在头痛病种及针灸疗效方面，缺乏系统的研究及分析。

（一）头痛病种

根据中国知网文献所载，第一篇运用腕踝针治疗头痛的文章发表于1987年，选用腕踝针上1区、上2区治疗顽固性头痛，总有效率达90%[1]。其后凌学静等[2]对腕踝针疗法提出后20余年间腕踝针对于各类疼痛类疾病的治疗情况进行了总结，得出腕踝针可用于治疗前额痛、后头痛、偏头痛及颠顶痛，对应西医学中枕神经痛、三叉神经痛等，疗效确切而显著。

关于腕踝针治疗头痛的文献并不多，且文献质量参差不齐，治疗时或与其他疗法（如腹针、体针、中药等）配合，主要涉及紧张性头痛、偏头痛、颈源性头痛等，其中以治疗偏头痛为主，进针点涉及上2区、上3区、上4区、上5区。潘玥等[3]对腕踝针临床优势病种进行统计，认为头痛为腕踝针的优势病

---

[1]　王敏华.腕踝针治疗顽固性头痛10例临床分析[J].蚌埠医学院学报,1987(3):214.

[2]　凌学静,孙瑜,高碧霄.二十余年来腕踝针疗法治疗疼痛性疾病的研究概况[J].中国中医基础医学杂志,1998(S1):238-240.

[3]　潘玥,李平.腕踝针临床优势病种的文献研究[J].上海针灸杂志,2012,31(8):618-620.

种之一，且有效率在 91%~95%。

（二）进针点及操作

1. **进针点**　建议结合头痛类型、病因病机、临床症状、体征辨经取穴：

前额头痛（阳明头痛）：上 1 区、上 2 区；

侧头痛（少阳头痛）：上 3 区、上 4 区、上 5 区；

后头痛（太阳头痛）：上 5 区、上 6 区。

2. **操作**

（1）针具：一次性普通针灸针。

（2）腕踝针进针宜浅，医者感针下松软，不强调酸、麻、胀、重等针感。

（3）可根据病变部位选择针尖方向，达到针向病所，气至病所。

（4）可用胶布固定毫针，延长留针时间。

（本节责任人：杨春澌，施娟娟，朱栋华）

第十一节　耳　针　疗　法

耳穴针刺具有双向调节作用，刺激耳穴可改善脑内抗痛结构的功能，调节神经、内分泌系统的平衡，缓解患者的紧张、焦虑、恐惧情绪。耳针疗法存在穴位作用的特异性，耳针镇痛等即刻效应明显，且操作简易方便。

只要是毫针疗法的头痛适应证，均是耳针疗法的头痛适应证[1]。

（一）选穴原则

1. **相应头痛部位取穴**　根据临床诊断属于某病，选用相应耳穴。枕部头痛可选枕穴，颞部疼痛选颞穴。

2. **辨证选穴**　根据中医证候选穴，紧张性头痛、偏头痛患者多为肝系证候，选取肝穴、胆穴。

3. **对症选穴**　根据现代医学的生理病理知识，对症选取有关耳穴。头痛类疾患是神经系统疾病，多选取神门、皮质下、交感。神门有镇静镇痛作用，可用于治疗各种疼痛性疾病；皮质下可以调节大脑皮质的兴奋与抑制，缓解大脑皮质紧张状态；交感能调节自主神经及血管的舒缩功能。

4. **经验取穴**　偏头痛多发于颞部，颞穴是治疗偏头痛的要穴，根据患者头痛部位，分别取颞、枕、额或者耳部阿是穴，取病痛对应的耳穴以达疏通局部气血之功；诸穴合用，共奏通经活络、解痉止痛、镇静安神之功效。

（二）操作要点

自古就有耳穴刺络放血治疗头痛记载。目前耳针治疗头痛时，多采用耳

---

[1]　方剑乔，王富春. 刺法灸法学 [M]. 北京：人民卫生出版社，2013：111-112.

穴贴压，或配合电疗、体针及方药等。

1. **耳穴针刺**　单独应用毫针刺激耳穴时，一般采用 0.5 寸的短柄毫针，常规消毒后，用左手固定耳郭，右手持针对准所选定的耳穴敏感点进针。进针深度应以耳郭局部的厚薄而定，以透过软骨但不穿透对侧皮肤为度。留针期间可间隔捻转数次以加强刺激，中等量刺激。得气后留针 20~30 分钟，起针时左手托住耳郭，右手起针，并用消毒干棉球按压针孔。

2. **耳穴揿针**　医者手消毒：在针刺前进行常规手卫生后，用 75% 乙醇或者聚维酮碘消毒操作手；揿针部位消毒：揿针部位局部皮肤（即耳穴周围）采用聚维酮碘消毒，消毒棉签从中心向外绕圈擦拭消毒；取出施术的揿针，除去另一半剥离纸后，将其直接应用于已消毒的耳穴处；完成稳妥粘贴后，嘱咐患者埋针 72 小时，即至下次约诊，并以自身耐受为度，在留针期间自行按压；72 小时后，患者来门诊就诊，由医生手持消毒镊慢慢撕去揿针，并将其置于利器盒内。

3. **耳穴压豆**　选取大小合适的胶布，王不留行籽置于中间，选准穴位贴敷并固定，用手指按压至有酸麻胀感；选穴 2~3 个 / 次，每次压豆 2 天，其间嘱患者按压 5 次 /d，3~5min/ 次，若患者出现头痛，可随时进行按压，直至头痛缓解。

4. **耳穴刺络**　选取双侧耳穴，经皮肤常规消毒后，轻柔按压耳郭以促进血液畅通，然后用 2.6mm 三棱针点刺，挤压 3 滴出血。每周 2 次左右。

（三）注意事项

1. 耳穴部位有湿疹、溃疡、冻伤和炎症禁针。

2. 习惯性流产、孕妇禁针。

3. 严重器质性病变伴有高度贫血者不宜针刺，对年老体弱的高血压病人不宜强刺激手法。

4. 耳针治疗时亦可发生晕针，注意预防。

（本节责任人：罗妮莎，王　悦，张丽丽）

第十二节　眼 针 疗 法

一、眼针疗法特色及优势

眼针疗法是由彭静山教授首创的一种微针疗法。根据五轮八廓学说和"眼络于脑，通调脏腑"等基本理论，通过观察白睛络脉（球结膜上血管）形色态的变化判断疾病的部位、性质，针刺眼周穴位来治疗全身疾病[1]。其优

[1]　王鹏琴，鞠庆波，周鸿飞，等 . 基于文献临床实验研究探讨眼针疗法的理论基础：眼络于脑，通调脏腑 [J]. 中国中医基础医学杂志，2011，7（10）：1133-1134.

势病种为包括头痛在内的多种疾病。该疗法取穴少，用针小，操作简便。据临床资料统计，眼针治疗头痛的治愈率为 35.2%，显效率为 15.5%，好转率为 36.6%，无效率为 12.7%，有着一定的临床效果[1]。眼穴定位时，两眼平视，以瞳孔为中心，将眼白睛按等比例八等分，即八个穴区。根据病情，眼针取穴原则为三焦取穴、脏腑取穴、观眼取穴、循经取穴[2]。三焦取穴即以膈肌和脐水平划分为上、中、下三焦，病位在上，即取上焦区穴，病位在中，即取中焦区穴，病位在下，即取下焦区穴。脏腑取穴，即确定疾病属于哪一脏腑，则取该脏腑归属区穴。观眼识病取穴，即观察出眼白睛的异常处，辨别病变脏腑，从而取其对应穴区针刺治疗。循经取穴，是根据"经络所过，疾病所主"的原则，病归属于哪一经，即取该经区穴。

二、眼针治疗头痛

眼针治疗头痛，主要依据头痛的中医辨证分型，或根据头痛的部位不同进行辨证分型或辨经分型，结合眼针取穴规律，进行眼针治疗，同时要注重针法的行气调经[3]。

（一）眼针取穴

1. 辨证分型取穴 肝阳上亢证，白睛可见肝区脉络鲜红而屈曲；取穴：上焦区、肝区、肾区。痰浊上扰证，白睛可见脾区脉络浅淡而屈曲充盈；取穴：上焦区、脾区。瘀阻脑络证，白睛可见心区脉络暗红或有垂露；取穴：上焦区、心区。气血亏虚证，白睛可见心区或脾区脉络浅淡；取穴：上焦区、心区、脾区。肝肾阴虚证，白睛可见肾区或肝区脉络浅淡而细；取穴：上焦区、肝区、肾区[3]。

2. 辨经分型取穴 太阳头痛，取穴：上焦区、膀胱区。少阳头痛，取穴：上焦区、肝区、胆区。阳明头痛，取穴：上焦区、胃区、大肠区。厥阴头痛，取穴：上焦区、肝区。

（二）眼针操作手法

1. 针具 以规格为 0.25mm × 15mm 或 0.25mm × 25mm 的不锈钢毫针为宜。

2. 刺法

（1）点刺法：患者自然闭眼，左手按住眼睑，右手持针在穴区点刺 5~7 次，以不出血为度。

[1] 彭静山. 眼针疗法[M]. 沈阳：辽宁科学技术出版社，1990：97-98.

[2] 田维柱. 中华眼针[M]. 北京：中国中医药出版社，2011：86-89.

[3] 黄春元，张威，田维柱. 田维柱教授针灸治疗头痛病经验[J]. 中华中医药学刊，2014，32（9）：2073-2075.

（2）眶内直刺法：左手指压住眼球，右手持针，在眶内紧靠眼眶眼区中心直刺，针尖向眼眶方向刺入，进针 0.5 寸。

（3）眶外横刺法：左手绷紧眼眶皮肤，右手持针，在离眼眶边缘 2cm 处沿皮刺入真皮层，达皮下组织，不可超出所刺穴区界限。

（4）双刺法：不论直刺、横刺，刺入一针后在针旁同一方向再刺一针，加强疗效。

（5）内外配合刺法：在选穴上，眶内眶外各刺一针。

（6）缪刺法：一侧有病，可在健侧眼同名穴区再刺一针，以增强疗效。

眼针的操作不要求手法，刺入后得气即可，不提插，不捻转，患者可有酸麻胀重冷热等感觉。头痛轻证、虚证应用眼针时采用眶外横刺法，在治疗重证、实证时，采用双刺法、眶内外合刺法、直刺法。

3. **疗程**　留针时间为 5~30 分钟，每日或隔天 1 次，7~14 天为 1 个疗程。

4. **注意事项**

（1）针刺时注意保护眼球，以手指轻轻推开眼球，进针后确保患者无痛苦，可睁开双眼则为安全。

（2）出针时动作要缓慢，并迅速用干棉球按压针孔数分钟，再交给患者手中持续按压。如果起针后，针刺部位肿胀疼痛或皮下出血，少量可让其自行吸收消散。若肿胀或疼痛比较严重，出血面积较大则先冷敷再热敷。

（3）凝血功能障碍，精神障碍不能配合，眼睑震颤不止，或眼睑肥厚患者不可使用眼针[1]。

（本节责任人：王　悦，刘　玲，罗妮莎）

第十三节　经皮穴位电刺激疗法

经皮电刺激在 20 世纪 70 年代就已被用于镇痛研究[2]，在多项临床试验中表明经皮电刺激治疗偏头痛、颈源性头痛、紧张性头痛均有一定的疗效[3-4]。

近年来，经皮电刺激与传统针灸学进行了很好的融合，创新发展为经皮

[1]　彭静山．眼针疗法[M]．沈阳：辽宁科学技术出版社，1990：97-98.

[2]　NNOAHAM K E, KUMBANG J.Transcutaneous electrical nerve stimulation（TENS）for chronic pain[J].Cochrane Database Syst Rev, 2008, 3: CD003222.

[3]　FARINA S, GRANELLA F, MALFERRARI G, et al.Headache and cervical spine disorders: classification and treatment with transcutaneous electrical nerve stimulation[J]. Headache, 1986, 26（8）: 431-433.

[4]　ALLAIS G, DE LORENZO C, QUIRICO P E, et al.Non-pharma-cological approaches to chronic headaches: transcutaneous electrical nerve stimulation, lasertherapy and acupuncture in transformed migraine treatment[J].Neurol Sci, 2003, 24（Suppl2）: 138-142.

穴位电刺激疗法（transcutaneous electrical acupoint stimulation，TEAS）[1]。多项研究表明，经皮穴位电刺激在各类急慢性疼痛的镇痛治疗中疗效优于经皮电刺激或与经皮电刺激相当[2]。经皮穴位电刺激融合了穴位刺激及经皮电刺激两种不同刺激方式，但表现为协同效应，其作用机制包括经皮电刺激神经疗法的闸门控制理论及内源性阿片肽释放理论。20世纪80年代基于动物实验的研究结果发现低频（2Hz）电针（electro acupuncture，EA）刺激可引起脑释放内啡肽、脊髓释放脑啡肽，高频（100Hz）电针刺激则能促进脊髓释放强啡肽；他们还发现，2/100Hz（疏密波）可刺激上述三种阿片肽同时释放，产生协同镇痛效果。在头痛的治疗体验方面更有优势。

但目前关于经皮穴位电刺激治疗头痛的高质量文献匮乏，仅以现有为数不多的相关文献看，目前经皮穴位电刺激治疗头痛尚未形成标准，取穴因多凭借临床辨证差异化明显，治疗的具体时间、电刺激频率、治疗周期均未有明确标准。但我们认为，经皮穴位电刺激在治疗头痛疾患方面在未来有着广泛的应用前景，原因如下：①操作简单，无关施术者手法影响；②患者接受度高，此法为无创疗法，相较于针灸的侵入性，患者接受度高；③中西结合，传统经络结合西医电刺激疗法，产生协同效应，增强疗效。

与现代医学的经皮电刺激相比，经皮穴位电刺激的刺激部位更加明确，更加精准，更容易操作，可能具有一定的临床操作优势及疗效优势。

（本节责任人：林　祺，陈　骋）

第十四节　针刀疗法

一、头痛适应病症

针刀是中医针灸的"针"和西医手术刀的"刀"有机结合的产物，具有松解剥离、解除粘连及神经卡压、刺激穴位、疏通经络的作用[3]。因其具有疗效高、复发率低、疗程短、安全性高等优点受到青睐。针刀医学已经发展成为一个较为完整的体系，普及范围广泛。

从理论上分析，当某种疗法的作用机制与疾病的发病机制相关时，该疾病就可能成为这种疗法的适应证。一种疾病是否可能成为针刀疗法的适应

[1]　牟玉庆，刘兴山，魏彦龙.经皮穴位电刺激的临床应用进展[J].长春中医药大学学报，2017，33（1）：169-171.
[2]　李小梅.经皮穴位电刺激的临床镇痛进展[J].中国疼痛医学杂志，2014，20（11）：826-829.
[3]　朱汉章.针刀医学体系概论[J].中国工程科学，2006，8（7）：1-15.

证,可从疾病的发病机制和针刀的特点来探讨。

肌肉骨骼系统和结缔组织疾病是由各种原因引起的骨骼、肌腱、韧带、肌肉及结缔组织病变。骨、骨连结和骨骼肌组成人体的运动系统,运动系统慢性损伤主要是软组织的慢性损伤造成,因日久产生肌肉挛缩、肌肉粘连等纤维化的表现,而韧带、肌腱、椎间盘等软组织是构成脊柱和关节稳定性的重要因素。针刀外形是针,尖端有刀刃,如针之刀,针和刀并重,从而能发挥"1+1>2"的疗效[1]。针刀可代替手术刀的作用,结合针的特点直接刺入人体,对病变的肌肉、肌腱、韧带等进行切割分离。

针刀疗法作用机制决定了针刀疗法的适应病症群。针刀疗法适应病症广泛,但分布不均,优势病种相对集中,肌肉骨骼系统和结缔组织病症是其主要适应证[2]。排在针刀疗法优势病种前三位的依次是:颈椎病、膝关节骨性关节炎和腰椎间盘突出症。颈源性疾病为针刀疗法的主要病种。

针刀疗法的适应证和优势病种研究表明,针刀疗法治疗神经系统的优势病种有 34 种。其中,包括颈源性头痛、枕神经痛、偏头痛、紧张性头痛、三叉神经痛、神经性头痛、带状疱疹后遗神经痛、神经血管性头痛、丛集性头痛等西医病种 31 种,包括头痛在内的中医病种 3 种[3-4]。

在头痛疾患方面,除上述颈源性头痛等颈源性疾病、紧张性头痛(特别是伴颅周压痛的紧张性头痛)为针刀疗法的优势病种外,其他类的头痛疾患,当其发病机制与针刀疗法的作用机制也有一定相关度时,这些头痛疾患也很可能成为针刀疗法的适应证。

二、取穴要点

偏头痛发作期或慢性偏头痛患者,常于枕项部、颞部等,存在明显的压痛点或激痛点或患肌(常见患肌为枕额肌、颞肌、胸锁乳突肌、斜方肌、颈夹肌、肩胛提肌、斜角肌、竖脊肌等)。压痛点或激痛点,常位于上述患肌[5]。

[1]　贺建政.论小针刀疗法中"针"和"刀"的作用和关系[J].针灸临床杂志,2000,16(9):28-29.

[2]　LIN M,LI X,LIANG W,et al.Needle-knife therapy improves the clinical symptoms of knee osteoarthritis by inhibiting the expresssion of inflammatory cytokines[J].Exp Ther Med,2014,7(4):835-842.

[3]　张义,权伍成,尹萍,等.针刀疗法的适应证和优势病种分析[J].中国针灸,2010,30(6):525-528.

[4]　刘福水,方婷,金德忠,等.针刀疗法疾病谱的研究[J].辽宁中医杂志,2018,45(7):1484-1487.

[5]　SIMONS D G,TRAVELL J G,SIMONS L S.肌筋膜疼痛与功能障碍:激痛点手册(第1卷 上半身)[M].2版.北京:人民军医出版社,2015.

　　紧张性头痛伴有颅周压痛亚型者，其年患病率高达 88.4%[1]，而肌肉紧张分值与压痛分值相关[2]。颅周压痛包括颅周肌筋膜激痛点（MTrP）。MTrP 在紧张性头痛发病中起重要作用，导致紧张性头痛慢性化或再发。紧张性头痛激痛点最常分布在胸锁乳突肌、咬肌、颞肌等部位，持续压迫或针刺常可引起该肌肉相关区域的牵涉痛，此处亦可触及小结节[3]。MTrP 与传统腧穴特别是阿是穴关系密切，并高度重合。以颅周压痛部位为阿是穴是紧张性头痛选穴关键之一[4]。

　　临床除找准 MTrP 针刺外，传统针灸工作者，多选取与颅周压痛处相对应的传统腧穴进行针刺。针刺 MTrP 局部镇痛显著，针刺灭活 MTrP 后，对MTrP 引传痛亦镇痛显著。针刺治疗在缓解肌肉紧张方面有独特优势，可阻断其外周致敏及慢性化过程，减少复发风险。

　　颈源性头痛患者头痛侧较无痛侧颅周肌肉压痛明显，压痛处分布于咬肌、翼外肌、颞肌、额肌、胸锁乳突肌、斜方肌、枕肌、乳突肌腱附着处等[5]，即MTrP。受累的肌肉常有多个不同的固定的 MTrP，而且每一个 MTrP 都有自己固定的诱发感传痛区域，原发性与继发性的 MTrP 便形成了一条感传线，每一个 MTrP 均有相对固定的感传线。因此，颈部的斜方肌、胸锁乳突肌、枕下肌群发生肌肉痉挛，形成 MTrP，这些 MTrP 可以沿肌纤维走行，将疼痛传达至远隔部位的颞肌、额肌等，从而引发额部、颞部、眼部的症状。针刺灭活原发性 MTrP 后，也可抑制并减轻其继发性的卫星 MTrP 所诱发的疼痛[6]。

　　枕大神经卡压综合征是因外伤、劳损或炎性刺激等因素引起局部软组织渗出、粘连或痉挛，使枕大神经受到刺激、卡压或牵拉。采用针刀整体松解术治疗枕大神经卡压综合征，具有松解、剥离等作用，使卡压的神经与粘连的组织得到释放，可获得很好的疗效。

[1]　SAIT A，LARS B，C L A，et al.Prevalence of neck pain in migraine and tension-type headache：a population study[J].Cephalalgia，2015，35（3）：211-219.

[2]　ASHINA M，BENDTSEN L，JENSEN R，et al.Muscle hardness in patients with chronic tension-type headache：relation to actual headache state[J].Pain，1999（2）：79.

[3]　马尧，布赫，贾纪荣，等 . 针刺激痛点治疗肌筋膜疼痛综合征研究进展[J]. 中国针灸，2012，32（6）：573-576.

[4]　姚旭，谭克平 . 针刺阿是穴及安神六穴治疗紧张型头痛伴情绪障碍的疗效观察[J]. 中华中医药杂志，2019，34（1）：398-400.

[5]　KNACKSTEDT H，BANSEVICIUS D，AASETH K，et al.Cervicogenic headache in the generalpopulation：the Akershus study of chronic headache[J].Cephalalgia，2010，30（12）：1468-1476.

[6]　HSIEH Y L，KAO M J，KUAN T S，et al.Dry needling to a key myofascial trigger point may reduce the irritability of satellite MTrPs[J].Am J Phys Med Rehabil，2007，86（5）：397-403.

目前,针刀疗法治疗头痛,在颈源性头痛应用最多,紧张性头痛、偏头痛次之,其他亚型的头痛应用不多,但根据其他发病机制,可以试用针刀疗法。

三、注意事项

针刀疗法属于微创疗法,存在一定的风险,临床必须有如下清醒认识并做好充足的必要的防范措施:

1. 小针刀治疗属于微创手术治疗,操作危险性较大,患者反应也较强。施术者应熟悉头颈部解剖及各种刀法的实施要领,明确病变部位及层次,对患者病情及全身情况有正确估计,操作应熟练,掌握好进针剥离的深度,不可过多广泛地剥离。治疗时要密切观察患者的反应并做好发生意外情况的抢救准备。

2. 操作手法要轻柔、快捷、准确,不要用力过猛或强力旋转针体,以免进针过深或刀针断折体内。术前应仔细检查刀体质量,定期更换。

（本节责任人：郑　昊,侯　腾,范刚启）

第十五节　头　痛　单　元

一、头痛单元的提出

针灸治疗头痛有其特色与优势,但任何一种治疗干预都有局限和瓶颈。为弥补单一治疗方式的不足,2017年,本书编写团队借鉴"卒中单元"概念,在国内首次提出基于多学科协作的中西医结合的"头痛单元"的概念及其组建与运作思路[1]。

"头痛单元"是指从医院门诊到病房,建立一个包括中、西医在内的多学科协作的医疗护理团队,对头痛患者进行综合诊治、评估与管理,既是一种整合后的优化医疗方案,又是一种先进的患者管理模式。组建头痛单元的目标是通过综合诊治与管理,改善头痛症状及预后,促进患者回归家庭与社会,节约医疗成本,同时对现有临床诊治方案进行评价、优化。

二、头痛单元的组建

团队建设:头痛单元团队组成包括神经科医生或头痛专家、物理治疗师、心理治疗师、中医师、专科护士、辅助管理人员等。

[1]　寇任重,范刚启,刘岚青,等.基于多学科协作的头痛单元组建与运作分析[J].中国医院管理,2017,37(6):36-38.

39

硬件配备：头痛单元硬件配备包括头痛门诊、头痛病房、辅助治疗室（康复理疗室、针灸推拿室、心理咨询室、煎药室、膳食室）、辅助检查中心（医学影像科及生化检验中心）、信息室等。

三、头痛单元的适应人群

适应病种：头痛单元的病种以原发性慢性头痛及药物过度使用性头痛为主，对其他难治性的继发性头痛，如果原发疾病诊断明确且可以通过头痛单元解决，也可予以纳入。特殊年龄阶段或生理阶段，如儿童、青少年慢性头痛或怀孕期间突发的头痛，可考虑利用头痛单元综合治疗。

纳入指征：判断头痛患者是否适合纳入头痛单元治疗，应该综合考虑患者病情、意愿及经济承受能力。具体纳入指征如下：①常规镇痛或预防治疗失败；②头痛较最初频率增高或确诊为药物过度使用性头痛；③头痛伴严重的精神负担；④头痛导致失去正常生活、工作能力；⑤严重的精神因素、功能失调影响头痛频率；⑥患者愿意接受头痛单元治疗且具备相应的经济承受能力。①～⑤满足其一且满足⑥即可考虑纳入头痛单元门诊治疗，满足①或②、满足③④⑤中任何一项且满足⑥则建议进行头痛单元病房治疗。

四、头痛单元的运作模式

头痛单元采用逐级综合诊治与评价模式，注重中、西医协同并举，强调个性治疗的同时整合医疗资源，注重生物、心理、社会各层面的综合评估。

（一）分级综合诊治模式

1. 第一级：初步评估 首次咨询的头痛患者均需在头痛单元门诊进行初步诊治与评估。对有进行头痛单元治疗意愿的患者，须完成在首次医疗咨询后至少四周的头痛及相关症状的记录，并结合临床诊查，以判断是否适合纳入头痛单元治疗。第一级的诊疗与评估主要由神经科医师或头痛专家完成，专科护士或统计人员可协助收集与评估患者医疗资料。

2. 第二级：头痛单元门诊综合诊治 头痛单元门诊主要针对初步评估适合进行头痛单元门诊治疗的患者，或者头痛单元病房治疗改善后转为门诊继续巩固治疗的患者。头痛患者需先与头痛专家或神经科医师单独会面，后者依据患者病情及意愿建议其与理疗师、心理治疗师、中医师等会面。这一过程中，头痛专家或神经科医师依据最新指南及患者情况制定个性化的药物防治方案；理疗师针对患者状况制定理疗与锻炼计划；心理治疗师评估患者精神状态并制定心理治疗计划；中医师采集患者临床症状、体征（如舌苔、脉象等）等信息，并制定中医治疗计划。多学科团队各成员在与患者直接会面后，还需进行团队内部的沟通与探讨，最终共同制定出适合患者的综合治疗方案。

3. **第三级：头痛单元病房综合诊治**　头痛单元病房治疗是门诊治疗的延伸与补充。在病房治疗中，多学科团队成员共同对患者进行评估，协作制定和实施综合治疗方案。如有必要，还可做进一步辅助检查或与其他专科（如眼科、五官科等）合作。除首次会面外，多学科团队还需定期与患者进行会面（5~7 天 1 次），共同讨论患者病情及其变化，并调整治疗方案。此外，头痛单元病房丰富的人力资源（如营养师、社会工作者等）与硬件配备（如膳食房、煎药房等），也可发挥协助管理患者、促进病情恢复的作用。

（二）多学科综合治疗模式

1. **针药结合**　包括本团队在内的临床实践中，针刺与药物相结合是针刺与非针刺疗法结合最常用的形式，也是可行性较高、疗效相对确切、可接受度较高的治疗形式。

针药结合的临床应用自古有之，懂得针药结合运用被认为是成为"良医"的必备条件。在临床治疗头痛疾患的过程中，运用针灸配合中药或者西药的方法，可弥补单一治疗手段的不足，提高疗效、缩短疗程，同时针灸还可以减轻药物的毒副作用。需要指出的是，针药结合的针灸、药物疗法间，应存在着交互作用，但这种交互作用可能表现为协同效应（增效减毒），也可能表现为拮抗效应（降低疗效、增加不良反应风险）。需分析针药结合疗法针灸、药物的主次作用，针、药间的交互作用性质及大小，明确针药结合治疗头痛的适应证，优化针药结合治疗头痛的方案，以提高协同疗效，同时避免拮抗效应[1]。

头痛疾患的针药结合形式以针灸与口服西药或中药相结合治疗为主，其中西药治疗主要遵循头痛疾患相关指南与共识，中药治疗以辨证论治为主，并可结合名家的专病专方经验。

2. **联合心理治疗**　原发性头痛是一种常见疾病，多反复发作。由于长期受到头痛困扰，患者多有不良情绪，其中以睡眠障碍、焦虑抑郁症状为多见。同时负面的情绪又能加重头痛症状，形成恶性循环。因此，原发性头痛的精神心理状况需要多加关注，必要时给予规范抗焦虑抑郁、缓解睡眠障碍的精神类药物治疗。有条件的患者也应该在针灸、药物等治疗基础上接受心理治疗，以消除患者对疾病症状的恐惧，增强对治疗的信心，同时分析患者深层次的心理因素，通过疏导、支持等治疗，逐步减轻患者的精神心理压力，消除焦虑抑郁等负性情绪的致病作用。

---

[1]　杨峰,范刚启 . 针药结合与针刺、药物治疗偏头痛疗效比较[J]. 吉林中医药,2015,35（3）：300-303.

（三）综合评价模式

头痛单元强调从生物、心理、社会各层面对患者病情及诊疗管理模式进行综合评估。具体包括：在临床表现方面，除考虑躯体症状外，还对患者抑郁焦虑等精神、心理症状，以及头痛致残、对生活质量影响等功能缺损进行评估；除关注临床表现外，还对医疗心理、经济学等方面，如患者治疗满意度、医疗成本等方面，进行统计与评价。具体评价手段可包括临床诊查、辅助检查、头痛日记记录、量表及问卷信息采集等。

本书编写团队于 2009 年设立江苏省首家中医头痛门诊，组建了包括中医针灸学、神经病学、康复医学、精神病学、护理学等多专业人员在内的医疗护理团队，形成以针灸与药物（包括中药与西药）结合为主，兼顾康复、心理干预等的综合治疗模式，从生物（头痛等躯体症状）、心理（如焦虑抑郁等精神障碍）、社会层面全面评估疗效，并结合功能磁共振成像（fMRI）、肌骨超声、肌电图等现代医学技术探讨头痛的发病与治疗机制，较好地实践了头痛单元的组建与运作思路。

（本节责任人：寇任重，刘 玲，崔豪飞）

第二章

针灸治疗偏头痛

第一节 概　述

偏头痛是一种常见的慢性神经血管性疾病。偏头痛除疾病本身可造成损害外，还可以导致脑白质病变、认知功能下降、后循环无症状性脑梗死等。此外，偏头痛还可与多种诸如焦虑、抑郁、梅尼埃病等疾病共患。根据我国偏头痛诊疗现状的研究，我国目前对偏头痛患者的治疗仍然存在很大不足，主要体现在患者就诊率不高及镇痛药物过度使用、预防性治疗不充分等[1]。

尽管少数文献从研究设计的变异性、伴随症状的诊断、视觉模拟评分法（visual analogue scale，VAS）及盲法运用方面，对针刺治疗偏头痛急性期的疗效提出了质疑[2]，但大部分研究表明，针刺治疗偏头痛急性期有效，并得到了 WHO 的推荐。杨春艳[3]等对针刺治疗偏头痛急性期的研究文献进行了系统评价，认为从目前的临床报道来看，针刺治疗偏头痛急性期有一定疗效。郑淑美[4]等进行的一项 Meta 分析提示，针刺治疗偏头痛的有效率高于西药、安慰针刺及中药治疗。但从循证医学角度看，高质量、大样本的研究相对不足。

有趣的是，虽然针刺镇痛等针刺疗法已纳入欧美很多国家的医疗保险范围，并有大量头痛患者接受针刺治疗，但一些研究对针刺镇痛疗效的特异性却质疑不断，这种质疑来自偏头痛针刺研究的部分结果：真、假针刺皆有

---

[1]　中华医学会疼痛学分会头面痛学组，中国医师协会神经内科医师分会疼痛和感觉障碍专委会.中国偏头痛防治指南[J].中国疼痛医学杂志，2016，22（10）：721-727.

[2]　DIENER H C.Migraine: is acupuncture clinically viable for treating acute migraine？[J]. Nat Rev Neurol，2009，5（9）：469-470.

[3]　杨春艳，刘慧林，张圆，等.针刺治疗偏头痛急性期文献质量评价[J].中国循证医学杂志，2012，12（3）：365~370.

[4]　郑淑美，崔海.针刺治疗偏头痛的 Meta 分析[J].中国中医药信息杂志，2012，19（6）：20-23.

效[1-3]。柳美善[4]等对针灸治疗头痛的论文进行分析表明：采用假针作对照的临床试验，结果显示针灸疗效与假针疗效无差异。文中涉及的所谓的"假针"或"安慰针刺"，其内容多为"针灸针置于传统针灸穴位之间的中点处进行治疗"或"非穴位针刺"或"非穴位浅刺"或"标准化模拟针灸"。将浅刺法作为"伪针刺"或"安慰针刺"法进行对照，研究表明作为"伪针刺"的浅刺法治疗偏头痛也可获得很好的疗效，进而得出"针刺与伪针刺疗效无差异"这一结论。即：非经穴或非穴位点进行浅刺治疗偏头痛有效。

其实，在中国针灸学中，浅刺疗法等很多所谓的"伪针刺""安慰针刺"，是很有效的针刺镇痛疗法[5]。将"非穴位浅刺"或"标准化模拟针灸"作为"伪针刺"进行对照，并得出"针刺与伪针刺疗效无差异"结论，其实是科研中的专业设计出了问题，即对浅刺镇痛或不得气针刺法也有较好镇痛效应这一针灸临床现象缺乏深入掌握，因此，非常有必要对浅刺等"安慰针刺"的疗效进行进一步观察、界定。

对偏头痛的治疗现多局限于药物治疗，有效率 60%~65%[6]，有人对偏头痛急性期针刺疗效与曲普坦类（如利扎曲普坦、舒马普坦等）偏头痛特异性止痛剂的疗效进行了比较研究。Melchart[7]等的研究结果表明，在头痛的前驱期行针刺治疗可以起到和舒马普坦类似的效果，但针刺治疗欠佳时舒马普坦可能起效。但曲普坦类止痛剂有其严格适应证（血管狭窄患者慎用或忌用），一定程度地限制了这类药的临床应用。曲普坦类药物无效时，针刺治疗仍然可能有效。针刺疗法或可在一定范围内与曲普坦类药物实现镇痛互补。

在偏头痛间歇期针灸预防性治疗方面，做的研究较多。研究表明针刺可

［1］　DIENER H C，KRONFELD K，BOEWING G，et al.Efficacy of acupunsture for the prophylaxis of migraine：a multicentre randomized controlled clinical trial［J］.Lancet Eurol，2006，5（4）：310-316.

［2］　LINDE K，STRENG A，JURGENG S，et al.Acupunsturefor patients with migraine：a randomized controlled trial［J］.JAMA，2005，293（17）：2118-2125.

［3］　ALECRIM A J，MAEIEL JNIOR J A，CLADELLAS X C，et al.Aeupuneture in migraine prophylaxis：a randomized sham-controlled trial［J］.Cephalalgia，2006，26（5）：520-529.

［4］　柳美善，李瑞.近 5 年国外 SCI 源期刊文献中针灸治疗头痛的研究方法与特点评价［J］.中国针灸，2012，32（10）：952-956.

［5］　FAN G Q，ZHAO Y，FU Z H.Acupuncture analgesia and the direction，angle and depth of needle insertion［J］.World J Acup-Mox，2011，21（1）：44-51.

［6］　埃文斯，马修.头痛诊疗手册［M］.于生元，译.2 版.北京：科学出版社，2007：101.

［7］　MELCHART D，THORMAEHLEN J，HAGER S，et al.Acupuncture versus placebo versus sumatriptan for early treatment of migraine attacks：a randomized controlled trial［J］.J In-tern Med，2003，253（2）：181.

以减少偏头痛发作频率、减少头痛持续时间、减轻头痛强度[1]。同样,由于受循证证据级别的影响,结论有待于更多高质量研究的进一步验证。

　　针灸治疗偏头痛可在各个时期进行。发作期针灸遵循中医理论中的"急则治其标"观念。临床重视透穴刺法,多采用刺络放血、电针等较强的刺激以行气活血通络,可能获得迅速、显著的即时镇痛效果,取穴以少阳经穴、阿是穴为主,配合辨经取穴及耳穴。但偏头痛发作期的针灸干预,一般应在疼痛发作之初、痛势未甚时及时治疗,效果往往更佳。对反复发作的患者应根据病情制订治疗计划,按疗程治疗。间歇期往往遵循中医"缓则治其本""标本同治"的理论,多采用较发作期轻的刺激,两次治疗的间隔时间较头痛发作期长,可获得较好的近期及远期疗效,对预防头痛的发作也有良好效果。

　　无论是偏头痛发作期的针刺镇痛治疗,还是间歇期的针刺预防性治疗,均存在诸多的针刺方案。但对这些方案,缺乏严格的疗效对比。即使是符合随机对照或盲法设计,但因偏头痛病症的复杂性,针灸治疗方案的复杂性,这些方案的证据级别依然不高,亦无法比较各针灸方案的优劣。

　　我们希望在提供的各种针灸方案基础上,结合目前研究及应用存在的问题,对各种针灸方案进一步优化,以提高疗效。

(本节责任人:范刚启,王　琳,文　亚)

第二节　偏头痛发作期针灸治疗方案列举

一、发作期排针平刺法

　　以枕部痛为主时,取枕穴组(脑空 - 风池、脑户 - 风府);以颞部痛为主时,取颞穴组(颔厌 - 悬厘)加枕穴组(脑空 - 风池);以顶或额部痛时,取枕穴组(脑户 - 风府)加额穴组(神庭 - 印堂、眉冲 - 攒竹、头临泣 - 鱼腰、头维 - 丝竹空)。具体刺法见第一章第一节相关内容。

　　隔日治疗 1 次,共治疗 6 次,或偏头痛发作期头痛加剧时亦可行本治疗法。

　　行排针平刺法的同时嘱患者避光避声,安静休息。本法对偏头痛发作期轻中度患者,多可当场见效,甚至头痛消失,但对于重度偏头痛,可部分缓解,有时无效,需配合西药止痛剂。

---

[1]　LINDE K, STRENG A, JÜRGENS S, et al.Acupuncture for patients with migraine: a randomized controlled trial[J].JAMA, 2005, 293(17): 2118-2125.

典型案例 张某某,女,68 岁。主诉:头痛 40 余年,显著加重并持续 10 天。现病史:左颞部跳痛,不定期发作,每日发作 2 次或数月发作 1 次,每次头痛数小时,甚至数天。畏光、畏声,恶心无呕吐。多因睡眠不足或环境吵闹诱发。发作前困倦,呵欠可达数十个。未经正规治疗,发作时自服"去痛片"有效。但本次发作服用无效,且持续头痛,痛势较前明显加重,且出现双眼视物模糊、双下肢无力症状。查体:神经专科查体未见明显异常。眼科专科检查正常(眼压正常,眼底示轻度动脉硬化)。血压正常。查左侧太阳穴处有压痛点。查颅脑 CT 示正常,MRI 示右侧胼胝体压部及右侧脑岛急性脑梗死,双侧额叶顶叶皮层下及两侧脑室旁腔隙性脑梗死。诊断:偏头痛发作期。治疗:选用排针平刺法,选用枕穴组(脑空 - 风池;脑户 - 风府)。针进入 2 分钟后,头痛减轻,10 分钟后所有症状消失。第 2 天因环境吵闹而复发,上法重复应用,头痛消失,至今无复发。

(本节责任人:林 祺,余晓璐,杭晓娟)

二、发作期刺络疗法

刺络疗法是治疗偏头痛的一种有效治疗方法。相关研究表明,刺络疗法可以直接改善脑部血流情况,促进体内致痛物质的排出和消散,同时又可以对内环境进行整体调节,促进镇痛机制发挥作用,从而达到祛除疼痛的效果。放血具有活血泻热、通络止痛之功,特别适用于发作期正邪交争的阶段;实验研究证实,刺破体表的微细体液管道可起到刺激和调节微循环的功能状态的作用,具有起效快、治疗时间短、效果显著等优点。

刺络治疗偏头痛选穴有局部取穴、循经远端取穴、辨证取穴。局部取穴以太阳、耳尖及耳背静脉、阿是穴为主;循经远端取穴以各经井穴为多;辨证取穴则有肝俞、膈俞、少阳经穴等。现分述如下:

(一)局部阿是穴

治疗方法:选取头痛最剧烈的点或局部压痛最明显的点,揉按使之充血,消毒后以三棱针快速点刺 1~3 针,出血 5~10 滴,出血不显者,可局部挤压出血。

(二)太阳穴

治疗方法:选取太阳及其附近脉络,揉按使之充盈,消毒后以三棱针快速点刺出血,然后拔罐,待血止后卸罐。

(三)耳尖

具体操作:首先对患者的耳尖部进行揉搓,直到充血,然后找到耳尖穴,消毒后迅速用三棱针点破,挤出适量血后用无菌棉球按压止血,每天 1 次。

(四)耳背静脉

具体操作:先按揉耳背 3~5 分钟使之血管充盈,然后在耳背上 1/3 区的充盈静脉处,局部消毒,局部注射 2% 利多卡因注射液（规格 5ml:0.1g）成一小皮丘做局麻,右手持手术刀,用刀尖着力点压一长 0.1~0.2cm、深 0.1~0.2cm 的细小切口,出血 1~3ml,用无菌纱布包扎或用创可贴覆盖止血,另一侧耳背放血重复上述操作。

（五）井穴

具体方法:选取一侧至阴消毒后,以三棱针快速点刺出血,挤出 3~6 滴血,每日 1 次,第二天换另一侧,若患者头痛剧烈,可每日放血 2 次。

（六）膈俞

操作方法:取膈俞穴（双侧结节部位,第七胸椎棘突下旁开 1.5 寸）,消毒后以三棱针快速点刺出血,用中号火罐拔在刺血部位。20 分钟后取罐,用消毒脱脂棉按压擦干血迹。放血量到自然出血停止。每周 2 次,每次间隔 2 天,2 次为 1 个疗程。

（七）肝俞

具体方法:选取肝俞（一般肝俞均有压痛）消毒后,以三棱针散刺后快速拔罐出血,留罐 10~15 分钟,若头痛严重,可配合针刺同侧太阳和对侧太冲,留针 10~15 分钟。

（八）循经刺络

1. 循经选经验穴

（1）取穴:①角孙、中渚、足临泣;②丝竹空、外关、丘墟。两组穴位交替应用。

（2）操作:患者取卧位,消毒,针刺时左手拇指压在被针刺部位下端,右手持三棱针迅速刺入皮下 2~3mm,然后立即将针退出,使其流出少量血液,出血停后,用消毒干棉球按压针孔。配穴:肝阳上亢型取太冲、风池;瘀血型取合谷、膈俞;痰浊型取中脘、丰隆,配穴采用常规针刺泻法。隔日治疗 1 次,5次为 1 个疗程,共 2 个疗程,即 20 天[1]。

2. 循经选阿是穴　外风型取阿是穴及太阳、少阳经压痛点,肝经郁热型取阿是穴及少阳经压痛点,虚弱型取阿是穴配合针刺中脘、足三里。具体操作:用 26 号粗毫针点刺出血即可[2]。

（九）《循证针灸临床实践指南:偏头痛（修订版）》推荐方案

中国针灸学会《循证针灸临床实践指南:偏头痛（修订版）》对偏头痛发作期放血疗法,有着明确的推荐方案,其推荐的方案如下:

[1]　香伟雄.少阳经穴刺络放血治疗实证偏头痛的临床观察[D].广州:广州中医药大学,2016.

[2]　曾佑平.循经刺血压痛点治疗偏头痛 50 例[J].中国针灸,1994(S1):196-197.

1. 取穴

（1）局部刺血：局部压痛点或太阳穴周围浅表络脉。

（2）耳郭刺血：主穴：耳尖，耳轮络脉或耳背上 1/3 有血管充盈处（有则取）；配穴：颞（枕）、胰胆、神门、交感、皮质下、内分泌。

2. 针刺方法

（1）针具：三棱针。

（2）手法：

1）局部刺血：皮肤常规消毒后，左手拇、示指固定穴位周围皮肤，右手持三棱针点刺出血，挤血同时用 75% 酒精棉球擦拭局部，点刺放出适量血液或黏液后用无菌干棉球或棉签擦拭或按压。

2）耳郭刺血：耳尖、耳轮络脉、耳背上 1/3 血管充盈处按摩 1~3 分钟，使明显充血，医者用左手拇指、示指和中指固定耳郭，局部常规消毒后用三棱针点刺出血，出血数滴。其余耳穴：局部常规消毒后，三棱针点刺，使之呈轻微点状出血，点刺放出适量血液或黏液后用无菌干棉球或棉签擦拭或按压。

3. 注意事项

（1）每次刺血穴位不宜过多，且所选穴位不宜过于分散，应当集中在痛处及周围。

（2）放血当日，针孔处注意避水。

（3）注意血压、心率变化，注意晕针或晕血的发生。

（4）本法配合常规针法使用。

（5）缓解期肝阳上亢型、瘀血型患者也可参照使用，治疗频率为 1 周 1 次。

4. 推荐建议

发作期偏头痛推荐首先使用局部刺络，耳轮或耳背上 1/3 有络脉或者全身症状明显者可同时配合耳郭刺血。缓解期肝阳上亢型、瘀血型患者也可参照治疗。

解释：本《指南》小组共纳入相关现代文献 4 篇，经综合分析，形成证据体发现，局部刺络配合耳穴刺络可降低头痛发作频率、治疗无效率、头痛积分、头痛指数，缩短发作时间等。证据体质量等级经 GRADE 评价后，因其纳入文献设计质量、精确性不高，并存在发表偏倚，最终证据体质量等级为低或极低。但综合利弊平衡、患者意愿、资源消耗与成本分析及专家意见共识，并结合临床实际，仍然对本治疗方案进行强推荐[1]。

（本节责任人：都鹏飞，沈彦喜）

---

[1] 中国针灸学会 . 循证针灸临床实践指南：偏头痛（修订版）[M]. 北京：中国中医药出版社，2014.

三、发作期传统针刺法

本方案详见于:《循证针灸临床实践指南:偏头痛(修订版)》推荐方案[1]。

（一）取穴

1. **穴方一**　主穴:阿是穴、丝竹空、率谷、太阳、风池、合谷、太冲、足临泣;配穴:阳陵泉、外关。

2. **穴方二**　主穴:对侧顶颞后斜线下 2/5、双侧顶旁 2 线;配穴:额颞部痛配同侧率谷,头顶痛配同侧风池。在上述二方基础上,兼有厥阴经症状者:加内关、人中(水沟)、神门、百会;兼有阳明经症状者:加头维;兼有膀胱经症状者:加天柱。上述腧穴中,局部腧穴取患侧,远端腧穴取双侧。

（二）针刺方法

患者取坐位或仰卧位,选用直径 0.3mm、长度 40mm 的毫针;穴方一中的阿是穴,选 1~2 个为宜。若疼痛是从一点渐及周围,此点即为针刺部位;若疼痛区域固定,则选痛区中心位置为针刺部位;若疼痛面积较大,无法定位,则通过寻按痛区,找到明显压痛点或头皮肿胀点,以此为针刺部位,上下小幅度提插;丝竹空、率谷相对进针后平刺 1.5~2 寸,相互透刺,行小幅度快频率捻转;余穴针刺得气后,行提插捻转平补平泻法;各行针 1 分钟。阿是穴接电针仪,使用疏密波,频率为 2/100Hz,刺激强度以患者能耐受为度,余穴每隔 10 分钟行针 1 次。头部取穴以患侧为主,远端穴位则双侧取穴。穴方二中头针操作,用平刺快速进针,用小幅度快频率捻转,行针 2 分钟,每 10 分钟行针 1 次。疗程:每次留针 30 分钟,头针可留至 1 小时。治疗频率隔日 1 次,10 次为 1 个疗程。

（三）推荐建议

1. 《循证针灸临床实践指南:偏头痛(修订版)》推荐的本方案,共计纳入相关现代文献 19 篇,经综合分析,形成证据体发现,少阳经穴为主配合辨经针刺治疗可缓解头痛强度、降低治疗无效率、减少用药、提高生活质量等。证据体质量等级经 GRADE 评价后,因其纳入文献设计质量、一致性、精确性差别较大,且存在发表偏倚,最终证据体质量等级分中、低、极低。但综合利弊平衡、患者意愿、资源消耗与成本分析及专家意见共识,并结合临床实际,仍然对于本治疗方案进行强推荐。

2. 发作期偏头痛推荐以少阳经穴为主,配合经络辨证取穴,可用透穴针刺结合阿是穴电针治疗。

---

[1]　中国针灸学会. 循证针灸临床实践指南:偏头痛(修订版)[M]. 北京:中国中医药出版社,2014.

3. 实验研究证明，毫针刺法（电针）针刺具有行气活血、通络止痛的作用，适用于发作期、缓解期各个阶段；实验研究证明：针刺能调节支配血管的自主神经，改善脑血管异常的舒缩状态，使微循环获得改善，减少炎性和致痛物质的渗出，以达到预防和缓解疼痛的效果。具有疗效好、操作方便、副作用少等优点。

（本节负责人：余晓璐，苗　芬，范香瀛，范刚启）

四、发作期头皮针疗法

（一）焦顺发头针疗法

1. **穴位**　后枕、头顶痛选双侧感觉区上 2/5 加双侧足运感区；额颞部痛选对侧感觉区下 2/5 和双侧足运感区，配同侧太阳穴。

2. **操作**　患者坐位，以 26 号 2 寸毫针，与头皮呈 30° 夹角，快速进针，捻转 1 分钟，留针 0.5~1 小时，其间捻针 3~5 次，每日针刺 1 次，7 次为 1 个疗程。

3. **按语**　偏头痛发作初期，脑动脉收缩痉挛，导致脑组织缺血缺氧，出现不同的先兆症状，继而发生反应性颅外血管尤其是颈外动脉如头皮动脉和硬脑膜血管扩张，导致偏头痛发作。焦顺发头针是以大脑皮质的功能定位理论作为其取穴定位的主要依据，在头部的特定区域给予刺激，头皮及皮下感受结构受到针刺后，发出神经冲动，引起该区兴奋并在皮层扩散，通过对神经的调整作用，使脑血管紧张度降低，血充盈及供氧增加，从而达到止痛的目的。

上述方法，主要参考《焦顺发头针》[1]。

（二）颞三针疗法

1. **穴位**　取患侧颞三针，头颞侧部、耳尖直上，入发际 2 寸为颞一针，在颞一针水平向前旁开 1 寸为颞二针，向后旁开 1 寸为颞三针。

2. **操作方法**　取坐位或仰卧位，选用一次性 1 寸毫针，在颞部先取颞一针，垂直向下沿皮平刺 0.8~1.2 寸。针刺颞一针后，于颞一针水平方向向前 1 寸处针颞二针；后 1 寸处针颞三针。三针均垂直向下。留针 20 分钟，其间每隔 10 分钟，以平补平泻手法各行针 1 次。如针刺时针感过于强烈疼痛难忍，可能刺中较大血管，可稍微后退，调整方向，继续行针，以患者局部有酸、麻、胀感为好。

3. **按语**　颞三针是广州中医药大学靳瑞教授的三针组方之一，主要治疗中风偏瘫、偏头痛，属于传统针刺方法中的局部、邻近取穴。

---

[1]　焦顺发. 焦顺发头针[M].2 版. 北京：人民卫生出版社，2009：41-50.

以颞三针为主穴治疗偏头痛有着确切疗效，且安全性高，无任何毒副作用，较之传统针灸治疗具有疗效好、操作简单等优势[1]。

颞三针在头侧部，是足少阳经经过的区域，血管神经在此处十分丰富，按解剖学观点，颞部头骨较薄，针感容易传导，针刺颞三针可以直接刺激头侧部的大脑皮质，疏通脑络，促进血液循环，使络脉通畅，血气和顺，达到止头痛的目的。

颞三针齐刺，不仅加强了受刺穴位的刺激量，还扩大了受刺激穴位的作用面积，有利于针感的扩散，激发经气传导，使针感由浅入深、由近及远向四周扩散，迅速达到气至病所的针刺效应，从而大大增强了针刺镇痛效应，达到比单纯针刺法更为显著的效果。率谷属足少阳胆经之穴，颞三针通过率谷可以直接疏通局部少阳经气，使经气疏通调和，以达"通则不痛"的目的。因局部选穴针感强烈，疗效明显，尤适用于经络不敏感、针感差及病程较长的患者。

（三）运动头针疗法

1. **刺激部位**　取穴额顶带、额旁 1 带延长带。

具体定位：额顶带：神庭至前顶，左右各旁开 0.5 寸的带状区域，属督脉。额旁 1 带延长带：眉冲至通天左右各旁开 0.5 寸的带状区域，属足太阳膀胱经。

2. **操作方法**　针具：0.25mm×40mm 毫针。患者取坐位或卧位，穴位常规消毒后取额中带、额旁 1 带延长带前 1/3、中 1/3、后 1/3 各三穴并接力刺，快速斜刺进针，针与头皮呈 25°~45° 夹角，进针深度 20mm 左右，快速小幅度提插 1 分钟，每次的提插时间要短，要快，力度要大，但移动的幅度很小，频率 120 次/min，以上穴位操作后均留针，每日 1 次，连续 10 天为 1 个疗程。

3. **按语**　根据头皮针专家朱明清教授和王端义教授头皮针的理论方法，总结出额顶带、额旁 1 带延长带治疗偏头痛的方法[2-3]。

在刺激区的选择上，强调选择治疗带，即头针治疗有效的穴区不是一个点，而是一个区域，针灸这一区域内都有效，同时可以避免头部同一部位反复针刺导致的疼痛不适。

在操作手法上，要求行小幅度提插，其特点是行针时要求每次的提插时间要短，要快，力度要大，但移动的幅度很小。该手法的优点是刺激量大，容易得气，且比较省力。

[1]　严礽麒. 颞三针治疗无先兆型偏头痛的临床研究[D]. 广州：广州中医药大学，2011.

[2]　贾怀玉，李巧菊，王端义. 头皮针治疗学[M]. 北京：人民卫生出版社，1994：22.

[3]　龚廷亮. 额区头皮针治疗偏头痛的临床疗效观察[D]. 北京：北京中医药大学，2013.

（四）秦敏头皮针疗法

1. **刺激部位**　秦氏头皮针之厥阴区、少阳区。

具体定位：秦氏头皮针之厥阴区，第一组针：百会往前 1.5 寸，中线上取穴，两侧旁开 1 寸各取一穴。第二组针：百会前 3 寸，中线上取穴，两侧旁开 1 寸各取一穴。第三组针：百会往后 1.5 寸，中线上取穴，两侧旁开 1 寸各取一穴。

秦氏头皮针之少阳区，双侧耳尖向上 1 寸、2 寸、3 寸各 1 针。

针具：0.32mm×40mm 的不锈钢毫针。

2. **具体操作**　嘱患者仰卧位，选择 0.32mm×40mm 毫针，局部常规消毒，秦氏头皮针之厥阴区针尖在中线上向后与头皮呈 15° 角平刺，中线旁开 1 寸处与中线呈 45° 角，与头皮呈 15° 角刺入；秦氏头皮针之少阳区针尖向后与头皮呈 15° 角平刺。采用秦氏飞针三法（一拍、一推、一旋转）刺入穴位 1~1.5 寸，致局部出现酸、麻、重、胀等得气感后行捻转泻法，即角度大，频率快，用力重，操作时间长。每隔 10 分钟行针 1 次，每次留针 30 分钟，后左手用干棉签按住针孔，右手迅速将针拔出，出针后按住针孔防止出血。每日 1 次，连续治疗 10 次。

3. **按语**　秦敏教授根据中医学"整体观念"和"辨证论治"理论，以经络循行进行分区创立的具有中医特色的头针。其分区经过演变目前分为阳明区、厥阴区、少阳区、太阳区。

秦氏头皮针是采用秦氏飞针三法（一拍、一推、一旋转）进针，能无痛、快速进针，且疗效更佳，患者易于接受；秦氏头皮针则与头皮成 15° 角刺入；疗效方面，秦氏头皮针则通过辨证、分区、选穴，最后进行针刺治疗，起到调节全身气血、疏通经络的作用，从而治疗疾病。

该治疗方案中提及针刺少阳区时选择双侧少阳区，而不是根据偏头痛发作时具体疼痛部位选择对应治疗区[1]。

（五）头皮针刺部位国际标准化方案

1. **刺激部位**　选取颞前线、颞后线前 1/3、中 1/3、后 1/3 各 3 穴（共 6 穴）。

2. **具体操作**　患者取坐位或卧位，局部常规消毒，选用 0.25mm×40mm 毫针针具，取颞前线、颞后线前 1/3、中 1/3、后 1/3 各 3 穴并接力刺，快速斜刺进针，针与头皮呈 30° 夹角，快速针刺入头皮帽状腱膜下层，然后使针与头皮平行，继续捻转进针 2~3 分钟，进针深度 20mm，留针 30 分钟，留针期间反复行针捻转 2~3 次（捻转速度每分钟 200 次左右），1 次 /d。

[1]　谢丹 . 秦氏头皮针治疗肝阳上亢型无先兆偏头痛的临床观察 [D]. 广州：广州中医药大学，2015.

3. 按语　全国头针研究协作组于 1983 年邀请相关专家共同制订出《头皮针针刺部位国际标准化方案》，于 1989 年在世界卫生组织召开的会议上正式通过，并被世界卫生组织西太区于 1991 年出版的《WHO 标准针灸命名（修订版）》收录，亦被称为《头皮针穴名国际标准化方案》，2021 年作为国家标准颁布[1]。

此穴线穴区，可适当参考焦顺发头针疗法。

（本节责任人：徐华文，魏　婕，范刚启）

五、发作期浮针治疗

浮针疗法的关键为寻找责任患肌、浮针针刺及再灌注活动。

（一）浮针治疗操作

1. 寻找患肌　偏头痛发作期，有相应的阳性激痛点，激痛点有其分布规律，多与斜方肌、胸锁乳突肌、颞肌、颧大肌、枕额肌、头夹肌、颈夹肌、头半棘肌、枕下肌群有关，同时应寻找责任患肌。常见患肌为枕额肌、颞肌、胸锁乳突肌、斜方肌、颈夹肌、肩胛提肌、斜角肌、竖脊肌等。如果对患肌触诊及再灌注活动的使用不是十分得心应手，也可点按寻找阳性点，浮针针尖在距离激痛点 5~10cm 处进针，配合对应的再灌注活动[2]。

偏头痛发作期患者，只要存在上述激痛点或责任患肌，就可以选用浮针疗法进行浮针治疗。

偏头痛间歇期患者，应用浮针治疗的报道极少，完全可以参照偏头痛发作期浮针治疗原则和方法进行相应的浮针治疗。

2. 浮针操作

（1）浮针操作：患者取坐位，暴露颈肩部、上肢皮肤。医师穿戴一次性医用手套，穴位局部常规消毒。选取一次性使用浮针，将浮针安装入进针器；医师左手中指、环指将进针点处表皮轻轻推向进针器前端，左手示指轻扶浮针针柄，右手拇指、中指握住进针器，同时示指按动进针器侧边按钮以快速进针；左手轻持浮针针柄，右手顺势将进针器放置一边后，右手手持针柄将针尖回退至皮下筋膜层（确保不在肌肉层），放平针柄近乎贴近于皮肤，将全部针身缓慢推进皮下，如推针身中途患者感觉刺痛，则回退针身稍许，微调针尖方向后继续进针；完成进针后，针尖退后至软管内，将软管座上的凸起固定于芯座上卡槽内；医师左手配合在进针点附近的患肌进行按揉以放松筋膜，右手拇指及中

[1]　国家标准化管理委员会．针灸技术操作规范 第 2 部分：头针 GB/T 20709.2—2008[S]．北京：中国质检出版社，2021.

[2]　符仲华．浮针疗法[M]．北京：人民军医出版社，2000：55-74.

指在针柄约中点处对捏以稳固针身,同时右手拇指背侧或者桡侧轻贴于患者皮肤作为扫散的支点,示指放于针柄前端,环指和小指放于针柄后端,针柄前后端的手指在支点固定的前提下,轮流发力以带动针身在皮下做扇形扫散,在扫散过程中,医师右手中指、拇指固定针柄不动,腕关节始终保持固定。

（2）再灌注活动:相关的患肌需要配合特定的再灌注活动进行治疗。如枕额肌的常用再灌注活动为仰头抬眉抗阻;颞肌的常用再灌注活动为同侧颞下颌关节张合抗阻;胸锁乳突肌的常用再灌注活动为同侧侧头抗阻、对侧转头抗阻、坐位低头抗阻、仰卧位抬头加对侧侧头抗阻;斜方肌的常用再灌注活动为耸肩、同侧侧头抗阻、对侧转头侧头加压、仰头抗阻;颈夹肌的常用再灌注活动为同侧转头抗阻、同侧侧头抗阻、仰头抗阻;肩胛提肌的常用再灌注活动为耸肩、仰头抗阻、同侧转头抗阻、低头对侧转头加压;斜角肌的常用再灌注活动为同侧转头抗阻、同侧侧头抗阻、对侧转头加压、对侧侧头加压;竖脊肌常用再灌注活动为跪位抱头弯腰、左右扭动腰臀部、小燕飞、伸懒腰[1]。

（3）操作注意事项:一般情况每个穴位扫散持续2分钟,幅度为30°左右,频率100次/min。再灌注活动每组持续20秒左右,不可时间过久,否则会造成局部肌肉酸痛乏力。一般建议2天治疗1次,如疼痛较剧烈,也可每天治疗1次。所有的扫散和再灌注活动重复次数都不是固定不变的,医生可以根据疾病轻重、病程的长短、患者体质、自己的经验等进行调整。

（二）典型病例

病例1（河北保定李国华医师经治）

患者资料:闫某,女,26岁,2017年2月10日初诊。

主诉:头痛2年,近2天加重。

现病史:2年前患者并无明显诱因而感觉左侧头疼及眼眶痛伴恶心,颈僵,视力正常。经常服用镇痛药物,但是只能缓解,症状反复出现,眠差,饮食可。近2天头痛加重,影响生活。

既往史:既往无慢性病史。

体格检查:血压116/64mmHg,痛苦表情,头颈部无淋巴结肿大及疱疹等体征。

诊断:偏头痛。

浮针治疗:

患肌检查:肱桡肌+++,斜方肌+++,斜角肌+++,肩胛提肌++,菱形肌++。

---

[1] SIMONS D G, TRAVELL J G, SIMONS L S.肌筋膜疼痛与功能障碍:激痛点手册（第1卷上半身）[M].2版.北京:人民军医出版社,2015.

常规消毒后,运用一次性浮针治疗,配合相关肌肉的再灌注活动。

2017年2月10日初诊:患肌处理顺序:肱桡肌、斜方肌、斜角肌、肩胛提肌、菱形肌。即时效果:患者感觉颈部轻松许多,头痛基本消失,留管3小时。

2017年2月11日二诊:昨晚眠佳,头不痛,头向后仰时颈部有些痛。患肌处理顺序:竖脊肌、斜方肌、斜角肌、肩胛提肌、菱形肌。即时效果:头向后仰颈部疼痛消失。

2017年3月12日三诊:由于路途遥远,患者感觉好多了就没有继续治疗,结果不到一个月,头痛复发。患肌处理顺序:斜角肌、斜方肌、三角肌、胸锁乳突肌、竖脊肌。即时效果:头痛消失、眼睛看东西更加清晰。

2017年3月13日四诊:偶有头痛,昨晚睡眠很好。患肌处理顺序:斜角肌、斜方肌、三角肌、胸锁乳突肌、竖脊肌。

2017年3月15日五诊:近2日没有头痛,睡眠质量也好。患肌处理顺序:斜角肌、竖脊肌。即时效果:刚治疗完,患者诉困得不行,说马上回家睡觉。

2017年3月17日六诊:近2日没有头痛,睡眠很好,精神足,心情舒畅。患肌处理顺序:竖脊肌。

2017年3月19日七诊:没有头痛,精神饱满。患肌处理顺序:竖脊肌。

2017年7月2日回访:和患者是微信好友,经常询问她,头痛一直没有复发。

病例2(湖北荆门李强医师经治)

患者资料:冯某,女,40岁,工人,2017年5月4日初诊。

主诉:头痛伴仰头转头受限20余小时。

现病史:患者于昨日午休伏案后感颈项及后背部僵硬、酸胀痛,至傍晚出现剧烈头痛伴恶心无呕吐,前往当地医院就诊,未做相应检查,予以非甾体抗炎药止痛及对症治疗。当晚无改善,头痛呈持续性牵扯样胀痛,彻夜难眠,尤以右颞侧为甚。于今日来我处就诊,经查体后介绍,愿意接受浮针治疗,并嘱其做相关头颈部CT检查。

既往史:既往体健,无外伤手术史,否认家族遗传、药物食物过敏史及传染病史。

体检检查:血压120/78mmHg。急性痛苦貌,心肺无阳性体征。

辅助检查:CT示颅脑内未见明显异常;颈椎退行性变,C2/C3,C3/C4,C4/C5,C5/C6,C6/C7椎间盘轻度突出。

诊断:①偏头痛;②颈椎病。

浮针治疗:

患肌检查:胸锁乳突肌(右++++,左+++),斜角肌(右++++,左++)。斜方肌+++,夹肌++++,竖脊肌+++,肩胛提肌+++,冈上肌+++,冈下肌++,胸

大肌 +++，腹直肌 ++，肱二头肌 ++，肱三头肌 ++，肱桡肌 ++（以上均为右侧患肌）。

常规消毒后，运用一次性浮针治疗，配合相关肌肉的再灌注活动。

2017 年 5 月 4 日初诊：患肌处理顺序：肱桡肌、肱二头肌、冈上肌、冈下肌、胸大肌、斜角肌、胸锁乳突肌、头颈夹肌、竖脊肌、腹直肌、斜方肌上部，于斜方肌肩胛冈处留管 5 小时。即时效果：患者诉头痛程度减轻至八成左右，头轻眼明，仰头转头功能得以改善。

2017 年 5 月 5 日二诊：患者经昨日一诊及休息后头痛已基本缓解，仅偶发 2~3 次牵扯样胀痛，转头功能已无障碍，仅过度仰头时仍感头部右颞侧及肩胛间区有轻微不适。患肌处理顺序：肱桡肌、右侧胸锁乳突肌、斜角肌、夹肌、冈上肌、冈下肌、肩胛提肌、胸大肌、竖脊肌，留管于右竖脊肌上段 5 小时。

2017 年 5 月 6 日三诊：患者诉已无不适，患肌处理顺序：胸锁乳突肌、斜角肌、头颈夹肌、竖脊肌、斜方肌。即时效果：患者直呼"浮针神奇"。

2017 年 5 月 13 日四诊：患者由于与朋友聚会参与雀牌娱乐感后背酸胀不适，害怕头痛复发，强烈要求再治疗一次。患肌处理顺序：胸锁乳突肌、斜角肌、夹肌、斜方肌、竖脊肌。于竖脊肌上段留管 5 小时。

回访：定期每 2 周电话回访，至今无反复。

注：病例 1 及病例 2 选自符仲华教授主编专著，授权引用。

（本节责任人：施娟娟，杨春滟，蒋亚楠）

六、发作期穴位注射法

在众多的头痛类型中，关于穴位注射治疗偏头痛的报道最多，其中，主要纳入的是典型的无先兆偏头痛，其次为一种特殊类型的偏头痛——月经相关性偏头痛，关于有先兆偏头痛及其他类型的偏头痛报道较少。

目前偏头痛发作期穴位注射疗法的选穴原则主要有局部取穴、远端取穴、联合取穴及按解剖部位选取注射点等。药物选择是穴位注射治疗头痛的影响因素之一，目前，所选择的药物主要有两大类，一类是中成药注射液，主要包括活血化瘀类中成药（如川芎嗪注射液、丹参酮注射液、当归注射液等）和补益气血类中成药（如黄芪注射液等）。西药主要集中在维生素类、麻醉药、糖皮质激素类药物、肉毒毒素、解痉药及蛋白分解酶等。现就穴位注射治疗偏头痛发作期的治疗方案分述如下：

（一）单穴注射

1. 风池

（1）穴位：风池（患侧）。

（2）药物：2% 利多卡因 5ml、醋酸泼尼松龙 5ml（125mg）。

（3）操作方法：患侧风池穴常规消毒，10ml 一次性注射器，抽取 2% 利多卡因 5ml、醋酸泼尼松龙 5ml，摇匀，注射针头直刺风池穴至骨膜处，回抽无回血，注射 2ml；退针头，沿头皮下朝百会方向进针 2~3cm 后注入 2ml，沿头皮下哑门方向进针 2cm 后注入 2ml，沿头皮下角孙方向进针 1~2cm 后注入 2ml，注射完毕，局部用消毒棉签加压止血。

具体内容见彭根兴文[1]。

注意事项：同第一章第四节。

2. 完骨

（1）穴位：完骨（患侧）。

（2）药物：维生素 B_{12} 0.5mg、维生素 B_1 50mg、盐酸利多卡因 2ml。

（3）操作方法：患侧完骨常规消毒，5ml 注射器，抽取维生素 B_{12} 0.5mg、维生素 B_1 50mg、盐酸利多卡因 2ml，进针得气后回抽无回血，缓慢将药液推入穴位中，隔日 1 次，3 次 1 个疗程。

具体内容见王红梅文[2]。

3. 阳陵泉

（1）穴位：阳陵泉（双侧）。

（2）药物：当归注射液 4ml。

（3）操作方法：仰卧位，常规消毒，用 5ml 一次性注射器抽取当归注射液 4ml，7 号针头，垂直进针 0.5~1cm，得气并回抽无血后缓慢推入药物，每穴注射 2ml，注射完后局部按揉穴位 1 分钟，隔日 1 次，10 次 1 个疗程，治疗 3 个疗程。

具体内容见韦云泽文[3]。

4. 人迎（颈星状神经节阻滞法）

（1）穴位：人迎（患侧）。

（2）药物：0.75% 丁哌卡因 4ml，维生素 B_1 100mg，维生素 B_{12} 500mg，灭菌注射用水 4ml。

（3）操作方法：选择患侧阻滞，双侧头痛者可双侧交替。患者仰卧，枕下垫薄枕，稍屈颈收下颌，左手示指或中指指尖紧贴胸锁关节上缘，沿气管侧壁轻轻下抠，将胸锁乳突肌及其深面的颈总动脉稍拉向外侧，手指下压，触及第 6 颈椎横突，稳住左手，然后右手持穿刺套管针刺入，穿刺针斜面朝下，刺及第 6 颈椎横突后稍回退，拔除针芯，注射器回抽无血，将留置导管沿针腔插

[1]　彭根兴 . 风池穴穴位注射治疗偏头痛 100 例临床观察[J]. 中西医结合心脑血管病杂志，2010，8（6）：688-689.

[2]　王红梅，孙萍 . 完骨穴穴位注射治疗偏头痛[J]. 中国针灸，2006，26（6）：430.

[3]　韦云泽 . 阳陵泉穴位注射治疗偏头痛[J]. 中国针灸，2011，31（4）：379.

入, 妥善固定。从留置管注入药物。一般可用肝素盐水或 0.9% 氯化钠注射液 3~5ml 封管。留置时间为 7 天。1 次 /d, 7 天为 1 个疗程。置管期间穿刺部位周围皮肤应每日用安尔碘或乙醇消毒 1 次, 并盖无菌敷料。阻滞效果成功的标志为注药侧出现霍纳综合征。

具体内容见李耀平文[1]。

（二）多穴注射

1. 风池、血管舒缩区、阿是穴

（1）穴位：风池、血管舒缩区、阿是穴。

（2）药物：山莨菪碱注射液 1ml、当归寄生注射液 2ml。

（3）操作方法：患者坐位, 选 5ml 或 10ml 注射器, 5 号针头, 抽取山莨菪碱注射液 1ml、当归寄生注射液 2ml, 摇匀后快速刺入穴位, 出现酸胀感回抽无血后缓慢推入药液, 每穴注射 1ml; 1 日 1 次, 6 次 1 个疗程, 若无效, 间隔 3 日继续下一疗程, 治疗不超过 3 个月。

具体内容见于兰, 高玲, 王淑琴文[2]。

2. 风池、大椎、率谷、外关、悬颅

（1）穴位：风池、大椎、率谷、外关、悬颅。

（2）药物：川芎嗪注射液 2ml, 维生素 B_{12} 注射液 1ml。

（3）操作方法：患者坐位, 局部皮肤常规消毒, 5ml 注射器吸取 2ml 川芎嗪注射液及 1ml 维生素 B_{12} 注射液, 快速刺入穴位下 0.3~0.5 寸, 上下提插注射器, 产生酸胀感, 回抽无血后将药液缓慢注入; 注射完成后迅速拔出针头, 棉球按压片刻; 1 日 1 次, 5 天 1 个疗程。

具体内容见周中元文[3]。

3. 风池、太阳、率谷、合谷、列缺

（1）穴位：风池、太阳、率谷、合谷、列缺。

（2）药物：天麻素注射液 1ml。

（3）操作方法：局部穴位皮肤常规消毒, 5ml 注射器, 5 号针头, 抽取天麻素注射液后迅速刺入皮下, 稍做提插, 待有酸麻胀重等感, 回抽无血后药液缓慢推入, 每穴注入 0.2ml, 隔日 1 次, 5 次 1 个疗程。

[1]　李耀平, 陈丽香. 连续星状神经节阻滞治疗偏头痛临床观察[J]. 中国医学创新, 2011, 8（14）: 152-153.

[2]　于兰, 高玲, 王淑琴, 等. 穴位注射治疗血管性偏头痛 120 例[J]. 中国针灸, 2001, 21（1）: 56.

[3]　周中元, 周亦玮, 牛彦杰, 等. 穴位注射治疗急性偏头痛疗效分析[J]. 湖北中医药大学学报, 2020, 22（4）: 88-90.

具体内容见刘桂文[1]。

4. 风池、太阳、血海

（1）穴位：风池、太阳、血海。

（2）药物：丹参注射液。

（3）操作方法：采取舒适体位，局部穴位皮肤常规消毒，用5ml注射器吸取丹参注射液，双风池、太阳、血海行针刺操作，得气后回抽无血，将药液缓慢注入穴位中，其中风池、血海各0.4ml，太阳穴0.2ml，注射完成后出针，消毒棉签按压针口。每周治疗2次，10次为1个疗程，疗程间隔1周，此方法适用于瘀血阻络型偏头痛。

具体内容见萧维萱文[2]。

5. 双委中、阳陵泉

（1）穴位：双委中、阳陵泉。

（2）药物：香丹注射液4ml。

（3）操作方法：患者俯卧位，常规消毒，用5ml一次性注射器吸取香丹注射液4ml，每穴注射1ml，并按揉穴位1分钟，2天1次，10天1个疗程，治疗3个疗程。

具体方法见刘福英文[3]。

6. 双太阳、率谷、天柱、风池、百会、印堂

（1）穴位：双太阳、率谷、天柱、风池、百会、印堂。

（2）药物：A型肉毒毒素。

（3）操作方法：将A型肉毒毒素（冰冻结晶粉，每个100U）用0.9%氯化钠溶液稀释成25U/ml，使用皮试注射器（1ml）注射10个穴，每穴注射2.5U。

具体内容见杨梅文[4]。注射方法详见第一章第四节的肉毒毒素注射法。

（三）穴位注射联合他法

1. 穴位注射联合刺络拔罐

（1）穴位：丝竹空透率谷、风池、太阳、阿是穴，一侧头痛取患侧，两侧头痛取双侧，痛处不在两侧取双侧风池。

（2）药物：川芎嗪注射液6ml。

[1] 刘桂.穴位注射治疗偏头痛60例[J].上海针灸杂志,2013,32（2）:134.

[2] 萧维萱.丹参注射液穴位注射治疗瘀阻脑络型偏头痛的临床研究[D].广州:广州中医药大学,2016:21-36.

[3] 刘福英,许映絮.香丹注射液委中、阳陵泉穴位注射治疗偏头痛100例疗效观察[J].新中医,2003,35（8）:54.

[4] 杨梅.穴位注射A型肉毒素治疗偏头痛随机平行对照研究[J].实用中医内科杂志,2013,27（11）:65-67.

（3）操作方法：常规消毒后，抽取川芎嗪注射液 6ml，丝竹空皮下透刺率谷，得气后回抽无血，边推药边退针，推入药液 3ml，拔针后压迫止血 2 分钟；风池向鼻尖方向刺入 0.8~1.2 寸，平补平泻，以出现向太阳放射针感或局部得气为度，回抽无血推入药液 3ml，拔针后压迫止血 2 分钟。太阳附近的浅静脉常规消毒，中号三棱针挑刺，刺破血管靠近体表的管壁为度，迅速拔罐 3~5 分钟，出血量 1~3ml；患侧寻找压痛点、敏感点（有结节）或显露的浅静脉，中号三棱针挑刺出血，挤捏出血 0.5~2ml，穴位注射与刺络拔罐交替使用，隔日 1 次，7 天 1 个疗程，疗程间休息 1 天，治疗 4 个疗程。

具体内容见杜桂兰文[1]。注意事项：见第一章第三节、第四节。

2. 穴位注射联合电针

（1）穴位：太阳、百会、率谷（患侧）、合谷、太冲、头维、外关。

（2）药物：天麻素注射液 2ml。

（3）操作方法：针刺穴位包括太阳、百会、率谷（患侧）、合谷、太冲、头维、外关，进针得气后行泻法，电针一组为百会（+）、太阳（−），另一组为头维（+）、率谷（−），疏密波，刺激强度以患者耐受为度，留针 30 分钟，每日 1 次。起针后于风池注射（先患侧后健侧，两侧交替），局部常规消毒，用 5ml 一次性注射器抽取天麻素注射液 2ml，快速刺入穴位，出现酸胀感回抽无血后推药，出针速度快，消毒棉签按压，每日 1 次，6 次 1 个疗程，一共 2 个疗程。

具体内容见刘凯文[2]。

3. 穴位注射联合头皮针

（1）穴位：风池、阳辅、外关。

（2）药物：刺五加注射液 20ml。

（3）操作方法：仰卧，5ml 一次性注射器抽取 20ml 刺五加注射液，常规消毒，注射器刺入穴位皮下组织 0.3~0.5 寸，上下提插取得酸胀感为宜，回抽无血后将药液缓慢注入，迅速出针，消毒棉球按压片刻，每穴 3ml，每天 1 次，双侧轮流取穴。头皮针部位选顶中线、颞前线，选 30~32 号 1.5 寸不锈钢毫针，针头与头皮呈 15°~30° 夹角，快速刺入皮下，针尖达到帽状腱膜下层时针下阻力减小，使针与头皮呈平行状继续推进 1 寸左右，快速捻转 200 次/min，每隔 10 分钟行针 1 次，行针 2 分钟，留针 30 分钟，隔日 1 次，10 天 1 个疗程。

[1]　杜桂兰. 川芎嗪穴位注射结合刺络拔罐治疗无先兆偏头痛的临床研究[D]. 济南：山东中医药大学，2004：1-2.

[2]　刘凯. 电针配合穴位注射治疗偏头痛临床疗效观察[D]. 济南：山东中医药大学，2014：4-5.

具体内容见陈粉扣文[1]。

4. 穴位注射联合针刺

（1）穴位：风池（双侧）、阿是穴。

（2）药物：维生素 B_1 50mg、维生素 B_{12} 0.5mg、0.5% 利多卡因 2ml。

（3）操作方法：患者卧位，常规消毒，百会、头维、率谷平刺 0.5~0.8 寸，风池向鼻尖斜刺 0.8~1.2 寸，太阳直刺 0.3~0.5 寸，得气后提插捻转泻法，行针 1 分钟，每 10 分钟行针 1 次，留针 30 分钟，每日 1 次，6 次为 1 个疗程，每个疗程结束后休息 1 天，共 4 个疗程；针刺结束后在风池、阿是穴消毒，5ml 一次性注射器抽取 2ml 混合液，每穴注射 1ml，出现酸胀感回抽无血后快速均匀推药，出针速度宜快，消毒棉签按压片刻，每 3 天 1 次，每周注射 2 次，1 周为 1 个疗程，共 4 个疗程。

具体内容见王亮文[2]。

5. 穴位注射联合贺氏三通法

（1）穴位：患侧风池，肝阳头痛加太冲、瘀血头痛加血海、痰浊头痛加丰隆、肾虚头痛加太溪、气血亏虚头痛加足三里、三阴交。

（2）药物：维生素 B_{12} 0.5mg、当归注射液 2ml。

（3）操作方法：5ml 注射器抽取维生素 B_{12} 0.5mg、当归注射液 2ml 的混合液共 3ml；常规消毒后进针，得气后回抽无血，再将药液缓慢注入，每穴 0.5ml，隔日 1 次。贺氏三通法：①微通法：丝竹空透率谷，合谷、列缺、足临泣、风池、中脘、悬钟，针刺得气后平补平泻，每日 1 次；②温通法：痛点常规消毒，0.5mm×40mm 钨锰合金针，针身的前中段烧至通红，对准痛点迅速刺入并拔出，出针后用消毒棉球按压针孔片刻，隔日 1 次，气海穴温和灸，每日灸 15 分钟；③强通法：头维、攒竹，常规消毒后迅速刺入 0.3cm 左右，立即出针，挤压针孔，出血 3~5 滴，干棉球按压针孔止血，隔日 1 次。

详细内容见付晓红文[3]。

（本节责任人：侯　腾，钱俐俐，徐华文，范刚启）

七、发作期穴位埋线法

穴位埋线治疗偏头痛安全有效，线体在体内分解的过程可以长期持续刺

[1]　陈粉扣，徐秀华，陈海林，等 . 穴位注射结合头皮针治疗偏头痛 57 例[J]. 时珍国医国药，2007，18（1）：186-187.

[2]　王亮 . 针刺配合穴位注射治疗偏头痛的临床研究[D]. 济南：山东中医药大学，2016：5-7.

[3]　付晓红，张巧玲 . 贺氏三通法配合穴位注射治疗偏头痛疗效观察[J]. 上海针灸杂志，2008，27（11）：12-13.

激穴位和局部组织,可提高穴位的兴奋性和加快周围组织的新陈代谢及穴位之间、经络之间的传导性,具有止痛、解痉、疏通经络、调和阴阳、扶正祛邪等作用。穴位埋线治疗偏头痛发作期的临床方案,从选穴角度分类包括:局部选穴,局部选穴+循经远端选穴+辨证配穴。

（一）局部选穴埋线

1. 排针平刺法埋线

（1）选穴:脑空透风池(患侧),脑户透风府。

（2）操作:①患者取俯卧位,暴露枕部头皮。②聚维酮碘消毒穴位后,使用一次性无菌镊子,在埋线针内放入约 2cm 长的蛋白线。③左手提捏脑空周围皮肤,右手持埋线针与头皮保持 15° 角向风池快速穿透皮肤,平刺入帽状腱膜层下。退针后将蛋白线埋置帽状腱膜下。退针后立即按压止血。④由脑空向颞侧旁开 1.5cm,与脑空透风池平行,同样的操作方法埋下蛋白线。⑤在脑户进针,平刺向风府。同样的操作方法埋下蛋白线。总计埋入 3 根线。

（3）注意事项:①本埋线方法系本书著作团队原创埋线方法,前期临床观察显示,对于轻中度偏头痛镇痛疗效良好,同时可以避免常规直刺、深刺埋线产生的颈部酸胀疼痛、转头不利等不适。②穴位埋线前,对于首次接受埋线治疗、精神紧张、体质虚弱的患者,交代好治疗的注意事项及风险,做好解释工作,消除其心理负担。对于饥饿、过度疲劳者,应嘱其少量进食,休息半小时后再进行治疗。穴位埋线后,嘱患者治疗后 24 小时内针刺部位不接触水。告知患者,由于刺激损伤及蛋白线(异体蛋白)刺激,在 1~5 天内,局部可出现红、肿、痛、热等无菌性炎症反应,此为正常现象,可用云南白药气雾剂外用,数日后可缓解。有少数患者针孔处有少量渗出液,若渗液较多时,无菌条件下挤出渗液,用无菌干棉球擦去,覆盖无菌纱布。可能会有少数患者在埋线后 4~24 小时内体温较前上升,一般 38℃ 左右,局部无感染现象,持续 2~4 天后体温可恢复正常。

2. 局部经验穴直刺埋线法

（1）选穴:风池(双侧),经验穴(双侧,平 C3、C4 棘突间中点的水平线与经过风池的垂线的交点)。

（2）操作:①患者取坐位,暴露颈部皮肤。②聚维酮碘消毒穴位后,使用一次性无菌镊子,在埋线针内放入 2cm 长的蛋白线。③左手固定风池周围皮肤,右手持埋线针与皮肤保持 75° 角,朝向下颌方向,快速进针,深至皮下 3cm,留置蛋白线。④拔出埋线针,用棉球按压止血。⑤自双风池作与后正中线平行的 2 条线,与平 C3、C4 棘突间中点的水平线的交点取 2 穴,操作方法同上。总计埋入 4 根线。

（3）注意事项:本埋线方法系本书著作团队原创埋线方法,本埋线法可能产生颈部酸胀疼痛、转头不利等不适,适合耐受度良好的中重度偏头痛患者。穴位埋线治疗前后注意事项同前。

(二)局部选穴+循经远端选穴+辨证配穴

1. **选穴** 主穴(局部选穴+循经远端选穴):风池、太阳、外关、阳陵泉。辨证配穴:心烦易怒、脉弦数者,加太冲;胸闷恶心、脉弦滑者,加丰隆;耳鸣目眩、腰膝酸软、脉弦细者,加肾俞;少寐心悸、懒言少气、脉细者,加足三里。

2. **操作** 患者平卧,穴区常规消毒,夹取一段医用缝合线置入埋线针前端,左手将穴区皮肤绷紧,右手将针头迅速刺入穴位内。主穴选取偏头痛发作患侧,风池朝对侧目内眦方向斜刺5mm,太阳斜刺10mm,外关直刺10mm,阳陵泉直刺15mm;其他配穴取偏头痛发作的对侧,太冲斜刺10mm,丰隆直刺15mm,肾俞直刺15mm,足三里直刺15mm,行平补平泻,待穴位得气后将医用缝合线段置入穴位中,拔出针头用消毒棉球按压穴位,输液贴或创可贴覆盖[1]。

3. **注意事项** 穴位埋线治疗前后注意事项同前。

(本节责任人:郑咏淇,刘岚青,寇任重)

八、发作期眼针疗法

眼针治疗偏头痛,主要依据头痛的中医辨证分型或结合观眼识病取穴方法进行眼针治疗[2]。

(一)辨证分型

1. **肝阳上亢**

症状:头胀痛,心烦易怒,伴有烘热,面赤,耳鸣,口干口苦,舌红,苔薄黄,脉弦,白睛可见肝区脉络鲜红而屈曲。

治则:平肝潜阳。

取穴:上焦区、肝区、肾区。

2. **痰浊上扰**

症状:头痛昏重,或伴有目眩,胸闷脘胀,纳呆呕恶,舌苔白腻,脉弦滑,白睛可见脾区脉络浅淡而屈曲充盈。

治则:健脾化痰降逆。

取穴:上焦区、脾区。

3. **瘀阻脑络**

症状:头痛反复,经久不愈,痛处固定,刺痛,舌紫暗或有瘀斑,苔薄白,

[1] 封燕婷.穴位埋线治疗偏头痛的临床疗效观察[J].中国针灸,2016,36(4):373-375.

[2] 李明珊.眼针疗法治疗无先兆偏头痛的临床观察[D].沈阳:辽宁中医药大学,2020.

脉细弦或细涩，白睛可见心区脉络暗红或有垂露。

治则：活血化瘀。

取穴：取上焦区、心区。

4. 气血亏虚

症状：头痛隐隐，或伴头晕，劳则加重，神疲乏力，面色少华，心悸，舌淡，苔薄白，脉弱或细，白睛可见心区或脾区脉络浅淡。

治则：补气养血。

取穴：取上焦区、心区、脾区。

5. 肝肾阴虚

症状：头痛眩晕，时轻时重，视物模糊，五心烦热，口干，腰酸腿软，舌红少苔，脉弦细，白睛可见肾区或肝区脉络浅淡而细。

治则：滋补肝肾。

取穴：取上焦区、肝区、肾区。

（二）操作要点

患者取仰卧位或坐位，施术者针刺前常规消毒手部，针刺穴区用 75% 乙醇局部消毒后，选用 28~30 号 0.5 寸不锈钢毫针进行操作，嘱患者自然闭目，选好穴区，在距眶缘 2mm 处由穴区的一侧斜向另一侧，与皮肤呈 10°~15° 角刺入真皮到达皮下，针后患者感眼眶局部有酸胀重麻感。留针 20~30 分钟，起针时手持针柄稍作活动，先缓慢拔出 1/2 针体，稍作停顿后再缓慢拔出，随后立即用干棉球压迫针孔数分钟。疗程：一般每天 1 次，7~14 天为 1 个疗程。

（本节责任人：王　悦，周文珠）

九、发作期穴位电刺激疗法

经文献检索，目前穴位电刺激治疗头痛领域尚待填补，基本无可参考的治疗方案，因此主编根据本团队关于头痛的穴位电刺激治疗经验，以及获批的国家专利（三叉神经及枕神经分布区穴联合电刺激头痛治疗仪，专利号：CN209108417U），提出穴位电刺激关于头痛的治疗方案，供同行参考。

（一）取穴

主要沿用排针平刺法思想，考虑到电极贴片使用便利性，并结合相应头部穴位所在部位，诸如有无毛发、骨性标志（方便取穴）及电刺激特点，对穴位进行了必要的微调。原排针平刺法中，三叉神经分布区穴组为神庭 - 印堂、眉冲 - 攒竹，穴位电刺激涉及的三叉神经分布区穴位，调整为"上印堂"（神庭 - 印堂的连线上）、双侧"上攒竹"（眉冲 - 攒竹的连线上）、双侧"阳白"和双侧"悬颅"7 个穴位，分别对应上述 7 个穴位区。原排针平刺法中，枕神经分布区穴组为脑空 - 风池、脑户 - 风府，头痛治疗仪涉及的枕神经分布区 7 个穴位中，微调为双侧"风池"、双侧"完骨"和"风府"。

以枕部痛为主时，取风池（双）、完骨（双）、风府。

以颞部痛为主时，取阳白（双）、悬颅（双）。

以顶或额部痛时，取"上印堂"（神庭 - 印堂的连线上）、双侧"上攒竹"（眉冲 - 攒竹的连线上）。

（二）操作方法

将待刺激部位皮肤先用清水洗净，再用医用乙醇局部擦拭，连线接电极片，待皮肤干燥后将各个电极贴片分别贴于以上各穴，紧压电极贴片，并使电极片与皮肤充分接触。确认仪器按钮为归零状态，接通电源适配器，打开电子针疗仪，使用 2/100Hz 疏密波，时间调整为 20 分钟。隔日治疗 1 次，共治疗 6 次，或偏头痛发作期头痛加剧时亦可行本治疗法。

（三）按语

所选穴位虽与排针平刺不尽相同，但依然体现了偏头痛急性期不同神经通路针刺镇痛效应相对特异性的要义。已有穴位电刺激参数实验研究表明：2Hz 的低频电刺激主要释放脑啡肽、β- 内啡肽及内吗啡肽，100Hz 的高频电刺激主要释放强啡肽，此外，使用 2/100Hz 疏密波这四种物质都有释放，使得镇痛效果叠加。本法对于不同头痛的每次刺激时间、治疗频率、疗程等尚待探究。

根据本团队的临床经验，对重度头痛（头痛程度：不能耐受），即便对三叉神经及枕神经分布区穴进行联合毫针针刺，其镇痛疗效亦较差，因此，基于刺激神经分布区穴的穴位电刺激疗法可能对重度头痛患者无效。

需进一步进行临床试验研究本头痛治疗仪与排针平刺法的疗效相似度。

（本节责任人：林　祺，范刚启）

十、发作期针刀疗法

（一）定点

将枕外隆凸与 C2 棘突连线的中点与患侧颞骨乳突的尖作一连线，将此连线分为 3 等分，在中内 1/3 及中外 1/3 交界处的区域内寻找压痛、硬结或条索作为进针点，用龙胆紫作一点状进针标记。

（二）操作

患者反坐靠背椅，头颈前屈 45° 左右置于椅背上，术区按西医外科手术要求备皮、常规消毒、铺巾，医者戴一次性帽子、口罩和无菌手套。选用 4 号针刀，针刀垂直于枕骨骨面，刀口线与脊柱纵轴平行，快速刺入皮下组织，缓慢深入到达枕骨骨面，在治疗点 0.5cm 范围内提插针刀，切割粘连、增生、增厚、紧张、挛缩的筋膜和纤维 3~4 下即可。出针按压 3 分钟以防出血。无菌纱布或创可贴外敷治疗点。7 天治疗 1 次，1 次为 1 个疗程。

（三）按语

本方案为南京施晓阳方案[1]。将其应用于偏头痛患者的治疗中，可达到有效改善头痛程度和各项伴随症状，降低反复发作的效果。

施医生认为，针刀疗法是将针刺疗法和手术松解法有机结合为一体的新的医疗手法。一方面可利用针的作用，疏通气血，"通则不痛"；另一方面可利用刀的切割松解作用，松解粘连，祛除卡压，改善循环，消除无菌性炎症，"以松至通，通则不痛"。

（本节责任人：郑　昊，侯　腾，王　琳，范刚启）

十一、发作期耳针疗法

1. **取穴**　双侧脑干、神门、交感、皮质下、内分泌、肝、胰胆、颞、枕。定位：以 2008 年中华人民共和国国家标准 GB/T 13734—2008《耳穴名称与定位》为参照。

2. **操作及注意事项**　见第一章。

3. **按语**　目前单纯耳穴静留针治疗头痛的文献报道较少。耳穴"脑干"主治神经系统疾病，耳穴"神门"主治烦躁、神经衰弱；"皮质下"与"内分泌"两穴临床上常用于痛症的治疗；"交感"能用于治疗各种自主功能性疾病；"肝、胰胆"两穴的选取主要考虑如下：中医传统思维认识，偏头痛随着病程发展，其病机多与"肝、胆"脏腑功能失调有关，加之偏头痛患者有明显家族聚集性，使患者精神压力增加，易与情绪障碍共病，因此，治疗上宜疏肝理气，进而通络止痛。"颞、枕"与头痛部位有关。

4. **文献选录**　戚思[2]等运用耳穴揿针疗法，治疗急性期瘀血阻滞型偏头痛，取穴：穴组 1：双侧神门、交感、皮质下；穴组 2：双侧内分泌、肝、肾。考虑揿针是皮内埋针刺激，要长时间贴敷在耳，从安全性考虑，为避免皮损、感染，故决定将耳穴分为两组，并交替揿针治疗。具体操作同前。每周治疗 2 次，连续 8 次为 1 个疗程。

（本节责任人：罗妮莎，周文珠）

十二、发作期灸法治疗

众多灸法治疗偏头痛的相关文献报道中，明确提及偏头痛发作期的报道极少。现介绍以下方案供临床参考。

---

[1]　施晓阳，陈梅，李玉堂，等．针刀治疗偏头痛 30 例临床观察[J]．江苏中医药，2005，26（9）：28-29.

[2]　戚思．耳穴揿针治疗偏头痛临床疗效的一项随机对照研究[D]．成都：成都中医药大学，2019.

（一）取穴

食魁穴（于示指次节关节中点上 5 分处取穴）、中魁穴（于中指次节关节中点上 5 分处取穴）、无魁穴（于环指次节关节中点上 5 分处取穴），以上 3 穴为壮医特定穴，百会、四神聪、风池、太阳、太冲、合谷、阿是穴。

（二）操作方法

将直径约为 7mm 的药线一端直接在酒精灯上点燃后，抖灭火焰，将药线的圆珠状炭火星直接灸灼在穴位上，火灭即起为 1 壮，每个穴位点灸 2~3 壮。每天 1 次，10 天为 1 个疗程，连续 3 个疗程[1]。

（三）按语

灸法治疗偏头痛安全有效，研究表明，灸法具有镇痛、镇静及增加脑血流量、减少脑血流阻力作用，能抑制血管活性中枢，调节周围血管的舒缩，可促使脑血流动力学得到改善，特别是能增加椎 - 基底动脉供血，改善迷路动脉及内耳的血供[2]。

（本节责任人：陶腊梅，寇任重）

十三、发作期刮痧疗法

（一）刮痧板选择

1. **水牛角刮痧板**　具有清热解毒、活血止痛、解热镇惊等功效，优选用于外感风热证、瘀血阻络证者。

2. **砭石刮痧板**　具有安神、调理气血、疏通经络等功效，适用于各种证型头痛患者，尤其适用于气血亏虚证、瘀血阻络证，并伴有焦虑、失眠的患者。

3. **玉石刮痧板**　具有清热解毒、活血通络、明目醒脑等功效，优选用于外感风热证者。

4. **铜砭刮痧板**　适用于各种证型头痛。

（二）刮痧方法

1. **首先刮头部**　患者取坐位，与患者进行语言交流，消除患者的紧张情绪后进行以下步骤：

（1）用直线刮法：以百会为中心向四周刮拭，各方向刮拭 10~20 次。

（2）刮拭头侧面：以左右太阳一带为起点，分别经过左右率谷、天冲、浮白等穴，至左右风池一带止，一般分别刮拭 10~20 次。

[1]　陈攀.壮医药线点灸治疗偏头痛疗效观察[J].中国针灸，2012，32（3）：224-226.

[2]　冯亚明.艾灸治疗偏头痛经颅多普勒临床研究[J].实用中西医结合临床，2007（5）：21-22.

（3）刮拭前头部分：以百会一带为起点、神庭一带为止点刮拭，分别经过上星、左右头维等穴位，三条线一般分别刮拭10~20次。

（4）刮拭后脑部分：即以百会一带为起点，分别刮至风府、左右风池一带止，一般分别刮拭10~20次。

（5）按揉诸穴：刮痧板的一个角点压揉按百会、太阳、风池，每穴揉按1~3分钟。注意：头部刮拭，无须出痧，全头刮拭完毕后，重点刮拭阿是穴，遇筋结之处予以针对性疏通。

2. **辨证取穴**

（1）外感风寒证重点刮拭穴区：风池、支正。

（2）外感风热证重点刮拭穴区：大椎、曲池。

（3）外感风湿证重点刮拭穴区：头维、阴陵泉。

（4）肝阳化风证重点刮拭穴区：风池、太冲。

（5）气血亏虚证重点刮拭穴区：脾俞、足三里。

（6）痰浊阻络证重点刮拭穴区：丰隆、阴陵泉。

（7）瘀血阻络证重点刮拭穴区：脾俞、血海、三阴交[1]。

3. **刮拭顺序**　直线刮法，由前向后，由上向下，力度以患者能耐受为度。

4. **频次疗程**　5~7天1次，2~4次为1个疗程。

5. **注意事项**

（1）头部刮痧时，无须涂抹刮痧油，颈正中线刮痧时手法应轻柔，切忌大力以免伤及骨膜。

（2）虚证头痛者，补法刮拭，刮痧时手法宜轻柔。

（3）伴高血压头痛者，刮痧期间不能骤然停用降压药。

（4）外感者，刮痧是祛邪外出的过程，夏天忌用空调、风扇直接吹正在刮痧的部位；冬天注意保暖，刮痧皮肤腠理打开，防止患者再度受凉。

（5）刮痧完毕，指导患者饮温开水一杯，利于温脾暖胃，激发正气，增强发汗解表之效。并告知其休息30分钟后方可外出，3~4小时后方可沐浴。

（6）治疗室内应注意通风，也可用紫外线消毒，以防交叉感染。

（7）注意排除颅内病变引起的头痛，以免误诊，外伤引起的头痛或头部有肿胀者禁刮。

（三）按语

刮痧疗法对功能性头痛疗效确切，对继发性头痛可改善症状。头痛的原因复杂，要明确诊断，对于多次治疗无效，或头痛继续加重者，要考虑某些颅内病变，查明原因，采取综合措施。

---

[1]　杨金生.中医刮痧师［M］.北京：中国中医药出版社，2016：192.

患者在治疗期间,应禁烟酒,适当参加体育锻炼,避免过劳和精神刺激,注意休息。

刮痧可以调节神经系统的功能,激活体内内源性镇痛调制系统,起到镇痛作用。刮痧也可以使迷走神经兴奋性提高,血液中乙酰胆碱含量增多,儿茶酚胺含量减少,使血管扩张,从而降低血压,缓解因血压偏高而诱发的头痛。

(本节责任人:乔　春,范刚启)

十四、发作期针药结合法

(一)排针平刺联合利扎曲普坦

1. 排针平刺疗法　见第二章第二节"一、发作期排针平刺法"。

(1)针刺时机:偏头痛发作期,一般以偏头痛早期发作为最宜,原则上不超过72小时。

(2)留针时间:在确保患者无任何明显不适及安全的前提下留针6小时。

2. 药物治疗

(1)药物名称:利扎曲普坦。

(2)服用方法:偏头痛发作时口服10mg利扎曲普坦,若头痛持续,2小时后可重复1次10mg。

(3)疗次和疗程:偏头痛发作期患者治疗1次即为1个疗程。

(二)针刺联合桃红四物汤

1. 针刺疗法

(1)主穴:局部取阿是穴,远部取双侧合谷、三阴交、膈俞。

(2)配穴:肝阳上亢型加双侧太冲、丘墟;痰浊型加中脘、丰隆;气血亏虚型加血海、足三里;肝肾阴虚型加肝俞、太溪。

(3)操作手法:采用28号毫针,合谷得气后用捻转补法,阿是穴、三阴交、膈俞得气后用捻转泻法,其余平补平泻。

(4)留针时间:每次留针30分钟,间隔10分钟行针1次,发作期每日1次。

2. 中药疗法

(1)桃红四物汤组方:桃仁12g、红花9g、生地黄6g、川芎5g、赤芍6g、当归12g、牛膝9g。

(2)加减配伍:肝阳上亢型加石决明、代赭石;痰浊型加半夏、胆南星;气血亏虚型加党参、白术、熟地黄;肝肾阴虚型加白芍、枸杞子、龟甲。

(3)服用方法:发作期每日1剂,水煎取汁300ml,分早、晚2次服。

(三)按语

针药结合,是指对同一患者,针对其病症同时施以针灸和药物两种治疗措施,以达到防病治病的目的。一般情况下,其疗效高于单纯的药物疗法或单纯的针灸疗法。

针药结合治疗偏头痛发作期治疗方案的比较包括:针药结合与中药的疗效对比、针药结合与非特异性药物的疗效对比、针药结合与特异性药物的对比。针药结合在与中药及非特异性药物的疗效比较中具有一定的优势。

针药结合用于偏头痛发作期的临床试验的设计及药物运用方面存在着一些缺陷。有文献报道了针刺联合川芎茶调散对偏头痛发作期的治疗[1],但由于所有患者均加用非特异性镇痛药及特异性镇痛药作为基础用药,因此其疗效评估的可信度降低。

由于偏头痛急性期的治疗目的是快速止痛、持续止痛、减少本次头痛再发,因此针刺与中药的结合需考虑剂型的因素;由于丸剂吸收缓慢、汤药煎煮费时费力,因此在进行发作期的针药结合干预时,可优先考虑颗粒剂型。

针药结合与特异性的药物疗效比较主要为与曲坦类的疗效比较。针刺与特异性的曲坦类结合可以更好地发挥镇痛的疗效,减轻患者的疼痛评分,具有确切的疗效[2]。

目前未见针刺与麦角胺类及 CGRP 受体拮抗剂结合的相关疗效研究报道。

(本节责任人:杨　峰,范刚启)

第三节　间歇期针刺治疗方案列举

偏头痛表现为反复头痛发作,顾名思义,偏头痛间歇期即指偏头痛患者处于未发生头痛的时期。

大多数偏头痛患者在急性头痛发作时可以有效控制,但是少数患者因头痛发作非常频繁,或者在头痛发作时治疗不充分,需要预防性治疗(即在偏头痛间歇期进行治疗),其目的是降低发作频率、减轻发作程度、减少失能,提高急性期疗效。

针刺治疗与西医预防性药物治疗的疗效进行比较的临床研究显示:针刺的预防性作用至少与药物作用相当,但针刺的副作用却明显少于药物。

[1]　李聪,胡纪可,郭耀光,等.川芎茶调散加减配合针刺治疗偏头痛急性发作期(风痰阻络证)及对神经血管源性活性介质的影响[J].中国实验方剂学杂志,2020,26(24):122-127.

[2]　吴伟伟,姜天鑫,唐何勇,等.排针平刺联合佐米曲普坦治疗无先兆偏头痛发作期镇痛的临床观察[J].辽宁中医杂志,2020,47(5):168-171.

一、间歇期刺络疗法

已有研究表明，刺络疗法治疗偏头痛，不仅可以在发作期止痛，而且能在间歇期减少复发率[1]。

间歇期治疗，同样可以借鉴发作期的治疗方法，不过在选穴的数量、刺络的间隔时间上应该有所变化。对此，我们根据目前相关研究进行汇总，提出以下治疗方案：

（一）取穴

太阳、耳尖、足三阳井穴。

方义：太阳为经外奇穴，且在头痛局部，为治疗头面部疾病要穴，刺血名医王秀珍、王峥等治疗头痛必取太阳，且太阳通于太阳经，太阳主一身之表，功能祛风散寒、通络止痛。耳尖为经外奇穴，功擅清热平肝、通络止痛，针灸名家周楣声常用于治疗身体各部位的急性疼痛，疗效迅速；根据《内经》"根结"理论，足三阳根于井穴，而结于头部，故取足三阳之井穴为上病下取、根结理论的应用，可以对头部产生明显的治疗作用，不仅古代《肘后歌》提出"头面之疾针至阴"，且现代研究也表明足三阳井穴与头部有着密切的联系[2]。

（二）操作

操作时尽量采取仰卧位，防止发生晕针，同时方便操作。

太阳：选取太阳或其附近脉络，揉按使之充盈，消毒后以三棱针快速点刺出血，然后拔罐，待血止后卸罐。

耳尖：首先对患者的耳尖部进行揉搓，直到充血，然后找到耳尖穴，消毒后迅速针扎，挤出适量血后用无菌棉球按压止血。

井穴：选至阴、足窍阴、厉兑，局部按揉充血，然后消毒，以三棱针快速点刺，挤出血数滴即可。

每次根据病情选取 1~2 穴即可，双侧取穴为宜，这样才能达到整体调整的目的，从而防止复发。

间隔时间：1 周 1 次，若 4 周后病情稳定，未见明显反复，可 2 周刺络治疗 1 次，巩固治疗。

（三）注意事项

同前刺络疗法。

---

[1]　马坤琴.太阳穴刺血拔罐疗法治疗偏头痛时效关系的临床研究[D].合肥：安徽中医药大学，2019.

[2]　王军，王宁，谭程，等.足三阳经井穴点刺放血对偏头痛大鼠的干预作用研究[J].中华中医药杂志，2016，31（7）：2742-2744.

（四）附《循证针灸临床实践指南：偏头痛（修订版）》相关建议

该指南指出，肝阳上亢型、瘀血型偏头痛患者，缓解期可参照急性期偏头痛刺络疗法治疗[1]，具体方案见前偏头痛发作期刺络疗法。

（本节责任人：都鹏飞，沈彦喜）

二、间歇期穴位埋线法

排针平刺埋线法：脑户透风府、脑空透风池。操作及注意事项同发作期。每2周治疗1次，3次为1个疗程，共治疗6周。

1. 相对而言，穴位埋线法具有如下优势：在患者可以耐受的前提下，刺激强度大，镇痛持久，患者就诊次数减少。综合考虑疗效因素、时间成本因素，穴位埋线疗法是偏头痛预防性治疗的理想选择[2]。

2. 偏头痛发作间期患者广泛存在颅内血流动力学障碍、神经递质浓度失衡、血管舒缩失常等病理改变，穴位埋线可以改善脑血流状况，调节神经递质及血管活性物质的合成与释放，从而达到减少发作频率、减轻疼痛程度等预防的目的[3]。

3. 风池位于枕神经的体表投影处，针刺风池穴可能通过刺激枕神经作用于三叉神经-颈髓复合体，实现对三叉神经血管系统的良性干预，达到镇痛疗效。偏头痛又称"头风病"，头部脉络失和、气机失常是"头风病"发作的主要病机。风池、风府均为治内外风之要穴。风池穴属足少阳胆经，能疏理肝胆气机而调一身之气的疏泄、升发，气行则血行，风府又为气所发散之处，故取风池、风府可共奏畅行头部气血之效。

本团队成员王丹[4]，预防性治疗偏头痛患者35例，研究结果显示，穴位埋线不仅可以减少头痛发作频率、程度及抑郁情况，其随访评估的远期疗效也较西药更具优势。

（本节责任人：郑咏淇，杨春滟，周文珠）

三、间歇期穴位注射法

随着患病时间的延长，相当一部分偏头痛患者的发作频率、发作程度等

[1] 中国针灸学会. 循证针灸临床实践指南：偏头痛（修订版）[M]. 北京：中国中医药出版社，2014.

[2] 王京京，吴中朝，霍金，等. 偏头痛针灸治疗成本效果分析问卷调查研究[J]. 中国针灸，2015，35（4）：75-81.

[3] 郑咏淇. 排针平刺穴位埋线法预防性治疗偏头痛疗效观察[D]. 南京：南京中医药大学，2016.

[4] 王丹. 穴位埋线联合药物预防性治疗无先兆偏头痛的疗效观察[D]. 南京：南京中医药大学，2019.

都有加重的趋势，需要及时地启动预防性治疗。目前，穴位注射专门用于偏头痛预防性治疗的报道较少，现分述如下：

（一）A 型肉毒毒素预防偏头痛

方案一，主要参考杨梅论文[1]。

1. **注射部位**　双侧太阳、率谷、天柱、风池，百会、印堂共 10 穴。

2. **药物**　A 型肉毒毒素，每个穴位点注射 2.5U。

3. **操作方法**　见第一章第二节：A 型肉毒毒素注射法。

4. **疗效**　在改善偏头痛发作频率、头痛时间、头痛强度及治疗总有效率方面优于在颅周肌肉，眉间肌、枕肌、额肌、颞肌、颈肌 5 个固定点肌内注射 5U。

方案二，主要参考李静论文[2]。

1. **注射部位**　降眉间肌、皱眉肌、额肌、颞肌、咬肌为固定注射点 + 头枕部疼痛点或压痛点共 10 点；美国食品药品管理局（FDA）推荐的头颈部 31 位点固定点法。

2. **药物**　小剂量 A 型肉毒毒素组（50U/ 次）；大剂量 A 型肉毒毒素组（155U/ 次）。

3. **操作方法**　小剂量组选取降眉间肌、皱眉肌、额肌、颞肌、咬肌为固定注射点 + 头枕部疼痛点或压痛点共 10 点为注射位点，每点注射 5U，总量 50U，前 3 次每 2 周 1 次，第 4 次与第 3 次间隔 3 个月，后每 3 个月 1 次。

大剂量组采用 FDA 推荐的头颈部 31 位点固定点法（包括皱眉肌两侧各 1 个、降眉间肌 1 个、额肌两侧各 2 个、颞肌两侧各 4 个、枕肌两侧各 3 个、颈椎旁肌两侧各 2 个、斜方肌两侧各 3 个），注射总量为 155U，每点 5~10U（0.2~0.4ml），每 3 个月 1 次。

4. **疗效**　小剂量 A 型肉毒毒素固定点 + 痛点联合注射效果与大剂量组相似，但小剂量组不良反应明显减少。

附：偏头痛间歇期肉毒毒素注射

1. **适用人群**　偏头痛患者，主要为间歇期偏头痛患者。

2. **排除人群**　见第一章第四节 A 型肉毒毒素注射法相关内容。

3. **剂量**　常用 25~100U[3]。

[1]　杨梅 . 穴位注射 A 型肉毒素治疗偏头痛随机平行对照研究[J]. 实用中医内科杂志，2013，27（13）：65-67.

[2]　李静 .A 型肉毒毒素预防性治疗慢性偏头痛的临床随机研究[D]. 南京：南京医科大学，2017：12.

[3]　吴敏，陈美娟，魏洪平 .A 型肉毒素防治偏头痛的概况[J]. 中国药房，2018，19（4）：307-309.

4. 注射部位的选择

（1）固定位点注射（额肌、颞肌、枕肌常双侧取点）。

（2）根据疼痛部位注射（压痛点、扳机点）。

（3）以上两种方法联合使用。病位只在一侧的偏头痛如果只选择压痛点注射可能会引起另一侧头痛。在颞肌，枕肌，颈部，头夹肌部非对称取点注射可预防各种原因导致的偏头痛[1]。

（4）关于注射部位，可根据病情选择如下穴位进行注射[2]：双侧印堂、太阳、率谷、百会、风池各点 2.5U，在改善偏头痛发作频率、头痛时间、头痛强度及治疗总有效率方面优于在颅周肌肉，眉间肌、枕肌、额肌、颞肌、颈肌 5 个固定点肌内注射 5U。

在治疗选点时，可以综合具体穴位与压痛点的考量，既双侧取点，也有单侧特异性取点。

5. 治疗间隔

重复注射效果优于单次注射。偏头痛患者接受 BTX-A 治疗后，一般于 5~10 天起效，作用高峰在 1 个月左右，维持时间最短为 2 周，最长可达 30 个月，平均作用时间为 5.6 ± 0.7 个月[3]。肉毒毒素选择性作用于神经肌肉接头突触前膜，影响乙酰胆碱递质的释放，它通过阻止囊泡与突触前细胞膜融合，阻断神经肌肉接头处的乙酰胆碱释放，造成可逆性横纹肌弛缓性麻痹，松弛肌肉，从而改善头痛的症状，而横纹肌弛缓性麻痹持续时间影响 A 型肉毒毒素注射的疗效。A 型肉毒毒素这种作用能持续 3~6 个月，随着神经末梢的芽生和运动终板形成新的功能连接，神经传导和肌肉活动得以逐步恢复，所以为维持疗效往往需重复治疗。具体的治疗间隔可以根据患者本身的情况而制定。一般可以选择 30 天左右。

具体操作流程、注射后相关事项见第一章第四节 A 型肉毒毒素注射法相关内容。

（本节责任人：侯　腾，罗妮莎，钱俐俐）

（二）月经性偏头痛穴位注射的预防性治疗

1. **穴位**　①脑户、络却、脑空、率谷；②百会、承灵、玉枕、头维。2 组穴位二选一。

2. **药物**　甲氧氯普胺。

---

[1]　DODICK D W.Botulinum neurotoxin for treatment of migraine and other primary headache disorders[J].Headache，2003，43（suppl 1）：25-33.

[2]　杨梅.穴位注射 A 型肉毒素治疗偏头痛随机平行对照研究[J].实用中医内科杂志，2013，27（13）：65-67.

[3]　叶小菊.A 型肉毒毒素治疗偏头痛的长期疗效观察[D].杭州：浙江大学，2006：1-33.

3. **操作**　月经来潮前 10 天,用 10ml 注射器抽取甲氧氯普胺 1ml(10mg)+2% 利多卡因 4ml+0.9% 氯化钠注射液至 8ml,局部常规消毒后,用 7 号穿刺针与皮肤呈 40°~45° 斜向下进针,穿刺针尖抵达颅骨后再将穿刺针稍稍挑起,回抽无血后注射溶液,每穴 2ml,注药时无明显阻力感即为帽状腱膜下间隙;药液注射完拔出,局部用消毒干棉球按压针孔,隔天 1 次,4 次 1 个疗程(每组穴各注射 2 次),共 3 个疗程(3 个月经周期)。

详细内容见王俐红等论文[1]。

4. **按语**

(1) 对照组即月经来潮前 10 天开始口服盐酸氟桂利嗪胶囊 2.5mg、每晚 1 次,连续服用 3 个月经周期。治疗结束后发现,穴位注射组 VAS 评分、头痛发作频率及时间均较口服药物组明显改善。

(2) 甲氧氯普胺可能通过缓解消化道症状,达到改善偏头痛症状的目的。

(本节责任人:侯　腾,罗妮莎,范刚启)

(三)前庭性偏头痛穴位注射的预防性治疗

1. **穴位**　翳风。

2. **药物**　地塞米松 0.5ml/2.5mg+ 山莨菪碱 0.5ml/5mg+2% 盐酸利多卡因 0.2ml/4mg。

3. **操作**

(1) 口服盐酸氟桂利嗪胶囊 10mg,每晚 1 次,连服 3 个月。

(2) 遇眩晕发作时加服甲磺酸倍他司汀片 12mg,每日 3 次,直至发作缓解。

(3) 翳风穴位注射,局部常规消毒后,用 2ml 一次性注射器抽取上述药物,垂直进针,快速刺入翳风 0.8~1.2 寸,缓慢提插待患者有酸胀感,回抽无血后缓慢注射药液,每周 1 次,连续 3 个月。

详细内容见王媚等论文[2]。

(本节责任人:侯　腾,罗妮莎,钱俐俐)

四、间歇期针药结合法

(一)针刺联合头痛宁胶囊

1. **针刺疗法**

(1) 取穴:太阳、头维、风池、曲池、合谷、印堂、百会、四神聪、太冲。

[1]　王俐红,武永生,苏心镜.甲氧氯普胺帽状腱膜下穴位注射预防性治疗月经周期性偏头痛临床观察[J].中国针灸,2015,35(3):243-246.

[2]　王媚,张珺珺,王丽华,等.穴位注射联合氟桂利嗪治疗前庭性偏头痛的前瞻性对照研究[J].中国中西医结合耳鼻咽喉科杂志,2017,25(6):420-425.

（2）操作手法：毫针刺，用补法。

（3）留针时间：留针 30 分钟，每日 1 次。

（4）疗程：针刺治疗 5 天后，间隔 2 天继续治疗，4 周为 1 个疗程。

2. 中药疗法

（1）头痛宁胶囊组方：黄芪 30g、赤芍 15g、当归 12g、川芎 15g、细辛 3~5g。

（2）服用方法：每日 1 剂，水煎取汁 300ml，分早、晚 2 次服。

（3）疗程：4 周为 1 个疗程。

（二）针刺联合氟桂利嗪

1. 针刺疗法

（1）主穴：率谷、头维、太阳、风池。

（2）配穴：肝阳上亢型加行间、太冲；痰浊上扰型加阴陵泉、丰隆；气滞血瘀型加膈俞、三阴交、血海；肝肾阴虚型加三阴交、太溪；风热型加悬钟、外关、曲池。

（3）针刺手法：针长 1.5 寸，直径 0.32mm，小幅度快速捻转，以得气为度，根据患者证型施予补泻手法。

（4）留针时间：每次 20 分钟，每周 2~3 次。

（5）疗程：4 周为 1 个疗程。

2. 药物疗法

（1）药物名称：盐酸氟桂利嗪胶囊。

（2）服用方法：每日睡前口服 1 次，每次 5~10mg；患者起始剂量为每晚 5mg，2 周后增加为每晚 10mg，若加量后有不良反应则维持每晚 5mg 的剂量。

（3）疗程：4 周为 1 个疗程。

（三）穴位埋线联合美托洛尔

1. 穴位埋线

（1）腧穴：风池。

（2）操作方法：患者取坐位，医师洗手消毒后，使用 75% 乙醇棉球进行穴位常规消毒，使用一次性无菌镊取出胶原蛋白线置入埋线针内。押手按压风池，刺手持埋线针与皮肤保持 75°，针尖朝向下颌方向，于风池快速进针，将埋线针刺入，深度约 3cm，推动针芯将胶原蛋白线送入穴位中，拔出埋线针后用棉球按压止血，待止血后覆盖创可贴或输液贴保护针孔。

（3）疗程：穴位埋线为每 2 周 1 次，3 次为 1 个疗程。注：第 1 次（0 天），第 2 次（15 天），第 3 次（30 天）。

2. 药物疗法

（1）药物名称：酒石酸美托洛尔。

（2）服用方法：每日 2 次，每次口服 12.5mg。

（3）疗程：12 周为 1 个疗程。

3. 注意事项　　首次接受埋线治疗患者，交代好注意事项及风险。穴位埋线后，嘱患者治疗后 24 小时内针刺部位不接触水。

（四）按语

预防性治疗的目的是降低偏头痛发作频率、减轻发作程度、减少功能损害、增加急性期治疗的疗效。

由于针刺的穴位、深度、角度及中药方剂组方及剂型的繁杂多变，确切地评估针药结合与中药的疗效对比相对困难。从现有的文献资料看，针药结合对偏头痛的预防作用可能优于单纯的中药治疗。

针刺与中成药的结合包括头痛宁胶囊、天舒胶囊、二十五味珊瑚丸等；针刺与中药方剂的结合较为广泛，包括半夏白术天麻汤、芍药甘草汤、通窍活血汤、天麻钩藤饮等。

目前应用于偏头痛预防性治疗的西药主要包括：β 受体阻滞剂、钙通道阻滞剂、抗癫痫剂及抗抑郁药。目前的研究主要集中于针药结合与钙通道阻滞剂的疗效对比。其中，以针刺联合氟桂利嗪的研究最为广泛[1]。研究显示，针刺联合氟桂利嗪可以减少偏头痛发作频率，减轻头痛程度，减少发作持续时间，改善患者的生活质量，且较单纯的药物预防疗效更优；也有少量的资料报道了穴位埋线联合美托洛尔及针刺联合加巴喷丁的预防性治疗[2-3]。

目前尚缺乏针药结合与抗癫痫剂及抗抑郁药的疗效对比的相关研究。

（本节责任人：杨　峰，范刚启）

五、间歇期传统针刺法

传统针刺法指在传统经络理论指导下采用毫针、耳针、三棱针、皮内针等多种针刺工具，针刺相应腧穴治疗疾病的方法。本分段以毫针针刺为主。针刺预防性治疗偏头痛的治疗方法（即针刺穴位、针刺方向 / 角度、刺激量、疗程等）多种多样，通过总结国内外研究质量较高的文献，推荐优选方法分类如下：

（一）方案 1

《循证针灸临床实践指南：偏头痛（修订版）》推荐方案。

[1]　贾敏，张允岭，鲁嵒，等.针刺对比氟桂利嗪治疗偏头痛有效性及安全性评价：随机对照试验的系统评价及 Meta 分析[J].中国中药杂志，2020，45（21）：5083-5092.

[2]　王丹.穴位埋线联合药物预防性治疗无先兆偏头痛的疗效观察[D].南京：南京中医药大学，2019.

[3]　黄干，孙巧杰，黄瑞聪，等.针刺疗法联合加巴喷丁治疗偏头痛的疗效观察[J].临床医学工程，2017，24（5）：615-616.

1. **取穴**　在发作期毫针刺法（电针）方案基础上结合脏腑、津液气血辨证。肝阳上亢型：加颔厌透悬颅、列缺、太溪、行间；痰浊型：加颔厌透悬颅、列缺、丰隆、内关；瘀血型：加膈俞、血海、足三里、三阴交；肾虚、气血不足型：加足三里、气海、三阴交、太溪、肾俞。上述腧穴中，局部腧穴取患侧，远端腧穴取双侧。

2. **针刺方法**

（1）操作：主穴毫针刺法见发作期操作部分。余穴针刺得气后行提插捻转平补平泻法。每隔 10 分钟行针 1 次。肝阳上亢者可结合耳尖、耳轮放血；瘀血者可结合痛点或太阳紫脉放血；肾虚、气血不足者每次取 2~4 穴，施温针灸，每穴 3 壮。

（2）疗程：每次留针 30 分钟，头针可留至 1 小时。治疗频率隔日 1 次，10 次为 1 个疗程。放血可根据患者情况 1 周 1~2 次。

3. **推荐建议**

（1）《循证针灸临床实践指南：偏头痛（修订版）》推荐的这一方案，共纳入相关现代文献 20 篇，经综合分析，形成证据体发现：以少阳经穴为主兼顾辨经/证毫针刺法，并配合头针、电针、温针灸、放血等综合治疗，可缓解头痛强度、降低治疗无效率、头痛发作次数、头痛积分，缩短头痛时间，减少用药，提高生活质量等。证据体质量等级经 GRADE 评价后，因其纳入文献的设计质量、一致性、精确性差别较大，且存在发表偏倚，最终证据体质量等级分中、低、极低。但综合利弊平衡、患者意愿、资源消耗与成本分析及专家意见共识，并结合临床实际，仍然对本治疗方案进行强推荐[1]。

（2）缓解期进行针灸综合治疗安全有效，且其具有因人而异、操作简便、疗效显著、痛苦较小等优点。

（3）缓解期偏头痛推荐以少阳经穴为主，兼顾经络、脏腑辨证取穴的毫针刺法，同时可配合头针、电针、温针灸、放血。

（二）方案 2

1. **取穴**　风池、太阳、百会、率谷、外关、足临泣、太冲、合谷。穴方解：风池为足少阳胆经、阳维脉、阳跷脉之会穴，可治内外风，乃治偏头痛之要穴。太阳穴通于太阳经，太阳主一身之表，为治疗头面部疾病要穴。百会贯通于督脉入脑，为三阳五会之所、督脉之极，具有清脑安神、升阳益气、平肝息风之功。偏头痛最常见头痛部位侧头部，为少阳经脉循行之处，取少阳经穴为偏头痛预防性治疗选穴的主穴。率谷、外关、足临泣均为足少阳胆经穴。合谷、

[1]　中国针灸学会.循证针灸临床实践指南：偏头痛（修订版）[M].北京：中国中医药出版社，2014.

太冲分别为手阳明、足厥阴之原穴,两穴相配伍,具有调和气血、平肝息风、通络止痛之功。

2. 针刺方法

(1)操作:四肢腧穴选择双侧,头部腧穴根据最近一次偏头痛发生的情况选择(如单侧头痛即取头痛侧,双侧头痛选择双侧)。使用直径 0.25~0.3mm、长 25~40mm 一次性使用无菌针灸针,百会、率谷、太阳为平刺,风池斜向下颌方向斜刺,余穴均为直刺,使用提插和捻转手法,平补平泻至有酸麻重胀等"得气"感。

(2)疗程:每 10 分钟行针 1 次,体针留针 30 分钟,头针留针 1 小时。隔天治疗 1 次,每周 4 次,共治疗 8 周。

3. 文献选录

(1)Gianni Allais[1]等进行了一项为期 6 个月的随机对照试验,将 160 例偏头痛患者随机分为针刺组、氟桂利嗪组,评估两种方法在无先兆偏头痛预防性治疗中的有效性。结果显示针刺在降低头痛发作频率、缓解疼痛程度、安全性方面均优于口服氟桂利嗪。针刺治疗方法:取穴太冲、三阴交、中脘、合谷、内关、风池、阳白、太阳、百会(除了正中线上的穴位,其他均取双侧)。操作方法:选择直径 0.3mm、长 52mm 的一次性无菌针灸针,针刺 10~30mm 直到有"得气"感。其中阳白、太阳、百会为斜刺,其他穴位为直刺。使用提插和捻转手法,平补平泻,留针 20 分钟。疗程:共治疗 6 个月。前 2 个月,每周 1 次;后 4 个月,每月 1 次。

(2)赵凌、梁繁荣团队[2]利用功能磁共振成像(fMRI)进行了一项长期针灸治疗对偏头痛患者静息状态脑活动影响的随机对照试验,对比针刺活动穴位(外关、风池、阳陵泉、丘墟)与非活动穴位(即无效穴位:耳和髎、大陵、光明、太白),隔天治疗 1 次,每周 4 次,共治疗 8 周。操作方法:使用一次性无菌针灸针,直径 0.25~0.3mm、长 25~40mm。均为双侧取穴,针刺深度为 25~35mm。使用捻转手法,使得针刺得气,每次疗程持续 30 分钟。发现长期活动穴位治疗引起了更广泛和显著的脑反应,并推测在活动穴位上进行针刺可能具有调节某些受疾病影响的关键区域和偏头痛疼痛回路的潜在作用,且具有促进建立心理物理性疼痛稳态的作用。

[1] ALLAIS G,LORENZO C D,QUIRICO P E,et al.Acupuncture in the prophylactic treatment of migraine without aura:a comparison with flunarizine[J].Headache,2002,42(9):855-861.

[2] ZHAO L,LIU J X,ZHANG F W,et al.Effects of long-term acupuncture treatment on resting-state brain activity in migraine patients:a randomized controlled trial on active acupoints and inactive acupoints[J].PLoS One,2014,9(6):1-13.

（3）Thomas-Martin Wallasch[1]等通过功能经颅多普勒超声（functional transcranial doppler，f-TCD）评估针刺对偏头痛患者脑血管反应的影响，将 35 名偏头痛患者，随机分为针刺组及安慰针刺组。选择固定穴位：合谷、足三里、外关、足临泣、后溪、申脉、风池、百会、太阳、丝竹空、太冲、太溪。使用长 35mm、直径 0.3mm 的针灸针，采用捻转手法，平补平泻至得气后留针 30 分钟。每周治疗 1 次，共治疗 8 周。研究认为，通过固定穴位针刺对偏头痛的预防性治疗可能对自主神经刺激的脑血管功能障碍具有积极影响。

（三）方案 3

1. 取穴　主穴：取双侧方案 2 固定穴位（风池、太阳、百会、率谷、外关、足临泣、太冲、合谷）。配穴：辨经取穴。少阳头痛：主要是颞部、头侧疼痛者加角孙、完骨、头维、阳陵泉；太阳头痛：主要以头枕部疼痛为主，下连于项者加昆仑、后溪、天柱；阳明头痛：主要以前额、眉棱骨、眼眶后疼痛为主，加合谷、内庭、头维、丝竹空；厥阴头痛：以颠顶疼痛为主，或连及目系，加丘墟、行间、蠡沟。

2. 针刺方法　主穴选择双侧穴位，配穴根据最近一次头痛部位选择双侧或单侧穴位。针刺方法同上，可在针刺得气后使用电针，刺激频率为 2/100Hz，强度在 0.1~1.0mA 之间变化，以患者感到舒适为度，或每隔 10 分钟采用提插捻转法行针 10 秒。体针留针 30 分钟，头针留针 60 分钟。治疗疗程：同上方案。

3. 文献选录

（1）赵凌、梁繁荣[2]在一项为期 24 周针刺预防偏头痛长期效应的随机临床试验中，将 249 名年龄在 18~65 岁的无先兆偏头痛患者随机分针灸治疗组、假针灸治疗组、等待治疗组，从头痛发作频率变化、偏头痛发作天数、头痛程度、服用止痛药物情况、焦虑抑郁情况及生活质量等方面进行评估，结果发现针灸治疗偏头痛具有至少 24 周的持续性效应，且整个研究中未发现针刺相关的严重不良反应。针刺组取穴：选取 4 个穴位，其中风池、率谷是固定的，其余根据患者情况，再选择两个腧穴，少阳头痛加外关、阳陵泉；太阳头痛加昆仑、后溪；阳明头痛加合谷、内庭；厥阴头痛加太冲、丘墟。操作方法：使用长 25~40mm、直径 0.25mm 无菌一次性针灸针，交替针刺左右两侧穴位，针

[1]　WALLASCH T M, WEINSCHUETZ T, MUELLER B, et al.Cerebrovascular response in migraineurs during prophylactic treatment with acupuncture: a randomized controlled trial[J].J Altern Complement Med, 2012, 18(8): 777-783.

[2]　ZHAO L, CHEN J, LI Y, et al.The long-term effect of acupuncture for migraine prophylaxis: a randomized clinical trial[J].Jama Intern Med, 2017, 177(4): 508-515.

刺每个穴以达到得气感觉（酸痛、麻木、发胀或散发的感觉，表示有效的针刺感觉），得气后使用韩式穴位神经刺激器，刺激频率为 2/100Hz（每 3 秒交替一次），强度在 0.1~1.0mA 之间变化，以患者感到舒适为度。疗程：共治疗 4 周。每周 5 次，共 20 次。

（2）华中科技大学同济医学院附属同济医院王伟教授团队[1]联合湖北中医药大学等单位设计了一项针对从未使用过针灸治疗偏头痛患者的随机临床试验，比较真实针灸与非穿透性假针灸或常规护理的有效性。研究筛选了 210 名偏头痛患者，被随机分为针灸组、假针灸组和常规护理组（包括提供生活方式和自我管理建议）。所有患者均未接受过针灸治疗，而且在试验期间，所有患者都被要求不使用任何止痛药或其他疗法。结果发现，针灸组较假针灸组、常规护理组在偏头痛发作天数、发作次数、改善生活质量方面均更优。针刺方法：取双侧合谷、太冲、太阳、风池和率谷，根据辨经选择其他穴位，如阳明头痛加头维，太阳头痛加天柱，厥阴头痛加百会。使用长 30mm、直径 0.3mm 针灸针，针刺后手动提插捻转产生得气感，每隔 10 分钟行针 10 秒，留针 30 分钟。疗程：在 8 周内完成 20 次针灸治疗。

（3）Andrea Streng 等[2]将 114 名偏头痛患者随机分为针灸组或美托洛尔组，针灸组治疗方法：基本穴位为风池、丘墟，或足临泣、地五会，百会、太冲、中渚或外关、太阳。基于传统中医综合诊断、疼痛定位和症状配用其他穴位，如主要是颞部疼痛加角孙、率谷、完骨、头维；如果发生眼眶后疼痛加头维、丝竹空；与月经相关的头痛加三阴交、行间、血海；伴有恶心或呕吐加中脘、内关；压力 / 愤怒引发的头痛加行间、蠡沟；由疲劳触发的头痛加关元、足三里。医生可以自由选择其他穴位，例如耳针和触发穴位。针灸治疗在 12 周内至少进行 8 次，最多进行 15 次，每次持续 20~30 分钟。试验发现针灸组在减少偏头痛发作方面优于美托洛尔组，且不良反应少。

（本节负责人：王　丹，余晓璐，范刚启）

六、间歇期排针平刺法

以枕穴组（脑空 - 风池，脑户 - 风府）为主。具体刺法见第一章第一节相关内容。每周 2 次，总计 3 个月。

典型案例　赵某，女，15 岁。中学生。主诉：头痛 3 余年。现病史：右颞

[1]　XU S，YU L L，LUO X，et al.Manual acupuncture versus sham acupuncture and usual care for prophylaxis of episodic migraine without aura: multicentre，randomised clinical trial[J]. BMJ，2020，368（8239）：488.

[2]　STRENG A，LIND K，HOPPE A，et al.Effectiveness and tolerability of acupuncture compared with metoprolol in migraine prophylaxis[J].Headache，2010，46（10）：1492-1502.

部跳痛，不定期发作，每月发作 1~4 次，每次头痛数小时，甚至数天。畏光、畏声，恶心无呕吐。与经期无关，睡眠不足或环境吵闹可诱发。发作前无先兆。多次在外院门诊治疗，效果不明显。查体：神经专科查体未见明显异常。眼科专科检查正常。血压正常。查右侧太阳处有压痛点。查颅脑 CT 及 MRI 均正常。诊断：偏头痛间歇期。治疗：排针平刺法，选用枕穴组（脑空 - 风池，脑户 - 风府），每周 2 次，持续 4 周，半年后随访诉偏头痛发作频率和头痛程度明显改善。

（本节责任人：林　祺，王　丹，余晓璐）

七、间歇期穴位电刺激疗法

同发作期。

（本节责任人：林　祺，王　丹，余晓璐）

八、间歇期耳针疗法

偏头痛缓解期应用耳针疗法预防发作临床较为常见，但多与药物或者传统针刺联合应用。研究表明，耳穴压豆联合药物治疗比单一药物治疗更能改善偏头痛患者的近、远期临床疗效，且能有效改善头痛症状。

（一）常规耳针疗法

1. **取穴**　双侧神门、交感、皮质下、内分泌、肝、胰胆、颞、枕。

耳穴"神门"主治烦躁、神经衰弱；"皮质下"与"内分泌"两穴临床上常用于痛症的治疗；"交感"能用于治疗各种自主神经功能紊乱性疾病；偏头痛随着病程发展，其病机多与肝、胆脏腑功能失调有关，故取"肝、胰胆"。偏头痛患者有明显家族聚集性，使患者精神压力增加，易与情绪障碍共病，因此治疗上宜疏肝理气，进而通络止痛。"颞、枕"与头痛部位有关。

2. **耳针操作及注意事项**　见第一章。

3. **文献选录**　邢爱群[1]等运用耳穴压豆联合氟桂利嗪预防性治疗偏头痛，取双侧脑、颞、神门、交感及皮质下耳穴，将王不留行籽贴压在其穴区，患者以双手的示、拇指同时进行捻压，手法由轻到重，直至局部出现酸、胀、麻等感觉，每穴按压 2 分钟，3 次 /d，连续治疗 1 个月。

侯宝山[2]等，运用耳穴压豆联合氟桂利嗪预防性治疗偏头痛，主穴选神门、交感、皮质下、结节、额、颞、枕，配穴选肝、肾、脾、胃，采用王不留行籽

[1]　邢爱群，陈垂海，吉晓天．耳穴压豆联合氟桂利嗪治疗无先兆型偏头痛的临床观察 [J]．针刺研究，2019，44（9）：672-676.

[2]　侯宝山，李国宝．耳穴压豆法联合盐酸氟桂利嗪胶囊治疗偏头痛 [J]．长春中医药大学学报，2016，32（5）：970-972.

进行耳穴压豆；每次选穴 2~3 个，每次压豆 2 天，其间嘱患者按压 5 次，每次 3~5 分钟，若患者出现头痛，可随时进行按压，直至头痛缓解。治疗 4 周为 1 个疗程。

（二）耳穴综合疗法

1. **取穴**　耳背静脉；交感、神门、内分泌、肝、颞、耳尖、皮质下。

2. **操作**

（1）准备：一次性 1ml 注射器，10ml 注射器，肝素钠注射液，盐酸利多卡因注射液，0.9% 氯化钠注射液，无菌手术刀，无菌手术包。抽取利多卡因 0.5ml 备用。用 10ml 注射器抽取肝素 0.2ml，再抽取 0.9% 氯化钠注射液到 2ml 备用（肝素与 0.9% 氯化钠注射液比例为 1：10，用以采血时防止凝血）。

（2）具体操作

1）耳背静脉放血：观察患者耳背静脉，医师以拇指、示指、中指夹持患者耳朵，找一静脉明显处选取一点在其上掐一"十"字型记号作为切割点。在其点进行常规乙醇或聚维酮碘消毒。用 1ml 注射器抽取盐酸利多卡因注射液，在耳背上 1/3 处皮下注射一个小皮丘。3~5 分钟后用刀尖点刺其上皮肤，确定患者没有感觉时，医师用手术刀在皮丘处皮肤上切一个 0.2~0.3cm 的切口，深度以刚好割破耳背静脉为宜，需掌握好深度以防刺穿耳背。这时助理医师用备有肝素溶液的 10ml 注射器迅速抽吸流出的血液，抽吸间隙轻轻摇晃注射器防止凝血。抽至注射器 8ml 处（采血 6ml）。抽完血后用无菌纱布对伤口处进行包扎。如果一侧出血不畅可以同法在另一侧耳背静脉放血。两侧耳背可交替使用。

2）耳穴点刺：耳郭常规消毒。在交感、神门、内分泌、肝、颞、耳尖、皮质下用一次性注射针头快速点刺，以患者感受到针刺为度，使其微泛潮红。

3）自体血注射：将抽好的血液注射入双侧的风池、足三里，每处穴位注入 2ml 液体。10 天做 1 次治疗，连续治疗 3 次，1 月为 1 个疗程。

详细内容见孙樱宁论文[1]。

（本节负责人：罗妮莎，张丽丽）

九、间歇期灸法治疗

关于偏头痛间歇期的灸法治疗，目前尚无专门报道，作者团队根据目前相关研究汇总，提出以下治疗方案。

---

[1]　孙樱宁，韩晶，管素梅，等．耳穴综合疗法与针刺治疗偏头痛的效果比较[J]．中国医药导报，2020，17（24）：146-149.

（一）直接灸

1. **取穴** 选取患侧或疼痛较重侧太阳、合谷、风门。

2. **操作** 暴露取穴部位，先在施灸部位涂以少量凡士林，置艾炷于穴位处，点燃艾炷尖端，艾炷燃剩至 1/4 左右，患者觉稍烫时用镊子除去艾炷，另换一壮继续按上法施灸，每次施用 5 壮，达到灸处皮肤红晕，不起疱为度。每天着肤灸治 1 次，14 天为 1 个疗程[1]。

（二）温和灸

1. **取穴** 率谷。

2. **操作** 令患者侧卧位，灸患侧率谷穴，距皮肤 2~3cm，令患者感到稍有温烫感为度，每次 20 分钟。每天 1 次，10 次为 1 个疗程，治疗 2 个疗程[2]。

（三）隔姜灸

1. **取穴** 耳和髎。

2. **操作** 选鲜生姜切片，厚度及大小如 5 分硬币。患者侧卧，皮肤常规消毒后，将姜片盖于耳和髎穴上，搓捏艾炷如半截橄榄大小，放姜片上灸。施灸 1 炷为 1 壮，换姜片再灸 2 壮，连续灸 3 壮[3]。

（四）热敏灸

1. **取穴** 率谷、风池、阳陵泉、日月、足窍阴。

2. **操作** 对偏头痛穴位热敏高发部位率谷、风池、阳陵泉、日月、足窍阴等穴区进行热敏腧穴探查，并标记热敏腧穴；在热敏灸理论指导下按照操作要诀施行规范灸疗。每 2 日治疗 1 次，共治疗 4 周[2]。

（五）药线灸

1. **取穴** 百会、角孙、风池、列缺，其中水不涵木配穴为太溪，痰热内阻配穴为丰隆，肝风上扰配穴为足临泣。

2. **操作** 选用手工生产的细灸条，用点燃细灸条快速直接接触患者皮肤，马上离开为 1 壮，患者感到疼痛为度，每穴 3 壮，以不起疱结痂为度，每次5 穴，共 15 壮。每日 1 次。10 天为 1 个疗程，观察时间为 30 天[4]。

（本节责任人：陶腊梅，寇任重）

[1] 肖银春，殷旭．着肤灸治疗风寒型偏头痛 33 例[J]．中医外治杂志，2015，24（3）：42-43．

[2] 王珏，曹征，陆萍．热敏灸结合针刺治疗偏头痛寒凝血瘀挟风证的随机对照研究[J]．实用中西医结合临床，2019，19（10）：43-46．

[3] 韩长根．隔姜灸治疗偏头痛[J]．四川中医，1991（3）：36．

[4] 苟春雁，李梦，廖焦鲁，等．细药灸条治疗无先兆性偏头痛的临床研究[J]．中国中医急症，2016，25（10）：1881-1883．

第四节　慢性偏头痛针灸方案列举

慢性偏头痛指每月头痛不少于 15 天，持续 3 个月以上，且符合偏头痛特点的头痛至少每月 8 天。慢性偏头痛在普通人群中发病率为 1%~2%，占全部偏头痛患者的 8% 左右，女性发病率约为男性的 3 倍。慢性偏头痛目前诊断率不高，有效治疗手段不多，且致残性高。此病患者因长期头痛，对生活、工作造成了极大的影响，收入降低、医疗费用增加，严重影响患者生活质量，同时造成了社会经济影响。

慢性偏头痛最常见的病因是药物过量，常由发作性偏头痛转化而来。使得偏头痛慢性化的因素很多，如过度使用偏头痛发作期止痛药物、偏头痛急性治疗无效、抑郁情绪的影响、应激事件的发生、肥胖、睡眠障碍、精神疾患、经济地位低等等。头痛日记是记录频繁反复发作的头痛特点和伴随症状的最好方式，患者应至少记录 1 个月。

近年关于针灸治疗慢性偏头痛的文献较少，可能与其发病率低、诊断率不高有关。目前研究所涉及的治疗方案大多可参考针灸治疗偏头痛。

一、毫针针刺法

针灸被推荐用于偏头痛的发作起始阶段，且有大量高质量研究认为针刺在偏头痛急性期止痛，间歇期减轻疼痛程度、降低发作频率、提高急性期治疗效果等方面均有效，同时不良反应少。然而，目前已报道的针刺对慢性偏头痛的高质量研究较少。

通过少量的研究来看，毫针针刺治疗慢性偏头痛的方法与针刺治疗偏头痛差异性不大，故慢性偏头痛的毫针针刺治疗可以参考针刺治疗偏头痛的方法。根据中医"久病必虚，久病必瘀，久病及肾"的理论，可以在毫针治疗偏头痛的选穴、治疗疗程上加以调整。根据相关研究的总结，提出以下治疗方案。

（一）取穴

1. **主穴**　百会、风池、太阳、率谷、足三里、三阴交、太溪。

2. **配穴**　①辨经取穴。少阳经头痛：可伴口苦、叹气、汗出、面色少华，耳部、咽喉、面颊不适，胸胁部疼痛、侧面躯体不适等症，加阳陵泉、外关。阳明经头痛：以前额为主，可伴恶心、呕吐、胃肠不适等症，加头维、内庭、合谷。太阳经头痛：以后头、项部为主，可伴目痛、见风流泪、鼻塞多涕、项背部本经循行部位疼痛等，加天柱、昆仑、后溪。厥阴经头痛：以头顶为主，可伴心慌胸闷、情志异常、手心热等，加太冲、内关。②辨证取穴：肝阳上亢型加外关；痰浊型加丰隆;瘀血型加血海、膈俞;肾虚型加肾俞、关元;气血亏虚型加气海、血海。

3. **方义**　方中主穴百会贯通于督脉入脑,为三阳五会之所、督脉之极,具有清脑安神、升阳益气、平肝息风之功。风池系足少阳胆经、阳维脉、阳跷脉之会穴,是治内外风之要穴。率谷为足少阳胆经穴,具有清热息风的功效。太阳通于太阳经,主一身之表,为治疗头面部疾病要穴。四穴均位于头面部,合用具有祛除表邪、发散风邪、通经止痛、清头开窍、调和气血之功效。《灵枢·终始》记载:"病在上者,下取之。病在下者,高取之。病在头者,取之足。病在腰者,取之腘。"足三里为足阳明胃经合穴,胃下合穴,为调理脾胃、理气活血、通经活络之要穴。三阴交为肾、脾、肝三经交会之穴,具有健运脾气、补益三阴虚损之功。太溪为足少阴肾经之输穴、原穴,具有潜虚阳、补肾水的作用,可壮水制火以求其本。足部三穴配伍具有滋肾培元,活血通络的作用。

（二）操作

1. **操作**　头部腧穴(百会、率谷):使用1寸毫针,将针身倾斜与头皮呈15°平刺,快速进针达帽状腱膜下,行快速捻转手法,约200转/min,待局部出现酸胀感,再持续捻转3分钟。风池穴:使用1.5寸毫针针刺,针与皮肤保持75°,针尖朝向下颌方向,采用平补平泻手法。太阳、足三里、三阴交、太溪穴:使用1.5寸毫针直刺,采用平补平泻手法。主穴、辨经取穴均采用平补平泻手法,辨证取穴根据虚实分别采用补法及泻法,均要求有"得气"感。若处于慢性偏头痛发作期,可选取头部腧穴加用电针,加强刺激,在针柄上连接电针仪,采用疏密波,刺激频率2/100Hz变频方波,再将强度旋钮由零位逐渐调高至患者能够耐受的强度为止。

2. **疗程**　每10分钟行针1次,体针留针30分钟,头针留针60分钟,每周3次,10次为1个疗程,每隔1个疗程休息5~10天,共治疗4个疗程。

3. **注意事项**　同毫针针刺。

（三）文献选录

1. 刘宝山[1]等将200例慢性偏头痛患者随机分为治疗组与对照组。治疗组予辨证针刺治疗,对照组予西药常规治疗。观察临床疗效,比较偏头痛总积分及交感神经节后纤维功能状态表皮电位(SSR)的潜伏期与波幅的变化情况。发现治疗组在临床疗效、总积分下降程度、SSR潜伏期缩短程度及

---

[1]　刘宝山,闫杰.辨证针刺对慢性偏头痛患者自主神经功能影响的临床观察[J].上海中医药杂志,2016,50(3):65-67.

波幅升高程度比对照组更优。认为辨证针刺治疗慢性偏头痛的疗效满意,可显著缓解头痛,其作用机制可能与改善自主神经系统功能有关。治疗组方法:取百会、神庭及双侧率谷、风池、合谷、太冲。辨证配穴:肝阳上亢型加太阳、外关;痰浊上扰型加足三里、丰隆;瘀血型加血海、膈俞;肾虚型加肾俞、关元;气血亏虚型加气海、血海、足三里。操作:穴位局部消毒后,采用0.35mm×40mm 不锈钢毫针,行提插捻转手法使得气后,留针 20 分钟。每日1 次,10 日为 1 个疗程,疗程间隔 2 天,共治疗 4 个疗程(46 天)。

2. 赵政[1]等对比针刺与口服氟桂利嗪治疗慢性偏头痛患者,发现针刺治疗对慢性偏头痛患者头痛持续时间有明显改善,并且有一定的预防作用。针刺治疗方法:取百会、四神聪、风池、颔厌、完骨、攒竹、足临泣,以上各穴除督脉、经外奇穴外,均为患侧取穴。针刺手法:以平补平泻为主,头皮部腧穴为平刺,其他腧穴为直刺,得气后留针 30 分钟,第 1~2 周每周针刺 5 次,第 3~4 周每周针刺 3 次,共针刺 4 周。

3. Bahram Naderinabi[2]等将 150 位慢性偏头痛患者(男性 48 位,女性 102 位)随机分为三组,分别使用针灸、肉毒毒素 A 注射、药物治疗,为期 3 个月的研究发现三种治疗方式对慢性偏头痛均有较好的疗效,其中针灸组疗效更优且产生的并发症更少。针刺治疗方法:选择足临泣,风池,阳白,头临泣,浮白,率谷,合谷,太冲,外关,百会,太阳。针刺前在肌肉、肌腱或骨骼之间的体表处寻穴,使用 75% 的乙醇进行消毒,选择一次性无菌针,针刺双侧穴位,行提插捻转手法,直到患者有得气感,隔天治疗 1 次,15 次为 1 个疗程,每个疗程之间休息 1 周,共治疗 2 个疗程。

二、肉毒毒素穴位注射法

(一)方案一

1. **注射部位**　双侧太阳、率谷、天柱、风池、百会、印堂。

2. **药物**　A 型肉毒毒素,每个穴位点注射 2.5U。

3. **操作方法**　见第一章第四节 A 型肉毒毒素注射法。

(二)方案二

1. **注射部位**　降眉间肌、皱眉肌、额肌、颞肌、咬肌为固定注射点 + 头枕

[1]　赵政,沈燕,李宁.针刺预防性治疗慢性偏头痛的疗效观察[J].世界中西医结合杂志,2019,14(4):564-566.

[2]　NADERINABI B,SABERI A,HASHEMI M,et al.Acupuncture and botulinum toxin A injection in the treatment of chronic migraine:a randomized controlled study[J].Caspian Journal of Internal Medicine,2017,8(3):196-204.

部疼痛点或压痛点共 10 点；FDA 推荐的头颈部 31 位点固定点法。

2. 药物　小剂量 A 型肉毒毒素（50U/ 次）。

3. 操作方法　选取降眉间肌、皱眉肌、额肌、颞肌、咬肌为固定注射点 + 头枕部疼痛点或压痛点共 10 点为注射位点，每次注射 5U，总量 50U，前 3 次每 2 周 1 次，第 4 次与第 3 次间隔 3 个月，后每 3 个月 1 次[1]。

三、挑刺加罐

（一）取穴

百会、风池、大椎、肺俞、肾俞、命门、承山。方解：经络环是十二经中任何一经感传的全过程和循经麻感带形成的联系通道，是经络的基本结构，而经络环激发点的分布与督脉穴、膀胱经的背俞穴基本一致，在皮部理论中，督脉合于太阳膀胱经。百会、大椎乃督脉经穴，肺俞、肾俞、命门、承山乃足太阳膀胱经穴。此为循络引经的因症治疗。

（二）针刺方法

1. 操作　患者取俯卧位，对挑刺部位进行常规消毒，右手拇、示指持针，针尖对准穴位，从头到足，先患侧后健侧，或交叉对应取穴，借助腕部转动的力量，快速接力挑刺皮肤表皮（即经络皮部），有挑拨震动的声音。其后，左手持点有 95% 乙醇的闪火器，右手拿大号玻璃罐，依次在挑拨部位拔上火罐，留罐 3 分钟后取罐，最后用聚维酮碘擦去拔出的瘀血。治疗后嘱患者当日不可洗澡，以免污染治疗处。

2. 疗程　1 个月 3 次，病情较重、发作反复性较高者可酌情增加治疗频率。

3. 注意事项

（1）危重症、高血压、极度虚弱、饥饿状态者首次不挑刺百会穴。

（2）初次治疗，恐惧、畏痛、心情紧张的患者，治疗时要预防晕针现象的发生。

（3）邻近重要内脏部位，切忌深刺。

（4）孕妇及有习惯性流产史者，禁用挑刺、刺络法。

（三）按语

挑刺治法是李定忠教授创造的高效速效治疗方法，是应用一种专用针（圆体锥形针），沿经络环常用穴位的表皮上，进行快速接力挑刺，以调动自

---

[1]　李静 .A 型肉毒毒素预防性治疗慢性偏头痛的临床随机研究［D］. 南京：南京医科大学，2017：12.

身调节机制，可用于治疗慢性偏头痛[1]。挑刺法乃刺络疗法的一种，基于中医基本理论，将腧穴或反应点挑破出血，而达到和调气血、平衡阴阳和恢复正气的效果。

四、耳针疗法

慢性偏头痛的耳针疗法，可以参考其对偏头痛的治疗方法。因慢性偏头痛发作持续时间长，发作频率高，头痛日久易伤肝肾，可适当增加穴位，增加治疗疗程、刺激量及时间等。推荐以下治疗方案。

（一）取穴

神门、交感、皮质下、脑、胰胆、颞、肝、肾、阿是穴。

方解：组方乃综合近年耳穴治疗偏头痛的相关研究。其中神门具有镇痛镇静作用，为止痛要穴；交感具有调节自主神经及血管舒缩功能；皮质下对大脑皮质的兴奋与抑制有调节作用；偏头痛多与少阳经气血不通有关，取肝、胰胆穴有助于疏通肝胆经气；头痛的发生多位于颞部，故取颞；偏头痛慢性化，日久必伤肾，故取肾，取滋阴补肾之效。

（二）针刺方法

1. **操作**　患者取坐位，对耳部进行局部消毒，使用镊子将王不留行籽贴（或揿针）取出，对准相应穴区贴压。使用耳穴探测仪进行耳穴探查，找出阳性反应点（即压痛点），贴上王不留行籽（或揿针），以示指、拇指进行按压，手法由轻到重，直至局部出现发热、酸、胀、痛等感觉，自行按压 3~5 次 /d，每穴按压 3~5 分钟。

2. **疗程**　每周 2 次，4 周为 1 个疗程，共治疗 2~3 个疗程。

3. **注意事项**　见前文相关内容。

（三）按语

镇痛是耳针疗法的一大作用特点，有相关研究表明，耳穴疗法如耳穴压豆、耳穴透刺、耳穴放血等治疗，对偏头痛有效，但更多情况下耳针疗法作为辅助治疗手段，联合口服药物、毫针针刺、中药等治疗偏头痛[2]。从目前的少量的研究来看，耳针疗法对于慢性偏头痛同样有效[3]。

（本节责任人：王　丹，罗妮莎，张丽丽）

———————

[1]　李璇.挑治加罐治疗慢性偏头痛的临床疗效观察[D].武汉：湖北中医药大学，2013.

[2]　邢爱群，陈垂海，吉晓天.耳穴压豆联合氟桂利嗪治疗无先兆型偏头痛的临床观察[J].针刺研究，2019，44（9）：672-676.

[3]　ALLAIS G，SINIGAGLIA S，AIROLA G，et al.Ear acupuncture in the prophylactic treatment of chronic migraine[J].Neurological Sciences，2019，40（1）：211-212.

第五节　经期头痛针灸方案列举

月经性偏头痛属中医"经行头痛"范畴，多因肝火、血虚、瘀血所致。现代医学认为月经性偏头痛的发生与雌激素、前列腺素、降钙素基因相关肽、遗传因素等相关[1]。

针灸作为一种非药物治疗手段，现已广泛用于月经性偏头痛的防治，具有疗效确切、方便、经济、安全等优势。针灸治疗月经性偏头痛临床上以毫针针刺为主，其他针灸疗法还包括温针灸、放血疗法、穴位注射等[2]。

（一）毫针针刺方法

1. 方案1

（1）取穴：风池、正营。

（2）操作：风池穴针向鼻尖方向进针 1.2 寸深，行捻转泻法，要求针感直达病所或者针感达同侧眉棱骨处。正营穴向后平刺 1.5 寸，行捻转泻法。单侧痛取患侧，双侧痛取双侧。经前或经期头痛发作开始时治疗。每日 1 次，直到痛止（经期亦不间断）[3]。

2. 方案2

（1）取穴：双侧瞳子髎、足窍阴、大敦、期门。

（2）操作：患者仰卧位，大敦、足窍阴均直刺 0.2~0.3 寸；期门、瞳子髎均向外斜刺或平刺 0.5~0.8 寸，针刺的方向和深度以得气为度，施以平补平泻的针刺手法。所有穴位进针、行针完毕后，留针 30 分钟，中间每 10 分钟行针 1 分钟，尽量使受试者保持最强的针感。在月经前 7 天开始针刺，每次月经周期针刺 10 次为 1 个疗程，共 2 个疗程[4]。

3. 方案3

（1）取穴：主穴为太冲透刺涌泉。辨证分型的配穴，前额疼痛为主者加阳白，枕部疼痛者加风池，疼痛剧烈者耳背刺络放血[5]。

---

[1]　何洁，刘倩. 月经相关性偏头痛的中西医研究概况[J]. 实用中西医结合临床，2016，16（6）：89-90.

[2]　赵芸芸. 针灸治疗月经性偏头痛现代文献的数据挖掘及系统评价[D]. 成都：成都中医药大学，2016.

[3]　张凤琴，付越. 针刺治疗行经头痛[J]. 中国针灸，2001，21（3）：62.

[4]　田丽琼，李里. 肝胆经起止点取穴治疗经期头痛临床疗效观察[J]. 针灸临床杂志，2014，30（5）：7-9.

[5]　郦雪芬，于明. 太冲透刺涌泉配合体针治疗月经性偏头痛的临床疗效[J]. 西安交通大学学报（医学版），2019，40（5）：834-838.

（2）操作：患者取卧位，太冲穴常规消毒后予 1.5 寸毫针进针，快速轻微提插，使产生强烈的酸、麻、重胀感甚至向上传导至头部，留针 30 分钟。选取相应配穴进针，上述操作均待进针得气后，采用"冲刺"的方法迅速向涌泉方向透刺，以捻转补泻手法，捻转频率为 200 次 /min，每次捻转行针 1 分钟，每 15 分钟需捻转行针 1 次，并且留针 30 分钟。出针时，用消毒干棉球按压针刺穴位以防止针孔出血。每次 30 分钟，1 次 /d，10 天 1 个疗程，共 3 个疗程（3 个月经周期），之后连续随访 3 个月经周期。

（二）温针灸法

1. **取穴** 主穴：太阳、风池、百会、四神聪、合谷、太冲。配穴：足三里、关元、血海、子宫。加减：太阳头痛加天柱、后顶；少阳头痛加率谷、头维；阳明头痛加上星、印堂。

2. **操作** 关元、子宫、三阴交、足三里用补法，其余穴位用泻法，各穴得气后分别留针 30 分钟，留针过程中，将直径 18mm、长度 15mm 的小艾段（优质艾绒）置于三阴交、足三里、关元、子宫穴的针柄上，从下端点燃施灸，并于针与皮肤接触处置一硬纸片以防灰烬散落烫伤皮肤。除任脉穴位外均取双侧，在月经周期前 1 周开始治疗，每日 1 次，连续治疗 1 周，共治疗 3 个月经周期。针至月经来潮，若头痛未发作则停针，若头痛发作则继续针刺至头痛停止[1]。

（三）放血疗法

1. **取穴** 肝俞、太阳、行间。

2. **操作** 取背部的肝俞，点刺放血后，拔罐并留罐 5 分钟，太阳与行间仅点刺放血，若出血不明显，则用手指轻轻挤压针孔周围的皮肤，出血数滴为宜。治疗宜从经前 7 天开始，直至月经期结束后 3 天，隔日 1 次，连续治疗 3 个月经周期[2]。

（四）穴位注射

1. **取穴** 脑户、率谷、百会、头维。

2. **操作** 穴位注射于月经前 8 天开始，以 5ml 注射器抽取甲氧氯普胺 1ml（10mg）加 0.9% 氯化钠注射液至 4ml 备用。用碘酒、75% 乙醇消毒局部皮肤，用 7 号穿刺针与皮肤呈 40°~45° 角斜面向下进针，当穿刺针尖抵达颅骨后再退针 1mm 即可注射配制好的混合液 1ml。药液注毕后拔出穿刺针，以消毒

[1] 刘凌岩.温针灸治疗月经性偏头痛的临床观察[D].太原：山西中医药大学，2020.

[2] 邢蓉，张松兴.针刺联合放血治疗肝火证经行头痛的疗效观察[J].吉林中医药，2020，40（12）：1659-1662.

干棉球轻压穿刺针孔。隔日注射 1 次，4 次为 1 个疗程，共 3 个疗程（3 个月经周期）[1]。

（本节责任人：陶腊梅，寇任重）

第六节　针灸治疗偏头痛现状分析

一、偏头痛发作期针灸治疗方案现状分析

临床实践证实，针灸治疗偏头痛发作期有效，但目前仍有两个问题有待明确：①针灸治疗适用于哪些类型的偏头痛，抑或哪些类型偏头痛可优先考虑运用针灸治疗；②对不同类型偏头痛，针灸治疗的最佳方案是什么。

回答这两个问题，需要对针灸治疗偏头痛发作期的疾病要素（如偏头痛亚型、中医证型等）和针灸要素（如穴位、针灸工具、针灸刺激参数等）进行分析。

（一）偏头痛发作期疾病要素分析

针灸治疗偏头痛发作期亚型中，临床证据最多、证据质量相对最高的是无先兆偏头痛、有先兆偏头痛。此外，月经相关性偏头痛、前庭性偏头痛也有小样本临床报道[2-3]，偏瘫型偏头痛、腹型偏头痛有个案报道[4-5]。尚未见针对慢性偏头痛发作期针灸治疗的临床报道。针灸治疗哪些亚型最优，目前尚缺乏系统研究。

偏头痛发作期的针灸临床辨证模式包括经络辨证、脏腑辨证等，经络辨证多围绕太阳经证、少阳经证，脏腑辨证多围绕肝阳上亢证等常见证型展开。临床观察发现，针对偏头痛发作期，针刺治疗瘀血证型疗效优于肝阳上亢型[6]，其他治疗优势证型则尚未明确。体质类型在偏头痛发病中具有重要意义，但目前缺乏系统研究。

[1]　王俐红，李东红，张俊清，等.水突穴体表电刺激联合穴位注射治疗月经性偏头痛临床效果随机对照观察[J].现代中西医结合杂志，2015，24（17）：1829-1831.

[2]　郦雪芬，于明.太冲透刺涌泉配合体针治疗月经性偏头痛的临床疗效[J].西安交通大学学报（医学版），2019，40（5）：834-838.

[3]　范迪慧，朱佳浩.麦粒灸治疗气血亏虚型前庭性偏头痛 33 例临床观察[J].浙江中医杂志，2019，54（6）：437.

[4]　GU D M, SUN J H.Case for abdominal migraine in child patient treated by acupuncture [J].World J Acup-Mox, 2020, 30（4）：311-313.

[5]　刘兰婷，鲜子兰，任韶凯，等.“手足十二针”加减治疗偏瘫型偏头痛 1 例报告[J].中医药临床杂志，2016，28（7）：1021-1022.

[6]　袁野，文泳鉴，王悦，等.头针治疗无先兆性偏头痛的临床研究[J].上海针灸杂志，2016，35（1）：14-17.

（二）针灸要素分析

偏头痛发作期针灸治疗要素包括穴位、刺激参数、针灸工具等。

1. 穴位/刺激部位　针灸治疗偏头痛发作期针灸穴位/刺激部位的选择依据包括：①中医传统针灸理论选穴，如局部选穴、辨经选穴、辨证选穴等；②现代针灸理论选穴：依据西医解剖选穴如扳机点或激痛点理论等，依据发病机制选穴，依据全息理论选穴等；③综合上述思路的选穴方案。

数据分析显示，目前偏头痛发作期针灸治疗选穴呈现如下规律：①按穴位所属经络及穴性分类，以选手、足少阳经穴为主，以特定穴为主；②按穴位所在具体部位分类，以选头穴为主，且多位于偏头痛的头痛好发部位，如颞部、颈枕部等，单用体穴而不用头穴者很少；③以穴位使用的频率分类，排在前 10 位的依次是风池、太阳、率谷、合谷、百会、头维、太冲、外关、阿是穴、阳陵泉；④前 10 位穴位按神经支配区进行分类，则可分为枕神经支配区穴位（风池、率谷、百会），三叉神经支配区穴位（头维、太阳、率谷、百会），脊髓神经支配区穴位（太冲、外关、阳陵泉等）；⑤阿是穴可优先选用，且偏头痛发作期阿是穴的分布与手、足少阳经循行特别是足少阳经循行关系密切；⑥经穴优于非经非穴，如电针少阳经穴优于非经非[1-2]；⑦局部与远端结合选穴优于单纯局部选穴[3]；⑧加用辨经（经络辨证）配穴可增强偏头痛发作期针刺治疗即时镇痛疗效，但在加用内科辨证取穴是否可取得更佳疗效的问题上还有争议[3]。此外，耳穴疗法、腹针疗法、腕踝针疗法、头皮针疗法、刺络放血疗法、激痛点疗法、经验用穴等，在偏头痛治疗部位选择上各自呈现一定规律。

后期的针灸治疗偏头痛发作期选穴研究需从以下两个方面进行深入：对影响选穴的因素包括穴位归经、穴性、病症、刺激参数、针灸工具、偏头痛发病机制与解剖特点等进行系统分析，优选出相对最优的选穴方案；对穴位镇痛效应特异性及其机制进行深入分析，为临床选穴与优化选穴提供证据。

2. 刺激参数　针灸刺激参数中，毫针针刺包括方向角度深度、刺激量、时间因素等，此外，电针仪还包括波形、频率、电流强度等参数，刺络放血还包括出血量、出血速率，艾灸还包括灸量、灸温等参数。现以毫针针刺参数为例对针灸刺激参数问题进行分析。

针刺方向角度、深度：针刺方向、角度、深度是偏头痛发作期针刺参数中

[1]　张慧，胡幼平，吴佳，等.电针少阳经穴对急性偏头痛即时镇痛作用时效规律研究[J].中国针灸，2015，35（2）：127-131.

[2]　LI Y，LIANG F，YANG X，et al.Acupuncture for treating acute attacks of migraine: a randomized controlled trial[J].Headache，2009，49（6）：805-816.

[3]　王京，吴中朝，胡静，等.偏头痛发作期针刺镇痛方案优选研究[J].针刺研究，2013，38（3）：234-240.

的关键参数。不同的针刺方向、角度、深度,均可在偏头痛发作期治疗中取得疗效:如针刺方向方面,针对率谷一穴,经典透刺法中丝竹空透向率谷,但也有太阳透向率谷[1]、率谷向下平刺的运用。针刺角度方面,风池可直刺[2],或向鼻尖斜刺[1]。针刺深度方面,风池可刺深 20~30mm,也可刺深 25~35mm。但每一个穴位最佳的针刺方向、角度、深度是什么,尚缺乏系统研究。

针刺刺激量:针刺刺激量与穴位局部针数、行针手法、针感等相关。有研究发现,穴位局部多针数(5 根)针刺的镇痛疗效优于单针数针刺(1 根)或少针数针刺(3 根)[3],但这一结论是否适合偏头痛发作期仍有待临床验证。行针手法、针感方面,一般认为针刺治疗偏头痛发作期需采用中重度刺激,多需要行针,以提插、捻转操作为主,多为平补平泻[1,4],且大多要求产生"得气感"[2-3,5]。但也有研究用"最小刺激量针刺皮肤表浅层经穴或非经穴"的浅刺法(不行针、无针感/得气感或微弱针感/得气感)治疗偏头痛,远期疗效不亚于真针刺(以得气为度的中重度刺激),并质疑针刺刺激量的特异性[6-7]。以上研究中存在的对针刺刺激量的分歧点尚需进一步研究来解决。

针刺时间因素:偏头痛发作期针刺时间因素优选研究包括:①针刺介入时机:《中国偏头痛防治指南》指出,针灸治疗偏头痛一般应在疼痛发作之初、痛势未甚时及时治疗,效果往往更佳[8]。这一观点尚缺少高质量的临床证据支持。②行针频率与时间:不同研究在偏头痛发作期治疗行针频率与时间选择方面差异很大,部分研究甚至忽略行针频率与时间,最佳的行针频率与时间仍不能确定。③留针时间:多数偏头痛发作期针刺研究选择留针 30 分钟,但该时间属传统治疗留针时间,并不意味着就是偏头痛发作期治疗最佳的留针

[1] 孟宪慧,于金娜,吴彩凤.远近配穴针刺对偏头痛患者即刻止痛效应及远期总体疗效的临床观察[J].中国中医基础医学杂志,2015,21(8):1004-1005.

[2] 曹磊.针刺治疗急性期无先兆偏头痛疗效观察[J].中国医药导报,2011,8(28):99-100.

[3] 郝传传,朱正萍,孙轩翔,等.颈源性头痛针刺治疗方案的初步优选[J].中医杂志,2014,55(6):478-481.

[4] 阳晶晶,刘昭,刘密,等.针刺少阳经特定穴对偏头痛急性发作即时效应不同时程总体疗效缓解率评定的临床研究[J].中华中医药杂志,2014,29(1):194-197.

[5] LI Y,LIANG F,YANG X,et al.Acupuncture for treating acute attacks of migraine:a randomized controlled trial[J].Headache,2009,49(6):805-816.

[6] DIENER H C,KRONFELD K,BOEWING G,et al.Efficacy of acupuncture for the prophylaxis of migraine:a multicentre randomised controlled clinical trial[J].Lancet Neurol,2006,5(4):310-316.

[7] LINDE K,STRENG A,JURGENS S,et al.Acupuncture for patients with migraine:a randomized controlled trial[J].JAMA,2005,293(17):2118-2125.

[8] 中华医学会疼痛学分会头面痛学组,中国医师协会神经内科医师分会疼痛和感觉障碍专委会.中国偏头痛防治指南[J].中国疼痛医学杂志,2016,22(10):721-727.

时间。④治疗频次、频率：偏头痛发作期治疗，除须快速止痛外，持续止痛、减少本次头痛再发也是治疗的重要目标[1]，因此可能需要多次针刺治疗以巩固疗效。目前偏头痛发作期治疗多关注单次治疗的治疗效应，并未对针刺治疗频次及频率进行深入研究。

3. **针灸工具**　偏头痛发作期的针灸工具包括毫针、火针、三棱针、穴位埋线、电针、穴位注射、艾灸等。《循证针灸临床实践指南：偏头痛》[2]推荐在偏头痛发作期选择三棱针刺络放血、毫针针刺（可配合电针仪）及火针治疗。另有研究认为[3]偏头痛发作期针刺镇痛应以毫针治疗为主，在此基础上加用耳穴电针，可提高即刻镇痛效果，如再加用太阳紫脉或阿是穴刺络放血，可进一步巩固镇痛效果。还有研究则推荐了其他治疗工具，如穴位埋线治疗偏头痛发作期有一定疗效，其急性镇痛作用明显优于电针[4]；穴位注射疗法与西医神经阻滞疗法及近年来较为流行的局部肉毒毒素注射疗法操作基本雷同，只存在注射药物及对注射部位理论解释上的差异，可广泛运用于偏头痛临床治疗，但不足之处在于具有一定的注射风险（将药物误注入椎动脉或蛛网膜下腔等）。此外，因不同注射部位、注射药物疗效优劣尚无一致结论，目前还难以形成较为统一的治疗规范。以上不同针刺工具各具优劣之处，下一步应确定对于病症相同的患者究竟应该选择哪一种针刺工具才能取得最佳疗效，抑或是结合运用不同针刺工具以弥补单一针刺工具的不足。

4. **针药结合与多学科协作**　每一种治疗手段都有其局限性，为进一步提高临床疗效，还需重视针灸与其他治疗手段联用方案的优化。偏头痛对患者的危害涉及生理、心理、社会等多层面，因此，需从生物 - 心理 - 社会模式认识和治疗偏头痛。近年来，针对偏头痛等慢性、难治性头痛，临床强调多学科协作治疗模式，将不同治疗手段进行优势互补，以弥补单一治疗手段的缺陷[5]。偏头痛发作期临床治疗中针刺与西药结合最受关注，且已有研究证实针刺与西药联用治疗偏头痛发作期有效，且疗效优于单纯针刺或单纯药物治

[1]　中华医学会疼痛学分会头面痛学组，中国医师协会神经内科医师分会疼痛和感觉障碍专委会.中国偏头痛防治指南[J].中国疼痛医学杂志，2016，22（10）：721-727.

[2]　焦玥，吴中朝，胡静，等.《循证针灸临床实践指南：偏头痛》2014 更新版解读[J].中国针灸，2016，36（7）：751-756.

[3]　张慧，胡幼平，吴佳，等.电针少阳经穴对急性偏头痛即时镇痛作用时效规律研究[J].中国针灸，2015，35（2）：127-131.

[4]　韩虹虹，郭青，李全勇.穴位埋线治疗发作期偏头痛 32 例[J].中医研究，2014，27（4）：49-51.

[5]　寇任重，范刚启，刘岚青，等.基于多学科协作的头痛单元组建与运作分析[J].中国医院管理，2017，37（6）：36-38.

疗[1]。鉴于目前尚缺乏关于针灸联合心理、生物反馈等手段治疗偏头痛发作期的临床研究，也未见针灸在头痛的多学科协作治疗中运用的临床报道，所以发现、实现并提高针灸与药物及其他治疗手段联合使用的协同效应，是今后研究的另一个重要内容。

（本节责任人：寇任重，文　亚，杭晓娟，余晓璐）

二、偏头痛间歇期针灸治疗方案研究分析

针灸预防性治疗方案组成要素包括了疾病因素、针刺因素、其他因素等。其中疾病因素包括疾病亚型、病情程度、人口学特点、辨证分型等；针刺因素包括了穴位、刺激部位，刺激量、参数，针刺方向、角度、深度，针刺时间因素，针刺工具等；其他因素包括了合并应用预防性治疗药物、理疗、心理治疗等。上述任何因素的变动，都很有可能直接或间接地影响预防性治疗的疗效。

（一）疾病因素

1. **疾病亚型**　根据《国际头痛分类》（第3版），偏头痛大致可分为无先兆偏头痛、有先兆偏头痛、慢性偏头痛、偏头痛并发症、很可能的偏头痛、可能与偏头痛相关的周期综合征，这些又分为多种亚型及衍生型。针灸被广泛用于各种类型的偏头痛，但目前缺乏高质量临床证据来解答针灸治疗何种亚型或衍生型偏头痛更优的问题。

2. **病情程度**　偏头痛的病情程度主要根据头痛部位、头痛程度、持续时间、发作频率、有无伴随症状、病程时长等来判断。不同病情程度的偏头痛，其针灸预防性治疗效果理应不同，目前仅有研究采用头针配合电针对比单纯药物，对处于急性期的患者进行针刺或药物治疗，间歇期不采用任何治疗，影响疗效因素分析认为治疗前头痛程度越高，治疗效果越好[2]。在《中国偏头痛防治指南》中有"针灸治疗偏头痛，一般应在疼痛发作之初、痛势未甚时及时治疗，效果往往更佳"的说法[3]。然而针刺对于何种病情程度的偏头痛预防治疗更佳，目前缺乏临床随机对比研究。

3. **患者人口学特点**　针刺预防性治疗偏头痛存在一定的人口学特点，袁野[2]等研究发现头针治疗无先兆偏头痛患者，随访2个月疗效与性别有关，男

[1]　杨峰，范刚启.针药结合与针刺、药物治疗偏头痛疗效比较[J].吉林中医药，2015，35（3）：300-303.

[2]　袁野，文泳鉴，王悦，等.头针治疗无先兆性偏头痛的临床研究[J].上海针灸杂志，2016，35（1）：14-17.

[3]　中华医学会疼痛学分会头面痛学组，中国医师协会神经内科医师分会疼痛和感觉障碍专委会.中国偏头痛防治指南[J].中国疼痛医学杂志，2016，22（10）：721-727.

性疗效优于女性；随访 3 个月疗效与文化程度有关，文化程度越高疗效越好。性别、年龄、职业、文化程度、家庭经济条件、地域、环境等可以作为是否选择针刺治疗的考虑因素，这方面的研究有待拓展。

4. 辨证分型 辨证分型主要分为内科辨证（脏腑、八纲、气血津液）、经络辨证、体质类型辨证等。在临床具体辨证应用方面，偏头痛的辨证分型以脏腑辨证及经络辨证为主，体质类型辨证有所涉及。目前针刺预防偏头痛经络辨证以少阳经为主，脏腑辨证则以肝阳上亢、痰湿瘀阻等常见证型为主。大部分研究未区分偏头痛发作期及间歇期的辨证分型，因此，对间歇期辨证分型与针刺预防性疗效的关系掌握甚少。通过调整体质，特别是对阴虚质、气郁质和瘀血质患者的体质干预，为预防偏头痛发作的一条新路径。但目前针刺预防性治疗偏头痛的优势证型尚未明确。

（二）针刺因素

1. 穴位 / 刺激部位 因针刺的刺激量，针刺方向、角度、深度，针刺时间等均需施加于针刺穴位，故针刺穴位乃针刺因素中最重要因素之一，国内外文献报道的偏头痛针刺预防性治疗选穴繁多。针刺预防偏头痛的穴位选择研究初步形成以中医传统理论选穴为主，取少阳经穴为丰，配合远端辨证选穴的穴位针灸方案。我们从中医传统理论选穴、现代医学理论选穴两方面，并结合穴位相对特异性研究，对穴位选择现状进行总结分析。

（1）中医传统理论选穴：中医传统理论选穴方法主要有辨位选穴、辨证选穴及辨经选穴，此三种方法在针刺防治偏头痛的研究中常交互使用。

1）辨位选穴：偏头痛患者中约有 60% 以颞枕部头痛为主，有时扩散至额、顶部或全头。虽然偏头痛在间歇期没有头痛症状，但在预防性治疗中按发作期头痛症状辨位选穴仍然是目前主要选穴方法之一。辨位选穴又有选经穴、非经穴之分。选经穴则以督脉及足少阳经上位于头部的经穴为主，如百会、神庭、本神、头维、率谷、风池等。非经穴则以选"阿是穴"（压痛点、敏感点、结节或肌肉僵硬处）为主。阿是穴常用于偏头痛发作期，但偏头痛间歇期是否存在与发作期类似的阿是穴，其预防性治疗偏头痛疗效如何，选择经穴、非经穴的疗效优劣，亦无针对性研究。

2）辨证选穴：辨证选穴指根据疾病的证候特点，分析病因病机而辨证选取穴位的方法。我们团队通过总结发现[1]：偏头痛间歇期证型是根据其虚实夹杂、本虚标实的特点，分为虚实两类，实证为肝阳上亢、痰湿阻滞、气血瘀滞；虚证为气血亏虚、肾精亏虚。针刺预防性治疗偏头痛辨证所选穴位多作

[1] 范香瀛，文玉茵，杨春滟，等 . 偏头痛辨证分型与针刺疗效的关系分析[J]. 中国针灸，2020，40（1）：96-102.

为配穴出现。《循证针灸临床实践指南：偏头痛》推荐[1]：肝阳上亢型加颔厌透悬颅、列缺、太溪、行间；痰浊型加颔厌透悬颅、列缺、丰隆、内关；瘀血型加膈俞、血海、足三里、三阴交；肾虚、气血不足型加足三里、气海、三阴交、太溪、肾俞。但目前诸多研究未明确区分偏头痛不同时期的辨证取穴，发作期与间歇期辨证选穴理应不同，如何在发作期辨证选穴的基础上序贯进行间歇期的辨证选穴？这些问题研究极少，有待更具体的系统研究。

　　3）辨经选穴：辨经选穴是依据头痛部位、症状、体征等，确定受累经脉的循经取穴法，是偏头痛预防性治疗最基本、最常用取穴方法。偏头痛多数为侧头部中重度疼痛，而侧头部为少阳经脉循行之处，正如《灵枢·经脉》曰"手少阳之脉……直上出耳上角……从耳后入耳中，出走耳前……足少阳之脉……上抵头角，下耳后"，故认为偏头痛的发作很大程度责之于少阳经脉失养、经气阻滞不通所致，因此取少阳经穴为偏头痛预防性治疗选穴的主穴。目前国内外高质量研究通常选择在局部配合远端辨证、辨经选穴，亦有结合调神、调脏腑理论，同时选取四肢等远端经穴的研究，如沈燕[2]等提出从"神"论治，在局部经穴基础上配合调"神"要穴，如人中、内关、劳宫、涌泉等。王麟鹏[3]等在偏头痛间歇期治疗时加五脏俞调理脏腑。但对于局部辨证/辨经选穴、远端辨证/辨经选穴、局部结合远端辨证/辨经选穴等不同选穴方案之间尚无疗效优劣的系统研究。

　　（2）现代医学理论选穴：现代医学理论选穴主要依据偏头痛发病机制选穴，目前主流的偏头痛发病机制有三叉神经血管学说、皮层扩布性抑制理论及激痛点理论等。

　　1）三叉神经颈复合体（TCC）即三叉神经和枕神经伤害性感觉信息传导途径中的重要解剖结构。三叉神经血管学说、神经节段关系、三叉神经颈复合体等理论方法在一定程度上指导偏头痛的针刺选穴。在偏头痛的针刺预防性治疗中，风池作为首选，其恰位于枕神经的体表投影处，针刺风池可能通过刺激枕神经作用于"三叉神经颈复合体"，从而实现对三叉神经血管系统的良性干预，达到镇痛、治疗的效应。团队范刚启教授结合偏头痛针刺选穴规律、偏头痛发生机制三叉神经血管学说，提出偏头痛不同神经分布区穴针刺镇痛

[1]　中国针灸学会.循证针灸临床实践指南：偏头痛（修订版）[M].北京：中国中医药出版社，2014.

[2]　沈燕，樊小农，王舒.从"神"论针刺预防性治疗偏头痛的思路探讨[J].中华中医药杂志，2015，30（4）：1160-1163.

[3]　王少松.王麟鹏教授分期分型针刺治疗偏头痛经验[J].中国针灸，2016，36（7）：743-746.

效应的相对特异性假说。初步研究亦发现[1]：针刺枕神经分布区穴（脑空透风池、脑户透风府）可显著缓解枕部痛，并对额颞眶痛亦有较好镇痛作用；针刺三叉神经分布区穴（头维透丝竹空、颔厌透太阳、悬颅透瞳子髎等）可显著缓解额颞眶痛，但对枕部痛的疗效较差。提示枕神经分布区、三叉神经分布区穴位针刺治疗偏头痛时的镇痛效应存在相对特异性。然而，针对三叉神经分布区穴位、枕神经分布区穴位的研究主要以缓解头痛症状尤其是即刻镇痛效应为主，对于预防性治疗偏头痛如减少发作频率等方面，目前还缺乏针对性研究。

2）皮层扩布性抑制（cortical spreading depression，CSD）是发生在脑神经元和神经胶质细胞上的一种缓慢传播的扩散去极化波，随后导致数分钟的脑电活动抑制，发生的同时伴随着细胞内外 K^+、Na^+、Ca^{2+} 和 Cl^- 浓度梯度的改变和谷氨酸的释放等，既往相关研究认为它能够激活三叉神经血管系统，进而引发头痛。CSD 是解释偏头痛先兆的主要机制。石宏[2]等研究发现电针大鼠阳陵泉、太冲可显著抑制氯化钾诱导的偏头痛模型大鼠 CSD 电位波幅。我们可以通过抑制偏头痛先兆的发生，抑制皮层扩布性抑制的产生，从而起到预防作用，但如何依据 CSD 理论指导偏头痛针刺预防性治疗选穴尚无针对性研究。

3）偏头痛同侧头颈部激痛点（MTrP）是影响偏头痛发生、持续的一个重要因素，因此，基于 MTrP 理论可以对针刺预防性治疗偏头痛选穴提供指导，但目前基于 MTrP 理论的针刺预防性治疗偏头痛的临床报道总体而言还很少，激痛点理论指导优化选穴的针对性研究还很缺乏。

2. 针刺角度、方向、深度　针刺方向、角度、深度及针刺手法与针刺预防性治疗偏头痛疗效有着密切的关系。以下选择常用部位腧穴的针刺方法进行总结。

（1）头部腧穴：针刺预防性治疗偏头痛在头面部多选择率谷、太阳、百会、阳白、丝竹空、头维、颅息等。头部腧穴均采用斜刺法，针刺深度未明确提及，缺少不同针刺方向及针刺深度之间的对比研究。面部腧穴仅个别研究提及直刺或斜刺，具体针刺方向及深度没有详细说明，不同针刺方法之间的对比研究少。陈祥芳[3]等在针刺率谷时多为平刺，针尖朝向耳尖，即率谷透角孙，均先斜刺到帽状腱膜下，后改为平刺，刺激量以得气为主。太阳乃顶骨、

[1]　牛家苑,范刚启.论偏头痛急性期针刺效应神经通路的相对特异性(英文)[J].世界针灸杂志,2015,25(4):59-66.

[2]　石宏,李江慧,吉长福,等.电针对偏头痛大鼠的皮层扩展性抑制以及对血浆降钙素基因相关肽、P物质含量的影响[J].针刺研究,2010,35(1):17-21.

[3]　陈祥芳,樊小农,刘健,等.针刺预防治疗偏头痛59例临床疗效观察[J].天津中医药,2007,24(1):30-31.

颧骨、蝶骨及颞骨的交会之处，张维[1]等研究发现深刺太阳（直刺 1.2~1.8 寸，至针尖抵颅骨后退出 1 分）与浅刺（直刺 0.3 寸）均能减轻偏头痛患者的头痛程度，深刺太阳穴较浅刺在减轻疼痛程度及总体疗效上具有优势。宋旦旨[2]在针刺对比药物治疗偏头痛的研究中表示针刺患侧丝竹空时要斜刺快速进针达帽状腱膜下，将针身倾斜与头皮呈 15° 角平刺向率谷穴，施快速捻转手法，约 200 转 /min，待局部出现酸胀感，再持续捻转 3 分钟，以同样手法由太阳向角孙透刺。百会多为平刺入帽状腱膜以下，小幅度快速捻转，针刺方向多为向枕部（百会透后顶，上星透百会），也有百会透四神聪的研究，但缺少其各个方向透刺的优化研究。

（2）颈项部腧穴：风池使用最多。邓伟哲[3]等直刺风池，针尖向对侧目内眦，深度达 45~55mm，发现其在延迟头痛复发方面显著优于常规针刺（深度为 20~25mm），还发现深刺风池对偏头痛患者脑血管功能及脑血流变化有更好的调整作用。说明针刺不同深度，不同组织层次，对于偏头痛预防疗效有不同的影响。

（3）四肢躯干部腧穴：如合谷、外关、三阴交、太冲、中渚等，均未明确提及针刺的方向及深度，多采用直刺的常规针刺方法。目前不同针刺方向及深度的对比研究为空白。

3. **针刺时间**　针刺时间主要指针刺介入时机、针刺治疗时间、针刺疗程等方面。因偏头痛为慢性发作性疾病，疾病涉及多个亚型，故针刺时间的三个方面显得尤为重要。

（1）针刺介入时机：在月经相关性偏头痛的预防性治疗中有所提及，其他类型偏头痛的治疗中很少提及介入针刺治疗的具体时间。王麟鹏[4]团队分型治疗偏头痛，对于月经相关性偏头痛的针刺治疗要求除了每周 2 次的固定针刺治疗时间，在月经来潮前 10 天内额外进行针刺干预，对比药物治疗，针刺预防治疗月经相关性偏头痛效果更佳。王成果[5]则认为月经前 3 天介入针刺亦可以取得一定疗效。目前缺乏无先兆偏头痛针刺介入时间的研究，预防治疗在头痛后第几天介入针刺更合适，不同介入时间是否存在差异，这些问题

[1]　张维.不同深度针刺太阳穴预防性治疗缓解期偏头痛的临床研究[J].上海针灸杂志，2015，34（9）：841-842.

[2]　宋旦旨.远近配穴针刺治疗偏头痛临床观察[J].针灸临床杂志，2006（6）：25-26.

[3]　邓伟哲，杨志欣.深刺风池穴为主治疗偏头痛临床观察[J].中国针灸，2002，22（10）：661-662.

[4]　ZHANG X Z, ZHANG L, GUO J, et al.Acupuncture as prophylaxis for menstrual-related migraine: study protocol for a multicenter randomized controlled trial[J].Trials, 2013, 14（1）: 374.

[5]　王成果，徐守华.针刺颈夹脊穴治疗月经期偏头痛 35 例[J].中国针灸，2006，26（8）：601-602.

的答案尚不可知。

（2）针刺治疗时间：毫针针刺相关研究治疗时间多为 20~30 分钟，留针期间内行针刺手法的次数及时间不一，一般间隔 10~15 分钟行针，次数 1~3 次。穴位埋线防治无先兆偏头痛的研究中，对于治疗时间几乎均未提及，考虑到穴位埋线类似针刺，仅免去了留针时间，故治疗时间上不作探讨。穴位埋线刺激时间的长短主要与线体材质有关，对于治疗效果与线体被吸收时间的长短有无关系的问题，值得进一步研究。

（3）针刺疗程：国内外对于偏头痛预防的针刺治疗研究中，针刺疗程设置不统一，对于普通针刺的治疗次数、治疗间隔时间的设置，目前无统一标准。Diener[1] 等进行的针刺防治偏头痛的临床研究中，患者每周接受针刺治疗 2 次，2 周为 1 个疗程。Gianni Allais[2] 等在为期 6 个月的随机对照试验中，针刺组要求前 2 个月，每周治疗 1 次；后 4 个月，每月治疗 1 次。亦有每周治疗 5 次，1 周为 1 个疗程，共治疗 4 个疗程（每个疗程间隔 2 天）的设置[3]。穴位埋线的疗程设置则相差不大，治疗的间隔时间多根据线体吸收情况而定，一般 1~2 周 1 次，治疗次数多为 3 或 4 次[4]。

4. **针刺工具**　目前关于毫针（包括电针、头针、腹针、耳针等）、穴位埋线、穴位注射、针刀、三棱针，均有相关研究认为其对偏头痛预防有效。毫针现代多为不锈钢或银质材料，柔韧且具有一定硬度，根据其针身长度及针体粗细又可分为不同种类，其为临床针刺防治偏头痛的常用工具。电针、头针、腹针、耳针仅为针刺手段及部位的不同，选择工具均为毫针。彭玉琳等[5] 电针双侧丘墟，使用疏密波，频率 2/100Hz，强度以患者可以耐受为度，并配合常规针刺，对比口服氟桂利嗪组，治疗后 4 个月电针组在减轻疼痛程度、改善生活质量方面更优。吴家民等[6] 采用朱氏头皮针（以颞前带、颞后带为主穴），对比口服氟桂利嗪组，总有效率达 87.5%，且头痛发生频率、持续时间、VAS 评分、

[1]　DIENER H C，KRONFELD K，BOEWING G，et al.Efficacy of acupuncture for the prophylaxis of migraine: amulticentre randomisedcontrolled clinical trial[J].Lancet Neurology，2006，5（4）：310-316.

[2]　ALLAIS G，LORENZO C D，QUIRICO P E，et al.Acupuncture in the prophylactic treatment of migraine without aura: a comparison with flunarizine[J].Headache，2002，42（9）：855-861.

[3]　LI Y，ZHENG H，WITT C M，et al.Acupuncture for migraine prophylaxis: a randomized controlled trial[J].CMAJ，2012，184（4）：401-410.

[4]　封燕婷 . 穴位埋线治疗偏头痛的长效性研究[J]. 环球中医药，2015，8（S2）：259-260.

[5]　彭玉琳，周江文 . 电针丘墟配合少阳经针刺治疗偏头痛 32 例疗效观察[J]. 浙江中医杂志，2018，53（2）：134-135.

[6]　吴家民，李昕豪，吴锦镇，等 . 朱氏头针治疗偏头痛临床研究[J]. 针灸临床杂志，2018，34（8）：52-54.

焦虑自评量表（self-rating anxiety scale，SAS）评分等较对照组明显下降。裘波[1]使用腹针对比传统针刺治疗气血亏虚型偏头痛患者，腹针疗法总有效率达 79.31%。作者团队前期研究中对比埋线脑户透风府、脑空透风池与假埋线（仅不将线体埋入穴位，其余同穴位埋线组，类似针体较粗的毫针），发现穴位埋线组治疗后第 4 个月与治疗前相比，在减轻头痛程度、缩短疼痛时间、降低综合评分方面优于假埋线组[2]。因穴位注射法存在腧穴与药物作用主次、交互作用、何种搭配组合方案最优、药物作用途径等诸多问题，故团队提出了辨经辨穴辨药、药理药性并重、正交设计等对策及思考[3]。然而穴位注射风险性较大（有误入血管、神经干、关节腔、脊髓腔等风险），操作者需要有良好的解剖学基础。针刀可松解痉挛、剥离粘连，从而起到治疗偏头痛的作用。邓一刀[4]对比针刀组与普通针刺组，针刀组选择在枕外隆凸与颈 2 棘突连线的中点与患侧颞骨乳突的尖连线上中内 1/3 及中外交界处区域内压痛点或硬结作为进针治疗点，治疗 3 个周期后针刀组在痊愈率、显效率、愈显率方面均大于针刺组。针刺预防偏头痛的研究中，针刺工具的选择多样，目前研究多将针刺与药物、假针刺对比，缺少不同工具对于相同亚型疾病（如无先兆偏头痛）的疗效对比研究。

（三）基于现状的问题分析

从以上几个方面的针刺预防性治疗偏头痛的现状来看，疾病因素、针刺因素、药物等其他治疗均为针刺防治偏头痛疗效的重要影响因素，任何因素的变动都很有可能直接或间接地影响预防性治疗的疗效。目前在针刺预防性治疗偏头痛研究中，对各因素的优选研究还不够系统和深入，对此我们建议可根据系统科学、系统工程学理论方法，选择多因素、多水平分析法进行优化分析[5]。疗效是对各项因素优选的最终目的，疗效评价显得尤为重要。对于偏头痛预防性治疗疗效评价的指标方面，亦有不区分急性期治疗评价标准与预防性治疗评价标准的现象。对于偏头痛急性期评估应该以即刻止痛效果为主，对于预防性疗效评估应采用国际认可指标，以发作频率、持续时间、头痛程度、生活质量、精神心理等方面为主。偏头痛为一种生物 - 心理 - 社会性疾病，临床上除了单纯针刺治疗，常常联合其他治疗方法，如药物、心理治疗、理

［1］　裘波．腹针疗法治疗气血亏虚型偏头痛 29 例［J］．浙江中医杂志，2018，53（2）：133．

［2］　郑咏淇．排针平刺穴位埋线法预防性治疗偏头痛疗效观察［D］．南京：南京中医药大学，2016．

［3］　范刚启，陆斌．穴位注射疗法研究的现状及展望［J］．中国针灸，2001，21（7）：53-56．

［4］　邓一刀．小针刀治疗偏头痛临床观察［J］．中华肿瘤防治杂志，2016，23（S1）：260-270．

［5］　范刚启，王玲玲，王启才，等．神经系病针灸临床病谱和治疗方案的筛选［J］．中国针灸，2003，23（8）：477-479．

疗等。偏头痛预防性治疗中尚缺乏关于针刺联合心理、生物反馈等手段防治偏头痛的临床研究。针刺联合预防性药物的临床研究较多，但缺少公认的针刺、药物治疗方案及适应证的研究，影响针药结合预防偏头痛疗效的因素过多，针刺治疗及药物治疗的方案呈现多种多样的态势，并无公认的针灸方案，造成了研究的局限性。

（本节责任人：王　丹，郑咏淇，朱栋华，范刚启）

三、对偏头痛针灸疗效的评价

（一）评价方法

1. 针灸治疗偏头痛急性期评价方法　偏头痛急性期针刺疗效指标存在与预防性治疗评价相混淆、指标评价单一等问题。2016 版《中国偏头痛防治指南》指出：快速止痛、持续止痛，减少本次头痛再发，恢复患者功能是偏头痛急性期治疗的主要目的，这是仅就临床症状而言的[1]。但偏头痛对患者的危害涉及生理、心理、社会等多层面，理应从生物 - 心理 - 社会多维度对针灸治疗偏头痛急性期进行综合评价。

生物学指标方面，可从以下几点评价：①针刺快速、持续镇痛效应指标，如治疗后 2 小时内头痛缓解率、消失率，以及不同时间点疼痛缓解情况、消失情况，其中最常用的头痛程度评估工具包括视觉模拟评分法（VAS）、数字评分法（numeric rating scale，NRS）；②针刺减少头痛再发生指标，如治疗后疼痛复发率（24 小时以内）；③伴随症状改善指标，如不同时间点偏头痛急性期伴随症状恶心、呕吐、畏光、畏声等的缓解程度、消失比例。此外，可结合针灸学特点，探索敏感性较好的具有针灸特色的效应指标，如阳性点压痛或酸胀感的减轻与消失，经络循行处皮肤的色泽及皮下组织的变化等。也可运用现代医学技术手段如脑电图（EEG）、脑血流图等进行评价[2-3]。

心理、社会方面的评价，可运用医院焦虑抑郁量表（HADS）等，评估针灸对患者抑郁、焦虑等精神心理症状改善情况；可运用 24 小时偏头痛特异性生活质量量表（MSQ）等，评估针灸对患者日常生活、工作、学习不良影响的改善情况，以及运用经济学指标评估针灸节约医疗成本和隐性成本（误工费）等。

[1]　中华医学会疼痛学分会头面痛学组，中国医师协会神经内科医师分会疼痛和感觉障碍专委会.中国偏头痛防治指南[J].中国疼痛医学杂志，2016，22（10）：721-727.

[2]　杨旭光，王彤，尹玉芳.针灸治疗偏头痛临床评价指标选择的探讨[J].中国中医基础医学杂志，2014，20（4）：519-521.

[3]　李心怡，石兆峰，胡嘉元，等.针刺治疗偏头痛核心结局指标集的建立[J].世界科学技术：中医药现代化，2020，22（1）：7-12.

此外，应重视针刺治疗的安全性评价，包括观察针刺后引起的血肿、出血、感染、晕针等不良反应，减少药物用量、降低药物不良作用等。

2. **针灸治疗偏头痛间歇期评价方法**　针灸治疗偏头痛间歇期评价方法亦存在标准不统一，急性镇痛治疗与预防性治疗混为一谈，指标过于主观化等问题。国内偏头痛防治指南认为偏头痛预防性治疗的首要目的是降低头痛每月发作次数，减轻疼痛程度，减少失能，提高急性期治疗敏感性[1]。其急性期和间歇期治疗目的、治疗策略不同，评价指标也有所差别。

生物学指标方面，包括针刺改善偏头痛症状相关指标：①头痛发作次数或者发作天数：此项指标多作为主要观察指标，一般观察每 4 周或 1 个月内的头痛发作次数或者发作天数。②头痛程度：由于偏头痛患者存在头痛可时轻时重，故很难找到一个简易而又标准化的准则，其程度的评价以受试者最痛的头痛程度进行评分。最常用的头痛程度评估工具包括视觉模拟评分法（VAS）和数字评分法（NRS）。③伴随症状改善指标：每次发作有无伴随症状如恶心、呕吐、头晕、畏光、畏声等，通过记录伴随症状的发生频率来判断缓解程度。④每次头痛持续时间、止痛药物使用天数等。因头痛发作的持续时间（小时），容易受到睡眠、使用止痛药物、介入其他治疗等的影响，所以一般不作为主要评价指标。此外，还包括现代医学指标，如功能磁共振成像（fMRI）、经颅多普勒超声（TCD）、脑电图（EEG）、β- 内啡肽等[2-3]。

心理、社会方面：偏头痛患者焦虑、抑郁、生活质量等情况的评价被运用于针刺预防性治疗偏头痛的研究中。有一般评价和特异性评价之分，常用一些量表来进行，量表使用前需要做信度和效度检验。心理方面的量表有 SAS 量表、抑郁自评量表（SDS）。生活质量方面的量表有健康调查量表 36（SF-36）、简易生活质量量表、偏头痛特异性生活质量问卷、偏头痛失能评价等。此外，还可对治疗不良反应和经济效益进行评价[2-3]。

（二）疗效评价

1. **针灸治疗偏头痛急性期疗效评价**　《循证针灸临床实践指南：偏头痛》认为[4]：针对偏头痛急性期，局部刺络配合耳穴刺络可降低头痛发作频率、治疗无效率、头痛积分、头痛指数，缩短发作时间等，列为强推荐方案；少阳经穴

[1]　中华医学会疼痛学分会头面痛学组，中国医师协会神经内科医师分会疼痛和感觉障碍专委会 . 中国偏头痛防治指南[J]. 中国疼痛医学杂志，2016，22（10）：721-727.

[2]　杨旭光，王彤，尹玉芳 . 针灸治疗偏头痛临床评价指标选择的探讨[J]. 中国中医基础医学杂志，2014，20（4）：519-521.

[3]　李心怡，石兆峰，胡嘉元，等 . 针刺治疗偏头痛核心结局指标集的建立[J]. 世界科学技术：中医药现代化，2020，22（1）：7-12.

[4]　中国针灸学会 . 循证针灸临床实践指南：偏头痛（修订版）[M]. 北京：中国中医药出版社，2014.

为主配合辨经针刺治疗可缓解头痛强度、降低治疗无效率、减少用药、提高生活质量等，列为强推荐方案；火针可降低治疗无效率，减轻头痛强度，列为弱推荐方案。

Meta 分析结果显示：以 VAS 评分减少值为评价指标时，针刺对偏头痛的镇痛疗效明显优于假针刺组[1]；以 VAS 评分为评价指标，针刺后即时效应与假针刺和西药组比差异无统计学意义（$P>0.05$）[2]。

基于临床实践和目前的循证证据，认为针刺治疗偏头痛急性期有效，但现有研究文献设计质量、精确性总体不高，存在发表偏倚，且证据质量较低。

2. **针灸治疗偏头痛间歇期疗效评价**　《循证针灸临床实践指南：偏头痛》认为：针对间歇期偏头痛进行针灸综合治疗，推荐以少阳经穴为主，兼顾经络、脏腑辨证取穴的毫针刺法，同时可配合头针、电针、温针灸、放血等，该疗法安全有效，且其具有因人而异、操作简便、疗效显著、痛苦较小等优点[3]。

一项在考克兰数据库发表的关于针灸预防发作性偏头痛系统综述结果显示：与无针刺组相比，针刺治疗可适度减少头痛频率；与假针刺相比，在减少头痛频率方面有轻微统计学差异，为中等质量证据；与预防性药物组相比，针刺在减少偏头痛频率方面显著优于药物对照组。现有证据提示加用针刺进行对症治疗，可以减少头痛频率，针刺可以作为愿意接受该疗法患者的一种治疗选择[4]。Meta 分析结果显示：针刺预防性治疗偏头痛有效，其近期疗效、远期疗效、减少头痛次数疗效均优于西药，并且针刺预防性治疗偏头痛有安全性高、不良反应少的特点[5]。

目前的临床实践和循证学证据认为针刺预防性治疗偏头痛有效，但同样存在研究设计质量、精确性总体不高，存在偏倚，质量较低的问题。

（本节责任人：寇任重，王　丹）

［1］　蒲圣雄，谭戈，王达岩，等. 针刺对偏头痛急性发作期止痛疗效 Meta 分析［J］. 重庆医学，2016，45（10）：1353-1356.

［2］　崔秋月，何俏颖，方剑乔，等. 针刺治疗偏头痛时效性评价的 Meta 分析［J］. 上海针灸杂志，2018，37（4）：466-473.

［3］　中国针灸学会. 循证针灸临床实践指南：偏头痛（修订版）［M］. 北京：中国中医药出版社，2014.

［4］　LINDE K，ALLAIS G，BRINKHAUS B，et al.Aupuncture for theprevention of episodic migraine［J］.Cochrane Database of Systematic Reviews，2016，6（6）：CD001218.

［5］　宋倩，赵守法，李礼，等. 针刺与西药比较预防性治疗偏头痛的 Meta 分析［J］. 辽宁中医杂志，2016，43（4）：821-826.

第七节　偏头痛分类及诊断标准[1]

一、分类

1. 偏头痛

　　1.1　无先兆偏头痛

　　1.2　有先兆偏头痛

　　　　1.2.1　典型有先兆偏头痛

　　　　　　1.2.1.1　典型先兆伴头痛

　　　　　　1.2.1.2　典型先兆不伴头痛

　　　　1.2.2　伴有脑干先兆偏头痛

　　　　1.2.3　偏瘫型偏头痛

　　　　　　1.2.3.1　家族性偏瘫型偏头痛

　　　　　　　　1.2.3.1.1　家族性偏瘫型偏头痛，1 型

　　　　　　　　1.2.3.1.2　家族性偏瘫型偏头痛，2 型

　　　　　　　　1.2.3.1.3　家族性偏瘫型偏头痛，3 型

　　　　　　　　1.2.3.1.4　家族性偏瘫型偏头痛，其他基因位点

　　　　　　1.2.3.2　散发性偏瘫型偏头痛

　　　　1.2.4　视网膜型偏头痛

　　1.3　慢性偏头痛

　　1.4　偏头痛并发症

　　　　1.4.1　偏头痛持续状态

　　　　1.4.2　不伴脑梗死的持续先兆

　　　　1.4.3　偏头痛性脑梗死

　　　　1.4.4　偏头痛先兆诱发的痫样发作

　　1.5　很可能的偏头痛

　　　　1.5.1　很可能的无先兆偏头痛

　　　　1.5.2　很可能的有先兆偏头痛

　　1.6　可能与偏头痛相关的周期综合征

　　　　1.6.1　反复胃肠功能障碍

　　　　　　1.6.1.1　周期性呕吐综合征

---

[1]　Headache Classification Committee of the International Headache Society.The international classification of headache disorders，3rd edition［J］.Cephalalgia，2018，38（1）：1-211.

　　　　1.6.1.2　腹型偏头痛

　　1.6.2　良性阵发性眩晕

　　1.6.3　良性阵发性斜颈

二、偏头痛亚型诊断

1.1　无先兆偏头痛

　　A. 符合 B~D 标准的头痛至少发作 5 次

　　B. 头痛发作持续 4~72 小时（未经治疗或治疗未成功）

　　C. 至少符合下列 4 项中的 2 项：

　　　　1）单侧

　　　　2）搏动性

　　　　3）中 - 重度头痛

　　　　4）日常体力活动加重头痛或因头痛而避免日常活动

　　D. 发作过程中, 至少符合下列 2 项中的 1 项：

　　　　1）恶心和 / 或呕吐

　　　　2）畏光和畏声

　　E. 不能用 ICHD-3 中的其他诊断更好地解释

1.2　有先兆偏头痛

　　A. 至少有 2 次发作符合 B 和 D

　　B. 至少有 1 个可完全恢复的先兆症状：

　　　　1）视觉

　　　　2）感觉

　　　　3）语音和 / 或语言

　　　　4）运动

　　　　5）脑干

　　　　6）视网膜

　　C. 至少符合下列 4 项中的 2 项：

　　　　1）至少有 1 个先兆持续超过 5 分钟和 / 或 2 个或更多的症状连续发生

　　　　2）每个独立先兆症状持续 5~60 分钟

　　　　3）至少有 1 个先兆是单侧的

　　　　4）与先兆伴发或者在先兆出现 60 分钟内出现头痛

　　D. 不能用 ICHD-3 中的其他诊断更好地解释, 排除短暂性脑缺血发作

1.3　慢性偏头痛

　　A. 符合 B 和 C 的头痛（符合紧张性头痛或者偏头痛特征的头痛）每月发作至少 15 天, 至少持续 3 个月

B. 符合无先兆偏头痛诊断 B~D 或有先兆偏头痛 B 和 C 的头痛至少发作 5 次

C. 头痛符合以下任何 1 项且每月发作大于 8 天，持续大于 3 个月

  1）无先兆偏头痛的 C 和 D

  2）有先兆偏头痛的 B 和 C

  3）患者所认为的偏头痛发作并可通过服用曲普坦类或者麦角类药物可以缓解

D. 不能用 ICDH-3 中的其他诊断更好地解释

（本节责任人：蒋亚楠，范刚启）

第三章

针灸治疗紧张性头痛

第一节　概　述

紧张性头痛（tension-type headache，TTH）是头痛中最为常见的一种，分为偶发性、频发性、慢性及很可能的紧张性头痛四种临床亚型。紧张性头痛患病率呈逐年上升趋势，青年、女性患病率相对较高[1]。虽然紧张性头痛个体疾病负担低于偏头痛，但由于患病率高，该病对社会、经济产生很大影响[2]。

紧张性头痛临床特征明显。①头痛部位：绝大部分情况下，为双侧性，枕项部、颞部、额部多见，也可为整个头顶部。单侧头痛患者，基本不考虑紧张性头痛诊断。②头痛性质及程度：压迫感、紧束感、胀痛、钝痛；无持续搏动性疼痛；轻或中度头痛。如果患者呈搏动性头痛，且因为头痛程度限制了患者活动，基本上不考虑紧张性头痛诊断。③头痛时间：持续时间多为30分钟到7天，也可持续数周、数月，甚至数年。④伴随症状：可伴畏光、畏声其中一项（但不会同时兼有），且通常较轻。多伴有焦虑、抑郁等心理调节障碍。⑤其他：无恶心或呕吐，日常体力活动如走路或爬楼梯不加重头痛。如头痛程度较重，活动后因为头痛程度加重而影响了生活、工作、学习，即因为头痛程度而限制了患者活动，也基本上不考虑紧张性头痛诊断。

在神经科门诊或其他门诊初筛紧张性头痛患者时，非搏动性头痛和头痛不因日常活动加重是很重要的两点。

紧张性头痛与偏头痛及颈源性头痛常常难以鉴别。与紧张性头痛不同，偏头痛多为单侧、搏动性、中 - 重度头痛，可同时伴有畏光、畏声、恶心呕吐，活动后头痛加重；颈源性头痛多由于颈椎或颈部软组织损伤所致，疼痛起源于头颈后侧，单侧疼痛，颈部不良姿势和颈部运动可诱发，疼痛放射至同侧肩或上肢，患侧枕大神经阻滞和枕区高频治疗具有诊断意义[3]。临床上可出现紧

[1] YAO C Y, WANG Y, WANG L J, et al.Burden of headache disorders in China, 1990-2017: findings from the Global Burden of Disease Study 2017[J].The Journal of Headache and Pain, 2019, 20（1）: 102.

[2] STOVNER L, HAGEN K, JENSEN R, et al.The global burden of headache: a documentation of headache prevalence and disability worldwide[J].Cephalalgia, 2007（3）, 27（3）: 193-210.

[3] 刘志伟, 谢瑞, 孙凯, 等 . 颈源性头痛诊断标准解读: 诊断与鉴别诊断中的问题与认识[J]. 中国组织工程研究, 2021, 25（23）: 3746-3751.

张性头痛与其他类型头痛存在重叠症状的现象,不排除共病可能。

目前国际上治疗本病的措施大致分两大类,一是急性镇痛药,多采用非甾体抗炎药;二是预防性治疗,多采用抗抑郁、焦虑药物。因本病发作频率高,反复长期使用非甾体抗炎药会导致头痛程度加重、药物依赖性头痛和对药物的心理依赖等问题,因而限制了该疗法的应用。预防性治疗所使用的抗抑郁药常给患者造成恶心呕吐、厌食、口干、头晕、震颤和性功能障碍等副作用。故目前国际上尚无副作用小、疗效确切的紧张性头痛治疗方法。

祖国医学在头痛的病因病机、诊断治疗、调理预防等方面有丰富的经验和行之有效的方法。其中针刺疗法对本病的病情控制及症状改善有较好的疗效且无严重不良反应。

针灸疗法治疗本病具有安全便捷、见效快、易于操作、适用人群广泛等优势,已广泛运用于紧张性头痛的临床治疗中。Cochrane 协作网收录一篇针刺治疗紧张性头痛的系统评价并于 2016 年进行了更新,证实了针刺治疗紧张性头痛的有效性,并认为紧张性头痛应该长期针刺治疗[1]。国内一项 Meta 分析表明针刺治疗紧张性头痛疗效明显优于非甾体抗炎药,可显著降低患者头痛程度、头痛持续时间,改善焦虑症状[2]。

除了急性期的镇痛作用,针刺在头痛间歇期的治疗作用亦不可忽视。但有关紧张性头痛的针刺预防性治疗的研究较少。

不过,针灸治疗紧张性头痛,仍缺乏高质量的循证医学证据。另外,应用于紧张性头痛治疗的针刺疗法多样,不同针刺疗法之间存在适用人群、疗效上的差异,应结合患者的具体情况,选择个体化治疗方案。

具体针刺治疗方法、针灸方案及疗效评价结果参考本章以下几节内容。

（本节责任人：范刚启，周文珠，王　悦）

第二节　紧张性头痛发作期针灸方案列举

一、发作期排针平刺法

主取双侧颞穴组（颔厌 - 悬厘）、额穴组（神庭 - 印堂、眉冲 - 攒竹、头临泣 - 鱼腰、头维 - 丝竹空）；伴颅周肌肉紧张者,加取双侧枕穴组（双侧脑空 - 风池、

[1]　NIELSEN A.Acupuncture for the prevention of tension-type headache（2016）[J]. Explore, 2017, 13（3）: 228-231.
[2]　张雪,布赫,马尧,等.针刺治疗紧张型头痛的 Meta 分析[J].针灸临床杂志,2018,34（1）: 51-55.

脑户 - 风府）；头部沉重感、压迫感明显时，加取顶穴组（百会 - 前顶）。具体刺法见第一章第一节相关内容。隔日治疗 1 次，共治疗 6 次。

嘱患者留针期间，尽量大幅度地睁闭双眼，并适当地俯仰、转动头颈部，以带动头皮及项枕部运动。

本法对发作期紧张性头痛疗效较好，对慢性期患者疗效不如发作期，须坚持治疗数次后方可见到疗效。在针刺治疗同时，应兼顾对患者辅以心理疏导。紧张性头痛与心理社会因素关系密切[1]，因此，诊疗过程中询问患者的情绪和各类压力等是病史采集中必不可少的一环。本方法，请参阅林祺等发表的《排针平刺法治疗头痛》一文[2]。

典型案例 男，18 岁，高三学生。主诉：头痛 3 月余。现病史：因转学后学习成绩不理想，学习压力较大，出现头痛。头部沉重感，紧缩感。颈部疼痛，严重影响学习，失眠，不安。曾于外院接受心理疏导治疗及抗焦虑治疗，但效果不明显。遂至南京市中医院门诊就诊。查体：颈部活动正常，左右风池、风府处及太阳处压痛。治疗：选用排针平刺法，取双侧颞穴组（颔厌 - 悬厘）、额穴组（神庭 - 印堂、眉冲 - 攒竹、头临泣 - 鱼腰、头维 - 丝竹空），顶穴组（百会 - 前顶）。针进入后，头痛当即消失。但上学 1 周后，上症再发，以后每周按上法治疗 1 次，均能显著缓解或消失。3 月后未再随访。

（本节责任人：林 祺，王 悦，沈彦喜）

二、发作期穴位埋线法

穴位埋线法治疗紧张性头痛，通过持续刺激穴位，可避免长时间留针，减少治疗次数，具有一定的疗效。

（一）选穴

双侧风池、率谷透角孙、颔厌透悬颅、C3/C4 棘突旁开 1.5 寸处等。

枕项部为气血津液传输头部的要塞，位于此部位的有风池、风府等穴位，为自古以来治疗头痛的要穴。此处有枕大、枕小神经，第三枕神经，面神经耳后支等，还有丰富的动静脉血管网，针刺这些神经、血管丰富的腧穴能够有效地缓解头痛，这可能与针刺可以舒缓颅周肌紧张、调整脑血管内皮弹性从而改善头部血液循环有关。

中医认为头为诸阳之会，无论外感六淫，内伤七情，终可上犯头目，阻滞经络，发生头痛，双侧风池疏风通络止痛，颞部压痛者加率谷透角孙、颔厌透

[1] 王路，彭淼，池丹妮，等 . 紧张型头痛的心身机制[J]. 中国疼痛医学杂志，2011，17（5）：309-311.
[2] 林祺，周文珠，王悦，等 . 排针平刺法治疗头痛[J]. 中国针灸，2020，40（11）：1193-1197.

悬颅通其闭塞,通则不痛。临床发现几乎所有紧张性头痛患者 C3/C4 棘突旁开 1.5 寸处有压痛,故将此列入选穴范围。

（二）具体操作

患者俯卧位或坐位,双侧风池常规消毒后,使用一次性无菌镊子取出 2cm 长的蛋白线置入埋线针内,左手轻轻固定在穴位处,右手持埋线针与皮肤垂直,针尖朝向下颌方向,进针得气后,固定针芯,缓慢退出空芯针,将蛋白线埋入穴位内,出针后马上按压止血;侧头痛者取率谷透角孙、颔厌透悬颅。常规消毒后右手持针,与头皮呈 20°~30° 角从率谷处进针,刺向角孙,出现针下松动或患者针感强烈时停止进针,固定针芯,缓慢后退针身,使蛋白线埋入穴位间,出针后按压针孔,并注意观察针孔处蛋白线是否全部埋入皮下,防止被针芯带出发生感染。颔厌透悬颅处操作同率谷透角孙。C3/C4 棘突间旁开 1.5 寸处,右手持埋线针与皮肤垂直,针尖或可朝向脊柱方向,其余操作同上。疗程为 2 周 1 次,治疗 3 次为 1 个疗程。

（三）注意事项

1. 患者选择:病程较长,耐受度高,之前最好接受过针刺治疗,且有效,不晕针,心理接受度高,无相关过敏史者为首选。

2. 做好操作前沟通,过程中有疼痛、出血属正常现象,术后可能有局部硬结、局部轻微红肿,一般会自行消退,如有特殊不适,请及时就医。

3. 过饥、过饱、大汗、情绪激动、孕期、严重出血性疾病、皮肤病患者不适宜埋线。

4. 可循序渐进,第一次选双侧风池,只埋两根线,3 天后无不适加埋其他穴位,可有效防止不良反应发生。

5. 嘱患者 24 小时内不要洗头,防止感染。

（四）按语

穴位埋线法治疗紧张性头痛疗效确切,在临床数年观察中,发现平刺埋线和直刺埋线各有优势,此次优选的方案中直刺埋线与平刺埋线法都有涉及,不同穴位选取不同针刺手法,不同程度的头痛选穴数量可随症加减,这也体现了中医同病异治的特点。

（五）文献辑录

勾宗文[1]用穴位埋线治疗 55 例头痛患者,男 21 例,女 34 例,36~74 岁,病程最长达 30 余年,最短为 3 个月。主要取百会、双侧太阳进行穴位埋线。再根据患者病情参照循经、辨证取穴,治疗头痛患者总有效率高达 96.3%,证实了穴位埋线治疗头痛的疗效。

[1] 勾宗文. 穴位埋线疗法治疗头痛 55 例[J]. 中国中医药,2009,7（11）:213.

武大鹏[1]等观察用穴位埋线治疗 123 例头痛患者,治疗组主要选取足三里、合谷、太阳为主穴,再通过辨证取穴配以一到两个配穴进行穴位埋线治疗,20 天治疗 1 次为 1 个疗程,连续穴位埋线治疗 2 次,总有效率 100%。

孙露[2]选取双侧脑空透刺向风池,并以此为基线,各向颞侧旁开 1cm 处再埋入一根线,左右各 2 根线;脑户透刺风府埋入 1 根线,共计 5 根线。对于颞侧疼痛明显者,在上述基础上加颔厌透刺悬颅,左右共计 2 根线,具体操作同上,总体有效率高达 100%。

沈彦喜[3]在观察平刺法穴位埋线优势与不足后,在穴位平刺埋线法的基础上进行了优化,并取平刺埋线做参照组,实验组取双侧风池和 C3/C4 棘突间旁开 1.5 寸处。直刺进针,得气后留于穴下,具体操作同上,共 4 根线。疗程为 2 周 1 次,治疗 2 次,有效率 100%。参照组取双侧脑空透风池、脑户透风府。右手持埋线针与头皮保持 15° 角快速穿透皮肤,深度 1~2mm,紧贴皮下缓慢向风池方向进针 3~4cm;将蛋白线埋于皮下,用同样的操作方法在脑空穴外旁开 1.5cm 处各埋入一根线,脑户透风府穴埋入一根线,共 5 根线。疗程为 2 周 1 次,治疗 2 次。经科学分析发现两组有效率都为 100%,但直刺埋线组在缓解颅周压痛方面优于平刺埋线组。

（本节责任人：孙　露,沈彦喜,王　悦）

三、发作期传统针刺法

传统毫针针刺治疗发作期紧张性头痛疗效显著。

针刺治疗紧张性头痛的取穴具有一定规律。按腧穴选用频次来分:主穴选用频次从高到低为百会、风池、太阳、太冲、头维、印堂、合谷。次穴选用频次从高到低为三阴交、丰隆、足三里、天柱、血海、气海、太溪。按腧穴归经来分:经络选用频次从高到低为足少阳胆经、足太阳膀胱经、督脉、足阳明胃经、经外奇穴、任脉、手少阳三焦经、手少阴心经、足太阴脾经、足厥阴肝经、手厥阴心包经、手阳明大肠经、手太阴肺经、足少阴肾经、手太阳小肠经。按选穴所在部位来分:部位选用频次从高到低为头项部、四肢部、胸腹部[4]。同时,以颅周压痛部位作为阿是穴也是紧张性头痛选穴方案关键的一部分。

[1]　武大鹏,李资德,李景秀.穴位埋线治疗阳明经头痛 123 例[J].中医外治杂志,2005,14（1）:36-36.

[2]　孙露.穴位埋线法治疗紧张型头痛疗效观察[D].南京:南京中医药大学,2017.

[3]　沈彦喜.平刺穴位埋线、直刺穴位埋线与排针平刺治疗紧张型头痛的疗效比较[J].江苏中医药,2021,53（1）:56-59.

[4]　李纯,王玲.基于文献研究针刺治疗紧张型头痛的取穴规律[J].中华针灸电子杂志,2019,8（1）:30-32.

（一）醒脑开窍法

1. **穴位**　项六针（风池、完骨、天柱）、印堂、上星、百会及四神聪。

2. **针刺操作**　风池刺向对侧内眼角，用捻转提插泻法，以针感向同侧后头角（顶骨结节）放射为度，余穴用雀啄法，针感要求有窜、动、抽为度。每天1次，12天为1个疗程，休息3天，继续下一疗程，共2个疗程。

3. **按语**　四神聪镇静安神，可缓解精神紧张、焦虑症状；印堂、上星、百会通督调神，可治疗头昏、精神不振症状，这两组穴位共同调节颈动脉系统的功能。项六针（风池、完骨、天柱）散风清热、解表止痛、填充脑髓、醒脑开窍，位于斜方肌、胸锁乳突肌、头夹肌等颈后部肌群及枕大神经、枕小神经、第三枕神经处，对颈后部肌群的痉挛及枕部筋膜对枕神经的卡压有良性调整作用，同时能调节椎基底动脉系统的血流量，是治疗紧张性头痛发作期的有效穴组[1]。

（二）电针针刺法

1. **穴位**　风池、太阳、头维、合谷及阿是穴（于紧张颈肌处取1~2对）。前头痛加印堂、上星；头顶痛加百会、四神聪；后头痛加天柱。

2. **针刺操作**　风池向鼻尖方向斜刺0.8~1.2寸，使针感传导达后枕部；太阳穴直刺0.5寸；余穴常规操作，接电针。每日治疗1次，总疗程2周。

3. **按语**　风池为足少阳与阳维脉之会穴，可散风解表，镇痛；头维为足阳明经与足少阳经的交会穴，有升清降浊之功；太阳为经外奇穴，是止头痛之效穴；合谷穴主治头痛[2]。

（三）调督通络针法

1. **穴位**　百会、大椎、头及颈项部痛性筋结、子午流注开穴。燕赵高氏治疗头痛的经验对穴：偏头痛取风池、丘墟；前额痛取攒竹、解溪；后头痛取天柱、昆仑；颠顶痛取百会、涌泉。

2. **针刺操作**　速刺百会、大椎，得气后即刻出针，不留针；对触诊到的头及颈项部痛性筋结行合谷刺；针刺子午流注开穴；针刺燕赵高氏治疗头痛经验对穴（以上双穴者，均取双侧针刺）时，先刺远端腧穴，再刺头部局部腧穴。子午流注开穴和燕赵高氏治疗头痛经验对穴治疗均需要针下得气，并留针30分钟。每日1次，连续治疗5次。

3. **按语**　燕赵高氏"调督通络针法"根据头痛致病因素、发病机制繁杂的特点，综合应用燕赵高氏调督法、经筋疗法、子午流注开穴及燕赵高氏治疗头

[1]　陈晓斌，郭伟，章浩军.针刺治疗发作性紧张型头痛的效果评估[J].中国临床康复，2006（3）：142-145.

[2]　彭建民.针刺治疗紧张性头痛的临床研究[J].中医药学报，2009，37（2）：47-48.

痛经验穴等多种针灸技法,对紧张性头痛即刻镇痛效果良好[1]。

(四)头八针法

1. **穴位**　百会、印堂、双侧风池、双侧率谷、双侧头临泣。

2. **针刺操作**　百会(平刺0.5~0.8寸),印堂(平刺0.3~0.5寸),风池(向鼻尖方向斜刺0.8~1.2寸),率谷(平刺0.5~0.8寸),头临泣(平刺0.5~0.8寸)。进针后,捻转提插针尾,使患者得气后,双侧风池接电针仪,连续波型,频率2Hz,强度以患者颈部有舒适的酸胀感为度,并留针20分钟后起针。1周3次,总疗程1个月。

3. **按语**　全国名老中医秦亮甫教授在总结大量临床验案基础上,对头部诸要穴的组合反复筛选、验证,并参考了大脑皮质在头皮的投射区域,借鉴了现代医学脑电图测试的10极放置法的电极位置,提出了"头八针"理论。针刺这八个穴位能刺激脑部动静脉的血流,促使血流通畅;刺激局部的神经,改善神经递质释放,达到镇静安神、活血舒筋、疏风行气的功效[2]。

(五)老十针法

1. **穴位**　上脘、中脘、下脘、天枢、气海、内关、足三里。

2. **针刺操作**　取上脘、中脘、下脘(直刺1.2~1.5寸,小幅度提插以上腹部产生轻微沉胀感或向侧方扩散为度)、天枢(直刺1.5~1.8寸,捻转至腹中有蠕动感为度)、气海(直刺1.2~1.5寸,快速小幅度捻转1分钟)、内关(向上斜刺,小幅度提插并捻转,局部产生沉胀感即可)、足三里(直刺或向下斜刺1.0~1.2寸,以快速捻转为主,局部产生酸胀感或向末端放散为佳)。留针30~45分钟,每隔15分钟行针1次。1周3次,3周为1个疗程,两疗程间隔1周,共2个疗程。

3. **按语**　"老十针"系王乐亭先生仿《脾胃论》补中益气汤拟定,取上脘、中脘、下脘、天枢、气海、内关、足三里。以中脘、足三里为主穴,余均为配穴。中脘为腑会,胃之募穴,取之可助消化水谷、调中畅腑、升清降浊;足三里为胃之下合穴,具有健脾和胃、益气升清、降逆化浊、通调肠腑、宁心安神之功;两穴共用具有调理胃腑之受纳腐熟及助脾之运化之效;气海穴处丹田,生发元气,蒸动气化,以助运化之机,且能通调任脉,温固下元,与中脘相配,能助其益气升阳之功;天枢为大肠募穴,为气机转枢之轴,可调理气机、涤荡肠胃、分消积滞;内关为手厥阴经之络穴,别走三焦,可开胸理气、安神畅中、助理升

[1]　邢潇,崔林华,王艳君,等.燕赵高氏调督通络针法对紧张性头痛即刻镇痛效果的观察[J].河北中医,2017,39(5):760-763.

[2]　徐炎林,鲁望,张琰,等.头八针对紧张型头痛的疗效及脑血流情况的影响[J].辽宁中医杂志,2015,42(8):1509-1511.

降。诸穴相配,共奏调中健脾、理气和血、升清降浊、调理胃肠之效[1]。

（六）调督安神针法

1. **穴位**　百会、风池、印堂、大椎、神门、内关。肝阳上亢者加太冲、行间;痰浊上扰者加阴陵泉、丰隆;气血瘀滞者加膈俞、血海;气血虚弱者加气海、关元、足三里。

2. **针刺操作**　风池、大椎、太冲行捻转泻法,余穴用平补平泻,留针45分钟。每日1次,10次为1个疗程,连续治疗2个疗程。

3. **按语**　治疗注重调督脉以安心神,从而达到治病求本之效。百会位于人体最高点,为诸阳之会,为督脉穴,具有升阳健脑之功,同时百会穴入络脑,具有安神醒脑之功,与神门、内关合用,能起到安神宁心之效。印堂位于督脉,是经外奇穴,具有疏风活络、镇惊安神之功,与百会合用可调督安神。大椎具有镇痛、激发诸阳经经气的作用,能调理督脉之气血,气血通畅则脑神得安。风池既为足少阳胆经穴,又是手足少阳、阳跷、阳维之会穴,平降肝胆之邪气,清泻肝胆之郁火,是疏风止痛之要穴,故能清头窍,醒神止痛。六穴合用共奏调督安神之效。现代研究证明,针刺百会、大椎等督脉穴可使5-羟色胺(5-hydroxytryptamine,5-HT)等调节性神经递质含量增加及促使中枢释放内啡肽,改善脑部血液循环,调整免疫功能,迅速产生镇痛作用[2]。

（七）头部米阵针刺法

1. **穴位**　四神针(百会穴前后左右各旁开1.5寸)、双侧风池、双侧太阳。配穴:阳明头痛取头维、合谷、内庭;少阳头痛取率谷、中渚、侠溪;太阳头痛取天柱、后溪、昆仑;厥阴头痛取百会、内关、太冲;少阴头痛取神门、太溪;太阴头痛取列缺、太白。

2. **针刺操作**　四神针的针刺方向视病情而定,阳明前额痛四针均向前平刺,少阳侧头痛四针均向患侧平刺,太阳后头痛四针均向后平刺,无明确定位的太阴实证头痛四针均向外平刺,厥阴颠顶痛或少阴虚证头痛四针均向百会平刺。风池向鼻尖斜刺,太阳向后斜刺,余穴均直刺。入针深度均0.5~0.8寸。头部穴位得气后接电针治疗仪,四神针上下两穴接一对电极,左右两穴接一对电极,太阳和对侧风池接一对电极,选用连续密波,频率100Hz,刺激量以患者耐受为度。四肢穴位行针刺手法,针下空虚者行补法,针下紧疾者行泻法,针下平和者行导气法。留针30分钟,每日针刺1次,连续治疗10天。

3. **按语**　四神针是岭南针灸名家靳瑞教授所创立的"靳三针疗法"中的

[1]　王懿娜,赵征宇,陈飚,等."老十针"治疗慢性紧张型头痛的疗效观察[J].上海针灸杂志,2018,37(9):1003-1006.

[2]　刘昊,邹伟,于学平,等.调督安神针法治疗紧张性头痛临床观察[J].上海针灸杂志,2014,33(6):526-527.

组穴之一,其定位较四神聪外移 0.5 寸,前后两穴相当于督脉的前顶和后顶,左右两穴在膀胱经的通天和络却之间,其刺激范围更大,提神醒脑、宁心安神的作用更强。风池为手足少阳、阳维之会穴,又为三阳经筋结聚头部之处,是颈部肌肉、肌腱抵止点比较集中的部位,浅层有枕神经与枕动脉,深层有椎动脉,刺之能解除局部肌肉痉挛,同时通过调节椎动脉、静脉神经丛改善椎基底动脉系统供血,减少致痛物质在局部聚积。太阳为奇穴,也为手足少阳交会之处,能疏通局部经脉,是止头痛的效验穴。四神针、风池(双)、太阳(双)三穴合用,在头部构成"米"字阵形,具四面八方包抄之势。加上局部取穴与循经远道取穴的配合,现代电针刺激法和传统针刺补泻手法的综合应用,使经络腧穴的作用得到了充分的发挥[1]。

（本节责任人：陈宇航，范刚启）

四、发作期头针疗法

（一）方案 1：朱明清头皮针头九针疗法

1. 刺激部位　在额顶带上取神庭、神庭后 1.5 寸、前顶,连刺 3 针,对应 3 个针刺点旁开 1.5 寸处又各取 3 针,共 9 针,在头前额形成了一个 3 寸见方的"田"字型排列的针刺组合。

具体定位：取神庭到前顶,每隔 1.5 寸刺 1 针,对应神庭至前顶左右旁开 1.5 寸,前后间隔 1.5 寸,各刺 3 针,共 9 针。

2. 操作方法　针具：选用 0.25mm×40mm 毫针。患者取坐位或卧位,穴位常规消毒后向帽状腱膜下呈 15°~30° 角刺入约 30mm,施以抽气法和进气法,即小幅度提插法,进退 3mm 左右即可,操作持续 1 分钟。留针 30 分钟。隔日治疗 1 次,连续治疗 4 周。

3. 按语　朱明清头皮针是朱明清教授以中医学脏腑经络学说为基础,通过长期临床实践及大量治验病例总结而成。其针刺操作手法有"抽气法""进气法",并且针对各种不同病症配合相应的导引、吐纳等治疗措施,从而达到防治疾病的目的。治疗时患者一般采用坐位,选用毫针以 15°~30° 角斜透刺入头皮帽状腱膜下层,再以抽气法或进气法运针,加上适当的导引吐纳,直至患者症状缓解。一般留针 60 分钟,最长可达 120 分钟,视不同病症而决定留针时间之长短及带气运针之强弱。

邓晶晶等结合朱氏头皮针特色疗法具体实践提出"头九针"疗法[1],针刺手法则以抽气和进气法为主,小幅度提插,既能激发针感,又可减轻患者对针

---

[1]　邓晶晶. 头部米阵针刺法治疗紧张性头痛的临床研究[J]. 四川中医,2013,31(8):132-135.

刺的心理障碍,增进疗效,同时还可起到宁心安神定惊的作用,具有较好的改善头痛症状的作用。

本治疗方法,主要参考郭楠楠、沈红强所著《"头九针"治疗紧张型头痛临床疗效观察》一文[1]。

(二)方案2:电针情感区 + 传统针灸法疗法

1. 针刺选穴　情感区(额区):共三针,第一针在神庭与印堂之间,其余两针在目内眦直上,平行于第一针,此三针沿皮从下向上平刺1.2寸深。

选取孙申田教授头针分区中情感区,配合全国高等中医药院校"十二五"规划教材《针灸学》(新世纪第2版)所记载的紧张性头痛穴位处方,即太阳(双)、头维(双)、百会、风池(双)、颈夹脊(双)、神门(双)、足三里(双)、太冲(双)。

2. 针刺方法　患者采取坐位,皮肤常规消毒后,采用0.30mm×40mm毫针针刺相应穴位,将百会穴—宁神穴(情感区中间位置)和情感区的其他两根针选用KWD-808电针仪(不分正负极)通电20分钟,选择密波,强度以患者能耐受为度。

电针治疗结束后,百会穴及情感区行快速捻转手法3~5分钟,频率为200转/min,以得气为度。所有穴位共留针30分钟。每日1次,每次30分钟,每治疗5天休息2天,14天为1个疗程,连续2个疗程。

3. 按语　电针情感区结合常规针刺的临床疗效优于单独常规针刺。两者对紧张性头痛伴随的焦虑、抑郁状况均有改善,但电针情感区结合常规针刺的改善情况优于单独常规针刺。

本方法,主要参考赵婧男《电针情感区治疗紧张型头痛的临床疗效观察》一文[2]。

(本节责任人:徐华文,刘　玲,王　琳)

五、发作期穴位注射法

文献报道紧张性头痛的针灸治疗较多,但多集中在常规针刺治疗,穴位注射治疗紧张性头痛的报道较少。

选穴方面,穴位注射治疗紧张性头痛多以联合取穴为主,并且多为局部选穴联合循经取穴。也有人选择常规针灸联合单穴穴位注射进行治疗。药物选择方面,与穴位注射治疗偏头痛类似,仍以利多卡因等西药及丹参注射液

---

[1]　郭楠楠,沈红强."头九针"治疗紧张型头痛临床疗效观察[J].针刺研究,2020(2):148-151.

[2]　赵婧男.电针情感区治疗紧张型头痛的临床疗效观察[D].哈尔滨:黑龙江中医药大学,2019.

等活血化瘀类中成药制剂为主。现将穴位注射治疗紧张性头痛的治疗方案分述如下：

（一）风池、天容注射法

选穴：患侧风池、天容、率谷及阿是穴 2~3 个。

药物：2% 利多卡因注射液 2ml 与 5mg 地塞米松注射液 1ml 按 2∶1 比例混合。

操作方法：患者取坐位，选取上述穴位 2~3 个，用蘸取聚维酮碘的棉签做标识，常规皮肤消毒后，采用 5ml 口腔麻醉专用注射器，抽取药液 2~3ml，以标识点为进针点，将针头斜刺入皮下 2.5mm 后向四周做浸润性注射，每个穴位注入药液 0.5ml，按压片刻，嘱患者平卧 10 分钟。隔日 1 次。

详细内容，参见王彤论文[1]。

（二）头维注射法

选穴：患侧头维、合谷、内关、阿是穴。

药物：2% 利多卡因注射液 3ml。

操作方法：患者坐位，选用 5ml 一次性注射器，5 号齿科针头，抽取利多卡因注射液 3ml，快速刺入上述穴位，出现酸胀感回抽无血液后快速均匀推药，每穴注射 0.5ml，1 次 /d，10 次为 1 个疗程。无效者，间隔 2 日重复下一疗程。

详细内容，参见赵海丰等论文[2]。

（三）穴位注射 + 电针

选穴：头部阿是穴、一侧或双侧风池穴。

药物：利多卡因注射液（规格 5ml：0.1g）1ml、维生素 B_{12} 注射液（规格 1ml：0.25mg）1ml 混合液（首次注射可加入地塞米松磷酸钠 1ml）。

操作方法：局部常规消毒，分别注射 1% 利多卡因、维生素 B_{12} 混合液 0.5~2ml（首次注射可加入地塞米松磷酸钠 1ml）。隔日治疗 1 次，5~7 次为 1 个疗程。

电针：取率谷、风池、太阳、百会、四神聪、三阴交、神门、阿是穴。针刺得气后留针，再分别将 1 组头部穴位及 1 组肢体穴位接 G6805-1 型电针仪，采用连续波，留针 30 分钟。隔日治疗 1 次，5~7 次为 1 个疗程。

详细内容，参见颜东论文[3]。

（四）肌筋膜激痛点注射

注射点：寻找以咀嚼肌、胸锁乳突肌（胸骨头、锁骨头）、枕下肌群为主的

[1]　王彤 . 穴位注射配合针刺治疗紧张性头痛 77 例[J]. 河北中医，2008，30（5）：522.

[2]　赵海丰，周正国，王宝成 . 穴位注射利多卡因治疗紧张型偏头痛 43 例[J]. 实用中医内科杂志，2011，25（10）：85-86.

[3]　颜东 . 电针配合穴位注射治疗紧张性头痛 63 例[J]. 上海针灸杂志，2011，30（5）：327.

头颈部肌肉的肌筋膜激痛点，用标记笔标出。

药物：2%利多卡因2.5ml、注射用腺苷钴胺1.5mg、地塞米松5mg加0.9%氯化钠注射液至20ml配成消炎镇痛液。

操作方法：皮肤常规安尔碘消毒，用10ml注射器（5号针头）抽取药液，垂直快速刺入皮下，再缓慢进入，有酸胀感后，即进入肌筋膜内，每个肌筋膜激痛点注入1ml左右药液。注射完毕，用干棉签压迫针口直至无渗血。平卧休息半小时，无异常后离去。每周1次，3次为1个疗程。

详细内容，参见龚海涛等所著论文[1]。

（五）颈椎横突尖端注射

注射点：C4、C6、C7颈椎横突外侧2~3cm处。

药物：维生素B_1 300mg，维生素B_{12} 15mg，曲安奈德注射液30mg及0.5%利多卡因，共18ml，每周1次，4次为1个疗程。

操作方法：患者取骑跨坐位，前额枕于椅背上。局部皮肤常规消毒，以7号针垂直进针，直至横突，稍退针回抽无回血，即可注入镇痛复合液3ml，进针深度一般为3~4cm。6点共注射镇痛液18ml。

详细内容，参见高伟星所著论文[2]。

（六）31点A型肉毒毒素注射

注射点：采用固定点注射法，共31个注射点（包括皱眉肌两侧各1个、降眉间肌1个、额肌两侧各2个、颞肌两侧各4个、枕肌两侧各3个、颈椎旁肌两侧各2个、斜方肌两侧各3个）。

药物：使用兰州生物制品研究所的注射用BTX-A（每安瓿100U），使用时用0.9%氯化钠注射液稀释至25U/ml，用1ml皮试注射器、4号针头注射。

操作方法：选择上述部位及药物，每个注射点注射5U，共计155U。只给予一次BTX-A的注射，注射后进行为期6个月的随访。

详细内容，参见翟跃等人所著论文[3]。

（七）星状神经节阻滞联合帽状腱膜下注射

1. **颈部星状神经节阻滞**　采用气管旁入路法（见第一章第四节穴位注射法），穿刺成功后注入0.3%利多卡因10ml，以出现霍纳综合征为准确、有效的标志；第一、第二周，每天1次，左右交替进行；第三、第四周，每周3次。

[1]　龚海涛，王清华，杜鹏斌，等.肌筋膜激痛点注射治疗慢性紧张性头痛的临床观察[J].中国临床医生杂志，2014，42（12）：80-81.
[2]　高伟星.颈椎横突尖端注射镇痛复合液治疗紧张性头痛50例[J].交通医学，2008，22（2）：175.
[3]　翟跃，张茹，吴海琴，等.A型肉毒毒素注射治疗慢性紧张型头痛的临床对照研究[J].安徽医药，2017，21（5）：914-917.

2. **帽状腱膜下注射** 注射部位：枕外隆凸处选 2~3 个注射点，耳颞区在耳屏前方 1.5cm 选 2~3 个注射点，头顶区选 2~3 个注射点，前额区选 2~3 个注射点。

药物：2% 利多卡因 5ml，曲安奈德 10mg，1% 亚甲蓝注射液 4ml，0.9% 氯化钠注射液 11ml，配制成消炎镇痛液（亚甲蓝终浓度为 0.2%）。

操作方法：用 7 号穿刺针以 45° 角进针，斜面向下针尖抵颅骨后稍挑起将药物注入帽状腱膜下间隙，每点注药物 3ml 左右，注入时无明显阻力感为帽状腱膜下间隙位置，注药后用手轻轻揉压使药物在腱膜下疏松组织内扩散，每周 1 次，4 次为 1 个疗程。

详细内容，参见郭荣奎、贾炳晖所著论文[1]。

（八）枕大神经阻滞

注射部位：自枕外隆凸向外 2.5cm 的上项线上，先在穿刺点触摸枕动脉，在其内侧进针，触到枕大神经后患者有放射痛，此时回抽无血后即可注药。均为注射 1 次。

药物：1% 丙胺卡因 50mg 和地塞米松 4mg 混合液。

操作方法：常规局部消毒，患者取坐位，选择穿刺点，触到枕大神经后患者有放射痛，此时回抽无血后即可注药。治疗 1 次后观察疗效。

详细内容，参见范小明、胡兆春所著论文[2]。

（本节责任人：侯　腾，罗妮莎）

六、发作期刺络疗法

（一）取穴

主要选取头颈部腧穴：太阳、耳尖、大椎、阿是穴。

方义：太阳为经外奇穴，治疗头部疾病要穴，具有疏通气血、祛风散寒功效；耳尖也为经外奇穴，具有较好的平肝潜阳、清热止痛作用，针灸名家周楣声常用于治疗身体各部位的急性疼痛，疗效迅速[3]；大椎为督脉腧穴，诸阳之会，故可温振阳气、祛风散寒，"督脉入络脑"，又可安神定志，对于紧张性头痛尤为适宜；阿是穴能直捣黄龙、通络止痛。

（二）刺络操作

太阳：局部按揉使血管充盈，消毒后，以三棱针快速点刺 0.2~0.3mm 深，

[1] 郭荣奎，贾炳晖.星状神经节阻滞联合亚甲蓝帽状腱膜下注射治疗慢性紧张型头痛[J].中国疼痛医学杂志，2012，18（8）：470-472.

[2] 范小明，胡兆春.枕大神经阻滞治疗慢性紧张型头痛的疗效观察[J].新医学，2007，38（4）：252.

[3] 周楣声.灸绳[M].青岛：青岛出版社，2017：305.

刺破静脉出血，血止后拔罐再吸出瘀血。

耳尖：局部按揉充血后，消毒，三棱针点刺出血，挤压出血十余滴即可。

大椎：局部按揉消毒后，以三棱针散刺 4~5 针，刺破皮肤，然后拔罐吸出瘀血，留罐约 10 分钟。

阿是穴：局部按揉消毒后，以三棱针快速点刺出血，挤压出血数滴即可，若痛处有青紫脉络，可直对脉络点刺出血。

疗程：一般 7~10 天 1 次，3 次为 1 个疗程。一般 1 个疗程见效，若 1 个疗程仍无效，则需调整治疗方案或更换他法。

（三）注意事项

见第一章刺络疗法部分。

（四）按语

刺络疗法治疗紧张性头痛可以改善患者紧张、焦虑情绪，放松颈部、头部肌肉紧张状态，从而达到治疗头痛的目的。取穴以局部治疗为主，以起到宣通局部气血、通络止痛的作用。

（本节责任人：都鹏飞，朱栋华）

七、发作期浮针疗法

浮针治疗紧张性头痛疗效较佳，目前以发作期紧张性头痛为主，症状与头部及颈肩部肌肉僵硬压痛有关联。治疗的关键为寻找患肌、进行再灌注活动。

（一）寻找患肌及浮针治疗

1. **寻找患肌**　常见患肌为枕额肌、颞肌、胸锁乳突肌、斜方肌、颈夹肌、肩胛提肌、斜角肌、竖脊肌等。

2. **浮针操作**　见偏头痛发作期浮针治疗。

3. **再灌注活动**　见偏头痛发作期浮针治疗。

4. **注意事项**

（1）效果不好或者容易反复者，注意触诊胸大肌、背阔肌。胸大肌和背阔肌与颞肌处于同一螺旋筋膜链上，这些肌肉解剖上相互联系，功能上相互协同，所以当局部治疗效果不理想时，要结合运用远端处理，对患肌进行彻底的清除。

（2）效果不好的时候，还需要关注腹直肌，具体原因及分析详见第一章第七节中"血环境不良"内容。

（3）一般情况每个穴位扫散持续 2 分钟，幅度为 30° 左右，频率 100 次 /min。再灌注活动每组持续 20 秒左右，不可时间过久，否则会造成局部肌肉酸痛乏力。一般建议 2 天治疗 1 次，如疼痛较剧烈，也可每天治疗 1 次。所有的扫散和再灌注活动重复次数都不是固定不变的，医生可以根据疾病轻重、病程的长短、患者体质、自己的经验等进行调整。

（二）激痛点浮针治疗

　　紧张性头痛发作期，有相应的阳性激痛点，其激痛点有其分布规律，多与斜方肌、胸锁乳突肌、颞肌、颧大肌、枕额肌、头夹肌、颈夹肌、头半棘肌、枕下肌群有关。如果对患肌触诊及再灌注活动的使用不是十分得心应手，也可点按寻找阳性点，浮针针尖在距离激痛点 5~10cm 处进针，配合对应的再灌注活动[1]。

（三）文献选录

　　官陈迎[2]用浮针治疗血管紧张性头痛，据统计，浮针组患者的治愈率为64.52%，明显高于常规组（38.71%），提示其治疗效果更好。浮针组选择从患者上臂外侧中央段进针，针尖自上至下刺激患处，并沿着结缔组织进行深入，可从皮肤外侧观察到走针情况，行针深度以套管全部埋入为主。在进针后，医生取拇指为支点，帮助患者进行扇形扫散，频率为 1 分钟 100 次上下，持续2 分钟。将塑料套管留在患者皮下，抽出针芯，进行固定。5 小时后取出套管，叮嘱患者不要沾水，其间可随意活动。接下来进行再灌注：首先是胸锁乳突肌，医生在患者头偏向健侧后将其头部固定住，让患者进行偏头，绷紧肌肉，拉伸胸锁乳突肌，持续 10 秒，进行放松；第二是头夹肌，要求患者微转头至健侧，拉伸肌肉，然后医生帮助其固定枕部，让患者保持颈部后伸动作，增加肌肉紧张感，保持 10 秒；第三是上斜方肌，要求患者耸肩尽量靠向耳垂，医生放置手掌于其肩处，形成对抗，持续 10 秒；最后是颞肌、咬肌，要求患者通过练习咬合动作来放松肌肉，一组 10 秒，练习 3 组。

　　卢爱丽等[3]对颅周压痛的频发性紧张性头痛患者采用息风化痰活血汤联合浮针治疗，可以明显改善患者症状，缓解疼痛，安全性高。观察组在中药基础上予以浮针治疗。具体操作为在枕外隆凸下至颈 7 棘突正中线及周围检查并标记压痛点（触压该点立刻引发剧烈疼痛，并以此点为中心可激惹远处传导性疼痛）、痛性结节（压痛点部位皮下结节或是索状肿块），并根据压痛点和痛性结节所在部位选择进针方法，可选两侧上臂外侧前缘中央部位，进针由下向上；同侧肩峰内侧，巨骨穴周围，由外向内进针；角孙穴周围由后向前进针；

[1]　SIMONS D G, TRAVELL J G, SIMONS L S. 肌筋膜疼痛与功能障碍：激痛点手册（第1 卷 上半身）[M].2 版 . 北京：人民军医出版社，2015.

[2]　官陈迎 . 浮针治疗血管紧张性头痛的疗效观察[J]. 中西医结合心血管电子杂志，2020（17）：151.

[3]　卢爱丽，温万鑫，高红霞 . 息风化痰活血汤联合浮针治疗伴颅周压痛的频发性紧张型头痛疗效观察[J]. 现代中西医结合杂志，2019，28（25）：2806-2809.

耳前鬓角发际内,自下向上进针。可根据患者自身状况选取上述 1~2 个进针部位。常规消毒,针体与皮肤呈 15°~20° 快速进针,随后运针扫散,扫散完成后将针芯抽出并固定留管,浮针可在留置 2 小时后拔出,在此期间患者仍能正常活动,间隔 2 天重复操作,5 次为 1 个疗程。

姚斯韵等[1]采用浮针疗法治疗频发性紧张性头痛,浮针组患者在首次治疗结束后 24 小时内 VAS 评分下降程度大于传统针刺组患者,治疗结束 28 天后,浮针组总有效率为 100%,传统针刺组总有效率为 82%。治疗频发性紧张性头痛的即时镇痛效果较传统针刺有效,总有效率也比传统针刺高。患者取端坐位,身体放松,确定患肌,安尔碘常规消毒,以上臂外侧前缘中央段为进针点,针尖由下向上,指向病痛处,针体在皮下疏松结缔组织中向前推进,皮肤表面可见线状隆起,运针深度一般以软套管全部埋入皮下为度。进针后以拇指为支点,示指和环指一前一后做扇形扫散,频率为 100 次 /min,扫散时间约 2 分钟。操作完毕后抽出不锈钢针芯,将塑料软套管留置皮下,胶布固定。留置 5 小时后将软套管拔出,嘱患者起管后勿沾水,留管期间患者可照常活动。

再灌注活动:①胸锁乳突肌:患者头部稍微偏向健侧,使胸锁乳突肌拉伸至最大幅度,医者手固定患者头部,让患者同向偏头并绷紧,医者给予阻抗 10 秒后告知患者放松;②头夹肌:患者头部前屈并轻微旋转至健侧,使头夹肌拉长至最大幅度,然后医者手固定患者后枕部,让患者后伸颈部肌肉并绷紧,医者给予阻抗 10 秒后告知患者放松;③上斜方肌:患者耸肩向两耳部位靠拢,医者手掌放置患者肩部,给予阻抗 10 秒后告知患者放松,双肩下移至初始位置;④颞肌、咬肌:让患者做咬合动作,10 秒后告知患者放松。以上动作均为患者肌肉紧绷与放松重复交替 3 次。同法处理对侧。在第 1 周的第 1 天、第 3 天、第 5 天分别操作 1 次(共操作 3 次)。

(四)典型病例

病例分享 1(广州谢静霞、陈庆亮)

患者钟女士,女,56 岁。2020 年 10 月 12 日就诊。主诉:反复头顶部胀痛 20 余年。

现病史:患者 20 余年前无明显诱因开始间断出现头顶部胀痛不适,较难忍受。每次头痛发作都是下午 2 点左右开始,疼痛症状持续存在多个小时。曾到多家医院就诊,诊断为紧张性头痛,曾试过西医的改善循环输液等治疗,也曾试过中医的传统针灸、拔罐等治疗,具体不详,治疗效果不满意,每次发作时均须口服止痛药才能稍加缓解。今经熟人介绍来诊。

[1]　姚斯韵,向娇娇,林少琴.浮针治疗频发性紧张型头痛随机对照研究[J].针灸临床杂志,2019,35(3):42-46.

既往史：患者做播音员 30 余年，40 余年前头顶部曾有外伤史，头顶部可见一长 2cm 的瘢痕。有甲状腺功能减退，平时服用相关药物，具体不详。

辅助检查：头颅 MRI、血管彩超等相关检查均正常。颈椎 MRI 提示颈 5/6 椎间盘轻度膨出。

检查患肌：双侧颞肌（++++），额肌（+++），右侧胸锁乳突肌（++++），颈夹肌（+++）。

2020 年 10 月 12 日首诊：给予一次性浮针处理以上患肌，配合再灌注活动。治疗后患者诉头部胀闷感、颈部牵扯感缓解明显。

医嘱：避免长时间玩手机或伏案工作；注意保持良好的工作和生活姿势；避免劳累和受凉。

2020 年 10 月 13 日二诊：患者自诉昨天下午没有出现头痛，头部仍感胀闷不适。查看患肌：双侧颞肌（++），额肌（++），右侧胸锁乳突肌（++），颈夹肌（++）。继续浮针治疗上述患肌，配合再灌注。

连续 4 次治疗后患者再诊，自诉治疗后头痛症状已无再发，头部也无胀闷不适感，自觉头脑清醒。查体无明显患肌。医嘱同上，不适复诊。

病例分享 2（河北保定李国华）

患者一，男，39 岁，慢性头痛 5 年，近 1 个月加重。疼痛以左侧眉弓、颞部为重，伴颈部僵痛。患病起初是间断性的，口服氨咖甘片等药物或按摩还能缓解，后来病情加重，由每月发作 4~5 次发展到 15 次以上。近 1 个月持续性发作，口服药物、按摩等无效，严重影响睡眠。脑 CT 检查等无异常，血压 110/76mmHg。经查体发现斜方肌、颞肌为患肌。浮针治疗 2 次痊愈。

患者二，女，33 岁，头痛 4 年，每遇劳累、心情紧张等发作。大概四五天发作 1 次，每次持续一天左右，靠口服氨咖甘片等药物缓解，常规检查无异常，斜方肌、头夹肌、颈夹肌、枕后肌群、颞肌为患肌。浮针治疗 5 次，20 余天未再发作。

患者三，男，38 岁，发作性头痛伴头晕 3 年。发作前并无明显诱因，常规检查无异常，起初口服盐酸氟桂利嗪胶囊有效。近 10 天再次发作，口服盐酸氟桂利嗪未缓解，查斜方肌、头夹肌、枕后肌群、颞肌为患肌。浮针治疗 4 次痊愈。

鉴别诊断是非常重要的，因为浮针治疗的唯一目标是患肌，所以不是患肌引起的头痛不是适应证，即使是颅外疼痛，我们也要仔细甄别。例如，巨细胞动脉炎 70% 侵犯颞动脉引起偏头痛，在部位或性质上非常类似偏头痛。因为其是一种坏死性血管炎，所以浮针无效，这一点大家一定要注意。

（病例经符仲华教授授权引用）

（本节责任人：施娟娟，杨春滟）

八、发作期针刀疗法为主的综合疗法

（一）针刀部位

枕颈部压痛点和痛性结节的检查，主要在枕外隆凸下至颈 7 棘突正中线及其旁开处检查是否存在压痛点和痛性结节。压痛点：触压此点时可立即引起剧烈的疼痛，并以此点出发，可激惹起远处的传导性疼痛。痛性结节：压痛点处的皮下结节、索状肿块。在镇痛液注射后无痛的条件下，在压痛点和痛性结节进针刀。

（二）治疗方法

1. 消炎镇痛液注入枕颈部压痛点和痛性结节。一个剂量的镇痛液，由以下药物组成：2% 利多卡因 2ml，曲安奈德注射液 40mg，维生素 B_6 200mg，维生素 B_{12} 1mg，用 0.9% 氯化钠注射液稀释至 20ml。对伴有自主神经功能紊乱症状的患者，则加用颈中交感神经节阻滞。

2. **针刀疗法**　在镇痛液注射后无痛的条件下，在压痛点和痛性结节进针刀，右手持针柄，使刀口线与身体纵轴平行，剥离松解粘连的软组织，切碎痛性结节。这是综合疗法中最主要的治疗方法，也是最为关键的一环。

3. **按摩治疗**　在上述两个步骤的基础上，对枕颈部肌肉施行轻柔按摩。

4. **理疗及器具治疗**　根据需要，进行适宜的局部理疗，以患者感觉舒适为宜，每次 30 分钟，每日 1 次。

5. **药物治疗**　在整个治疗期间，配合应用舒筋活血、改善微循环及消炎止痛的中西药物。

（三）按语

该方法，主要参考李英杰等文[1]。以针刀疗法为主的综合疗法从真正意义上纠正了紧张性头痛伴颅周肌肉障碍的病理改变，与传统疗法比较，其治疗效果有显著提高。

（本节责任人：侯　腾，郑　昊，范刚启）

九、发作期眼针疗法

目前关于眼针治疗紧张性头痛的相关报道尚少，仅有的相关研究运用眼针治疗本病的关键是在辨证分型的前提下，结合三焦取穴、脏腑取穴和观眼取穴原则，同时配合体针可增强疗效。

---

[1] 李英杰，徐谦，武小玲，等 . 针刀疗法为主的综合疗法治疗伴有颅周肌障碍的紧张型头痛[J]. 中国综合临床，2004，20（2）：119-120.

（一）取穴

1. **眼针取穴**　双侧上焦、肝区、脾区、心区。

2. **体针取穴**　双侧百会、风池、太阳、合谷、列缺、太冲、三阴交、足三里。

根据三焦辨证取穴，头位于上部属上焦，故取上焦区。根据脏腑辨证取穴，本病为肝气郁结，故取肝区。久郁耗血，脾虚失养，心气耗损，故取脾区、心区。

（二）操作方法

患者取仰卧位，常规消毒后，眼针操作同偏头痛操作方法。体针操作要点：风池针尖微下向鼻尖斜刺 0.8~1.2 寸；百会平刺 0.5~0.8 寸；列缺、太冲直刺 0.5~0.8 寸。太溪、三阴交、足三里穴用补法，太冲穴用泻法，余穴用平补平泻法，以得气为度。疗程：留针 30 分钟，每日 1 次，14 日为 1 个疗程，共 1 个疗程。

（本节责任人：王　悦，蒋亚楠）

十、发作期灸法治疗

（一）艾条灸

1. **取穴**　囟会。

2. **操作**　点燃艾条，用悬起灸灸囟会穴，以酸、麻、胀、热为效，以患者耐受为度，每次 40~60 分钟，日 2 次，7 日为 1 个疗程。[1]

（二）温针灸

1. **取穴**　百会、率谷、风池、四神聪、颈夹脊（2/4/6）、太阳、合谷、太冲、内关。

2. **操作**　嘱患者俯卧位，穴位常规消毒，百会、四神聪向后平刺 0.5~1 寸，针身与皮肤表面呈 45°，以捻转手法产生酸胀感为度；率谷呈 30° 朝太阳穴方向透刺 1.5 寸，快速捻转得气并向太阳穴方向放射为度；双侧风池朝鼻尖刺入 1 寸；太冲用提插泻法；合谷、内关常规针刺得气。留针 30 分钟，同时行温针灸治疗。颈夹脊穴均直刺 1 寸，针柄套 1cm 艾条，点燃艾条末端，待艾条燃尽后掸灰更换艾条，共灸 3 次起针。治疗 10 次为 1 个疗程，连续治疗 3 个疗程[2]。

（三）热敏灸

1. **取穴**　百会、风池、大椎、肩井、手三里、足三里、太冲、阳陵泉等。

[1]　刘秀红，邱建成．灸囟会为主治疗紧张性头痛 22 例[J]．山东中医杂志，2001（8）：479-480.

[2]　刘蕾蕾，白慧梅．温针灸治疗紧张性头痛[J]．中华针灸电子杂志，2019，8（1）：28-29.

2. **操作**　采用热敏灸，在头颈、四肢热敏化高发区取百会、风池、大椎、肩井、手三里、足三里、太冲、阳陵泉等穴位附近或皮下有硬结、条索状物等反应物部位进行回旋、雀啄、往返灸，当穴位出现透热、扩热、传热、远部热、深部热或其他得气等感传时，即是热敏化穴，选择2~3个敏感穴位灸至感传消失、皮肤灼热。隔日1次，2周为1个疗程，治疗2个疗程[1]。

（四）督脉灸

1. **取穴**　督脉的大椎至腰俞[2]。

2. **操作**　令患者裸背俯卧于床上，取督脉的大椎穴至腰俞穴段为施灸部位，医者用拇指的指甲在脊柱棘突凸起处按压"十"字痕迹，用75%乙醇棉球自上而下沿脊柱常规消毒3遍后，用姜汁棉球在脊柱"十"字痕迹擦拭一遍。沿"十"字痕迹撒督灸粉（附子、丁香、肉桂、延胡索等研末而成）呈线条状，再敷贴桑皮纸，并在其上铺姜泥呈梯形，最后在姜泥的上面置橄榄形艾炷，点燃艾炷的上、中、下三点，"勿吹其火"。待艾炷完全燃尽，以手试之，待温而不烫时加第二壮，以此类推。连续灸完3壮后移去姜泥，用湿热毛巾轻轻擦净灸后药泥及艾灰。10日1次，3次1个疗程，共治疗2个疗程。

（五）按语

灸法是中医治疗紧张性头痛的常用疗法之一，其操作简便，安全有效。紧张性头痛的发病机制尚无明确统一，目前认为该病与颅周肌肉紧张有密切的关系，灸法可以温经通络，使颅周紧张的肌肉得以放松、松弛，从而改善紧张性头痛患者的疼痛症状[3]。

（本节责任人：陶腊梅，谢　颖）

十一、发作期刮痧疗法

（一）刮痧板选择

多选用砭石刮痧板、水牛角刮痧板或铜砭质地刮痧板。

（二）刮痧方法

1. **步骤**　患者取坐位，向患者做好解释，消除患者的紧张情绪，步骤如下：

[1]　刘兵，周国容.热敏灸治疗58例紧张性头痛的随机对照研究[J].中医临床研究，2015，7（2）：41-42.

[2]　杨宝焱，刘亚欣，杨继国.督灸治疗紧张性头痛19例临床观察[C]//中国中医药研究促进会，山东针灸学会.中国中医药研究促进会针灸康复分会第二届学术年会暨山东针灸学会第九届学术年会论文集.济南：山东针灸学会，2017：3.

[3]　张晨迪.温针灸太阳穴联合普通针刺治疗紧张型头痛的临床观察[D].北京：中国中医科学院，2019.

（1）首先刮拭头部，用直线刮法，自百会刮至前发际，刮拭10~20次。

（2）自百会刮至风府，刮10~20次。

（3）刮颈部和双侧风池，刮10~20次。

（4）取大椎向下刮拭督脉，至腰阳关，刮拭10~20次。

（5）自大杼穴向下刮拭双侧足太阳膀胱经，分别刮10~20次，重点刮拭心俞及肝俞、胆俞、肾俞[1]。也可用刮痧板的一个角点压按揉心俞及肝俞、胆俞穴，每穴揉按1~3分钟。

（6）取列缺至合谷，刮拭10~20次。

（7）取阳陵泉至太冲，刮拭10~20次，或局部发红，或局部皮下出现瘀血痧象。

2. **刮拭顺序** 直线刮法，由前向后，由上向下，力度以患者能耐受为度。

3. **频次疗程** 5~7天1次，2~4次为1个疗程。

4. **手法** 紧张性头痛发作期手法宜轻，刮痧板角度≤45°，间歇期根据患者病情、体质等轻补重泻，慢补快泻。

（三）按语

百会隶属督脉，刮痧起到祛病除邪、调和气血的作用。配合头项部位及大椎、风府、风池、列缺、合谷等穴处刮痧，达到祛风活络、缓急止痛的作用，太冲、阳陵泉、肝俞、肾俞等穴处刮痧用以通络止痛、清泄肝胆、调理肝肾，同刮则阴阳平衡，气血平和，疼痛缓解。

头部刮痧疗法对治疗功能性头痛疗效确切。患者在治疗期间，应禁烟酒，适当参加体育锻炼。保持情绪稳定，避免过劳和精神刺激，注意休息。

刮痧完毕，指导患者饮温开水一杯，利于温脾暖胃，激发正气，增强疗效。并告知其休息30分钟后方可外出，3~4小时后方可沐浴。

（本节责任人：乔　春，郭秀君，范刚启）

十二、发作期经皮电刺激疗法

同偏头痛发作期经皮电刺激疗法。

（本节责任人：林　祺，范刚启）

十三、发作期头痛单元

紧张性头痛发作期，以对症治疗为主，除需针对头痛这一主症外，颅周肌肉紧张、睡眠障碍、抑郁焦虑症状等亦需重视。针灸的镇痛疗效相对可靠，但

---

[1] 张丽蕊. 刺血疗法配合刮痧治疗气滞血瘀型紧张性头痛疗效观察[J]. 上海针灸杂志，2013，32（3）：178-179.

若结合药物口服、心理干预、手法理疗等多学科协作治疗，即头痛单元模式，在增强镇痛效果的同时还可进一步改善颅周肌肉紧张、睡眠障碍、抑郁焦虑等症状。

（一）针灸结合中药

针灸结合中药治疗，主要包括针灸结合中药辨证治疗（经方加减）及针灸结合中药经验方两种形式。这里着重介绍本书著作团队常用的中药经验方。

针灸结合头痛新 1 号方。方药组成：桃仁、红花、生地黄、白芍、当归、麻黄、细辛、制附子（先煎）、泽泻、羌活各 10g，黄芪、防风、独活各 15g，茯苓、川芎、白芷各 20g，钩藤（后下）、鸡血藤、生龙骨（先煎）、生牡蛎（先煎）各 30g。用法：生龙骨、生牡蛎、制附子先煎半小时，钩藤于端锅前 5 分钟放入，每日 1 剂，水煎 2 次，每次煎出约 200ml 药液后合并，早晚饭后服用[1]。

焦虑、抑郁症状明显：针灸结合柴龙解郁丹（连云港市中医院丰广魁经验方）。功效：疏肝解郁，镇静安神。组成：柴胡 15g，黄芩 12g，法半夏 12g，炙甘草 6g，龙骨（先煎）30g，牡蛎（先煎）30g，党参 12g，珍珠母 30g，生姜 3g，大枣 10g。用法：每日 1 剂，水煎 2 次，分早晚服。

（二）针灸结合西药

在针灸治疗基础上，结合《紧张型头痛诊疗专家共识》[2]，与本书本著作团队临证经验，关于紧张性头痛的西药治疗建议包括：①止痛剂，以非甾体抗炎药为主，如塞来昔布、阿司匹林、对乙酰氨基酚等，也可应用复合制剂。②抗焦虑抑郁药物，包括苯二氮䓬类药物如阿普唑仑，三环类抗抑郁药如阿米替林、多塞平，也可试用 5- 羟色胺再摄取抑制剂。③肌肉松弛药，如盐酸乙哌立松、巴氯芬等。④部分抗癫痫药物。⑤ A 型肉毒毒素注射治疗，适用于口服药物无效或不能耐受的顽固性头痛患者。

1. 针灸与止痛剂联用　针灸本身具有良好的止痛效果，故治疗紧张性头痛一般无须与止痛剂联用。若患者在针灸治疗基础上仍有不可耐受的疼痛，可考虑加用常规剂量的止痛剂。

2. 针灸与肌肉松弛药联用　针灸联合肌肉松弛药，多选盐酸乙哌立松口服，每次 50mg，每日 3 次，2 周 1 个疗程[3]。

3. 针灸与抗焦虑抑郁药物联用　焦虑抑郁症状明显者，可予针灸联合运

[1]　魏赈权，聂玲辉，伍志勇，等 . 陈宝田教授头痛新一号方治疗临床常见类型头痛的疗效[J]. 中国老年学杂志，2016，36（21）：5422-5424.

[2]　紧张型头痛诊疗专家共识组 . 紧张型头痛诊疗专家共识[J]. 中华神经科杂志，2007，40（7）：496-497.

[3]　周岳松 . 针药并用治疗紧张性头痛疗效观察[J]. 上海针灸杂志，2015，34（1）：59-60.

用氟哌噻吨美利曲辛片（每片含 0.5mg 氟哌噻吨和 10mg 美利曲辛）口服，每次 1 片，每天 1 次，4 周 1 个疗程[1]。

（三）针灸结合手法理疗

针灸还可配合推拿等理疗手法。以头面部操作为主，有颈项部疼痛不适加以颈项部操作。头面部操作：患者坐势，用一指禅法从印堂开始向上沿前额发际至头维、太阳，往返 3~4 遍，配合按揉印堂、阳白、太阳等穴。接着用五指拿法从头顶拿至风池，改用三指拿法沿膀胱经拿至大椎穴两侧，往返 4~5 次。然后用扫散法在头侧胆经循行部位自前上方向后下方操作，两侧交替进行，各数 10 次，配合按揉角孙、风池等穴。最后用弹法、指尖击法重点操作于印堂、太阳、角孙、百会等穴及疼痛局部，亦可教患者自行弹、击。颈项部操作：患者坐位，医者用一指禅推法沿两侧膀胱经上下往返治疗 3~4 分钟，接着按揉风池、风府、天柱等穴，然后用拿法拿两侧风池，并沿颈部两侧膀胱经自上而下操作 4~5 遍，重点操作肌肉紧张部位，以患者头、颈部肌肉放松为度。再拿肩井 3 分钟，最后以掌击法轻击肩颈部结束推拿手法[2]。

（四）针灸结合心理干预

可在针灸治疗的同时，不断地对患者进行开导，鼓励其自由叙述，从而发泄患者内心的压抑、焦虑、紧张情绪，并耐心、详细地向患者讲述本病的特点及疾病性质的可逆性，以缓解其压抑、焦虑、紧张等不适症状，增强战胜疾病的信心和勇气。与此同时，也应对患者的家属进行讲解，详细告知他们本病的性质、特点，叮嘱他们及时对患者进行心理疏导，多关心体贴他们，对他们的言行多包容、多鼓励，使其解除不必要的思想顾虑，保持积极乐观的精神风貌，养成规律的生活习惯，并且经常参加各种室内外活动。

（五）综合治疗

以上针灸、药物、手法理疗、心理干预的综合运用，对紧张性头痛患者的头痛、生理及心理领域的生存质量起效更快、效果更优，在经济条件允许的情况下，少量地增加投入能获得更多的收益。

建议有条件的医疗机构建立多学科协作的头痛单元，对紧张性头痛中慢性、难治性类型进行多学科综合诊治。

（本节责任人：寇任重，范刚启）

[1]　杨玲，黄坚红.梅花针联合黛力新治疗伴抑郁或焦虑状态的慢性紧张型头痛疗效观察[J].广州中医药大学学报，2017，34（5）：681-683.
[2]　江勇，王敏华，王敏，等.针刺推拿治疗紧张型头痛临床研究[J].针灸临床杂志，2003（4）：9-10.

第三节 紧张性头痛间歇期针灸方案列举

一、间歇期排针平刺法

取双侧颞穴组（颔厌 - 悬厘）、额穴组（神庭 - 印堂、眉冲 - 攒竹、头临泣 - 鱼腰、头维 - 丝竹空）。具体刺法见第一章第一节相关内容。隔日治疗 1 次，共治疗 6 次。

（本节责任人：林　祺，范刚启）

二、间歇期刺络疗法

主要选取头颈部腧穴：太阳、耳尖、大椎、阿是穴。操作方法同紧张性头痛发作期刺络疗法。间歇期每次选取 2 个穴位进行刺络治疗即可，双侧取穴为宜，以达到整体调整的目的，从而防止复发。一般 7~10 天 1 次，2~3 次治疗后，若病情稳定，未见反复，可 15~20 天刺络治疗 1 次。注意事项同前刺络疗法。

关于紧张性头痛间歇期的刺络治疗目前尚无专门报道。鉴于发作期紧张性头痛刺络疗法有效，对频发型紧张性头痛、慢性紧张性头痛，除发作期针刺外，在其间歇期针刺，可以提高其针刺疗效。应用刺络疗法在间歇期预防性治疗紧张性头痛，可以提高紧张性头痛针刺疗效。

（本节责任人：都鹏飞，朱栋华）

三、间歇期穴位埋线法

排针平刺法埋线：脑户透风府、脑空透风池。操作及注意事项同偏头痛发作期穴位埋线法。每 2 周治疗 1 次，3 次为 1 个疗程，共治疗 6 周。

穴位埋线法，主要用于慢性紧张性头痛、频发型紧张性头痛。

（本节责任人：杨春滟，朱栋华）

四、间歇期浮针疗法

浮针预防性治疗紧张性头痛，目前临床并不是首选方案，文献中亦无相关临床报道，是当前研究的空白。

由于紧张性头痛是由于头部与颈部肌肉持久地收缩所致，而引起这种收缩的原因有：①作为焦虑或抑郁伴随精神紧张的结果；②作为其他原因的头痛或身体其他部位疼痛的一种继发症状；③由于头、颈、肩胛带姿势不良所致。

紧张性头痛激痛点涉及部位及内容庞杂，但其分布存在显著的规律及特点，根据近二十年临床文献总结发现，最常分布在胸锁乳突肌、咬肌、颞肌等部位,其次在头夹肌、翼内肌、翼外肌、额肌、斜方肌,以及枕部的枕骨下部、旁部、项部上段棘中线和棘旁。常位于受累肌肉的中部或肌腹上,或肌肉与肌腱交界处、肌肉附着于骨突的部位,持续压迫或针刺常可引起该肌肉相关区域的牵涉痛,此处亦可触及小结节,医者可以通过手下的感觉和患者的反应来判断激痛点的位置[1]。

在浮针医学进一步发展的趋势下,建议有条件的医生可以尝试预防性治疗的临床观察。对照紧张性头痛发作期时的患肌、激痛点进行触诊排查,具体操作见紧张性头痛发作期,对潜在的肌肉紧张进行治疗,降低紧张性头痛的发病率。

（本节责任人：施娟娟,杨春滟）

五、间歇期穴位电刺激疗法

取颞穴组阳白（双）、悬颅（双）；取"上印堂"（神庭 - 印堂的连线上）、双侧"上攒竹"（眉冲 - 攒竹的连线上）。操作方法见前文相关内容。隔日治疗 1 次,共治疗 6 次。

（本节责任人：林　祺,范刚启）

六、间歇期针药结合法

慢性紧张性头痛患者及反复频繁发作的紧张性头痛患者需进行预防性治疗。此外,合并超重或者抑郁症的紧张性头痛患者也应考虑进行预防性治疗。从现有的文献资料看,针药结合对紧张性头痛的预防作用可能优于单纯的药物治疗。

由于中药方剂的治疗通常采用疗程治疗的方式,一般 2 周至 3 个月不等（甚至更长周期）,因此,针刺与药物的结合治疗的文献更倾向于归于预防性治疗的范畴。

针刺与中药方剂的结合治疗包括：芎芷石膏汤、柴胡疏肝散、柴葛解肌汤、血府逐瘀汤合半夏白术天麻汤等。

目前应用于紧张性头痛预防性治疗的西药主要包括：抗抑郁药、肌肉松弛药、抗癫痫剂及 A 型肉毒毒素；其中,阿米替林是紧张性头痛预防性治疗的首选药物。研究显示,针刺联合芎芷石膏汤较单纯的阿米替林预防治疗可有效减轻头痛的程度及头痛的伴随症状,减少发作次数,缩短持续时间[2]；针刺

[1]　马尧,布赫,贾纪荣,等.针刺激痛点治疗肌筋膜疼痛综合征研究进展[J].中国针灸,2012,32（6）：573-576.

[2]　薛保国.针刺联合芎芷石膏汤治疗紧张型头痛 40 例[J].中国中医药现代远程教育,2013,11（2）：56-57.

联合加巴喷丁可以有效改善患者头痛发作的程度和持续时间,并且其作用机制可能与降低患者血浆黏度、红细胞比容及血小板聚集率有关[1];虽然有文献报道了针刺联合氟桂利嗪对紧张性头痛的治疗,但由于氟桂利嗪在紧张性头痛预防性治疗中的争议,因此不作进一步介绍。目前尚缺乏针刺联合肌肉松弛药及 A 型肉毒毒素治疗的报道。

七、间歇期耳针疗法

（一）取穴

取双侧神门、皮质下、额穴、颞穴、枕穴。

方义:神门位于三角窝 5 区,可镇静安神,解痉止痛;皮质下穴位于对耳屏 4 区,可清心止痛;额穴位于对耳屏 1 区,颞穴位于对耳屏 2 区,枕穴位于对耳屏 3 区,三者都主治失眠、神经衰弱、头痛等疾病。以上诸穴合用,使经通络畅,气血调和,阴阳交通,从而起到止痛的效果。

（二）耳针操作及注意事项

详见第一章第十一节内容。

（三）按语

慢性紧张性头痛属功能性或精神性头痛,主要因颅、颈部肌肉收缩所致,临床症状多表现为胀痛、压迫感和酸痛,多伴有头昏、抑郁、焦虑、失眠等心理症状,经情绪刺激可加重病情且病情容易迁延,彻底治愈难度极大,故临床一般不单独应用耳针疗法治疗慢性紧张性头痛。

（四）文献选录

刘柯[2]等用桂枝加葛根汤联合耳穴压豆治疗偏头痛,耳穴取穴:神门、内分泌、心、肝、脾、肾、肾上腺。操作同前。

（本节责任人：罗妮莎,乔　春）

第四节　针灸治疗紧张性头痛现状分析

一、紧张性头痛发作期针刺治疗现状分析

（一）疾病因素与疗效

紧张性头痛发作期的疾病因素包括临床亚型、中医证型、病情程度、人口

[1] 朱军,叶新荣,庄志清,等.针刺联合加巴喷丁治疗紧张性头痛患者的疗效及对血液流变学的影响观察[J].中国药师,2017,20(2):290-292.

[2] 刘柯,汪正利,荣培红.桂枝加葛根汤配合耳穴贴压及针灸治疗紧张型头痛38例[J].陕西中医,2015,36(6):658-659.

学特点等。通过对这些疾病要素与针刺效应关系的分析，可以明确针刺疗法的具体适应要素，对相应要素进行优选，进一步明确针刺治疗紧张性头痛发作期的优势病症。

1. **临床亚型**　紧张性头痛分为偶发性、频发性、慢性、可能的紧张性头痛四种临床亚型。前三种亚型根据是否伴有颅周压痛，又分为伴颅周压痛和不伴颅周压痛两种类型[1]。大多数针灸治疗紧张性头痛文献不分临床亚型，缺乏亚型间的针刺疗效对比研究。针刺治疗慢性紧张性头痛和频发性紧张性头痛相对较多[2]，对伴颅周压痛的紧张性头痛临床研究也较多[3]。单以偶发性紧张性头痛和可能的紧张性头痛为纳入标准的针刺治疗研究尚为空白。对伴颅周压痛的慢性紧张性头痛患者，陈日含等[3]运用人工滞针法针刺头部帽状腱膜筋结点，疗效优于常规取穴针刺方法（取百会、四神聪、风池、太阳、头维、合谷）。

2. **中医证型**　传统针灸理论方法指导紧张性头痛发作期针刺治疗，主要包括辨证论治和辨经论治两个方面。辨证论治方面，付国静等对紧张性头痛中医证候相关文献进行统计分析，统计结果显示最常见的四种证型分别为肝阳上亢证、瘀血阻络证、痰蒙清窍证、气血两虚证[4]。基于紧张性头痛发作期辨证分型的针刺临床研究可参考以上四种证型。辨经论治以阳经针刺为主，紧张性头痛发作部位主要在双颞侧（少阳经）、前额部（阳明经）、后枕部（太阳经）等，这些部位皆属于阳经，围绕阳经针刺治疗占绝大多数。但目前缺乏不同中医证型间的针刺疗效差异研究，无法得出何种证型为针刺治疗的优势证型。

3. **病情程度**　紧张性头痛的头痛部位、头痛程度、发作频率及持续时间、病程、伴随病症等因素，对针刺疗效均有不同程度的影响。除一小部分文献，对紧张性头痛伴发病症如伴有抑郁、焦虑进行针刺疗效对比观察（如梅花针联合氟哌噻吨美利曲辛片治疗优于单用氟哌噻吨美利曲辛片治疗[5]；疏肝调神针刺法疗效优于常规针刺[6]），此外，有的研究表明，慢性紧张性头痛发作频率越高，病情

［1］　Headache Classification Committee of the International Headache Society.The international classification of headache disorders，3rd edition［J］.Cephalalgia，2018，38（1）：1-211.

［2］　LINDE K，ALLAIS G，BRINKHAUS B，et al.Acupuncture for tension-type headache［J］.The Cochrane Database of Systematic Reviews，2009（1）：1-51.

［3］　陈日含，陈日立，陈日锋 . 针刺帽状腱膜筋结点治疗慢性紧张型头痛疗效观察［J］. 中国针灸，2013，33（3）：219-222.

［4］　付国静，刘少姣，梁晓，等 . 紧张型头痛中医证候分布规律的文献研究［J］. 现代中医临床，2020，27（4）：25-30.

［5］　杨玲，黄坚红 . 梅花针联合黛力新治疗伴抑郁或焦虑状态的慢性紧张型头痛疗效观察［J］.广州中医药大学学报，2017，34（5）：681-683.

［6］　杨佃会，朱蓬燕，韩晶，等 . 疏肝调神针刺法对紧张型头痛患者伴随焦虑和抑郁症状的疗效观察［J］.上海针灸杂志，2011，30（2）：87-89.

程度就越重,针刺疗效越差[1]。而针刺的次数越多,临床疗效越好,但是否存在最佳针次的参数量仍需进一步探讨。基于头痛部位、头痛持续时间、病程等因素与针刺疗效的关系研究基本空白,无法对这些因素进行适应证方面的优选。

4. **人口学特点** 患者性别、年龄、职业、文化程度、经济条件、居住地等人口学特点同样是在选择针刺治疗时需要考虑到的因素。有研究显示,对于无论是发作期还是预防期的紧张性头痛患者,男性的治疗应侧重于提高睡眠质量,而女性的治疗应结合心理疗法[2]。这是关于紧张性头痛患者性别差异的针对性治疗研究,值得临床参考。但关于紧张性头痛人口学特点与针刺疗效的关系研究,目前基本空白。弄清上述人口学特点与针刺疗效的关系,对明确针刺适应人群以提高疗效,应有裨益。

(二)针刺因素与疗效

对针刺因素(含穴位、针刺手法、针刺工具及针刺时间等要素)进行优选,是紧张性头痛针刺治疗研究的最重要内容。目前对针刺因素进行系统优选研究者很少,多为零碎研究。

1. **穴位** 紧张性头痛发作期取穴方案以近端取穴配合远端取穴为主要选穴原则,辨经取穴应用较多。近端取穴以局部辨经取穴、取阿是穴为主。局部辨经取穴以辨头痛部位所属经脉为主,如陈新昌等选风池、完骨、天柱、印堂、上星、百会、四神聪,全面沟通头部各经脉气血疗效优于阿米替林治疗[3]。远端取穴以辨经取穴为主,单独远端辨经取穴者极少。远端辨经取穴常与近端局部取穴结合,疗效优于单独远端取穴[4]。如陈晓斌等选取项六针(风池、完骨、天柱)、印堂、上星、百会及四神聪组为主穴配合辨经取穴(厥阴头痛加百会、太冲,阳明头痛加上星、印堂、攒竹、头维、阳白、内庭,少阳头痛加丝竹空、太阳透率谷、足临泣,太阳头痛加玉枕、后顶、至阴),疗效优于中药治疗[5]。在辨经取穴基础上,结合五脏辨证、气血津液辨证取穴,为头痛辨证取穴主要方法。但目前一是缺乏紧张性头痛辨经取穴、辨证取穴概念的严格定义;

[1] 侯廷惠.针刺治疗慢性紧张型头痛临床效应与影响因素的相关性分析[D].成都:成都中医药大学,2020.

[2] FUENSALIDA-NOVO S,PARÁS-BRAVO P,JIMÉNEZ-ANTONA C,et al.Gender differences in clinical and psychological variables associated with the burden of headache in tension-type headache[J].Women & Health,2019,60(6):652-663.

[3] 陈新昌,冯均信.针刺治疗发作性紧张型头痛临床疗效观察[J].陕西中医药大学学报,2017,40(6):86-88.

[4] 杜元灏,李晶,孙冬纬,等.中国现代针灸病谱的研究[J].中国针灸,2007,27(5):373-378.

[5] 陈晓斌,郭伟,章浩军.针刺治疗发作性紧张型头痛的效果评估[J].中国临床康复,2006(3):142-145.

二是缺少两种取穴方法的疗效对比研究。

2. 针刺手法

（1）方向、角度、深度：针刺方向、角度、深度与针刺镇痛效应关系密切[1]。对相关穴位的针刺方向角度深度进行优选，可提高紧张性头痛发作期针刺疗效。对于针刺方向，如采用透刺疗法，丝竹空透率谷，百会透前顶，太冲透涌泉[2]。对于针刺角度及深度，以风池、百会为例，风池向鼻尖或向对侧眼角斜刺；百会平刺为主。风池 0.8~1.2 寸居多，百会 0.5~0.8 寸常用[3]。但缺乏相关穴位不同针刺方向角度深度的疗效对比。我们建议，可以选用多因素分析法如正交设计法，对相关穴位的针刺方向角度深度进行优选。

（2）得气与针刺补泻手法：毫针针刺施手法、手法强刺激、施行特殊补泻手法均优于不施手法、手法弱刺激、施行平补平泻法的治疗[4]。但对浮针疗法[5]、腕踝针疗法[6]，这类针法要求不得气的浅刺法，治疗紧张性头痛发作期疗效不劣于常规补泻针刺法。结合所取穴位的针刺方向角度深度，是否行得气手法、是否行补泻手法与针刺疗效的关系，值得进一步研究，这类行针手法的优化研究，可进一步提高疗效。

（3）刺激量：包括针数、行针时间、留针时间、针刺频次及疗次、疗程等。关于头部穴位针刺的针灸针数目（简称针数）的研究表明，头部排针平刺法疗效优于单针平刺法，但是否适用于紧张性头痛发作期仍需要高质量的临床研究证明[7]。治疗紧张性头痛的留针时间多选择 30 分钟。电针的频率、波形等与针刺刺激量密切相关。针刺镇痛的优选频率为 2/100Hz 疏密波，这两种频率皆能发挥镇痛和抗抑郁双重作用[8]。电针疏密波治疗紧张性头痛在缓解头痛

[1]　范刚启，赵杨，符仲华 . 针刺方向、角度、深度与针刺镇痛的关系[J]. 中国针灸，2010，30（11）：965-968.

[2]　张志强，何希俊，白伟杰，等 . 透刺疗法治疗紧张型头痛的随机对照研究[J]. 中国医药指南，2012，10（33）：260-262.

[3]　张程 . 近二十年针刺治疗紧张性头痛的选穴规律探析[D]. 济南：山东中医药大学，2016.

[4]　孙俊俊，王亚峰，张壮，等 . 毫针针刺手法对不同疾病效应影响的研究进展[J]. 针灸临床杂志，2017，33（4）：65-69.

[5]　姚斯韵，向娇娇，林少琴，等 . 浮针治疗频发性紧张型头痛随机对照研究[J]. 针灸临床杂志，2019，35（3）：42-46.

[6]　李俐，吴明霞，郭毅坚 . 腕踝针治疗紧张型头痛 30 例[J]. 福建中医学院学报，2004（4）：23.

[7]　余晓璐，牛家苑，范刚启 . 针刺治疗急性期偏头痛方案的初步优选[J]. 上海针灸杂志，2018，37（3）：272-276.

[8]　吴媛媛，赵晓芸，蒋永亮，等 . 不同频率电针镇痛抗抑郁效应观察和对中枢 5-HT 的影响[J]. 浙江中医药大学学报，2014，38（8）：939-943.

症状和强度上明显优于连续波[1]，但对电针频率的优选研究尚为空白。紧张性头痛发作期针刺疗程尚未统一，而选择合适的针刺介入时间，有助于发挥更好的临床疗效[2]。总的说来，关于行针时间、留针时间、行针次数、针刺频率等刺激量要素与紧张性头痛针刺疗效关系的研究非常薄弱。

3. **针刺工具**　针刺工具不同，适应证及疗效亦不相同。治疗紧张性头痛的针刺工具包括毫针、三棱针、电针、针刀、穴位埋线、穴位注射等。三棱针刺络法在改善紧张性头痛头痛程度和头痛指数方面明显优于毫针针刺法[3]，但多适用于气滞血瘀的实证，虚证或本虚标实证是否适用并未提及，需要进一步研究。电针治疗紧张性头痛可以增加针感和刺激量，疗效优于单纯针刺[4]。针刀疗法可以松解肌筋膜，缓解颅周和颈肩部的疼痛，临床愈显率及治愈时间皆优于电针治疗[5]。浮针治疗紧张性头痛发作期以肌筋膜触发点所在的患肌为切入点，在即刻疼痛和总有效率方面优于毫针针刺，且医患消耗的时间成本更低[6]。穴位注射治疗紧张性头痛疗效确切[7]，但注射的药物和部位并未在临床上形成统一规范。上述针刺工具各有优缺点，如何根据病情及个体情况选择最适宜的针刺工具，值得进一步研究。

（三）问题与思考

从疾病因素与针刺因素回顾针刺治疗紧张性头痛发作期优选研究现状，发现目前针刺治疗紧张性头痛发作期的研究设计多局限于单因素分析，即针对某一种因素对疗效的影响，比较某一种因素所致的疗效差异。如只关注穴位与针刺疗效的关系，只关注行针手法与针刺疗效的关系、留针时间与针刺疗效的关系等。针刺联合其他疗法的优化研究同样非常薄弱。针刺治疗紧张性头痛临床分期不明，疗效评价指标单一，大多临床研究缺乏远期疗效。建议运用多因素研究法，选用综合疗效评价体系，进行疾病亚型、证型等适应病症的优选、针刺治疗方案的优选、多学科协作模式下针刺与其他治疗方法联

[1]　黄彬，姜岳波.疏密波电针治疗紧张型头痛疗效观察[J].针灸临床杂志，2013，29（3）：46-48.

[2]　刘杰，孟智宏.针刺手法量学中时间、频率、方向与深度因素的研究进展[J].针灸临床杂志，2014，30（9）：75-78.

[3]　陈兴奎，陈泽林，郭义.三棱针刺络法对照毫针刺法治疗紧张型头痛的临床研究[J].天津中医药，2010，27（3）：205-207.

[4]　魏福良.电针治疗紧张型头痛80例[J].上海针灸杂志，1998，17（5）：22.

[5]　杨城，王琴.针刀治疗紧张型头痛疗效观察[J].上海针灸杂志，2010，29（3）：161-162.

[6]　姚斯韵，向娇娇，林少琴，等.浮针治疗频发性紧张型头痛随机对照研究[J].针灸临床杂志，2019，35（3）：42-46.

[7]　ROBBINS M S，KURUVILLA D，BLUMENFELD A，et al.Trigger point injections for headache disorders: expert consensus methodology and narrative review[J].Headache，2014，54（9）：1441-1459.

用方案的优选等，以提高临床疗效。

（本节责任人：王　悦，周文珠，朱栋华）

二、紧张性头痛间歇期针灸治疗现状分析

发作期紧张性头痛适合于针刺治疗，缓解临床症状及体征。但对于频发性紧张性头痛及慢性紧张性头痛，针刺的预防性治疗需要重视[1]。由于紧张性头痛的一线预防性西药存在明显的副作用及风险（如阿米替林），传统中医药开始逐步应用于治疗紧张性头痛发作间期（如中成药养血清脑颗粒）。那么，在现阶段，针灸在紧张性头痛预防性治疗体系中扮演何种角色？

（一）紧张性头痛间歇期的针灸治疗基础

在头痛发作间期，颅周肌肉压痛分值依然高于正常人[2]，且患者也会伴有情绪的调节障碍，国际头痛分类委员会认为颅周压痛点是紧张性头痛最具病理生理学价值的现象，与中枢致敏密切相关，可导致紧张性头痛慢性化或再发[3]。针刺颅周压痛点、调神穴位可减轻紧张性头痛的头痛程度，提高生活质量[4-5]，这类研究为针刺预防性治疗紧张性头痛提供了西医理论依据。"病有标本""急则治标，缓则治本"作为中医辨证论治的应变治则，针刺治疗紧张性头痛亦在其理论指导下[6]。孙岩认为紧张性头痛的核心是气机失和，痰瘀阻络[7]。数据分析发现紧张性头痛临床证型以肝气不和最为多见，其次为痰湿壅盛、瘀血阻络和气血虚弱证[8]，结合个体辨证论治、治病求本，或许能为紧张性头痛的针刺预防性治疗提供另一个方向。

（二）紧张性头痛间歇期的针灸治疗现状

郑永然[6]分期治疗紧张性头痛，发作期先远端取穴再近端取穴，发作间期以头部近端取穴配合调神疏肝穴位，50% 病例 1 年后随访无复发。除上述研

[1]　BENDTSEN L，EVERS S，LINDE M，et al.EFNS guideline on the treatment of tension-type headache-report of an EFNS task force［J］.Eur J Neurol，2010，17（11）：1318-1325.

[2]　ASHINA M，BENDTSEN L，JENSEN R，et al.Muscle hardness in patients with chronic tension-type headache：relation to actual headache state［J］.Pain，1999，79（2-3）：201-205.

[3]　FERNÁNDEZ-DE-LAS-PEÑAS C.Myofascial head pain［J］.Curr Pain Headache Rep，2015，19（7）：28.

[4]　陈雄杰.针刺扳机点治疗紧张型头痛的临床观察［D］.哈尔滨：黑龙江中医药大学，2015.

[5]　沈红强.针灸治疗紧张型头痛重在宁心安神［J］.中华中医药杂志，2009，24（S1）：151-153.

[6]　郑永然.分期针刺治疗紧张型头痛30例［J］.上海针灸杂志，2006，25（11）：22.

[7]　孙岩，陈眉.紧张型头痛中医治法刍议［J］.中华中医药学刊，2007（5）：998-999.

[8]　张程.近二十年针刺治疗紧张性头痛的选穴规律探析［D］.济南：山东中医药大学，2016.

究以外，未见紧张性头痛的分期治疗临床观察，更不论紧张性头痛发作间期的针刺治疗系统专述。但国外一项研究认为预防性针刺治疗是要求医者重视长期针刺治疗对紧张性头痛发作频率的影响[1]。

（三）问题与思考

探讨间歇期针刺治疗是否有效，意味着思考紧张性头痛长期针刺与间歇针刺（仅发作期针刺）对疗效是否有不同影响。不同针刺治疗因素对间歇期针刺疗效有何影响亦是紧张性头痛研究者需要解决的问题。

紧张性头痛作为慢性发作性疾病，却少有研究关注其发作间期病机特点、辨证分型特点及治疗情况。这与医者对于紧张性头痛诊断不明、紧张性头痛临床研究设计不严谨、患者对预防性治疗不重视相关。提出以下几点建议，以期促进紧张性头痛的针刺预防性治疗的发展：明确中西医紧张性头痛发作间期病因病机特点，使针刺治疗方案有理可依，有据可循；临床试验方案需交代清楚紧张性头痛的具体分型、分期；选用综合疗效评价体系，生物 - 心理 - 社会各层面对患者病情进行综合评估；加强对紧张性头痛患者的健康宣教，提高间歇期治疗意识；运用多因素研究法（如正交设计、析因设计）探讨不同针刺治疗因素与疗效的关系。

（本节责任人：周文珠，王　悦，范刚启）

第五节　对紧张性头痛针灸疗效的评价

一、疗效评价方法

要实现紧张性头痛针刺治疗方案的优选，提高评价体系的可靠性是很重要的，但相关文献关于紧张性头痛针刺效应的评价单一，多为主观性指标，客观性指标少，仅有部分文献提及辅助检查，不够全面系统，影响了紧张性头痛针刺疗效的科学评价。为此，我们可以从患者的生理、心理、社会等多个方面进行系统评价，以下为建议的评价方法及目前针刺治疗紧张性头痛疗效评价结果：

疼痛相关指标：涉及头痛频率、程度、持续时间、伴随症状的评分，常用的有头痛程度评分（VAS 评分）、疼痛持续时间评分、头痛指数、颅周压痛计分及各种疼痛问卷量表，如麦吉尔疼痛问卷表[2]从现有疼痛强度、视觉模拟评分

[1]　NIELSEN A.Acupuncture for the prevention of tension-type headache（2016）[J]. Explore, 2017, 13（3）: 228-231.

[2]　张洪来，靳瑞 . 电针与牵引治疗神经根型颈椎病的随机对照研究[J]. 中国针灸, 2003, 23（11）: 8-10.

法、疼痛分级指数三个部分评价，较为全面准确。此外，肌筋膜触发点的痛阈值[1]、疼痛姿势、疼痛辐射[2]等评价指标也可以完善疼痛的整体评分。

生活质量相关指标：指伴有睡眠障碍、焦虑、抑郁等症状的紧张性头痛患者，在日常生活、工作学习、睡眠、情绪等方面，治疗前后所受干扰程度的评分，如数字评分法[3]、生存质量测定量表[4]、焦虑抑郁量表[5]等。

辅助检查及相关生化指标：如对紧张性头痛患者经颅多普勒检测治疗前后脑内血流速度的评价[6]；外感受抑制试验检测第二外感受抑制期（second exteroceptive suppression period，ESP2）的潜伏期和时限，可作为疼痛中枢伤害性痛觉敏化的客观观察指标[7]；以及紧张性头痛患者血浆甲硫氨酸脑啡肽[8]、一氧化氮（nitric oxide，NO）、内皮素（endothelin，ET）浓度变化[9]等生化指标。这类评价指标更具有客观性，与以上指标相结合，疗效的评分可以更全面具体。

安全性指标：包括一般生命体征、三大常规、肝肾功能的检查，不良事件的发生率及安全性评价处理与分级[10]，观察治疗过程中可能出现的晕针、感染、出血等不良反应及药物的副作用等情况。

远期疗效：对针刺治疗的紧张性头痛患者进行远期疗效的随访，评价针刺的远期效应，可以增加针刺疗效评价的信服度，减少偏差。

［1］ KAMALI F，MOHAMADI M，FAKHERI L，et al.Dry needling versus friction massage to treat tension type headache：a randomized clinical trial［J］.J Bodyw Mov Ther，2019，23（1）：89-93.

［2］ GILDIR S，TÜZÜN E H，EROĞLU G，et al.A randomized trial of trigger point dry needling versus sham needling for chronic tension-type headache［J］.Medicine，2019，98（8）：e14520.

［3］ 陈日含，陈日立，陈日锋.针刺帽状腱膜筋结点治疗慢性紧张型头痛疗效观察［J］.中国针灸，2013，33（3）：219-222.

［4］ 郭延林.中医综合治疗方案干预慢性紧张型头痛气血亏虚候生存质量临床研究［J］.世界中医药，2015，10（1）：39-45.

［5］ 杨玲，黄坚红.梅花针联合黛力新治疗伴抑郁或焦虑状态的慢性紧张型头痛疗效观察［J］.广州中医药大学学报，2017，34（5）：681-683.

［6］ 徐炎林，鲁望，张琰，等.头八针对紧张型头痛的疗效及脑血流情况的影响［J］.辽宁中医杂志，2015，42（8）：1509-1511.

［7］ 梁瑞华，张素平，何锐.辨证取穴针刺治疗对慢性紧张型头痛中枢调控的影响［J］.中国当代医药，2015，22（22）：164-166.

［8］ 孟庆莲，乔香兰，王明礼，等.紧张性头痛患者血浆甲硫脑啡肽的研究［J］.临床神经病学杂志，1997（6）：358-359.

［9］ 吴宏赟，王希友，王福文，等.针刺风府穴对紧张型头痛大鼠血浆 NO 和 ET 水平的影响［J］.山东医药，2014，54（35）：29-31.

［10］ 侯廷惠.针刺治疗慢性紧张型头痛临床效应与影响因素的相关性分析［D］.成都：成都中医药大学，2020.

二、针灸疗效评价

有效性评价：据循证医学分析[1]，有高质量证据（2 项 A 级、2 项 B 级）证明针刺治疗紧张性头痛有效，针刺组疗效优于假针组。其中 1 项 A 级证据为：Linde 等于 2009 年发表的 1 篇系统评价[2]，纳入 11 项随机对照试验，共 2 317 例。但另有 1 篇 Davis 等[3]于 2008 年发表的系统评价在针刺组与假针刺组的疗效比较中，并没有得出针刺治疗紧张性头痛有效的结果。

优势性评价：针刺与西药（非甾体抗炎药、抗抑郁药、肌肉松弛药）相比治疗紧张性头痛[4]，有国内临床证据提示针刺治疗紧张性头痛的疗效优于西药治疗，但缺乏高质量证据评估。不同针刺方案之间比较[5]，疏肝调神针刺法、晕痛针较常规针刺法有一定优势，但相关的高质量随机对照研究较少，缺乏疗效优势分析的可靠性。有关针药结合治疗紧张性头痛的疗效评价尚未有系统评价分析，相关研究较少，证据质量不高。

目前对针刺治疗紧张性头痛的系统评价质量普遍较低，系统评价的结论不完全一致，主要是因为针刺的实施方案及针灸师的操作水平难以统一，进而影响疗效；对照组假针刺的实施不够规范统一，有待商榷；纳入标准、排除标准、数据分析统计等方面皆存在一定主观性。这些都会影响针刺治疗紧张性头痛临床疗效的评价结果，因此，要尽可能地规范研究设计方案，以提高临床研究质量，系统评价需严格按照 Cochrane 指导手册进行规范，使评价结果更能广泛地适用于临床。

三、存在的问题及建议

1. 从文献来看，辨证分型研究比较薄弱，多侧重于单一证型的研究。故当强化本病的中医辨证论治研究，从辨证分型研究中寻找治疗规律。加强临床工作者及研究者对本病诊断分型的理解，建议使用国际头痛协会推荐的标准，注意其诊断和鉴别的要点。

[1] 李海双，杜元灏，黎波，等. 循证针刺治疗紧张型头痛的文献评价[J]. 山东中医药大学学报，2013，37（2）：101-103.

[2] LINDE K，ALLAIS G，BRINKHAUS B，et al.Acupuncture for tension-type headache[J].The Cochrane Database of Systematic Reviews，2009（1）：1-51.

[3] DAVIS M A，KONONOWECH R W，ROLIN S A，et al.Acupuncture for tension-type headache：a meta-analysis of randomized，controlled trials[J].J Pain，2008，9（8）：667.

[4] 胡琳，肖义萍. 国内针刺与西药治疗紧张型头痛疗效比较的系统评价[J].针灸临床杂志，2015，31（7）：63-66.

[5] 张雪，布赫，马尧，等. 针刺治疗紧张型头痛的 Meta 分析[J].针灸临床杂志，2018，34（1）：51-55.

2. 注重病证结合研究，从西医对病的认识与中医对证的认识的结合上寻找切入点，在宏观研究的基础上加强微观研究，通过证的客观化研究来深化中医对本病的认识，从而探索本病发生发展及治疗的深层规律，力求从本质上把握本病，提高研究层次和水平。

3. 应当注意本病随现代生活节奏的加快和生活压力的加大，患者愈加增多，在研究本病时当关注到患者心理及生活质量等相关因素。

4. 紧张性头痛根治难、易复发，随着病期的延长，病情的反复发作和对治疗的失望，患者易产生失眠、精神紧张、焦虑不安和抑郁等负性情绪疾病的困扰，不良情绪又使患者增加了沉重的心理压力，形成恶性循环，严重影响着患者的心理健康和生活质量。沈红强[1]采用传统中医针灸治疗本病时，重视调心，并有选择地增加宁心安神穴位大陵、内关、神门、膻中、中脘、巨阙，针灸止痛效果迅速、持久而且没有任何副作用。而前文中徐恩、黄秀琴、黄焕新、许玲等提到本病与患者的心理社会因素相关，并提出了给予患者心理行为治疗方式的可行性。《素问·至真要大论》有云"诸痛痒疮，皆属于心"，把气血运行障碍引起的疼痛归为心的作用。临床中不少紧张性头痛的患者有心烦意乱、神志不宁、失眠、情绪低落等相关症状，说明疼痛皆关乎于心。故我们认为紧张性头痛可通过先予以心理行为治疗以解除患者的心理精神上的压力，再根据中医辨证施以传统针刺加调节心神穴位来治疗。

（本节责任人：王　悦，周文珠，范刚启）

第六节　紧张性头痛分类及诊断标准[2]

一、分类

2. 紧张性头痛

　2.1　偶发性紧张性头痛

　　2.1.1　伴颅周压痛的偶发性紧张性头痛

　　2.1.2　不伴颅周压痛的偶发性紧张性头痛

　2.2　频发性紧张性头痛

　　2.2.1　伴颅周压痛的频发性紧张性头痛

　　2.2.2　不伴颅周压痛的频发性紧张性头痛

[1]　沈红强.针灸治疗紧张型头痛重在宁心安神[J].中华中医药杂志，2009，24（S1）：151-153.

[2]　Headache Classification Committee of the International Headache Society.The international classification of headache disorders，3rd edition[J].Cephalalgia，2018，38（1）：1-211.

2.3　慢性紧张性头痛

2.3.1　伴颅周压痛的慢性紧张性头痛

2.3.2　不伴颅周压痛的慢性紧张性头痛

2.4　很可能的紧张性头痛

2.4.1　很可能的偶发性紧张性头痛

2.4.2　很可能的频发性紧张性头痛

2.4.3　很可能的慢性紧张性头痛

二、诊断标准

2.1　偶发性紧张性头痛

A. 平均每月发作<1天（每年<12天），发作10次以上并符合诊断标准B-D

B. 头痛持续30分钟到7天

C. 头痛至少符合下列4项中的2项：

　　1. 双侧头痛

　　2. 性质为压迫性或紧箍样（非搏动性）

　　3. 轻或中度头痛

　　4. 日常活动如走路或爬楼梯不加重头痛

D. 符合下列全部2项：

　　1. 无恶心或呕吐

　　2. 畏光、畏声中不超过1个

E. 不能用ICHD-3中的其他诊断更好地解释

2.2　频发性紧张性头痛

A. 平均每月发作1~14天超过3个月（每年≥12天且<180天），发作10次以上并符合诊断标准B-D

B. 头痛持续30分钟到7天

C. 头痛至少符合下列4项中的2项：

　　1. 双侧头痛

　　2. 性质为压迫性或紧箍样（非搏动性）

　　3. 轻或中度头痛

　　4. 日常活动如走路或爬楼梯不加重头痛

D. 符合下列全部2项：

　　1. 无恶心或呕吐

　　2. 畏光、畏声中不超过1个

E. 不能用ICHD-3中的其他诊断更好地解释

2.3　慢性紧张性头痛

A. 头痛平均每月发作时间≥15 天，持续超过 3 个月（每年≥180 天），并符合诊断标准 B-D

B. 头痛持续数小时至数天，或者持续性发作

C. 头痛至少符合下列 4 项中的 2 项：

　　1. 双侧头痛

　　2. 性质为压迫性或紧箍样（非搏动性）

　　3. 轻或中度头痛

　　4. 日常活动如走路或爬楼梯不加重头痛

D. 符合下列全部 2 项：

　　1. 畏光、畏声和轻度恶心 3 项中最多只有 1 项

　　2. 即无中、重度恶心也无呕吐

E. 不能用 ICHD-3 中的其他诊断更好地解释

（本节责任人：周文珠，王　悦，蒋亚楠）

第四章

针灸治疗颈源性头痛

第一节　概　　述

颈源性头痛（cervicogenic headache，CEH），是由颈椎及其组成部分如骨骼、椎间盘和／或软组织紊乱引起的头痛，经常但并非总是伴有颈部疼痛。颈源性头痛患者疼痛先起于颈部，后逐渐发展至眼、额、颞区，颞区最容易受到影响。颈源性头痛属于继发性头痛，患病率在1.0%~4.1%。有报道称，此病在疼痛科占常见头痛的80%左右，是一种常见的头痛类型。

关于颈源性头痛最早的描述，可追溯到1853年。直到1983年Sjaastad首次提出颈源性头痛的概念后，迅速得到各学科专家的重视。

1990年以Sjaastad等为首的颈源性头痛国际研究小组（CHISG）提出了颈源性头痛诊断标准，1998年CHISG再次更新该诊断标准[1]，将局部麻醉阻滞定为颈源性头痛科学诊断评估必备条目，尤其在双侧疼痛（可能与紧张性头痛混淆）中；此外，原版本所强调疼痛为单侧的标准也被弱化，认为作为科学工作，单侧疼痛应被作为准则，作为常规工作，双侧疼痛也可被接受，但仍认为单侧疼痛做出诊断更可靠。

颈源性头痛的临床特征可概括为如下3条：①头痛来自颈项部；②有颈项部的症状及体征；③头痛可被颈项部的神经阻滞所阻断。初始头痛起源于颈部或头后部，并较快蔓延到眼区和额颞区，在眼区和额颞区疼痛达到最大程度的头痛具体起源于颈部哪些区域尚未有明确的证据。单次发作一般持续数小时到数天，单次发作会逐渐发展为慢性、波动性发作头痛，发作期的不可预测性（不知何时下次头痛发作）也是颈源性头痛的一个特点。女性多见。疼痛为中到重度，并和丛集性头痛、慢性阵发性偏头痛一样为单侧头痛且无痛侧转移。但在持续时间长、重度发作的患者中，疼痛可能超过中线，但原发患侧疼痛程度更重。多数患者都有挥鞭样损伤史。枕大神经阻滞作为一项重要的诊断试验，可以减轻眼区和额颞区等未被麻醉区域的疼痛，也部分揭示了颈源性头痛的发病机制。

---

[1]　SJAASTAD O，FREDRIKSEN T A，PFAFFENRATH V.Cervicogenic headache：diagnostic criteria.The cervicogenic headache international studygroup[J].Headache，1998，38（6）：442-445.

CHISG 标准特别说明颈源性头痛不仅起源于上颈段，也起源于中颈段甚至下颈段。CHISG 标准认为局部麻醉阻滞能消除颈源性头痛，但不能消除紧张性头痛患者的颞区疼痛。

作为另一种诊断选择，2018 年国际头痛学会头痛分类委员会公布了颈源性头痛 ICHD-3 标准[1]。但应用较普遍的是 CHISG 1998 年标准。

颈源性头痛与其他头痛存在着重叠症状（颈枕部症状与体征；头痛是单侧还是双侧；伴畏光畏声；局部麻醉阻滞有效性的临床价值等），导致鉴别诊断上出现多个难点。颈源性头痛与枕部神经痛、紧张性头痛和偏头痛鉴别经常是困难的。另外，其他的原发性和继发性头痛可能同时出现在同一患者身上，只关注某一种头痛类型可能会导致误诊或漏诊。简单诊断为单纯的颈源性头痛或其他某一种相似头痛，都可能导致患者得不到充分合理的治疗。

创伤被认为在颈源性头痛的病理生理学中有重要作用，其创伤主要是挥鞭样损伤，相当比例的患者有颈头部外伤史。

三叉神经颈髓复合体接收 C1~C3 神经的二级神经元传入，还接收三叉神经感觉传入的第一分支[2]，这一解剖结构已被动物解剖实验证实[3-4]。任何由三叉神经颈髓复合体痛觉信息结构接收到的疼痛均可被指向头部，为颈部病变诱发头部牵涉痛（颈源性头痛）提供了解剖及生理病理基础[5]。

C1~C3 神经功能紊乱可能是颈源性头痛患者疼痛的主要来源，寰枕关节、寰枢关节、关节突关节、椎间盘、颈后肌、筋膜和韧带病变均可诱发。枕大神经和枕小神经受压迫或无菌性炎症是引起颈源性头痛的主要原因。C2~C3 关节突关节损伤可导致多数患者出现颈源性头痛[6]。

目前，颈源性头痛的治疗方法分为对症治疗和对因治疗。没有证据支持药物治疗颈源性头痛有效[7]。综合治疗优于单一治疗，应由神经科和疼痛科、

［1］ Headache Classification Committee of the International Headache Society.The international classification of headache disorders，3rd edition［J］.Cephalalgia，2018，38（1）：1-211.

［2］ GOADSBY P J，BARTSCH T.Central mechanisms of peripheral nerve stimulaton in headache disorders［J］.Prog Neurol Surg，2011，24：16-26.

［3］ PENG B，BOGDUK N.Cervical discs as a source of neck pain：an analysis of the evidence［J］.Pain Med，2019，20（3）：446-455.

［4］ GOADSBY P J，RATSCH T.On the functonal neuroanatomy of neck pain［J］. Cephalalgia，2008，28（1）：1-7.

［5］ ASHINA S，BENDTSEN L，LYNGBERG A C，et al.Prevalence of neck pain in migraine and tension-type headache：a populaton study［J］.Cephalalgia，2015，35（3）：211-219.

［6］ XIAO H，PENG B，MA K，et al.The Chinese associaton for the study of pain（CASP）： expert consensus on the cervicogenic headache［J］.Pain Res Manag，2019，2019：9617280.

［7］ FERNÁNDEZ-DE-LAS-PEñC，CUADRADO M L.Therapeutic optionsfor cervicogenic headache［J］.Expert Rev Neurother，2014，14（1）：39-49.

骨科、针灸科、康复科医师协作,作出明确的诊断及鉴别诊断,并针对头痛和颈痛病因,进行多学科整合治疗。

针灸治疗作为颈源性头痛非常常见的一种治疗方法,有着一定疗效[1]。颈源性头痛的临床特点及发病机制,在一定程度上,左右着针灸治疗的取穴及相应的治疗方法的选择。其中,穴位注射、浮针疗法、针刀疗法[2]等针灸疗法,有着一定的疗效优势。另外,头痛单元中,针灸疗法与药物治疗,在多数情况下,存在着协同疗效。摸索并优化针药结合方案,可以提高颈源性头痛的综合疗效。针刺治疗颈源性头痛的特异性效应研究、有效单穴的比较、优势配穴处方的筛选、客观效应指标的观察、复发率及不良反应等研究方面比较薄弱,缺乏大样本、多中心的随机对照研究,值得临床进一步探索。

（本节责任人：范刚启,寇任重,郝传传）

第二节　颈源性头痛针灸治疗方案列举

一、穴位注射法

穴位注射疗法治疗颈源性头痛方案较多,且大都有效,现介绍如下。

（一）单纯穴位注射法

1. **方案一**　颈 2~4 夹脊注射法。

（1）穴位：患侧颈 2、3、4 夹脊穴。

（2）药物：地塞米松磷酸钠注射液 0.2ml、维生素 B_{12} 注射液 1ml、2% 利多卡因注射液 0.3ml。

（3）操作：患者坐位,头稍微俯下,暴露后颈部,局部常规消毒,针尖向内下方斜刺,快速进针,刺入 0.5~0.75 寸,待针刺处出现酸麻、胀痛等针刺感后回抽少许,如无回血则每穴注射药液 0.5ml,注射完毕后,局部干棉球按压 2 分钟,每天 1 次。

具体内容参见张叶熙论文[3]。

2. **方案二**　风池穴注射。

（1）穴位：患侧风池。

---

[1]　唐旭,任路影,李亦梅.针刺治疗颈源性头痛疗效：更新的系统评价[J].中国疼痛医学杂志,2017,23(11)：830-836.

[2]　刘福水,游建宇,金德忠,等.针刀治疗颈源性头痛疗效和安全性的系统评价和 Meta 分析[J].中华中医药学刊,2018,36(10)：2315-2320.

[3]　张叶熙.穴位注射颈夹脊穴治疗枕神经痛的临床疗效观察[D].哈尔滨：黑龙江中医药大学,2016：21-24.

（2）药物：野木瓜注射液 2ml。

（3）操作：选患侧风池，抽取野木瓜注射液 2ml，行穴位注射。发作时隔日治疗 1 次，5 次 1 个疗程。

具体内容参见马小平论文[1]。

3. **方案三**　风池、天牖穴注射。

（1）穴位：风池、天牖穴。

（2）药物：消炎镇痛液[2% 利多卡因 2ml、泼尼松龙 25mg（1ml）、胞磷胆碱钠 250mg（2ml）、0.9% 氯化钠注射液 1ml]6ml。

（3）操作：患者取坐位，选 10ml 一次性注射器，5 号针头，消炎镇痛液 6ml，注射风池 + 天牖，间隔 4 天，治疗 3 次。

具体内容参见钱俐俐论文[2]。

4. **方案四**　风池，颈 4、6 夹脊穴旁开 1 寸注射。

（1）穴位：患侧风池，颈 4、6 夹脊穴旁开 1 寸。

（2）药物：灯盏细辛注射液 1ml 或注射用血栓通（冻干）3ml。

（3）操作：患者坐位，选患侧风池，颈 4、6 夹脊穴旁开 1 寸，10ml 一次性注射器，5 号针头，抽取灯盏细辛注射液 1ml 或注射用血栓通（冻干）3ml。每隔 2 天注射 1 次，共 3 次，对改善头痛和颈部症状体征效果更好。

具体内容参见徐华文论文[3]。

（二）穴位注射联合其他疗法

1. **方案一**　穴位注射 + 颈枕 5 穴常规针刺。

（1）穴位：风府、风池、完骨、天柱、天牖。

（2）药物：2% 利多卡因 1ml+ 复方倍他米松 1ml+ 甲钴胺注射液 1ml+0.9% 氯化钠注射液至 10ml。

（3）操作：患者坐位，常规消毒，患侧依次针刺风府、风池、完骨、天柱、天牖，每穴 5 分钟行针 1 次，留针 15 分钟，7 次 1 个疗程；针后患侧天牖穴注射上述药物，天牖穴按压寻找压痛点及硬结点，局部消毒，用 10ml 一次性注射器配 5 号针头，标记点垂直缓慢进针，当针尖触及第二颈椎横突时，回抽无血即注射药液 5ml，7 天注射 1 次；治疗 2 个疗程。

[1]　马小平 . 穴位注射治疗枕大神经痛疗效观察[J]. 上海针灸杂志，2012，31（9）：645-646.

[2]　钱俐俐 . 颈源性头痛穴位注射治疗方案的优选[D]. 南京：南京中医药大学，2014：18-26.

[3]　徐华文 . 颈源性头痛穴位注射治疗方案进一步优选[D]. 南京：南京中医药大学，2016：12-21.

具体内容参见王红等所著论文[1]。

2. **方案二**　穴位注射＋推拿手法。

（1）穴位：风池。

（2）药物：0.5%利多卡因 3ml、川芎嗪 4ml、维生素 B_{12} 200mg、曲安奈德 40mg、灭菌注射用水 5ml 的混合液。

（3）操作：风池穴常规消毒后，用 20ml 注射器抽取上述药物的混合液，风池向鼻尖方向刺入 1 寸，回抽无血，要求针感向头额传导，缓慢注射，每周 1 次，共 3 次。注射 10 分钟后施行手法，患者坐位，医生站于患者身后，颈椎正中和旁开 1.5 寸处用拿法、拇指揉法和拨法在颈部施术 5 分钟，医生一手用前臂托住患者下颌部，另一手拇指按压病变的棘突或枕部垂直向上拔伸牵引颈部，力量和缓，约 2 分钟，并轻轻用力侧扳，旋转 45°，同时拇指推拨病变的棘突，即感到指下棘突滑动感或听到响声，再将头部回复中位。每周 2 次，共 3 周。

具体内容参见陶玉东等所著论文[2]。

3. **方案三**　穴位注射＋针刀疗法。

（1）穴位：风池。

（2）药物：0.9%氯化钠注射液 2ml、2%利多卡因 2ml、曲安奈德 5mg、甲钴胺注射液 1ml，一共 5ml。

（3）操作：选风池穴，先拇指尖深压，找出向头顶乃至前额有放射感的痛点，用龙胆紫药水标记，即为进针点。患者俯卧，剔除局部头发，常规消毒，戴无菌手套，取 5ml 一次性注射器抽取上述药液，左手固定头颅并用拇指定位，针头先刺入皮下，使针尖朝上约 45°缓慢推进，当出现放射痛时表明针尖刺中或接近枕大神经；倘若针尖触到枕骨后仍无酸麻胀感或放射痛，须将针头回抽至皮下，向左右稍加调整方向再重新进针，直至出现酸麻胀感或放射痛；回抽无血、无脑脊液，即将药液注射到枕大神经周围。

注射完毕，取汉章 4 号针刀，在定位处进刀，刀口线与耳郭根部下段基线平行，即上内、下外方向，与中轴线呈 30°，针体与局部皮肤呈 90°快速切入软组织直达骨面，提起刀锋，纵行切割粘连的肌筋膜 3~5 刀，然后纵行疏通，横向剥离，刀下有松动感即可，出针后用消毒纱布按压 3~5 分钟止血，局部用创可贴外敷。再用手法拉伸斜方肌、头半棘肌。术后嘱患者适当做头颈部功能锻炼，防止粘连影响疗效，改变生活习惯，勿长时间颈部一个姿势，24 小时内

[1]　王红，苏春元，杨贵尊，等.针刺"颈枕五穴"联合穴位注射治疗颈源性头痛疗效观察[J].河南中医，2021，41（2）：275-278.

[2]　陶玉东，王东雁，贺天喜，等.穴位注射配合推拿治疗颈源性头痛疗效观察[J].上海针灸杂志，2009，28（6）：332-333.

勿洗澡，防止感染。1 次未治愈，7 天后再治疗 1 次，不超过 3 次。

具体内容参见汪军华所著论文[1]。

4. **方案四**　星状神经节阻滞＋风池穴注射＋口服加巴喷丁。

（1）穴位：风池、天柱、人迎。

（2）药物：利多卡因 100mg、注射用腺苷钴胺 1.5mg、曲安奈德 10mg 加 0.9% 氯化钠注射液到 15ml。

（3）操作：口服加巴喷丁 0.3mg，每日 3 次，4 周。

风池、天柱穴注射：患者俯卧位，上胸垫高 15~20cm，双手叠放，前额置于双手上，风池、天柱常规消毒，用 3.8cm 长 5 号短针，针尖微向鼻尖斜刺 0.8~1.2 寸，轻微提插，产生得气反应后回抽无血，每穴注射药液 2ml。

星状神经节阻滞：患者仰卧位，头向前视，沿胸锁关节锁骨上缘向内侧触摸到气管外缘，再沿气管向上 3~4cm 平行于气管外缘触及颈动脉搏动；左手示指、中指将胸锁乳突肌及颈动脉稍向外移动，分开示指、中指，暴露出穿刺部位间隙；常规消毒，用 3.8cm 长 5 号短针沿术者两指间垂直进针 1~3cm，直到针尖触及骨质，说明针尖触到 C6 或 C7 横突，退针 1~2mm，回抽无血或脑脊液，注射 8~10ml 药液；平卧观察 30 分钟以上，看是否出现霍纳综合征及出现时间，每周 1 次，共 4 周。

具体内容参见高寅秋、金利荣所著论文[2]。

5. **方案五**　穴位注射＋臭氧疗法。

（1）穴位：双侧风池、颈 2~3 夹脊。

（2）药物：复方当归注射液 6ml。

（3）操作：选双侧风池、颈 2~3 夹脊，首先在每穴注射 25μg/ml 臭氧 2ml，然后注射复方当归注射液 1ml，3 日 1 次，5 次为 1 个疗程。

具体内容参见陈水林所著论文[3]。

6. **方案六**　穴位注射＋中药口服。

（1）穴位：患侧风池、天柱、颈 3~4 夹脊、阿是穴。

（2）药物：舒血宁注射液 3~4ml。

（3）操作：患者坐位低头，暴露颈枕部，取穴患侧风池、天柱、颈 3~4 夹脊、阿是穴，局部常规消毒，在严格无菌操作下用 5ml 注射器进针适当深度，

[1]　汪军华. 针刀配合穴位注射治疗枕大神经痛临床观察[J]. 浙江中西医结合杂志，2014，24（8）：710-711.

[2]　高寅秋，金利荣. 星状神经节阻滞联合穴位注射治疗颈源性头痛[J]. 中国中西医结合外科杂志，2017，23（5）：514-517.

[3]　陈水林. 复方当归注射液联合臭氧穴位注射治疗颈源性头痛疗效观察[J]. 湖北中医杂志，2014，36（5）：58-59.

得气后回抽无血再缓慢注射药液，每次选 3~4 穴，每穴 1ml，每天 1 次，7 天 1 个疗程，休息 3 天后继续治疗，共 2 个疗程。

中药以川芎茶调散加减，川芎 15g、荆芥 10g、白芷 10g、白芍 20g、薄荷 6g、羌活 6g、防风 6g、细辛 3g。

具体内容参见汪开洋、肖贵容所著论文[1]。

（三）按语

穴位注射治疗颈源性头痛常用的穴位有：风池、颈部夹脊、天牖、天柱、玉枕穴；注射的药液主要是麻醉药、激素类、维生素类、活血化瘀类等。

选穴、用药依据："风池"属足少阳胆经，其下为枕大神经出口处；"天牖"属手少阳三焦经，其下为颈 2 横突处；天柱、玉枕穴均在枕大神经分布区；颈部夹脊位于脊柱两侧，根据"经脉所过、主治所及"的原理，颈部夹脊可以治疗头颈部疾患，且颈 2~4 夹脊相对应 2、3 颈神经发出枕神经支，夹脊穴是感觉神经和运动神经的交通枢纽，可调节交感神经、抑制脊髓的传导功能。激素类药物可抑制炎症反应、降低毛细血管的通透性、缓解局部组织渗出及水肿，起到镇痛作用；局部麻醉药属神经阻滞剂，可阻断疼痛传导、舒张血管、改善血流量；维生素类可营养局部神经、恢复其正常功能；活血化瘀类中成药则起到活血化瘀、通络止痛的作用。颈源性头痛病位多位于上颈部，累及高位颈神经（C1~C4 神经）。上述穴位乃病变的关键部位，局部针药结合，可营养神经、改善血液循环、缓解肌肉痉挛、通经止痛。

（本节责任人：侯　腾，钱俐俐，孙　露）

二、穴位埋线法

本书编写团队，运用独创的穴位埋线方式，治疗了上千例颈源性头痛患者，主要包括以浅刺为主的透刺法和以深刺为主的直刺法，均取得了显著的临床疗效，现总结如下，以供大家参考，不足之处，还请指正。

（一）透刺法

1. **取穴**　脑户透风府、双侧脑空透风池。

2. **具体操作**　患者取俯卧位，使用一次性无菌镊子取出 2cm 长的 3 号胶原蛋白线置入 7 号埋线针内；脑户穴常规消毒后，押手（左手）捏起并固定脑户穴周围皮肤，刺手（右手）持埋线针与头皮保持 15°角，针尖朝向风府穴，快速破皮进针，至帽状腱膜下，缓慢向风府穴方向进针 3~4cm（以针尖到达风府穴为度）；固定针芯，缓慢退出空芯针体，将蛋白线埋于风府穴处皮下浅筋膜

[1]　汪开洋，肖贵容．穴位注射配合中药治疗颈源性头痛 34 例临床观察[J]．湖南中医杂志，2017，33（4）：72-73.

层,出针后用消毒干棉球按压止血。双侧脑空透风池操作同上,共埋入 3 根线。疗程:每 2 周治疗 1 次,2 次为 1 个疗程。

3. 注意事项

(1) 脑空与脑户位于枕骨枕外隆凸上缘,某些患者骨性标志较为明显,进针点可适度向枕外隆凸下移动,以减轻进针的难度及患者的疼痛。

(2) 进针时需迅速透皮,注意避开毛囊,且头皮下血管丰富,极易出血,出针后按压针孔 1~2 分钟(对于辨证属实证、热证者,可适度泻血)。

(二) 直刺法

1. 取穴　双侧风池(关键腧穴);风府;C2、C3 棘突间或 C6、C7 棘突间旁开 1.5 寸;若有相应颈椎影像学检查结果,可在病变节段旁开 1.5 寸处取穴(双侧)。

2. 具体操作　患者取坐位,使用一次性无菌镊子取出 2cm 长的 3 号胶原蛋白线置入 7 号埋线针内;穴位常规消毒后,押手(左手)拇指抵住枕骨下缘与斜方肌外缘交界处皮肤,固定风池周围组织,刺手(右手)持埋线针,针身与后枕部皮肤呈 75° 夹角,针尖朝向下颌方向,于风池快速穿透皮肤进针,缓慢进针,深至颈椎横突 3cm,适度提插捻转,得气后,固定针芯,缓慢退出空芯针体,将蛋白线埋入深层肌肉,拔出埋线针,用棉球按压止血。余操作大致相同。疗程:每 2 周治疗 1 次,2 次为 1 个疗程。

3. 注意事项

(1) 由于颈项部结构特殊,直刺操作有一定风险性,应注意针刺的角度,针身与皮肤呈 75° 角,针尖朝向下颌方向,避免向上深刺、透刺,且进针过程中医者要做到"治神",仔细体会针下感觉。

(2) 在穴位埋线后 1 周内,由于局部软组织受到蛋白线持续刺激,部分患者感埋线局部酸胀不适,甚至颈部僵硬,转动欠灵活,此为正常现象,持续 3~5 天可自动消失。

(本节责任人:杨春滟,沈彦喜,孙　露)

三、排针平刺法

取枕穴组(脑空 - 风池;脑户 - 风府)。具体刺法见第一章第一节相关内容。隔日治疗 1 次,共治疗 6 次。

本法较适用于轻中度患者。对重度患者疗效欠佳或无效。

颈源性头痛为最常见的继发性头痛之一,临床特征为,头痛来自颈项部,有颈项部的症状及相应体征(颈部活动受限,同侧的颈、肩或上肢非根性痛,颈部非正常体位或活动头颈部或按压上颈部和枕部时可诱发或加重头痛),颈枕部通常伴有激痛点,最常见于风池穴及上颈段。头痛多偏于一侧,严重时可影响双侧，但以一侧更著。

颈源性头痛病位以上颈段为主，故排针平刺法取穴以枕部穴组为主。枕神经包括枕大神经、枕小神经、第三枕神经及枕下神经。枕神经的浅出点与风池、风府两穴定位都极为接近[1]。脑空透风池、脑户透风府，行排针平刺法，多针刺向患处，可对高位颈神经（C1~C3）所支配结构的病变结构发挥较大的治疗作用，故取佳效[2]。

典型案例　孙某某，女，51 岁。主诉：左后枕部、颞部、左眼眶部头痛 10 年，加重 5 天。现病史：不明原因出现，上症逐渐加重，终致剧痛难忍伴耳鸣而到本院急诊，服用"去痛片"有时有效，有时无效。查颅脑 CT、MRI 示正常。颈椎 X 线片示颈椎增生，查体：可见右风池处、第 3 颈椎棘突左侧压痛明显。治疗：选用排针平刺法，取枕穴组。7 针进入后，头痛当即消失，1 月后随访无复发。

（本节责任人：林　祺，范刚启）

四、浮针疗法

颈源性头痛患者，大都存在显著的激痛点和患肌。其诊断标准中，头痛来自颈部，有颈部的症状体征，此头痛可被神经阻滞所打断。责任激痛点及责任患肌在颈源性头痛的诊断标准中占有非常重要的地位。责任激痛点及责任患肌的存在，决定了颈源性头痛是浮针疗法的准适应病症。浮针治疗颈源性头痛可以改善颈肩部肌肉的柔韧度、血供，从而减轻头痛、颈肩部疼痛，改善头颈部活动度。

（一）颈源性头痛的激痛点、患肌

颈源性头痛激痛点及患肌的分布特点及规律。

（1）颈源性头痛激痛点的分布和偏头痛、紧张性头痛相似，以头颈部局部为主，多与斜方肌、胸锁乳突肌、颞肌、颧大肌、枕额肌、头夹肌、颈夹肌、头半棘肌、枕下肌群有关[3]。

（2）高频患肌为斜方肌、胸锁乳突肌、斜角肌、枕下肌群、颞肌、椎枕肌、头半棘肌、颈夹肌、头颈夹肌等肌群。

（二）浮针治疗

1. 浮针进针点　斜方肌进针点一般在肩峰内侧，针尖朝向斜方肌上部紧

[1]　林祺，周文珠，王悦，等 . 排针平刺法治疗头痛[J]. 中国针灸，2020，40（11）：1193-1197.

[2]　雷涛，徐达传，崔林 . 枕大神经痛的解剖学基础[J]. 中国临床解剖学杂志，2003（6）：578-579.

[3]　SIMONS D G, TRAVELL J G, SIMONS L S. 肌筋膜疼痛与功能障碍：激痛点手册（第 1 卷 上半身）[M].2 版 . 北京：人民军医出版社，2015.

张的肌肉；胸锁乳突肌进针点可以选择胸骨柄上方或肌腹上，针尖朝向痉挛压痛明显的患处。斜角肌、枕下、颈后肌群根据病变位置可以在颈部下方或侧方进针，针尖朝向患肌。颞肌进针点选择肌腹。

2. 浮针治疗操作　扫散操作见偏头痛发作期浮针治疗。每个穴位扫散持续 2 分钟，幅度为 30° 左右，频率 100 次 /min。扫散的同时配合再灌注活动，斜方肌一般采用上肢外展 45° 并耸肩动作，医者一边扫散，一边按压患侧上臂进行抗阻，通过调整针尖方向和抗阻方向，消除肌肉紧张和疼痛；斜角肌采用坐位或侧卧位，医者以手对抗患者头部进行侧屈抗阻；枕下、颈后肌群可以俯卧位或坐位向后仰头抗阻，医者用阻力手调整抗阻方向，对病患肌肉进行针对性抗阻；胸锁乳突肌可以仰卧位抬头抗阻或向对侧下方转头抗阻；头夹肌可以坐位或侧卧位向后扭头抗阻。颞肌一般嘱患者咬牙。

操作完毕后抽出不锈钢针芯，将塑料软套管留置皮下，胶布固定，留置 6~8 小时，留针期间可照常活动。2 日 1 次，3 次为 1 个疗程，每个疗程间隔 1~2 天。

如果常规治疗效果不好，考虑处理胸大肌、腹直肌、背阔肌，分析内容同紧张性头痛章节。

（三）文献选录

张永红等对 68 例颈源性头痛患者进行随机分组，对浮针组患者在颈部前后左右探查各肌肉筋膜的异常情况。患者俯卧位或坐位，斜方肌、枕下肌群、斜角肌、颈后肌群及颈椎各横突用示指和中指指腹滑动探查；斜方肌肩颈交界处、胸锁乳突肌用拇指和其余四指捏寻，探查上述区域是否有条索、硬结、压痛或局部紧张感。以阳性部位为中心，采用一次性浮针，针尖朝向患肌，沿皮下疏松结缔组织，将针尖送达距离病变区域 1~3cm 之处。斜方肌进针点一般在肩峰内侧，针尖朝向斜方肌上部紧张的肌肉；胸锁乳突肌进针点可以选择胸骨柄下方或肌腹上，针尖朝向痉挛压痛明显的患处，斜角肌、枕下、颈后肌群根据病变位置可以在颈部下方或侧方进针，针尖朝向患肌。操作：快速将针刺入皮下，缓慢平刺将针体送入皮下疏松结缔组织内，握住针柄，将针体轻轻挑起，令皮肤出现线型隆起，大幅摆动针尾进行扫散，患者应无痛感，同时让患者进行患肌抗阻 10 秒，然后放松 10 秒，再次抗阻、放松，每块肌肉反复 3 次，一般疼痛就会明显减轻或消失，如果仍明显疼痛，应考虑是否针尖方向偏离或抗阻方向有误，致使该肌肉没有进行有效收缩。每日针灸 1 次，连续 5 次后停歇 2 天，10 次后进行疗效评定。治疗后，两组头痛持续时间、头痛频率、头痛程度数字评分、颈部症状阳性率均较治疗前改善。浮针组总有效率为 100%（34/34），针刺组为 76.5%（26/34），浮针组疗效优于针刺组

（均 *P*<0.05）[1]。

万颖观察浮针配合悬吊运动治疗颈源性头痛，可迅速改善患者头痛症状，且疗效持久，复发率低。具体操作方法：患者俯卧位或坐位，在颈肩部寻找患肌，用示指和中指指腹滑动探查颈肩部肌肉，必要时以拇指和其余四指捏寻，探查出存在条索、硬结、压痛或局部紧张感的肌肉，即为患肌。以患肌为中心，选取患肌周围 3~5cm 区域或邻近四肢的浅筋膜层作为进针点，常规消毒，采用一次性浮针在皮下水平进针，针尖指向病灶，针体在皮下疏松结缔组织中向前推进，皮肤表面可见线状隆起，运针深度一般以软套管全部埋入皮下为度。进针后以拇指为支点，示指和环指一前一后做扇形扫散，配合再灌注活动，每部位扫散时间约 2 分钟。操作完毕后抽出不锈钢针芯，将塑料软套管留置皮下，胶布固定，留置 6~8 小时，留针期间可照常活动。每日 1 次，5 次为 1 个疗程，每个疗程间隔 1 天，共治疗 10 次。另再配合悬吊运动训练[2]。

（四）典型病例

病例 1

患者李女士，女，48 岁，务工，2016 年 8 月 22 日就诊。

主诉：头痛、失眠 20 余年，加重 8 年。

现病史：20 年前患者无明显诱因出现头痛，前额及两侧太阳穴疼痛为甚，加重 8 年，伴睡眠差，易醒、多梦，精神一般，易感冒。经其他患者介绍来诊。一直口服止痛药"氨酚咖那敏片"，每天早晚各 1 片，中午两点左右头痛明显。

既往史：血压正常，120/76mmHg，无贫血、糖尿病等慢性病。

辅助检查：头颅 CT、核磁共振、脑血流图检查排除实质性病灶；血液检查，胆固醇高于正常水平。

患肌检查：胸锁乳突肌（++++），斜角肌（+++），夹肌（+++）。

诊断：颈源性头痛、失眠。

2016 年 8 月 22 日首诊：用一次性浮针针对患肌治疗，桡侧指伸肌远程轰炸配合再灌注活动，近处胸锁乳突肌、夹肌。

即时效果：头痛消失，头脑清爽。因为已经无其他不适未作下半场治疗。

医嘱：停止一切口服药，注意不要长时间低头做事（因患者工作卖早餐），如玩手机、十字绣等，做下巴找肩、找胸，双耳找肩的康复锻炼，一天 3 次，每次 3 下。

[1] 张永红，刘初容，梁鲁波.浮针治疗颈源性头痛的疗效观察[J].针灸临床杂志，2018，5（34）：42-45.

[2] 万颖.浮针配合悬吊运动治疗颈源性头痛临床研究[J].针灸临床杂志，2019，35（12）：18-22.

2016年8月23日二诊：诉已无明显疼痛，睡眠好转，中途未醒。

查患肌：胸锁乳突肌（++）、斜角肌（+）、夹肌（++）、帽状肌（++），治疗同前。因患者腰痛不适，要求一同治疗，查竖脊肌（+++）、腰方肌（+++）、腓骨长肌（+++）、腓肠肌（++），行腓肠肌、腓骨长肌远程轰炸。治疗结束，腰痛好转。

2016年8月24日三诊：头痛消失，睡眠正常。

查患肌：胸锁乳突肌（+）、斜角肌（+）、夹肌（+）、竖脊肌（+）、腰方肌（+）、腓肠肌（++）、腓骨长肌（+）。治疗同二诊。

2016年8月26日四诊：头部无不适，腰翻身时微酸软。

查患肌：竖脊肌（+）、腰方肌（+）、腹外斜肌（++），行腓肠肌远程轰炸。近处：腹外斜肌、配合再灌注。治疗结束，酸软消失。

2016年8月27日、28日，9月1日、2日、3日治疗同第四诊。浮针治疗结束，临床治愈。

9月27日电话回访一切正常。

讨论：浮针疗法通过一次性浮针在患者病痛周围、远端或者四肢健康部位皮下进行针刺、扫散及再灌注活动，快速改善患肌的缺血缺氧，从而恢复患肌正常供血供氧，达到了疾病的痊愈。反馈速度快是浮针的一大优势，能通过及时效果找到疾病主要矛盾。此患者通过解除胸锁乳突肌、斜角肌、夹肌等患肌，多年症状马上改善，我们就有理由推测这些患肌和临床症状有密切关系，甚至有因果关系。

病例2

患者常某，女，53岁，新疆石河子人，退休工人，2017年4月25日就诊。

主诉：剧烈头痛24年。

现病史：患者自29岁开始头痛。头顶、左侧颞部剧烈胀痛，伴有视力模糊、呕吐。每一次头痛发作都会持续两个多小时，有时候一天发作2~3次，靠止痛药维持。逢阴雨天或情绪激动加重。最近10年发作频率增加，症状加重。在当地医院行头颈部CT、多普勒检查未见异常。诊断为"神经性头痛"，给予口服中药治疗（具体用药不详）。未见明显好转。后辗转深圳、广州多家医院检查，诊断：神经性头痛、中度抑郁症。最近一年患者头痛发作普通止痛药治疗不能缓解，靠肌内注射"曲马多注射液"来止痛。后经人介绍来我研究所治疗。

既往史：既往体健，否认高血压、糖尿病病史。

辅助检查：头颈CT、脑血流图、五官科检查、血液生化检查未见异常。

浮针专科检查：胸锁乳突肌（+++）、头夹肌（++）、斜角肌（++）、胸大肌（++）。

诊断：颈源性头痛。

鉴别诊断：①颅内肿瘤？头颅CT已经排除。②五官科头痛？相应的辅助检查可以排除。

2017年4月25日首诊：浮针扫散配合相关患肌的再灌注活动。

即时效果：治疗结束时，患者出诊症状明显缓解，头顶不痛，头脑清爽，眼睛症状明显减轻。

医嘱：调节情绪，不要过度劳累，不要长时间看电视、看手机。

2017年4月26日二诊：患者诉24小时内发作了一次，症状明显减轻，疼痛时间明显缩短，发作时稍微有点恶心。发作10分钟后自行缓解。患肌检查：胸锁乳突肌（++）、头夹肌（++）、斜角肌（++）、胸大肌（+）。

2017年4月27日三诊：患者早晨起床过后头顶右侧颞部稍有疼痛，颈项部有些酸痛。患肌检查：胸锁乳突肌（++）、颈夹肌（++）、斜角肌（+）、肩胛提肌（++）。

2017年4月29日四诊：患者述感觉特别好，头没有疼，心情也好多了，很开心。查：胸锁乳突肌（++）、颈夹肌（+）、肩胛提肌（++），继续治疗。

2017年5月2日五诊：由于阴天下雨，颈项部有些酸痛，但是头痛没有发作。查：胸锁乳突肌（+）、肩胛提肌（++），继续治疗。

2017年5月8日六诊：患者头痛没有再发作，疗程结束要回新疆老家，巩固治疗一次，效果稳定，临床治愈。

讨论：本例患者顽固性头痛20多年，一直按神经性头痛来治疗，真正误诊原因是诊断的错误，传统的医学理念忽视了肌肉的疾病，本病例头颈部的肌肉出现了患肌，是引发头痛的直接原因。由于头颈部姿势不良形成了患肌，患肌的形成压迫行走于肌肉中的血管引起血液血流动力学的改变造成供应头部的血液减少，引发一系列的临床症状。一些临床医生对症止痛只是"望梅止渴"而已，应用镇静剂和扩血管药物更不是明智之举，所以造成该病久治不愈。浮针疗法通过扫散配合相关肌肉的再灌注活动消除患肌，使紧张的肌肉得到松弛，祛除了颈部和头部肌肉的紧张和挛缩状态，血液得到正常的供应，改善了原来的缺氧状态，从而快速有效地治疗本病。因此，困扰多年的头痛顽疾迎刃而解。

（此两例病例信息经符仲华教授授权引用）[1]。

（本节责任人：施娟娟，杨春滟）

五、针刀疗法

（一）针刀疗法方案1：针刀治疗颈源性头痛临床实践指南推荐方案
1. 术前准备
（1）针刀治疗颈源性头痛的手术适应证：顽固性头痛，但又不符合手术体

---

[1]　符仲华.浮针医学纲要[M].北京：人民卫生出版社，2016.

征，皮神经卡压症状明显者（表现为枕、项、颈及肩部的压痛点并出现疼痛向顶、颞和额部放射）。

（2）针刀治疗颈源性头痛的禁忌证

1）颈枕部皮肤感染破溃；

2）孕妇及哺乳期妇女；

3）瘢痕体质而又有特殊要求者；

4）有出血性疾病患者（如血友病、小板减少症等）；

5）恶病质者；

6）糖尿病患者（尤其是血糖较高者）；

7）合并其他严重免疫力低下疾病者。

（3）针刀治疗颈源性头痛的针具选择：一般选择Ⅰ型4号针刀。

（4）针刀治疗颈源性头痛的患者体位选择：端坐位，颈部前倾，额部垫枕，尽量使枕项部暴露；或者俯卧位，颈部过屈，胸部垫枕。

（5）针刀治疗颈源性头痛取点原则：枕、项、颈及肩部的压痛点并向顶、颞和额部放射的部位。

（6）针刀治疗颈源性头痛取点数量：根据病情及患者耐受力，一般6~8个。

2. 术中操作

（1）消毒：术区用聚维酮碘常规消毒，术者按外科七步标准洗手法洗手，戴一次性帽子和无菌手套。

（2）针刀治疗颈源性头痛局麻方式：一般不使用局麻，如果患者较为虚弱或对疼痛较为敏感者可以使用利多卡因局部麻醉。

（3）针刀治疗颈源性头痛常用治疗点：枕大神经点、枕小神经点、耳大神经点、关节突关节点、棘突、寰枕筋膜压痛点、项韧带压痛点、双侧斜角肌压痛点、肩胛骨上角及肩胛上窝压痛点等。

3. 常用治疗点的常规操作

（1）枕外隆凸与乳突尖连线的中、内交界处（枕大神经点）的操作：一手拇指压在进针点，另一手持针刀，使刀口线与身体纵轴向外呈30°，使针刀垂直皮肤迅速刺入，然后缓慢通过浅筋膜、斜方肌腱膜，同时在进针过程中询问患者有无触电感，并观察患者反应，如患者感觉有触电感则要调整针刀方向，至触电感消失方可继续操作，直至刀口接触到骨面时停止进针。然后轻提针刀至皮下，再依上述操作刺至骨面，反复3~4次，至针下有松动感时，退出针刀。

（2）棘突水平后正中点与乳突尖连线的中点（枕小神经点）的操作：术者一手拇指压于进针点，另一手持针刀，使刀口线与躯干纵轴平行，使针刀垂直皮肤迅速刺入,然后缓慢通过浅筋膜、深筋膜和胸锁乳突肌附着区域,同时在进针过程中询问患者有无触电感,如患者感觉有触电感则要调整针刀方向,至触电感消失方可继续操作,直至刀口接触到骨面时停止进针。然后轻提针刀至皮下,再依上述操作刺至骨面,反复 3~4 次,至针下有松动感时,退出针刀。

(3)乳突尖下缘与胸锁乳突肌后缘中点之间的压痛点(耳大神经点)的操作:术者一手压迫进针点,以便准确掌握进针深度。另一手持针刀,使刀口线与额状面呈 45°角,使针刀垂直皮肤迅速刺入,然后缓慢通过皮下浅筋膜、深筋膜,达到胸锁乳突肌表面(中等身材患者一般进针约 1cm,同时在进针过程中询问患者有无触电感,如患者感觉有触电感则要调整针刀方向,至触电感消失方可继续操作,进针深度一般情况下不必到达骨面)。然后轻提针刀至皮下,再依上述操作反复 3~4 次,至针下有松动感时,退出针刀。

(4)眉中线与眶上缘交点(眶上神经点)的操作:术者一手持针刀,另一手固定定点周围皮肤,摸到眶上切迹后,使刀口线与身体纵轴平行,快速刺入皮肤,缓慢进针至切迹边缘骨面,同时在进针过程中询问患者有无触电感,如患者感觉有触电感则要调整针刀方向,至触电感消失方可继续操作,然后稍微轻提针刀约 1mm,纵向切割至骨面 3~4 下,充分松解眶上神经走行于眶上切迹处的筋膜,至针下有松动感时出针。

(5)眉内侧端与眶上缘交点(滑车上神经点)的操作:术者一手持针刀,另一手固定定点周围皮肤,使刀口线与身体纵轴平行,快速刺入皮肤,缓慢进针至骨面。同时在进针过程中询问患者有无触电感,如患者感觉有触电感则要调整针刀方向,至触电感消失方可继续操作,然后稍微轻提针刀约 1mm 纵向切割至骨面 3~4 下,充分松解滑车上神经走行于眶缘处的筋膜及眼轮匝肌,至针下有松动感时出针。

(6)棘突(头后大直肌、头下斜肌和项韧带的附着点)的操作:术者一手拇指尖端抵在棘突处固定进针点,另一手持针刀,刀口线与躯体纵轴平行,将针刀沿左拇指尖端按压处垂直刺入皮肤,针刀依次穿过浅筋膜、项韧带至棘突骨面。同时因为棘突有分叉现象,故操作时要注意,进针后分别向两侧摆动刀锋探索棘突的分叉部分。先移动刀锋至棘突分叉处骨面外侧缘和上缘,同时调整刀口线方向使之平行于棘突分叉骨突缘,轻提针刀 1~2mm,沿骨突之上缘及外侧缘分别切割 2~3 下,从而减小头后大直肌、头下斜肌及项韧带的张力。

(7)横突点:取第二颈椎横突尖于体表的投影点(即压痛点)稍内侧处为进针点,刀口线与躯干纵轴平行,左手拇指紧紧按压枢椎横突,右手持针刀使刀体与皮面垂直刺入,探索进针,缓慢通过皮肤、浅筋膜、深筋膜、胸锁乳突肌，感觉刀口接触到骨面时停止进针。在进针过程中询问患者有无触电感，如有触电感则要调整针刀位置至触电感消失方可继续操作。轻提针刀2~3mm，沿横突上、下及外侧缘各切割2下，使针下有松动感，退出针刀，充分压迫止血。

（8）关节突关节点的操作：术者一手持针刀，另一手抵在定点处，使刀口线与身体纵轴呈外下45°，将针刀垂直快速刺入皮肤，穿过浅筋膜、项部浅层肌肉、项韧带、深层肌肉至关节突关节骨面，将针刀提至皮下再重复上述操作切割至骨面3~4下，以松解项部各层肌肉及项韧带张力。然后在关节突关节骨面调转刀口线使之与水平面平行，探索寻找关节突关节缝隙处，轻提针刀2mm左右，再切割至骨面2~3下，以松解关节突关节囊。

（9）寰枕筋膜压痛点的操作：术者一手持针刀，另一手拇指固定定点，使刀口线方向与身体纵轴平行，于筋膜压痛点刺入皮肤，然后使针刀方向朝向鼻尖，穿过筋膜直达骨面，横行和纵行通透剥离出针。

（10）项韧带压痛点的操作：术者一手持针刀，另一手拇指固定定点，使刀口线方向与身体纵轴平行，在定点处将针刀快速刺入皮肤，针刀依次穿过浅筋膜、项韧带至棘突骨面，调转刀口线方向使之与水平面平行，然后将针刀轻提至皮下，再深刺至棘突骨面，并继续沿棘突上缘或下缘切割棘间肌及项韧带，以上过程重复3~4次，以松解项韧带和棘突间肌的张力。

（11）双侧斜角肌压痛点的操作：术者一手持针刀，另一手压痛点，使刀口线与神经血管走行平行，于双侧斜角肌的压痛点处垂直刺入皮肤，缓慢探索直达骨面，横行和纵行通透剥离出针。

（12）肩胛骨上角的操作：术者一手持针刀，另一手抵住肩胛骨上角定点处，垂直皮肤快速进针，如果治疗点在肩胛冈的上、下缘，则刀口线方向与肩胛冈平行；如治疗点在肩胛骨上角内侧，应使刀口线与肩胛骨脊柱缘平行。进针时，使针刀朝向肩胛骨直达骨面。然后轻提针刀至皮下，再深刺至骨面，每点重复3~4下，充分松解筋膜及肌腱等，以解除病变组织对颈神经后支的刺激。

（13）肩胛上窝的操作：术者一手持针刀，另一手按压定点，进针时，使针刀朝向肩胛骨刺至肩胛骨骨面。然后轻提针刀至皮下，再刺至骨面，每点重复3~4次，充分松解筋膜及肌腱等，以解除病变组织对颈神经后支的刺激。

4. 针刀治疗术后处理

（1）针刀术后手法：令患者仰卧，头下垫枕，先令其头向右侧旋转至极限位置，术者左手掌面托在患者头下，右手掌面按于其左侧下颌处，使患者头部微抬，向右慢慢旋转至极限位置，在确认患者颈部完全放松的状态下运用瞬间闪动力使其颈部向右侧闪动1~2次（小于5°），多数患者可出现颈部的弹响。向右侧闪动完毕后,再依法反向左侧闪动 1~2 次(小于 5°)。

(2)术后局部处理:使用无菌纱布或无菌干棉球按压针孔,确定不再出血后用无菌纱布包扎。

(3)针刀治疗颈源性头痛注意事项

1)针刀治疗本类型头痛应首先明确诊断,严格遵循诊断标准。

2)要求术者熟悉掌握局部解剖结构,避免损伤神经、血管等结构。

3)术中密切观察患者反应,如出现晕针等不良反应,应及时按照不良反应的处理原则处理。

5. 术后康复

(1)针刀治疗周期:一般为每周 1 次,每次 3~5 个治疗点。

(2)针刀治疗术后康复手段

1)颈椎牵引:患者取舒适坐位,配颌枕带牵引,牵引角度在前屈 15°~30° 角范围内,重量根据患者的年龄、性别、体质及具体病情调整,以患者感觉症状最大限度缓解舒适为宜,由轻到重,一般以 6~15kg 为宜,每日 1 次,每次 15 分钟。

2)按摩和针灸治疗:针灸主要取颈夹脊、风池、风府、肩井和大椎等穴位,按摩以手法放松之后,对于有关节紊乱者配以手法复位。

3)体育锻炼:可以游泳、卧位燕飞等增加颈肩部肌肉的力量。

4)颈部热敷。

(3)针刀术后健康知识教育

1)注意保持良好的睡眠、体位和工作体位。

2)尽量避免造成颈部劳损的不良习惯。

3)急性损伤应及时治疗。

上述方案,主要参考文献为于战歌论文[1]。

(二)针刀疗法方案 2:基于激痛点理论的针刀疗法

1. 激痛点触诊定点　颈源性头痛患者根据症状及其影像学表现,初步判断大概损伤部位,颈源性头痛患者损伤肌肉一般为以下肌肉:颈夹肌、头夹肌、斜方肌、胸锁乳突肌及椎枕肌群等,然后针对各个肌束由浅入深逐步触诊,触及紧张肌束时,应在肌束仔细寻找压痛点,触诊时一般可触及条索、硬结,弹拨时可触及弹响声,在此处仔细寻找激痛点,若按压后可引起局部的疼痛,亦可有远端放射样疼痛,此即为激痛点所在,此外,亦可嘱患者做颈椎各方向运动配合寻找痛点,然后按上述方法寻找激痛点。找到后用黑色记号笔标记定位。

[1]　于战歌.针刀治疗颈源性头痛(皮神经卡压型)临床实践指南推荐方案基础研究[D].北京:北京中医药大学,2013:附录 2.

2. 操作

（1）器具：一次性无菌性针刀，规格为 0.8mm×50mm 的 I 型 4 号针刀。

（2）体位：患者采取俯卧位，胸前垫枕，额头置于手背，必要时可行剪发，以充分暴露颈后部。

（3）患者施术部位按照严格标准行常规消毒，铺巾，戴无菌手套，下针前，针刀方向需与肌肉、神经及血管纵轴平行，下针同时需用手指对肌肉、神经、血管进行分离，然后用 0.8mm×50mm 针刀垂直进针，进针时运用腕部的寸劲快速刺入表皮，后再逐步逐层探入，刺入时可探及阻力感，至激痛点处进行松解，松解时可有硬结切割感，松解数下，至针下彻底松动为止，松解完毕后快速出针，然后用棉签在针孔处进行按压止血，再对针孔处进行消毒，贴上苯扎氯铵贴，嘱患者注意事项。5 天 1 次，3 周为 1 个疗程，治疗 1 个疗程。

上述方案，主要参考学友水发表的文献[1]。

3. 按语　刘福水[2]、肖田甜[3]等对针刀治疗颈源性头痛的疗效和安全性，进行了初步的系统评价和 Meta 分析，得出如下结论：针刀治疗颈源性头痛疗效肯定，值得临床推广使用。但由于研究数量有限且文献质量不高，因此，仍需开展大样本高质量随机对照试验来进一步验证。

（本节责任人：郑　昊，范刚启，张丽丽）

六、佘瑞平毫针颈枕八穴针刺法

（一）取穴

颈 1 穴：在枕外隆凸下，C2 棘突上最凹陷处旁开 1.5cm 左右，压之最痛点处；颈 2 穴、颈 3 穴、颈 4 穴分别在 C2、C3、C4 棘突上缘旁开 1.5~2.0cm 压之最痛点处。

枕 1 穴：在枕外隆凸下缘凹陷中，压之最痛点；枕 4 穴：在乳突后缘凹陷中，压之最痛点；枕 2 穴：在枕 1 穴与枕 4 穴连线内 1/3 与中 1/3 交界处，压之最痛点；枕 3 穴：在枕 1 穴与枕 4 穴连线中 1/3 与外 1/3 交界处，压之最痛点。

（二）操作

患者俯卧位，胸及额下各垫一枕，保持身体中正。颈部 4 穴以 30 号、2 寸针垂直于皮肤刺入 1.0~1.5 寸，针尖抵达同椎体关节突端部位时停止进针，轻

[1]　学友水．基于激痛点理论应用针刀治疗颈源性头痛的临床研究[D]．南昌：江西中医药大学，2019.

[2]　刘福水，游建宇，金德忠，等．针刀治疗颈源性头痛疗效和安全性的系统评价和 Meta 分析[J]．中华中医药学刊，2018（10）：2315-2320.

[3]　肖田甜，李向荣，王希典．针刀治疗颈源性头痛的 Meta 分析[J]．中国医学创新，2022，19（13）：166-171.

163

提插,不捻转;枕部4穴以30号、1.5寸针垂直于穴处枕骨面刺入0.5~1寸,抵达骨面后停止进针,轻提插,不捻转。留针:30分钟。疗程:每日1次,10次为1个疗程,2个疗程间休息3日。

(三)按语

该方法,主要参考佘瑞平文章[1]。枕部4穴位居枕骨上、下项线间,此间为环枕后筋膜及多数颈部深、浅肌群肌腱附着处,枕下神经、枕大神经、枕小神经、第3颈神经后支亦在此间从深部穿出,枕部4穴正在上述神经干穿出处两旁,邻近神经干。在颈枕8穴施以针刺,可显著地改善局部血液循环,促进陈旧性炎症的吸收,加快损伤组织的修复;同时,能良性双向地调节相互拮抗的软组织。

尽管本疗法并不能从形态上对骨性病理改变产生明显作用,但治疗结果表明,骨赘形成、椎间隙狭窄、椎间孔缩小并不对疗效带来负面影响。X线表现上的骨赘,可能并不存在对周围软组织空间上的侵占,而是软骨、韧带、筋膜、肌腱本身因炎症刺激或机械作用造成的钙沉着,这种钙的再分配现象作为机体的一种保护性反应可提高被损害软组织的张力及强度,防止发生组织的撕裂或断裂。骨赘多发于韧带、肌腱、筋膜在骨的附着处或软骨边缘,而很少发生于长骨干部。随着年龄增长,骨赘会逐渐增大,但症状表现与骨赘大小和多少并不呈正比,症状仅发于某一年龄段、某些部位、部分个体,这也说明骨赘并不是由骨长出,而后成为致病因素的。因而本疗法在同样发挥改善血供,清除炎症,促进修复,松解紧张、挛缩和粘连作用的前提下,对骨性病理因素和非骨性病理因素所致的颈源性头痛获得了相近的、较为理想的疗效。

七、艾灸疗法

中医理论认为,发生颈源性头痛从内因上讲是正气不足,外感劳损为诱因,经气不畅,气血逆乱,壅滞不通为其病机所在,其病位在颈、颈枕部或牵涉至前额、侧头部。其证候表现为本虚标实,即气阳两虚,风寒阻滞,或寒瘀阻滞。艾灸疗法可以温通颈部经脉,祛风散寒,活血化瘀止痛,从而达到治疗颈源性头痛的目的。

(一)颈源性头痛温和灸

1. 温和灸方案1

(1)取穴:风池、颈夹脊、完骨。

(2)操作:针刺结合温和灸。主穴取风池、颈夹脊、完骨,配穴取后溪、列缺、率谷。患者取坐位,暴露颈部,背对医者;选准穴位,取患侧穴位,常规消

---

[1] 佘瑞平.针刺颈枕八穴治疗颈源性头痛临床观察[J].中国针灸,2000,20(6):12-14,4.

毒。首选风池进针,针尖微向鼻尖方向斜刺 1~1.2 寸,提插捻转,使患者得气有麻胀感并向上传导达后枕部;再针完骨,向上外斜刺 0.5~0.8 寸,乳突部有酸麻胀感为得气;列缺向上斜刺 0.5~1 寸,捻转使针感向肘部传导;后溪垂直刺入,分别使针感向手指、向上扩散;率谷向角孙穴方向平刺。留针 30 分钟。在留针期间,取艾条点燃一端,在风池穴位处行温和灸。疗程:每日 1 次,每周治疗 5 次,10 次为 1 个疗程。

(3)注意事项:①对昏厥或局部知觉减退的患者,应将示、中两指置于施灸部位两侧以测知局部受热程度,随时调节施灸距离,掌握施灸时间,防止烫伤。②灸治时,应注意艾条与皮肤之间既要保持一定距离,又要达到足够的热力。

(4)按语:风池系足少阳胆经与阳维脉之会穴,阳维主表,故风池有散风通络解表作用。配合艾灸,可增强疏风散寒、通经止痛之功。

(5)文献选录:焦杨采用针刺加灸治疗颈源性头痛,取穴和操作同上[1]。

2. 温和灸方案 2

(1)取穴:风池、天柱、翳风、翳明、颈部阿是穴。

(2)操作:推拿结合灸法治疗。灸法治疗:推拿治疗完毕,患者俯卧,选上述穴位行温和灸治疗,将艾卷的一端点燃,对准灸穴,距离皮肤 2~3cm,使患者局部有温热感而无明显灼痛,每穴灸 5 分钟,至皮肤红晕潮湿为度。疗程:每日治疗 1 次,10 天为 1 个疗程[2]。

(3)注意事项:同温和灸。

(4)按语:风池同上;天柱属于足太阳膀胱经,位于项部,有缓解头痛、肩背痛,行气止痛作用;翳风是颅后窝部位的重要穴位,属手少阳三焦经,具有活血祛风通络、通窍醒神之功;翳明,经外奇穴,位于项部,具有宁心安神之功,可缓解头痛;颈部阿是穴以痛为腧,为颈部气血不和、枢机不利,引发疼痛之处。通过艾灸改善局部微循环,起到温阳散寒、活血化瘀之效。

(二)颈源性头痛温针灸

1. 温针灸方案 1

(1)取穴:天柱、风池、完骨、天牖、合谷、太冲、足临泣。

(2)操作:患者取坐靠位,常规消毒穴位皮肤,采用 0.30mm×50mm 一次性无菌针灸针直刺天柱、风池、完骨穴,得气后针尾插入直径 18mm、长 20mm 的艾炷,并在近皮肤端均匀点燃,每穴温灸 2 壮;余穴采用 0.30mm×40mm 一

[1]　焦杨.针刺加灸治疗颈源性头痛临床体会[J].中国中医急症,2008,17(8):1142-1143.

[2]　王敏,王立新,李秀彬,等.推拿联合灸法治疗颈源性头痛 29 例临床观察[J].浙江中医杂志,2014,49(8):608-609.

次性无菌针灸针,直刺 15~20mm,得气后,行提插捻转平补平泻法,均留针 30 分钟后出针。疗程:隔日治疗 1 次,每周 3 次,连续治疗 4 周。

(3)注意事项:①温针灸要严防艾火脱落灼伤皮肤。可预先用硬纸剪成圆形纸片,并剪一至中心的小缺口,置于针下穴区上。②温针灸时,要嘱咐患者不要任意移动肢体,以防灼伤。

(4)按语:风池属足少阳胆经,可壮阳益气,主治头痛、颈部酸痛;天柱属足太阳膀胱经,主治目眩、头痛;天牖主治头晕、头痛;完骨可疏导水液,主治头痛;太冲主治头痛、眩晕、目赤肿痛;合谷可镇静止痛、通经活血、清热解表,主治头痛、目赤肿痛;足临泣主治头痛、目外眦痛、目眩,可促进血气运行,调节通路及脏腑功能,加速局部血液循环,改善全身组织液流通与代谢。另外,艾灸刺激穴位可改善机体细胞的物质代谢与能量代谢,提升细胞活力,进而增强机体免疫,以温达补,最终止痛。

此方案摘录自石学敏主编的《针灸学》[1]。

2. 温针灸方案 2

(1)取穴:四神聪、百会。

(2)操作:令患者坐位,头顶部严格消毒后,取直径 0.35mm、长 50mm 毫针,与头顶呈 15°~20° 角斜刺入四神聪,针尖均向百会,针刺深度 20mm。每穴捻转 2~3 分钟,频率 150~180 次 /min,使局部产生沉胀感并保持 3~5 分钟。然后将针柄尾部折弯与刺入平面呈 70°,在距百会 2cm 水平使四针尾端形成":·:"形。在互为对角的两根针的针柄环内各穿插一根针,形成"+"字交叉状,然后将底径为 1.5cm、高 1.5cm 的圆锥形艾炷,放置于交叉中心,以头顶部温热无痛感为度。每次连续灸 7 壮,留针 60 分钟。疗程:隔日 1 次,10 次为 1 个疗程。间隔 5 天行下一疗程,3~5 个疗程后观察疗效。

(3)注意事项:同上。

(4)按语:四神聪最早记载于《太平圣惠方》,能主治神志失调、耳目失聪等病症。《会元针灸学》载有:"百会者,五脏六腑、奇经三阳、百脉之所会……具升阳固脱、开窍宁神之功。"故无论从"经脉所过,主治所及",还是局部取穴方面均已决定了四神聪、百会在治疗头痛中的地位及作用。

3. 温针灸方案 3

(1)取穴:以枕骨粗隆旁为定位标志,上排穴位在患侧上项线上,枕骨粗隆旁开 2cm、4cm、6cm、8cm 取穴,一侧 4 穴;下排穴位在与上排间隔 2cm 的项平面上,枕骨粗隆旁开 1.5cm、3cm、5cm、7cm 取穴,一侧 4 穴。

(2)操作:常规消毒,指切进针,用 0.35mm×50mm 一次性毫针直刺上述

[1] 石学敏.针灸学[M].2 版.北京:中国中医药出版社,2007:4-6.

穴位提插得气后，针柄与皮肤间铺无菌棉絮，针柄插入直径 18mm、长 20mm 艾炷 4 个，灸 2 壮，以局部皮肤温热为度。疗程：隔日治疗 1 次，共治疗 10 天。

（3）注意事项：同上。

（4）按语：枕骨粗隆旁开约 3cm、5cm、7cm 是枕大神经、枕小神经、耳大神经出口易受卡压位置，项平面上为枕下肌群，头夹肌、斜方肌、头半棘肌等重要肌肉附着点，密集针刺加上大量艾炷燃烧加热的治疗方法能达到更好的松解颈部病变肌肉、韧带、筋膜等软组织的作用，减轻了肌筋膜的张力，释放对穿行其中皮神经、血管卡压，促进局部血液循环、炎症物质排出及病变组织的修复，从而恢复高位颈神经功能，缓解脑部缺血造成的症状。

（三）颈源性头痛麦粒灸

1. **取穴**　刃针施治处、百会、大椎、风池。

2. **操作**　待刃针施治部位止血后，观察其有无明显红肿充血等局部不良反应，确定无不良反应后，在刃针施治处上抹上洁净石蜡油，厚度 1mm，选取细艾绒搓成高度为 5mm 左右麦粒形大小艾炷，置于石蜡油上，用线香从顶端点燃，至患者自觉灼热疼痛感后取下，再次放置同样规格艾炷，每穴共灸 5 壮，以灸后皮肤潮红不起疱为度。疗程：每隔 3 天治疗 1 次，4 次为 1 个疗程，共治疗 2 个疗程。并于治疗 3 个月后随访。

3. **注意事项**　因为麦粒灸属于直接灸范畴，操作前要做好心理疏导，告知其有一定痛楚，让被灸者能够接受。

4. **按语**　刃针施治处经刃针松解后，筋结已得到了初步的松解，在此基础上，施行麦粒灸，刺激量大，热力效应强，使筋得温则散；百会、大椎是督脉上的穴位，灸百会可以达到开窍安神的目的，对因颈源性头痛所致的失眠、焦虑亦有裨益；大椎位于后背之上，六阳经、阳维脉及督脉于此穴相交，可调节一身之阳气，故灸大椎可调阳气、散寒邪、止痹痛；风池是足少阳胆经上的穴位，是治疗风证的要穴。以麦粒灸之温热刺激风池，祛散外风，邪气自有去处，可恢复经筋的柔和，同时脑得充养，疼痛自除。

5. **文献选录**　陈舒用刃针结合麦粒灸治疗颈源性头痛，取穴和操作同上[1]。

（四）颈源性头痛热敏灸

1. **热敏灸方案 1**

（1）取穴：百会、风池、颈夹脊穴（C2~C7）。

（2）操作：保持诊室安静，诊室的温度保持在 20~30℃。消除患者恐惧、紧张心态，选择舒适体位（坐位或俯卧位），充分暴露探查部位，放松肌肉，均

[1]　陈舒. 基于"松筋调气法"刃针结合麦粒灸治疗颈源性头痛的临床研究[D]. 南宁：广西中医药大学，2019：1-69.

匀呼吸,思想集中,先用一支点燃的艾条,以选取的穴位为中心,3cm为半径的范围内,距离皮肤3cm左右实行回旋灸,当患者感受到艾热发生透热、扩热、传热、局部不热远部热、表面不热深部热及非热现象,如出现上述其中的一种情况,此点即为热敏点,可用记号笔点好位置。取2支艾条(规格长20cm,直径18mm),用胶带纸捆绑,点燃后,在敏化穴单点温和灸,患者自觉热感透至脑内的舒适感,并有热流扩散感,灸至感传消失,医生需用手感受掌握患者皮肤温度(以患者感温热但无灼痛为度),对热敏点完成1次治疗剂量的施灸时间因人而异,多在40分钟以上不等。每日1次或隔日1次,10天为1个疗程,治疗2个疗程后评定疗效。治疗后随访6个月。

(3)注意事项:①如因施灸不慎灼伤皮肤,局部出现小水疱,可嘱患者保护好水疱,勿使破溃,任其吸收,一般2~5日即可愈合。如水疱较大,可用消毒毫针刺破水疱,放出水液,再适当外涂烫伤油等,保持疮面洁净。②注意晕灸的发生。如发生晕灸现象,按晕针处理。③患者在精神紧张、大汗后、劳累后或饥饿时不适宜艾灸。④注意防止艾灰脱落或艾炷倾倒而烫伤皮肤或烧坏衣被。艾条灸毕后,应将剩下的艾条套入灭火管内或将燃头浸入水中,以彻底熄灭,防止再燃。如有绒灰脱落床上,应清扫干净,以免复燃。

(4)按语:热敏灸百会时患者脑内有较强的温热感,通过经络循行,气至病所,达到开窍镇静、安神定痛之目的。依据“经脉所过,主治所及”的理论,热敏灸风池、颈夹脊穴,疏通经络气血,可直接改善椎基底动脉的供血。

2. 热敏灸方案2

(1)取穴:颈源性头痛患者热敏灸的高发区为后项部、枕部及小腿外侧,如百会、太阳、风池、阳陵泉、颈夹脊等穴。

(2)操作:整脊结合热敏灸。探查出上述热敏穴后,标记;点燃一支艾条,在热敏穴单点温和灸,患者自觉热感透至脑内的舒适感,并有热流扩散感,灸至感传消失、皮肤灼热为止。每日1次,治疗1个月后观察疗效。

(3)注意事项:同上。

(4)按语:艾灸百会可以升举阳气、调气血;太阳在解剖位置上是“三叉神经”和“睫状神经节”汇集之处;风池为祛风第一要穴;阳陵泉是胆经的下合穴,八会穴的筋会,有舒筋脉、通经络之效,属上病下取。热敏灸颈夹脊穴,属于局部取穴,可增加椎基底动脉的供血,松弛颈部痉挛的肌肉。

(5)文献选录:袁小源整脊结合热敏灸治疗颈源性头痛患者,取穴与操作同上[1]。

[1]　袁小敏.整脊结合热敏灸治疗颈源性头痛的疗效观察[J].中国康复,2013,28(3):189-190.

（五）颈源性头痛雷火灸

（1）取穴：完骨、风池、阿是穴。

（2）操作：用龙胆紫或医学专用标记笔标记。采取螺旋形灸补法在施灸点皮肤上方约 3cm 进行施灸，施灸火力点集中在施灸点的中心部位，由大旋转至小反复施灸 100 次左右，以施灸点周围皮肤发红、深部软组织稍感发热为度。疗程：每天 1 次，共 15 次。

（3）注意事项：①用灸时，火头应与皮肤保持适当距离，以患者能忍受为度，切忌火头接触皮肤，以免烫伤。如有皮肤烫灼伤，应对症处理。②治疗过程中应注意用火安全，避免火灾发生。

（4）按语：完骨归属足少阳胆经，有缓解头痛、失眠等作用；风池穴同上；颈部阿是穴通过雷火灸艾条燃烧，产生温热效应并促进灸条内药物渗透到施灸点的深层组织，达到温通经脉、活血止痛作用。

（5）文献选录：凌春生用雷火灸治疗颈源性头痛[1]。

（本节责任人：许若晴，吴宝红）

八、刮痧疗法

（一）刮痧板选择

外感风热证、瘀血阻络证者优先选用水牛角、玉石刮痧板；气血亏虚证、瘀血阻络证优先选用砭石刮痧板；铜砭刮痧板适用于各种证型头痛。

（二）刮痧方法

1. **刮督脉**　患者取坐位，循督脉由前发际沿脊柱正中向下经大椎刮至身柱，分别刮 10~20 次。

2. **刮足太阳膀胱经**　患者取坐位或俯卧位，足太阳膀胱经由攒竹沿旁开督脉两侧向下经大杼、风门刮至肺俞，分别刮 10~20 次。

3. **刮足少阳胆经**　足少阳胆经由头维至率谷，率谷至风池，沿颈项部向下刮至肩井，分别刮 10~20 次[2]。

4. **刮头穴**　在太阳、风池、风府、百会、大椎及阿是穴等处进行刮拭或点、按、揉、拨经等手法 10~20 次，在有疼痛和结节阳性反应的区域重点刮拭，提高局部刺激，加强局部组织血液循环[3]。

[1]　凌春生. 雷火灸治疗颈源性头痛临床观察[J]. 实用中医药杂志，2019，35（12）：1533-1534.

[2]　李巧萍，彭小苑，胡艳萍，等. 温通刮痧疗法治疗颈源性头痛的效果观察[J]. 广东医学，2019，40（19）：2799-2802.

[3]　黄瑞迎，李万瑶，黎志光. 蜂毒液与不同介质刮痧治疗颈源性头痛临床对照研究[J]. 吉林中医药，2019，39（1）：111-114.

5. **刮拭顺序**　直线刮法，由前向后，由上向下，力度以患者能耐受为度。

6. **频次疗程**　5~7 日 1 次，2~4 次为 1 个疗程。

（三）按语

1. 头为诸阳之会，精明之府，督脉为阳脉之海，行于背里，上行入脑，故与头密切相关。

2. 足太阳膀胱经从头走足，贯穿周身，刮痧其经络、腧穴，可使一身之阳气宣通无阻，瘀滞得通。

3. 足少阳胆经，从眼外角开始，上行到额角，下耳后（风池）至肩上，主治各种颈肩痛、偏头痛等。通过对头、颈背部督脉、膀胱经、胆经循行刮痧，可以充分发挥卫气的作用，祛除病邪、疏通经络。

（本节责任人：乔　春，范刚启）

九、刺络疗法

刺络治疗颈源性头痛可以直接改善颈部炎症反应，带走各种致痛物质，促进局部微循环的恢复，改善颈部肌肉的痉挛僵硬状态，从而缓解颈源性头痛。

（一）取穴

以颈部取穴为主，主要选阿是穴。具体取穴：颈部反应点（以上颈部风池、天柱附近多见，局部压痛明显，或有条索、结节）、大椎、太阳。

（二）方义

颈源性头痛根源在颈部，故取风池、天柱附近反应点，可以直接起到祛风散寒、活血通络之解结作用；大椎为督脉腧穴，诸阳之会，功能温振阳气、散寒通络止痛；太阳一者局部治疗，对于颈源性头痛牵扯至前额、侧头部疼痛者可直接通络止痛，二者太阳为头部要穴，经外奇穴，太阳主一身之表，有祛风散寒的功效。

（三）操作

1. **颈部反应点**　局部按揉消毒后，以三棱针快速点刺出血，然后拔罐吸出瘀血。

2. **太阳**　局部按揉使血管充盈显露，消毒后，以三棱针快速点刺 0.2~0.3mm 深，刺破静脉出血，血止后拔罐再吸出瘀血。

3. **大椎**　局部按揉消毒后，以三棱针散刺 4~5 针，刺破皮肤，然后拔罐吸出瘀血，留罐约 10 分钟。

（四）疗程

一般 7~10 天 1 次，3 次为 1 个疗程。一般 1 个疗程见效，若 1 个疗程仍无效，则需调整治疗方案或更换他法。

（五）注意事项

同前刺络疗法。

（本节责任人：都鹏飞，沈彦喜）

十、穴位电刺激法

（一）取穴

风池（双）、颈枕 8 穴。

在风池及颈枕 8 穴施以穴位电刺激，可有效地缓解枕下肌群及颈部肌群的痉挛状态，松解局部筋膜，减轻软组织对枕神经的卡压刺激，改善局部血液循环，消除水肿，从而达到改善颈椎活动度、缓解疼痛的作用。

操作方法见前文相关内容。隔日治疗 1 次，共治疗 10 次。

（二）按语

颈源性头痛多伴有颈部活动受限，同侧的颈、肩或上肢非根性痛等症状，这是由于枕下肌群及上斜方肌、斜角肌、头夹肌、颈夹肌等颈部肌肉因长期低头、长时间保持某一姿势或外伤导致紧张痉挛，产生无菌性炎症，引起寰枢关节及其他小关节紊乱，继而产生疼痛及颈部关节活动受限的症状。因此，通过穴位电刺激缓解颈部肌群尤其是枕下肌群的紧张可以有效改善颈源性头痛的症状。

（本节责任人：陈　骋，林　祺）

十一、针灸结合其他疗法

针灸与药物治疗（包括西药、中药）、手法理疗、神经阻滞、微创介入等疗法联合运用治疗颈源性头痛已较为广泛，并有效地提高了颈源性头痛的临床疗效。

（一）针灸结合中药

1. **针灸结合中药汤剂口服**　针灸结合头痛新 1 号方（陈宝田教授方），具体方药见紧张性头痛发作期头痛单元。妇女经期若经量过多，可暂时停服3~5 天，待月经干净后继续服用。治疗期间避免熬夜，充足睡眠，不饮酒、不喝浓咖啡，避免受寒[1-2]。

2. **针灸结合中药外用**　针灸结合中药热奄包外敷：葛根 30g、桂枝 20g、当归 20g、川芎 15g、鸡血藤 30g、伸筋草 20g、延胡索 20g、羌活 20g、威灵仙

[1]　朱正萍，范刚启. 针药结合治疗颈源性头痛疗效观察[J]. 针灸临床杂志，2019，35（10）：40-43.

[2]　魏赈权，聂玲辉，伍志勇，等. 陈宝田教授头痛新一号方治疗临床常见类型头痛的疗效[J]. 中国老年学杂志，2016，36（21）：5422-5424.

20g。将药物混合均匀后装入大小合适的布袋中，先在清水中浸泡 15 分钟，沥干后放入蒸锅中加热 30 分钟，将蒸热的药袋取出，患者俯卧位，将药袋外敷于颈项部，以能耐受为度，并加盖毛巾防热量散失、保暖。每次 40 分钟，每日 1 次，5 天更换 1 次药物，10 天为 1 个疗程[1]。

（二）针灸结合手法理疗

针灸结合手法可增强镇痛疗效和改善颈椎活动度。

1. 针灸结合循经辨证推拿　循经辨证推拿：

（1）常规手法：患者取坐位，医者首先拿肩井 10 次，拿揉颈肌 10 次，然后用擦法放松颈、项、肩、背部肌群，由内向外、从上至下来回操作 5~6 分钟。再用一指禅推法依次推头面部、前额、顶、枕、侧部，采用"∞"字推法反复分推 3~5 遍。继而点揉印堂、神庭、太阳、风池、天柱、完骨等穴。分抹前额 10 次之后从前额发际处至枕部后发际处做五指拿法，往返 3~5 遍。行单手梳头栉发，双手交替各约 1 分钟。最后再次于项、肩、上背部施以轻柔舒缓的擦法，约 5 分钟。

（2）循经辨证加减：如患者偏头侧部疼痛，根据中医经络辨证属少阳经病变，则在常规手法点揉穴位时，着重点揉胆经之悬颅、悬厘、风池、率谷、足临泣等足少阳经穴及中渚、翳风、角孙等手少阳经穴，每穴点揉约 30 秒，局部应有酸胀得气之感，然后按常规手法继续推拿，最后使用小鱼际擦法自上而下推拿手足少阳经循行部位，手法轻快柔和，反复 3~5 遍；如患者头痛牵连颈项，多属太阳经病变，则选取手足太阳经经络穴位，如足太阳经之攒竹、承光、络却、天柱、大杼等，手太阳经之后溪、养老等，每穴点揉约 30 秒，局部点穴手法轻柔，远端穴位如后溪等应刺激量稍大，最后使用小鱼际擦法自上而下推拿手足太阳经循行部位；若疼痛部位在前额、眉棱、鼻根部则为阳明头痛，点揉手足阳明经穴，如头维、印堂、阳白、合谷、内庭等，远端穴位如合谷等刺激量稍大，最后使用小鱼际擦法自上而下推拿手足阳明经循行部位；若疼痛部位在颠顶部或连于目系，属厥阴头痛，则点揉督脉、肝经穴位，如百会、太冲等[2]。

2. 针灸结合 Mulligan 动态关节松动术　Mulligan 动态关节松动术：患者取坐位，颈稍前倾，医者右手示指、中指、环指托住枕骨，小指中段靠在第 2 颈椎棘突，左手大鱼际压在右手小指上，轻轻地将第 2 颈椎往腹侧推，此时枕骨被医者的右手臂固定。第 2 颈椎的椎体先往腹侧滑动，沿椎体小关节斜向上

[1]　邓伟，蒋鹏军.针刺联合中药外敷治疗颈源性头痛疗效观察[J].实用中医药杂志，2017，33（10）：1135-1137.

[2]　林波，李曦光，左可可.循经辨证推拿联合针刺治疗颈源性头痛 32 例临床观察[J].江苏中医药，2019，51（10）：61-63.

进行节律性关节松动，当第 2 颈椎往前推到底时，第 1 颈椎也开始往前滑动，以小范围节律性被动活动为主力，作用于下一节段椎体小关节，产生一个斜向上的滑动，使上一节段椎体小关节相对于下方产生一个斜向上的松动效果，当第 1、2 颈椎往前滑到底时至少要停留 10 秒[1]。

3. 针灸结合麦肯基力学疗法 步骤 1 坐位后缩：患者端坐，颈椎水平向后运动，达到颈椎关节活动末端保持片刻后原路返回到颈部中立位。步骤 2 颈后展：患者先坐位后缩，方法如步骤 1 中所述，再行颈椎伸展，达到颈椎关节活动末端保持片刻后原路返回到颈部中立位。步骤 3 颈侧屈：患者先坐位后缩，再行颈椎侧屈，达到颈椎关节活动末端保持片刻后原路返回到颈部中立位。步骤 4 颈旋转：患者先坐位后缩，再行颈椎旋转，达到颈椎关节活动末端保持片刻后原路返回到颈部中立位。每次上述 4 个步骤各重复 10 遍，每日运动 3 次[2]。

（三）针灸结合神经阻滞

1. 针灸结合颈椎旁神经阻滞治疗 操作方法：患者选择坐位双臂自然下垂状态。引导：C 形臂 X 线机，确定位置为第 2 颈椎横突前结节。使用 10cm 的 7G 穿刺针进行穿刺，从第 2 颈椎横突直抵颈椎骨质。在患者感觉酸痛后，稍微退针；再回抽无血液、脑脊液，则将混合药液利多卡因（1.0% 溶液，50mg）、曲安奈德（20~100mg）推入即可。在治疗后需要进行常规观察 30 分钟，吸氧 2 小时。2 次 / 周，4 次 1 个疗程[3]。

2. 针灸结合星状神经节阻滞 操作方法：仰卧位，头向前视，头下垫一薄枕，颈部尽量伸展。沿胸锁关节锁骨上缘向内侧触摸到气管外缘，再沿气管向上 3~4cm，平行于气管外缘触及颈动脉搏动。用左手示指、中指将胸锁乳突肌及颈动脉稍向外移动，分开示指、中指，暴露出穿刺部位间隙。常规消毒，用 3.8cm 长 5 号短针沿者两指间垂直进针 1~3cm，直到针尖触及骨质，说明针尖触及 C6 或 C7 的横突，退针 1~2mm。仔细回抽无血或脑脊液，注射合剂 8~10ml（利多卡因 100mg、注射用腺苷钴胺 1.5mg、曲安奈德 10mg 加 0.9% 氯化钠注射液到 15ml）。继续平卧观察 30 分钟以上，观察是否出现霍纳综合征及出现时间。每周 1 次，共 4 周[4]。

[1] 朱荣光."蜻蜓点水"针法联合 Mulligan 动态关节松动术治疗颈源性头痛 30 例临床研究[J].江苏中医药,2019,51(9):65-67.

[2] 何敏,王祖杰,张凯丹,等.密集温针灸配合麦肯基力学疗法治疗颈源性头痛的疗效观察[J].按摩与康复医学,2021,12(1):21-23.

[3] 王海慧,王素匣,陈尧华.温针联合颈椎旁神经阻滞治疗颈源性头痛疗效及对患者疼痛、颈部血流动力学影响[J].陕西中医,2020,41(9):1307-1310.

[4] 高寅秋,金利荣.星状神经节阻滞联合穴位注射治疗颈源性头痛[J].中国中西医结合外科杂志,2017,23(5):514-517.

（四）针灸结合脉冲射频

脉冲射频治疗，部位：C2 背根神经节、C2 神经后支、C3 神经后支。仪器设备：射频温控热凝器、22G10cm 长 5mm 裸端射频针、配套射频电极、便携式超声仪。操作：在超声引导下进行，穿刺到位后，给予 50Hz、0.5V 感觉电刺激，诱发出枕部放散性窜麻感；再给予 2Hz、1.0V 运动电刺激，出现颈枕部肌肉规律跳动；以 42℃、120 秒进行脉冲射频治疗，5 个循环后结束。拔针贴敷贴，观察 20 分钟结束治疗[1]。

（本节责任人：寇任重，范刚启）

第三节　针灸治疗颈源性头痛现状分析

影响针灸疗效的因素众多，必须对其进行系统分析，系统优化，才能更好地提高疗效。

一、辨证分型及其与疗效的关系

颈源性头痛病名提出已经 30 余年，但作为本病核心内容的辨证分型存在诸多问题，辨证施治针灸研究也较为肤浅。中医证型与针灸疗效的关系，没有确切的研究结论。本节专门讨论颈源性头痛的中医辨证分型问题，辨证针灸问题，中医证型与针灸疗效问题，以期为提高颈源性头痛针灸疗效提供帮助。

（一）颈源性头痛的病位

1. 颈源性头痛病位相关概述　颈源性头痛病变部位有其显著特点。颈源性头痛病变主要位于颈枕部，与颈椎骨骼、关节、肌肉筋膜甚至血管等多个组织结构密切相关，病变涉及上颈段、中颈段甚至下颈段。颈源性头痛患者头痛程度与颈曲弓深、颈椎曲率、颈曲夹角呈明显负相关性[2]。颈源性头痛患者 MRI 阳性指征主要包括颈椎的退行性变、颈椎椎间盘突出或膨出（以C2~C5 节段为主）[3]。这些研究明确指出颈源性头痛之病变部位为颈部（颈椎及其软组织）。

[1]　董少梅，王英，李井柱 . 超声引导脉冲射频联合针灸治疗颈源性头痛[J]. 中国疼痛医学杂志, 2018, 24（10）: 793-794.

[2]　COBAN G, COVEN I, CIFCI B E, et al.The importance of craniovertebral and cervicomedullary angles in cervicogenic headache[J].Diagn Interv Radiol, 2014, 20（2）: 172-177.

[3]　全养雅，钱自亮，周玲君，等 . 颈源性头痛临床诊断依据的分析研究[J]. 中国疼痛医学杂志, 2011, 17（1）: 17-20.

2. **颈源性头痛之脏腑病位**　颈源性头痛病名引入我国只是最近30余年的事情,此前,中医学相关著作中并没有记载颈源性头痛病名。不过,虽没有记载此病名,并不等于中国30余年前没有颈源性头痛。大致看来,多将其归入到"头痛""头风""筋痹"等范畴。总的来说,颈源性头痛虽大致分为外感和内伤两类,但中医认为其病位仍为头部。外感头痛多为外邪上扰清窍,邪壅经络,不通则痛。内伤头痛中,因于肝者,肝气郁滞或风阳上扰清窍;因于脾者,痰湿内停或气血亏虚,脑脉失养;因于肾者,髓海空虚,脑失濡养。但很显然,这种病位分析明显缺少针对性,也没有反映颈源性头痛病变部位的本质特征。

3. **颈源性头痛之经络病位**　颈源性头痛病名提出之后,亦很快为中医医务人员所接受,且结合现代医学的颈源性头痛病变部位研究成果,对此病的中医病位作了进一步分析。无论是高龄的肝肾亏损证(颈椎退行性病变)、气阳两虚证的"不荣则痛",还是风寒阻滞证、寒凝血瘀证的"不通则痛",其病位皆可归结为颈部,只是间接病位不同而已。这是因为头痛来源于颈部,且有颈部的症状和体征,压迫上颈段或枕部时引发向头顶、颞、额、眼部的放射痛或导致头痛症状加重,行项枕部神经阻滞或针灸治疗可很好地缓解头痛。经过文献分析后认为本病按经络分病位,应以督脉经、太阳经、阳明经、少阳经、厥阴经为主要病变经络,但主要波及其颈项段经络。

整体而言,颈源性头痛之中医病位,应主要按经络分病位,五脏病位应居次要。基于颈部结构在本病中的特殊性,在选取主穴中,可注重选取督脉经穴(大椎)、足太阳经穴(天柱)、手足少阳经穴(风池、完骨、率谷)为主,并重视颈部阿是穴的运用。

（二）颈源性头痛的病因

研究显示,本病与颈椎退行性病变有很大关系,年龄越大,颈椎退行性病变发生的概率也会增加,因此,本病在中老年人群中多见。近年来,颈源性头痛日趋低龄化,并呈高发态势。在颈源性头痛病因及发病诱因中,不良姿势占绝对主导地位(包括长时间伏案或半卧半靠姿势等),史榕荇等[1]分析显示,发病人群中79.6%的患者有长期伏案工作史,究其原因,与近30年来电子产品的大量不当应用有关,长时间低头,颈椎姿势不良,引发颈项部病变。

综上,颈源性头痛主要与不良头颈部姿势和年龄增长密切相关。不管

[1]　史榕荇,吴建敏,王旭,等.电针配合电热灸治疗颈源性头痛疗效观察[J].针灸临床杂志,2011,27(7):44-45.

是中老年颈椎退变,还是青少年姿势不当导致的颈椎退变,均导致颈部(含颈椎及其软组织)病变。颈部退变与精血不足、气血不足、气阳两虚、肝郁气滞、气血阻滞、寒凝血瘀的关系,互为因果,从而发病。但范正全等[1]对8岁至18岁的青少年颈源性头痛进行研究,显示其发病率增加。这显然与肝肾不足、气血亏虚等正气虚损无关,更凸显出不良头颈部姿势在颈源性头痛发病中的重要性。这提示我们,关于颈源性头痛的病因学研究,应与时俱进,全面准确地把握颈部病变(尤其是颈椎退变)的中医学病因及现代医学病因关系。

(三)颈源性头痛的病机

不良头颈部姿势和年龄增长,加之过度疲劳、颈肩部受凉、外伤、心理压力等诱因,导致了颈源性头痛固有的病机特点。颈源性头痛总的病机亦可大致分为"不荣则痛"和"不通则痛"。

对于"不荣则痛",可因劳伤过度,脏腑亏虚,气血不足;或因体位不当,颈部劳损,筋肉失养,不荣则痛;或为肝肾亏损,髓海空虚,筋膜失濡;或因阳气不足,筋脉失于温煦,发为不荣则痛。

对于"不通则痛",在正气虚损基础上,多因心理压力过大,过度劳累,受风、受寒或风寒兼夹,致肝郁气滞,或气虚血瘀,或寒凝血瘀,气机不畅,不通则痛。

范刚启、钱俐俐等[2]认为,根据中医八纲辨证,本病以阴证、里证、寒证、虚证多见,以阴证为主,阳证少见;以里证为主,或夹表证;以寒多见,寒热夹杂;以虚为主,虚实夹杂(虚证以气虚、阳虚为主,血虚、肝肾亏虚为次;实证以寒凝、血瘀、气滞为主)。颈源性头痛最主要病机或核心病机应为"气阳两虚、寒凝血瘀"。

(四)颈源性头痛常见证型

1. 常见证型分析 文献分析表明,关于颈源性头痛中医证型的研究较为零碎或混乱,目前尚无公认的系列或系统分型。

根据前期研究[3]发现,本病的辨证分型可分为风寒证、风湿证、瘀血证、痰湿证、气滞证、肝阳上亢证、气血亏虚证、阳虚证、肝肾亏虚证,以上证型,可单独存在,但多两者或两者以上兼见。如气阳两虚、寒凝血瘀,肝郁气

[1] 范正全,刘海永,高连中.毫火针点刺结合新医正骨治疗青少年颈源性头痛的疗效分析[J].河北中医药学报,2018,33(4):55-57.

[2] 钱俐俐,范刚启.水针疗法治疗颈源性头痛的用药分析[J].天津中医药,2014,31(8):507-509.

[3] 杨春滟,周文珠,王悦,等.颈源性头痛辨证分型分析[J].辽宁中医药大学学报,2020,22(11):195-200.

滞、肝阳上亢,肝肾亏虚、痰瘀阻滞,气阳两虚、寒湿阻滞等,应视临床实际而定。

2. 经络辨证分析 文献分析发现,临床中存在着颈源性头痛经络辨证杂乱现象,明确提出辨经论治者很少,但根据颈源性头痛临床特征,结合针灸学经络理论及临床诊治,发现颈源性头痛以督脉、太阳经、少阳经、厥阴经、阳明经病变为主。因此,就辨经而言,我们建议分为督脉经证、太阳经证、阳明经证、少阳经证、厥阴经证等。

(五)存在问题分析

对颈源性头痛这一与时俱进的常见病、多发病,进行准确的中医辨证论治,对于指导临床意义较大。颈源性头痛病名提出只有 30 余年时间,此前关于颈源性头痛中医证型的研究为空白。我们查阅文献发现,即使在颈源性头痛病名提出之后,关于此病的中医分型研究仍较为匮乏。

张凯等[1]对颈源性头痛的中医药临床治疗性文献进行科研设计质量的评价,在纳入的 64 篇文献中,仅有 3 篇文献有中医辨证分型,占全部文献的4.7%。因此,颈源性头痛的中医证型研究,应是一项亟待加强的工作。

1. 证型研究的病位问题 30 年来,随着本病中医证型的提出,关于证型要素中的病位问题,也被逐渐提出,但研究很薄弱,且缺乏针对性。虽然这一局部病变的基础,是全身性的气血亏虚/气阳两虚/肝肾亏虚,多责之于五脏,在此基础上,多因感受风寒湿邪,致使寒凝血瘀或经脉阻滞,涉及督脉、少阳经、太阳经、阳明经、厥阴经等多条经脉。但本病的中医证型研究应结合现代医学关于该病的认识,进一步明确其发病病位。我们认为,在经脉病位方面,虽然头痛部位涉及少阳、太阳、阳明、厥阴等经,但以督脉及太阳经、少阳经脉为主,突出督脉及太阳经,少阳经应为督脉及太阳经病的延伸。这是因为,颈源性头痛之"颈",包括项枕部多个组织结构。既包括颈椎骨骼,亦包括关节、肌肉、筋膜、血管等。病变不限于上颈段,中颈段甚至下颈段病变均可引发颈源性头痛,从针灸学经络角度看,显然以督脉及太阳经为主。五脏病位方面,明确以肾(骨)肝(筋)为主,突出肾脏,这是因为颈源性头痛之发病,以正气亏虚为根本,其中以阳气虚衰为根本,肝肾精亏为次。八纲辨证病位方面,明确其为阴证、里证。这样,对指导中医药及针灸治疗,将非常有针对性。

2. 病因问题 本病病根在颈(项)部,研究显示,本病与颈椎退变关系

---

[1] 张凯,刘宇,蒋戈利. 针灸治疗颈源性头痛处方取穴规律现代文献研究[J]. 中国中西医结合杂志, 2014, 34(8): 1008-1012.

密切。而颈椎退变，以传统观点来看，与年龄相关。年龄越大，颈椎退变发生的概率明显增加。但本病日趋低龄化，且呈高发态势，临床流行病学的研究表明，在病因及诱发因素中，脊柱的异常体位占绝对主导地位。多种原因的长期低头位，致使病理性颈椎姿势异常（曲度异常，以曲度变直、反曲为主等），导致本病发生。而疲劳、颈肩部受凉、外伤、心理压力等只是作为第二病因（或诱因），诱发或加重了本病。传统中医学理论对这一病因的分析不够深入。因此，在证型研究及防治中，必须重视颈椎姿势异常这一较为特别的病因。

3. 病机尤其是核心病机问题　本病的病因及病位特点，导致本病病机亦具有鲜明的特色。长期低头位导致颈椎退变、颈椎曲度异常，加之诱因，导致本病发病并加重。本病的发病基础是正气亏虚，以阳气亏虚、肝肾精亏为主。在此基础上，或外受风寒、痹阻脉络，或情志不畅、肝气郁结，或头颈外伤、瘀血阻络，或痰浊内蕴、气机不畅。两者互为协同，发为本病。其中，以气阳两虚，寒凝血瘀，气机不通为最主要病机。这与偏头痛、紧张性头痛等临床常见头痛病机显然不同。

4. 关于颈源性头痛中医病名　颈源性头痛以头痛为主症，却因"颈""项"部病变引起。既有头痛之症，又有颈项之症状体征。这一临床特点及病位、病因、病机特点，使得本病与其他头痛显著有别。若以一般头痛名之，既不能体现其中医病因、病位、病机特点，又不能较好地指导临床治疗。而姚旭等[1]提出的"颈痹"似乎触及了本病的病位、病因、病机本质，却又与一般范畴的"颈痹"（特指颈椎病）有所重叠。若对本病作出"颈痹""头痛"两个病名诊断，似乎可解决本病的病名问题，特提出供同道参考。

（本节责任人：杨春滟，范刚启）

二、颈源性头痛现代医学分型与针灸疗效

（一）现代医学对颈源性头痛分型

头面部所有表面或者深层结构都由三叉神经及 C1~C4 脊神经分布支配，现代医学对其发病机制较为统一的观点认为，C1~C3 神经根和 / 或其支配的组织结构是诱发颈源性头痛的解剖基础，炎性刺激和卡压是其主要病因。就其分型而言，唐向盛[2]根据 X 线片等将颈源性头痛分为肌肉筋膜型、关节紊乱

[1]　姚旭，罗亮，林咸明.从"筋"论治颈源性头痛探析[J].安徽中医学院学报，2013，32（6）：64-66.
[2]　唐向盛，唐学章，石东平，等.颈源性头痛的临床分型与颈枕部个体化手法治疗[J].中国中医骨伤科杂志，2008，16（1）：6-9.

型和混合型。倪家骧[1]根据颈源性头痛的组织学特征,将其分为神经源性、肌源性。我们根据解剖学特点及临床治疗原则,建议使用以下分型。

1. **神经根源性**　颈源性头痛是由颈部的 C1~C3 神经及其分支与某些支配头面部的神经节或神经核发生关联或会聚引起的。椎管内的炎性刺激和 /或椎间盘机械性压迫 C1~C3 神经根及椎管外的颈椎小关节紊乱、肌肉痉挛和 / 或韧带筋膜的炎性刺激或机械性卡压 C1~C3 神经根分支(主要包括:源自 C1 神经根后支的枕下神经,源自 C2、C3 神经根后支的枕大神经,源自 C3神经根后支的第 3 枕神经,源自 C2、C3 神经根前支的枕小、耳大神经),均可引起高位颈神经伤害性感受信息的传入,通过高位颈神经之间及高位颈神经与三叉神经等脑神经传入纤维在中枢会聚,使伤害感受性输入产生紊乱而形成神经支配区域的牵涉痛。这种会聚不仅简单发生在高位颈神经与三叉神经传入纤维,还混入面神经、舌咽神经及迷走神经的躯体感觉传入纤维之间。Jansen[2]研究发现,低位颈神经根病变可引起头痛,该类患者在经过低位颈神经根手术后头痛可以缓解。

此外,颈椎部位的退行性改变和其他疾患可以引起交感神经功能障碍。如果颈椎横突前移或后移,也可引起颈交感节受到牵拉、压迫;椎间孔变形、变窄,使脊膜返回支中的交感神经纤维受到刺激或压迫,也可引起交感神经功能紊乱;有血管舒缩功能的椎神经受到刺激可能出现巴雷 - 利欧综合征(又称后颈交感神经综合征),此综合征包括头痛、眩晕、耳鸣、鼻功能失调、面部疼痛、面部潮红和咽部感觉异常。

研究发现该分型患者采用颈部神经阻滞剂注射治疗,如枕大 / 枕小神经阻滞注射、颈椎 2~5 上关节突注射、选择性颈神经根阻滞、颈交感神经阻滞术等,均能起到很好的临床疗效。

2. **颈部肌源性**　颈源性头痛也可产生于颈部肌肉组织,颈髓神经根特别是前根受到压迫或炎症侵袭时可引起反射性颈部肌肉痉挛;而持续性的肌肉慢性痉挛引起组织缺血,代谢产物聚集于肌肉组织,代谢的终末产物引起肌筋膜炎,产生疼痛,并可直接刺激在软组织内穿行的神经干及神经末梢而产生疼痛。长时间低头伏案工作,肌肉持续收缩以维持姿势,使肌肉供血减少,继发肌痉挛,并使韧带、肌筋膜易发生损伤;冗长而乏味的精神活动或体力劳动,在全身各部位中最容易引起颈部神经、肌肉的紧张,这些是青少年颈源性头痛的常见原因。

[1]　倪家骧,段红光,裴爱珍,等 . 颈源性疼痛诊疗学[M]. 北京:人民军医出版社,2005:116-119,158-160,164-165,180-182.

[2]　JANSEN J.Surgical treatment of cervicogenic headache[J].Cephalalgia,2008,28(suppl 1):41-44.

此类患者当外力压迫时出现显著的定位性疼痛即压痛点或者激痛点,痛点局部封闭可扩张血管、减轻代谢产物、阻断疼痛传达,缓解牵拉的紧张肌肉,可立即止痛;一些物理疗法,如电疗法、光疗法、磁疗法,按摩及非甾体抗炎药都能取得不错的临床疗效。

3. **椎间盘源性**　突出或退变的非突出椎间盘可以产生炎症介质磷脂酶A_2、白细胞介素-1、白细胞介素-6、肿瘤坏死因子、组胺、5-HT、NO等。这些化学因子产生无菌性炎症,引起椎间盘源性神经根炎,这是部分顽固性颈源性头痛的发病机制。Grubb等[1]行颈椎间盘造影发现,C2/3、C3/4可诱发枕部、前额、耳内疼痛;此外,Slipman等[2]行颈椎间盘造影发现,C2/3、C3/4可诱发枕部、面部疼痛,提示高位颈椎间盘(C2/3、C3/4)自身可诱发头痛。同时发现,C4/5、C5/6可诱发枕部疼痛,提示低位颈椎间盘(C4/5、C5/6)自身亦可诱发头痛。颈源性头痛发病机制与盘源性疼痛相似,可能与刺激支配椎间盘内部的神经末梢有关,即颈椎盘源性头痛。

此类患者非手术治疗可以采用微波治疗、颈椎牵引、颈部围领制动、推拿等;如出现脊髓压迫或者严重神经根压迫症状可实施外科手术治疗,如颈前或颈后路减压术、椎间盘纤维切除术等。

4. **混合型**　从颈神经离开颈髓直至分布头部的神经末梢,整个行程中任何组织结构的病变或致病因素都可以引起头痛,这种解剖学的复杂性可以解释颈源性头痛在临床上的复杂性,临床中往往多种病因及损伤机制共存,我们暂归为混合性,其临床可针对局部的病变部位采取各种治疗措施。

(二)现代医学分型与针灸治疗的关系

不同现代医学分型的颈源性头痛,其病理改变各有其侧重点,针灸治疗时,应各有侧重,或配合相应的药物治疗。

现代医学分型不同,其针灸治疗方案亦应相对不同,针灸疗效亦应有所不同。

针对现代医学分型进行相应的针灸治疗的研究较少。目前关于颈源性头痛不同的现代医学分型与针灸疗效的关系的研究非常少,值得进一步研究观察。如颈部肌源性者,选用穴位注射,以穴位注射风池穴疗效较佳;对神经根源性和椎间盘源性者,选天容穴或天牖穴进行穴位注射则疗效较佳。根据现代医学分型进行相应的针灸治疗,一是更具有针对性,二是可以一定程度地

[1]　GRUBB S A, KELLY C K.Cervical discography: clinical implications from 12 years of experience[J].Spine,2000,25(11):1382-1389.

[2]　SLIPMAN C W, PLASTARAS C, PATEL R, et al.Provocative cervical discography symptom mapping[J].Spine J, 2005, 5(4):381-388.

提高疗效。值得进一步临床观察和系统研究。

（本节责任人：郝传传，侯　腾）

三、穴位与肌筋膜激痛点

颈源性头痛的取穴，与颈项枕部激痛点（MTrP）关系非常密切。

（一）取穴规律

颈源性头痛，临床选穴时有着一定的规律性，康前前[1]等纳入 54 篇文献，对其取穴规律进行分析，结果显示：①以辨经取穴分类，则以足少阳经、足太阳经、督脉穴为主，其中以足少阳经占总使用频数的 34.8%；②以腧穴在人体头身四肢分布分类，则以颈源性头痛的起源部位，即颈项部为主，头痛发作部位（额颞枕部）为辅，单用四肢腧穴而避开颈项部、头部腧穴非常少见，头项部腧穴占总使用频率的 76.49%；③以穴位使用的频率分类，使用频率较高的腧穴依次为风池、颈夹脊、天柱、阿是穴、合谷、百会、风府、太阳；④按照穴位属性进行分类，主要是以特定穴为主，尤其是交会穴，如风池、风府、百会。

除此，若按相关神经走行分布区域进行分类，则以枕神经支配区穴位为主，三叉神经支配区穴位为辅；按病变肌肉进行分类，则以斜方肌、胸锁乳突肌、枕下肌群处穴位为主。

整体而言，本病取穴以颈项局部取穴为主，且辨经取穴尤为重要，且不管从上述哪一个方面分析，风池穴在本病中都有着极大的特殊性。

从传统医学角度来讲，风池位于项部，枕骨之下，胸锁乳突肌与斜方肌上端凹陷处，是治疗本病的常用腧穴，不少中医典籍及文献研究中都有记载，《针灸甲乙经》曰："头痛，目窗及天冲、风池主之。"《外台秘要》言："风池主寒热，癫疾僵仆，热病汗不出，头眩痛，颈项痛不得顾。"根据颈源性头痛的病根在颈项部，而风池也在项枕部，且属足少阳胆经，为手少阳、足少阳及阳维脉交会之处，符合中医"腧穴所在，主治所在"及"经脉所过，主治所及"的特点。

从现代解剖学角度来讲，风池穴处的解剖结构较为复杂，由表入深，依次为颈枕部皮肤、皮下疏松结缔组织，然后穿过斜方肌与胸锁乳突肌夹角之间，逐渐进入到深层肌肉，头夹肌、头半棘肌、头后大直肌与头上斜肌之间，最终到达寰枕后膜。这些解剖结构中穿行了大量的神经、动静脉，从而对上述结构起到支配调节作用。

---

[1] 康前前,郭丽君,王富春.基于数据挖掘的针刺治疗颈源性头痛选穴规律分析[J].亚太传统医药,2020,16（9）：167-172.

（二）激痛点在本病针灸治疗中的应用

研究显示,97%的颈源性头痛于颈项、枕等部位开始,逐渐演变为额、颞、眼等部位,82.7%的患者压迫上颈段或枕部时,疼痛向顶、颞、额、眼部传导扩散,或头痛程度加重[1]。这一诱发或加重头痛的点,即为中医所讲的阿是穴,或者说西医学中的MTrP。

结合颈源性头痛诊断标准,从现代解剖而言,颈源性头痛显著特点为颈部MTrP的形成,而针对MTrP进行治疗可显著缓解头痛,这表明MTrP在头痛的病程中处于关键的环节,是疼痛的起始点。颈源性头痛患者之病变部位在于颈项部肌肉,而表现出来的症状为头部疼痛,这类似于符仲华教授提出的"第一现场"与"第二现场"的概念,病痛部位称为第二现场,患肌(存在一个或多个MTrP的肌肉)或者患肌中的紧张部位是第一现场,一般都在肌肉肌腹部位,针对第一现场进行治疗可缓解第二现场的病变[2]。因此,颈项部患肌为第一现场,而头部作为第二现场,治疗关键在于颈项部肌肉。当颈项部结构和功能发生异常改变,颈部的斜方肌、胸锁乳突肌、枕下肌群等肌肉痉挛,形成MTrP,这些MTrP可以沿肌纤维走行,将疼痛传达至远隔部位的颞肌、额肌等,从而引发额部、颞部、眼部的症状。通过针灸消除病痛局部的MTrP后,也可控制或解除其远隔部位继发性MTrP所产生的病痛。Myers[3]认为全身的浅筋膜与深筋膜包裹全身肌肉,从而形成一个有机的整体,形成了肌筋膜经线(或肌筋膜链)。其中,后表线额骨眉弓至颈枕部的连接,包括了枕下肌群和枕额肌及帽状腱膜,并且提出枕下肌群(头后小直肌、头后大直肌、头上斜肌、头下斜肌)是肌筋膜经线后表线的核心,针对枕下肌群进行治疗,可以放松整条后表线的肌肉。

颈源性头痛患者颈项部诱发疼痛的MTrP多位于中医针灸理论中的风池、颈夹脊或其邻近部位。根据腧穴解剖学,这些腧穴周围涉及斜方肌、胸锁乳突肌、头夹肌、头半棘肌、头后大直肌、头上斜肌、头下斜肌等肌肉,以及穿行其中的枕小神经、枕大神经、枕下神经、枕动脉、椎动脉等神经血管。

因此,在颈源性头痛治疗过程中,医师应认真对颈项部肌肉进行触诊、循按,尤其是枕下肌群,寻找肌肉中的MTrP,运用针刺灭活MTrP,从而达到松解肌肉的作用,同时解除对颈部高位神经的卡压,最终达到缓解头痛的目的。

[1]　SJAASTAD O,BAKKETEIG L S.Prevalence of cervicogenic headache: Vaga study of headache epidemiology[J].Acta Neurol Scand,2008,117(3):173-180.

[2]　符仲华.浮针医学纲要[M].北京:人民卫生出版社,2016:123.

[3]　MYERS T W.Anatomy trains: Myofascial meridians for manual and movement therapists [M].New York: Churchill Livingstone,2001.

基于颈源性头痛自身的特性，结合 MTrP 的特性，从颈项部这一发病源头进行分析，针对颈项部 MTrP 进行治疗，消除 MTrP，解除患肌，可能是今后颈源性头痛治疗的方向。

（本节责任人：杨春滟，施娟娟）

四、头痛单元模式下针灸的作用与地位

颈源性头痛属于神经科、骨伤科、疼痛科、中医针灸科交叉病种，建立多学科协作的头痛单元模式，对颈源性头痛进行综合诊治，有利于提高诊断效率与临床疗效。《颈源性头痛临床诊疗：中国疼痛科专家共识》也认为，颈源性头痛的治疗应采取综合方法，强调健康教育。其中药物（西药）治疗颈源性头痛以对症治疗为主；物理治疗为颈源性头痛患者首选疗法；保守治疗无效时考虑选择性神经阻滞、微创介入、外科手术治疗；治疗过程中可联合应用中医药、心理治疗及其他康复治[1]。

目前多学科协作的头痛单元诊治模式尚未建立，但针灸属于中医特色的物理治疗，可有效改善颈源性头痛的疼痛、颈椎活动受限等症状，并且安全、经济、接受度高，理应在头痛单元中扮演重要的角色。目前针灸与中药内服、外用，手法理疗，神经阻滞，微创介入等疗法联合运用相对广泛，但在与西药联合的增效减毒效果及与心理干预联合对患者精神状态、生活质量的改善等方面，还有待进一步实践探索。就针灸本身而言，本书著作团队经过多年临床观察，认为颈源性头痛的核心病机以气阳两虚，风寒阻滞或寒瘀阻滞为主，临床治疗需重视灸法或者针法与灸法并用。目前温针灸治疗颈源性头痛已得到初步重视，但是针法与灸法并用的最佳方案、最优参数还不够明确，还需进一步探索[2]。

（本节责任人：寇任重，范刚启）

第四节 疗 效 评 价

唐旭[3]等检索针刺治疗颈源性头痛相关文献 141 篇，整理后共纳入 13 篇随机对照研究，对针刺治疗颈源性头痛的疗效进行综合分析，从循证医学的

[1]　肖红，刘慧．颈源性头痛临床诊疗：中国疼痛科专家共识解读[J]．实用疼痛学杂志，2019，15（2）：83-87.

[2]　张兆言，徐灿灿，官宏，等．温针灸治疗颈源性头痛的系统评价[J]．时珍国医国药，2020，31（7）：1789-1792.

[3]　唐旭，任路影，李亦梅．针刺治疗颈源性头痛疗效：更新的系统评价[J]．中国疼痛医学杂志，2017，23（11）：830-836.

角度证实了针刺治疗本病具有安全性、可靠性和有效性,证明其疗效优于单纯口服非甾体抗炎药,且不增加不良反应的发生率。

普通针刺、穴位埋线、针刀、穴位注射等疗法治疗颈源性头痛均取得显著临床疗效,能显著改善疼痛程度及相关伴随症状,如佘瑞平[1]认为颈枕八穴与第3颈神经后支根和干、枕下神经、枕大神经、枕小神经关系密切,对其进行针刺,总有效率达91.1%,优于口服镇痛剂。徐华文[2]提出穴位注射治疗中,穴位、剂量是影响疗效的关键因素,在风池 + 颈 4 夹脊、颈 6 夹脊旁各向外 1 寸穴位注射时,药物剂量控制在 3ml 左右,可获得最佳镇痛效果。

（本节责任人：杨春滟，钱俐俐）

第五节　颈源性头痛分类及诊断要点

颈源性头痛国际研究小组（CHISG）与国际头痛学会（HIS）这两个组织提出的诊断标准论述较为详细,临床和科研运用较多,其中又以 Sjaastad 为首的 CHISG 所提出的标准为主,CHISG 于 1990 年正式提出诊断标准,并在 1998 年对此进行更新,具体如下:

Ⅰ　颈部受累的症状及体征:

①突然头痛,与以下情况中发生的一样:

　　a.由颈部运动和 / 或持续的头部位置不适引发;

　　b.由患侧上颈部或枕部的外部压力引发;

②颈部活动范围受限;

③同侧颈、肩或手臂疼痛,疼痛性质模糊,为非根性疼痛,或偶尔为根性手臂疼痛。

Ⅱ　由诊断性麻醉阻滞得到的确定性证据。

Ⅲ　单侧头痛,无疼痛侧改变。

Ⅳ　头痛特征:

①中度至重度、非搏动性痛、非刺痛,通常始于颈部;

②每次发作持续时间不同;

③波动的、持续性的疼痛。

Ⅴ　其他相对重要的特征:

①吲哚美辛作用微弱或无作用;

[1]　佘瑞平 . 针刺颈枕八穴治疗颈源性头痛临床观察[J]. 中国针灸,2000,20(6): 332-334.

[2]　徐华文 . 颈源性头痛穴位注射治疗方案进一步优选[D]. 南京:南京中医药大学, 2016.

②麦角胺和舒马普坦的作用甚微或缺乏作用；

③性别女性；

④根据病史，头部或间接颈部外伤的发生率不低，通常超过中等严重程度。

Ⅵ　其他不太重要的特征：多种与发作相关的现象，只是偶尔出现，并且／或在出现时适度表达：

①恶心；

②声音恐惧症和畏光；

③头晕；

④同侧视物模糊；

⑤吞咽困难；

⑥同侧水肿，多见于眼周。

Ⅰ中①至③按假定的重要性顺序排列。必须满足Ⅰ中1条以上才能诊断。在Ⅰ中，单独满足①可作出诊断；单独满足②或③不能诊断；②和③出现可提出诊断可能性；①②③条同时出现可强化诊断。出于科学严谨的目的，Ⅱ中描述的内容仍是必要的，最好是坚持第Ⅲ点。

1998年的更新版，更加详细地阐述了颈源性头痛的诊断标准及鉴别诊断，认为不仅上颈段病变可诱发头痛，中颈段甚至下颈段也可诱发，强调了局部阻滞麻醉在鉴别诊断中的重要性，且提出在临床中对于双侧头痛不应排除颈源性头痛，并把吲哚美辛、麦角胺和舒马普坦等药物作为"其他相对重要的特征"[1]。

2018年IHS更新诊断标准（ICHD-3）：A. 任何符合标准C的头痛。B. 可能引起头痛的颈椎或颈部软组织紊乱或损伤的临床、实验室和／或影像学证据。C. 至少被以下中的两条证明的因果关系证据：①头痛的发生与颈椎紊乱或损伤的出现有时间上的关系；②颈椎紊乱或损伤得到改善或解决的同时，头痛明显改善或得到解决；③刺激动作会减少颈椎活动度，使头痛明显加重；④在诊断性阻滞颈椎结构或其神经供应后，头痛完全消失。D. 没有另一个ICHD-3诊断能更好地解释这一点。这一诊断标准更加简单明了[2]。

［1］　SJAASTAD O，FREDRIKSEN T A，PFAFFENRATH V.Cervicogenic headache：diagnostic criteria，the cervicogenic headache international study group［J］.Headache，1998，38（6）：442-445.

［2］　Headache Classification Committee of the International Headache Society.The international classification of headache disorders，3rd edition［J］.Cephalalgia，2018，38（1）：1-211.

　　CHISG 与 HIS 都将头痛来源于颈部、压迫上颈段会诱发或加重头痛作为确诊标准，都从不同角度阐述了颈源性头痛与偏头痛、紧张性头痛、枕神经痛等疾病的鉴别诊断，但是都存在一定的争议，因此，建议临床诊断中注意结合患者具体症状、体征，必要时用局部阻滞麻醉或影像学证据提供诊断依据[1]。

（本节责任人：杨春滟，范刚启）

[1]　刘志伟，谢瑞，孙凯，等 . 颈源性头痛诊断标准解读：诊断与鉴别诊断中的问题与认识 [J]. 中国组织工程研究，2021，25（23）：3746-3751.

第五章

针灸治疗三叉神经自主神经性头痛

第一节　概　述

三叉神经自主神经性头痛（trigeminal autonomic cephalalgias，TACs）是一类单侧性、伴有显著同侧头面部自主神经症状的原发性头痛。其特点为单侧头痛伴随头面部自主神经功能异常体征，如患侧眼结膜充血或流泪、鼻塞或流涕等，为临床痛苦最剧烈、最难治疗的一类原发性头痛。该类头痛总体发病率不高，为少见的头痛类型。临床相对常见的亚型为丛集性头痛，发病率亦仅为 0.033%~0.4%。

现阶段该病的治疗主要以氧疗和药物治疗为主，神经阻滞及神经调控技术是研究的热点。近年来临床报道显示针灸治疗丛集性头痛也具有一定疗效，或可成为该病的补充治法，在其诊疗方案中占据一席之地。但现有针灸治疗三叉神经自主神经性头痛的研究总体来说相对较少，且多为临床个案报道与经验总结，在实验设计的科学性、治疗方案的规范性等方面均十分欠缺。本文仅就现阶段针灸治疗丛集性头痛的优选治法方案进行列举，以供临床参考。

为叙述方便，现基于临床发病率的相对高低，将三叉神经自主神经性头痛分为丛集性头痛与其他三叉神经自主神经性头痛两大类进行探讨。

第二节　丛集性头痛针灸方案列举

丛集性头痛曾用名蝶腭神经痛、组胺性头痛等，属于三叉神经自主神经性头痛的一个亚型。发作时疼痛剧烈，难以忍受，患者多焦躁不安，来回踱步，甚至以头撞墙来缓解疼痛，因而亦被称为"自杀性头痛"。临床表现为单侧剧烈头痛，常发于眼眶、眶上、前额、颞部，伴随同侧结膜充血或流泪、鼻塞或流涕、同侧额面部皮肤发红或汗出等头面部自主神经症状。常在每年固定的时间呈规律性发作，因有明显的丛集期与缓解期而得名。本病男性多发，男女发病比例为（2.5~3.5）：1，但近年来女性发病率有所上升，或与女性生活习惯、工作压力、社会地位改变有关。遗传因素在本病的发作中起一定作用，3%~20% 的患者有家族史。本病的临床发病率虽不高（据国外资料记载，本病临床发病率为 0.033%~0.4%，中国 1986 年全国流行病学调查显示我国丛集性头痛患病率为 0.004 8%），但发病严重影响日常生活，致残率高，故而近年来逐渐引起医学界重视。该病的发病机制尚不明确，既往有外周神经血管源假说等诸多假说，但近年来被广泛质疑，目前认为下丘脑在丛集性头痛发病机制中发挥主要作用。

现代医学治疗丛集性头痛，发作期以高流量吸氧及曲坦类镇痛药皮下注射缓解症状，缓解期以维拉帕米、锂盐、丙戊酸、托吡酯和褪黑素等药物口服预防发作为主。此外，进行神经阻滞或神经调控术、射频消融术等终止发作是研究的热门。

（一）毫针传统针刺法

1. 取穴　主穴取太阳、丝竹空透率谷、风池、阿是穴、外关、侠溪。配穴通过辨病辨经络，应用本经及同名经近部取穴结合循经远取确定。痛在太阳经取天柱、后顶、风池、阿是穴、后溪、申脉、昆仑；痛在阳明经取头维、印堂、阳白、阿是穴、合谷、内庭；痛在厥阴经加百会、四神聪、阿是穴、太冲、中冲。外感头痛配风府、列缺；肝阳型加太溪、行间；痰湿型加中脘、丰隆、百会；气滞血瘀型加血海、肝俞、三阴交；湿邪所致者加翳风、大钟；血虚配三阴交、足三里。头部多风、多瘀、多虚。风邪偏盛者加风府；气虚者加百会、膻中；肝肾亏虚者加肝俞、太溪、肾俞。

2. 操作　毫针常规针刺。根据不同穴位所在部位解剖结构及配穴原理进行针刺操作，头面部穴位一般浅刺、平刺、透刺，风池、风府等穴深刺时为避免伤及延髓可针向下颌方向；胸腹部腧穴多浅刺、向脊柱斜刺；四肢远端穴位多直刺、深刺，强刺激，久留针；瘀血头痛可点刺放血。补泻手法据患者病情、体质、腧穴部位、配穴理论而定，如患者头痛急性发作而体质强盛、疾病轻浅或病重但正气尚足者可予重泻法、强刺激；年老体虚或头痛反复发作在缓解期就诊，此时患者正气耗伤，多予补法或轻刺激平补平泻法操作，留针时间可适当缩短。临证操作需辨证应用，不可拘泥。一般留针 30 分钟，根据病情深浅及具体情况可适当延长留针时间。头痛急性发作时每日治疗 1~2 次，慢性头痛每日或隔日治疗 1 次，每周 3~5 次为 1 个疗程，观察疗效反应确定疗程及间隔期。

3. 注意事项

（1）过饥、过饱、过劳、醉酒者禁针，体质极度衰弱或有精神疾患配合度差的患者不宜针刺。提前跟患者解释好操作目的与流程，让患者了解放松，防止因紧张晕针。

（2）需强行针时应考虑患者耐受程度，若出现晕针则立即停止治疗，快速将针拔出，让患者平躺，下肢抬高，饮糖水即可，若出现昏迷则指掐或针刺人中。

（3）严格遵循无菌操作及针刺操作规范。头面、后项、胸腹、背部危险穴位针刺时注意进针角度、方向、深度，避开重要血管、神经；孕妇针刺宜慎，腰骶部及腹部禁针。

4. **按语**　头为"髓海""诸阳之会""清阳之府"，足厥阴肝经、督脉上行头部，故手足三阳经、督脉及肝经均与头痛密切相关，传统毫针刺法取穴亦以上述诸经穴位为主。对于头痛部位不明确或痛势强烈、病程较长、病情顽固反复或脏腑、气血津液等机能病变症状明显者多依据脏腑阴阳、气血津液变化而联合辨证（脏腑、八纲、气血津液等辨证方法）施治。传统针刺法治疗丛集性头痛主要讲究辨证选穴的准确精当，针法补泻的适宜适度，是头痛针灸治疗的主要方式之一，也是最为有效的方式之一。

5. **文献选录**　王翠翠[1]等应用远端取穴结合疏风安神针法治疗丛集性头痛，疗效优于传统针刺方法。

（二）头针疗法

头针法又称头皮针法，是指在头部特定部位针刺的治疗方法。目前头皮针流派众多，在选穴或选区定位及针刺方法方面各具特色，主要以经络理论、大脑皮层功能分区等理论为其指导，在丛集性头痛的针刺疗法中多有应用，如排针平刺法、醒脑开窍法、矩阵针刺法、枕三经平刺法等，均有一定疗效。排针平刺法在本书其他章节有专门论述，此处仅将醒脑开窍针法与矩阵针灸法进行列举，供参考。

1. **取穴**　头针疗法多为各家自创针法，由于应用的指导理论不同，选穴组方也多不同。但主要穴位以头面部三阳经穴、督脉穴、经外奇穴为主，结合焦顺发头针、国际标准化头针等定位刺激区。其中共同取穴按应用频率由高到低分别为：风池、攒竹、头维、百会、风府、内关、四神聪、率谷、太阳、合谷。

2. **操作**　根据具体针法及穴位深部解剖进行针刺操作。需要注意的是，头针疗法各针法治疗丛集性头痛意在调整阴阳、开窍醒神、祛瘀通络，故刺激量要求较大。如头面部诸穴多选择多针透刺；风池深刺用泻法，使针感向前额或对侧眼眶传达；印堂用雀啄法，至眼球湿润为度等，行针亦多用泻法。临证仍需根据患者具体病情、体质基础进行分析。若患者久病、年老体虚或针刺不耐受时不可一味追求针感和重泻，临床常规针刺、平补平泻操作即可。

3. **疗程**　一般临床留针30分钟，根据病情深浅及患者具体情况适当延长或缩短留针时间。每日1次，每周3~5次。

[1]　王翠翠，邹伟．疏风安神针法配合循经远端取穴治疗丛集性头痛临床观察[J]．上海针灸杂志，2015，34（12）：1190-1191．

4. 注意事项

（1）头颅手术部位，头皮严重感染、溃疡和创伤处及孕妇不宜用头皮针治疗，对精神紧张、过饱、过饥者应慎用。

（2）头皮针刺入时要迅速，注意避开毛囊、瘢痕。

（3）头针治疗配合运动，对部分病症有提高临床疗效的作用。

（三）醒脑开窍针刺法

1. 取穴　印堂、上星、百会、四神聪、内关、三阴交、头维透率谷、悬颅、太阳、风池、合谷、太冲，头皮针颞前线、颞后线。

2. 操作　常规消毒后先刺双侧内关，直刺0.5~1寸，采用捻转提插结合泻法，施手法1分钟；继刺印堂，斜刺0.3~0.5寸，用雀啄法，至眼球湿润为度；三阴交直刺1~1.5寸，捻转补法；风池进针1~1.5寸，施捻转泻法，针感达到前额；太阳向后下方斜刺0.3~0.5寸，施提插泻法；头维平刺透至率谷，进针2~2.5寸，施捻转泻法；合谷、太冲直刺0.5~1寸，施呼吸泻法，余穴常规刺，捻转平补平泻法。

3. 疗程　一般于得气后留针20分钟，日1次。

4. 按语　丛集性头痛病位在头，阴阳失调，气血逆乱，升降失常，清阳不达，脑络受阻而致窍闭头痛，治宜调整阴阳、醒脑开窍、祛瘀通络止痛。醒脑开窍针法为天津中医药大学石学敏院士首创的治疗中风病的独特针法，刺法核心在调神，只有通过醒神、调神、安神，才能调和阴阳，气复神使，气血调和，使机体恢复正常功能。本处推荐的针法方案，又号称临床小醒脑方。具体内容，见侯振坤、丁淑强文[1]。

（四）矩阵针灸法

1. 取穴　针刺取四中（百会前后左右各2寸处）、双侧头颞穴（太阳后1寸，平耳尖，咬牙时颞部凸起处）、双侧风池，如头痛以前额、眼眶部明显者配取患侧本神、攒竹、络却及双侧内关、合谷。

2. 操作　常规消毒，四中针尖对准百会、与头项平行沿头皮下刺入1.5寸，风池针尖向对侧眼眶方向刺入1寸，头颞针尖朝向上关斜刺入1.5寸，攒竹针尖向上刺入1.5寸，本神针尖向后刺入1.5寸，络却针尖向下沿头皮下刺入1.5寸，内关和合谷针刺用泻法不留针。

3. 疗程　一般留针30分钟，每日针刺1次，10日为1个疗程。

4. 注意事项　针灸调治的补泻方法应用上强调辨证，如对弛缓性病况用补法操作，挛缩性病况用泻法操作。

---

[1]　侯振坤，丁淑强. 醒脑开窍针刺法治疗慢性丛集性头痛[J]. 长春中医药大学学报，2013，29（4）：635-636.

5. **按语**　矩阵针法是甘肃省中医院著名针灸专家金安德主任医师根据矩形列阵的法则,把针灸穴方设计为三维空间的框架形式,用以包围病损、病灶部位,再按矩阵规则进行合理调治而创立的一类针法,是循经取穴与辨证施治相结合的针灸医术。该针法在甘肃省中医院针灸临床实践中得到了广泛的使用和推广,对中风、偏瘫、高血压、颈椎病等急慢性病伤顽疾的临床疗效佳,用于治疗丛集性头痛亦可取效。具体内容见王芬等文[1]。

(五)针刺联合方案

现有临床报道中,除针刺之外的其他中医外治法(如针刀、刺络放血、拔罐等)在治疗丛集性头痛上亦取得了一定疗效,联合方案也较多,但大多为小样本临床试验,且多作为针刺或其他治法的联合方案出现。由于联合方案下治疗作用的产生机制不明确,疗效缺乏证据支持和临床检验,各联合治法在最终治疗作用中的优势占比难以评估,单一应用除针刺外的其他外治法治疗丛集性头痛的报道基本空白,即该治法独立治疗丛集性头痛的疗效尚不确切,故而此处权且给出联合治疗方案而未按治法分类,将针刺外的其他治法作为方案中起主要治疗作用的治法单独列出,且仅挑选质量较高的方案供同道参考,以扩思路。

1. 电针疗法联合穴位注射法

(1)取穴:针刺主穴取丝竹空、头临泣,头维、颔厌、悬颅、悬厘、曲鬓,天冲、风池,络却、玉枕四组。配穴取外关、合谷、太冲、足窍阴(点刺放血)。穴位注射取疼痛部位周围的穴位(头维、颔厌、悬厘、悬颅、曲鬓)为主。

(2)注射药物:野木瓜注射液4ml。

(3)操作:常规消毒后,头临泣、头维向后平刺;丝竹空透刺攒竹;天冲、风池、络却、列缺以1寸毫针向后平刺;颔厌、悬颅、悬厘、曲鬓以2.5寸毫针向下平刺;配外关、合谷、太冲,以上各穴均予提插捻转得气后留针。足窍阴点刺放血。电针治疗仪选取6805-1治疗仪,波形以密波为主,根据疼痛部位,选用以上2~3组穴位进行电针治疗,如疼痛非常严重则四组穴位全部选用,刺激强度以被刺激部位出现麻木酸胀而患者能够忍受为宜,时间40分钟,如果剧烈疼痛者时间可延长到60分钟。

(4)疗程:疗程一般为3~10天,反复发作或发作持续时间比较长的患者适当延长治疗天数,并嘱患者下次发作时马上前来就诊,再次治疗。

(5)注意事项:针刺疗法常规操作。注意肿瘤局部、孕妇腹部、心脏附近、心脏起搏器植入者、颈动脉窦附近禁忌电针;对有严重心脏病的患者,电

---

[1]　王芬,邱连利,金钰钧.矩阵针灸治疗丛集性头痛验案举隅[J].西部中医药,2017,30(6):64-65.

针治疗时应严加注意，避免电流回路经过心脏；不宜在延髓、心前区附近的穴位施用电针，以免诱发癫痫和引起心跳、呼吸骤停；穴位注射药物野木瓜注射液中含苯甲醇，禁止用于儿童肌内注射。

（6）按语：该治疗方法联合了电针与穴位注射疗法，相比传统针刺法，电针密波高频连续波可抑制感觉神经和运动神经，起到很强的镇痛功效，可缓解肌肉和血管痉挛以止痛、镇静，同时会加强毫针对穴位的刺激作用。但现阶段电针疗法在丛集性头痛的治疗中应用不多，采用的波形频率等亦未有统一的推荐参数。野木瓜注射液具有祛风止痛、舒经活络之功效，联合疼痛局部穴位注射与电针疗法则治疗效果更优。

（7）文献选录：赵晓东[1]临床应用上述方案治疗丛集性头痛51例，有效率100%，显效率94.12%。

2. 针刺联合刺络放血、拔罐法、中药内服法　丛集性头痛是临床上较难治愈的一种头痛。现阶段能够作为主要治疗手段参与到丛集性头痛诊疗过程中的中医治法主要是针刺及中药。针药结合治疗丛集性头痛临床取效可观，冯群燕[2]等临床对60例丛集性头痛患者进行了中药联合针刺治疗与单纯口服盐酸氟桂利嗪胶囊的疗效对照研究，中药联合针刺治疗总有效率达到93%，为临床应用针刺联合中药治疗丛集性头痛提供了依据，也为各治法联合增效带来了信心。

根据中医理论，刺络拔罐法对于热病、久病杂病、气血瘀阻等病症疗效显著，而丛集性头痛临床多为风、火、痰、瘀闭阻脑络，发作期亦以阳、热、实证为主，理论上属于刺络放血适应证，或可取效。事实上临床亦多有应用，但多与针刺、中药、拔罐等治法联合使用，单纯刺络放血、拔罐等治疗本病疗效如何未见报道。现将针刺、中药、刺络、拔罐共举的联合方案优选列举如下。

（1）取穴：针刺取穴规律同毫针传统针刺疗法，以急则治其标为选穴总则，疏风通络、活血化瘀为其基本治则。以辨经头面部三阳经近部取穴与循经远取结合脏腑、八纲等辨证取穴为主，具体取穴多需临证辨证论治。主穴应用较多的穴位依次为：太阳、头维、百会、风池、太冲、神庭、阳白、合谷、印堂、率谷、天柱、完骨、睛明、风府、外关等。若兼眼眶痛者加丝竹空；气滞血瘀者加三阴交、血海；肝肾亏虚者加肝俞、太溪、肾俞；湿邪加翳风、大钟；气虚者加膻中；血虚者加膈俞、脾俞；临床可根据病情和实际情况留针罐。刺络法近部可取阳白、神庭、头维、太阳、攒竹、印堂、耳尖、阿是穴，前额、耳背静

[1]　赵晓东.电针加穴位注射治疗丛集性头痛51例[J].内蒙古中医药，2013，32（11）：39.
[2]　冯群燕.中药联合针刺治疗丛集性头痛疗效观察[J].山西医药杂志，2011，40（5）：474-475.

脉脉络怒张处等；远端可辨证取足窍阴、至阴、厉兑等穴。

（2）中药内服：需根据病期、证型辨证遣方用药，主要治法包括疏风清热、清利肝胆、活血通络、益气补血等。若风湿偏重者，加羌活；风寒偏重者，加葛根；风热偏重者，加石膏、秦艽之类；痰湿中阻者，加白豆蔻、半夏等。

（3）操作方法：针刺操作同毫针传统针刺，根据病情及不同腧穴所在部位解剖结构、配穴理论等进行相应补泻操作，留针 30 分钟。耳尖放血时患者取坐位，医者双手按摩患侧耳尖使其充血，后用 75% 乙醇棉球消毒，戴一次性无菌手套后以左手拇、示指固定耳尖，右手持三棱针快速点刺耳尖深约 2mm，然后用双手拇、示指挤压耳尖，边挤边用 75% 乙醇棉球进行擦拭，直至血色变浅或难以挤出，最后用无菌干棉球按压针孔片刻即可。穴位及瘀络点刺放血操作要领基本同耳尖放血。刺络拔罐时先常规消毒，点刺放血后用小号玻璃罐拔罐，闪火或直接留罐 5 分钟，若皮薄肉少者，不强求拔罐，双手用棉球挤压数次出血，出血量 1~3ml，用消毒干棉球擦干血迹即可，隔日 1 次。根据病情、患者接受度、治疗便利性等或先针刺后刺络拔罐、用药，或先刺络拔罐后针刺、用药，急性发作时优先刺络，势缓可先针刺。

（4）疗程：急性期针灸每日 1 次，每次 30~40 分钟，如头痛明显者，可适当延长留针时间至 1 小时。中药每日 1 剂，水煎，分早晚 2 次服。6 天为 1 个疗程，一般治疗 2~3 个疗程。

（5）注意事项：严格按照针刺及刺络放血操作规范、无菌操作原则进行操作，有严重凝血功能障碍或血液系统传染病者禁用刺络放血法。针罐治疗时应更加注意针刺深度，防止负压作用下针体过深，伤及内部结构。

（6）方案选录：天津市名中医张玉莲[1]教授临床从气血理论角度先放血后针刺、用药，分期辨证治疗丛集性头痛，效果显著。其分期辨证、多法联合的诊疗思路值得临床借鉴。

3. 针刺联合灸疗法　灸疗法主要用于治疗寒证、久病、虚弱性疾病。由于丛集性头痛就诊时多处于急性发作期，以阳、热、实证为主，因此，灸法在丛集性头痛的应用不多，仅见 1 例证属风邪、湿浊瘀毒阻滞经络者的报道。该方案应用针刺联合隔蒜灸，疏风通络、祛瘀化毒，权且列出以供参考。

（1）取穴：针刺取患侧阳白、太阳，双侧风池、合谷、太冲；隔蒜灸取患侧阳白、太阳。

（2）操作：穴位常规消毒、针刺，用平补平泻法，针刺得气后留针 30 分钟。隔蒜灸选取新鲜独头蒜，将其切成厚 0.3~0.4cm 的蒜片，用细针于中间穿

---

[1]　左涌丽，王旭燕.张玉莲教授针药并用治疗丛集性头痛经验撷英[J].天津中医药大学学报，2020，39（3）：265-267.

刺数孔，放置于患侧阳白、太阳穴上，在其上置约杏仁大小的艾炷，点燃后施灸。每穴灸 2 壮，如感觉局部发烫可来回挪动蒜片，以患者能忍受为度，保持局部不起疱，以免烫伤，待患者感到温热感消失时更换艾炷，不必更换蒜片。艾灸与针刺可同时进行。

（3）疗程：每日 1 次，10 次为 1 个疗程，共治疗 3 个疗程。

（4）注意事项：

1）严格按照无菌原则及针刺、艾灸操作规范施治，艾灸与针刺同时进行时注意体位选择。

2）空腹、过饱、极度疲劳时不宜施灸。对感觉障碍及小儿患者等，严格关注温度，避免烫伤。防止晕针、晕灸，一旦出现立即停止针灸，静卧加灸足三里，温和灸 10 分钟左右。

3）施灸时注意防止落火损伤皮肤或引燃衣物。若不慎灼伤皮肤局部起疱，小者无须挑破，任其自然吸收，大者可用消毒针穿破，放出液体，敷以消毒纱布，用胶布固定即可。重点是须做到局部清洁，防止感染。

（5）文献选录：石剑峰[1]等采用上述方法治疗 12 例丛集性头痛患者，总有效率达 100%，临床治愈率 75%，收效显著。

4. 辨证远端取穴针刺联合耳穴压豆　耳穴压豆法是基于全息理论，通过穴位刺激、经络传导，达到通经活络、调节气血、防治疾病作用的一种中医特色治法。具有简单易行，无痛苦，可通过反复多次、长久地刺激穴位而增效的特点。丛集性头痛病在三阳络，而耳为宗脉之所聚，手足三阳经都联系耳部，理论上该疗法治疗丛集性头痛可有较好疗效。但现阶段有关耳穴压豆治疗丛集性头痛的研究仅见零星报道，在此列出供临床参考。

（1）取穴：针刺发作期取双侧太冲、丰隆，左侧内关、合谷，患侧足三里、外关、人迎。缓解期加双侧风池，患侧率谷、头维，气海，关元。耳穴取神门、肝、肾、心、颞、皮质下、交感。

（2）操作：患者取平卧位，1.5 寸毫针常规消毒针刺，得气后均行捻转泻法，行针 5 分钟，继续留针 15 分钟。双侧风池行提插捻转泻法，当患者有局部酸胀感即出针，后患者平卧，气海、关元行提插捻转补法，余穴均行平补平泻法，10 分钟行针 1 次，留针 20 分钟。后取患侧耳穴：神门、肝、肾、心、颞、皮质下、交感，以王不留行籽贴压，自行揉按，每日 3 次。嘱患者忌浓茶、咖啡、烟酒，放松心情。

（3）疗程：发作期及缓解期分别取上述两组穴针刺，每天针刺治疗 1 次。

---

[1]　石剑峰，阎莉，杜元灏.隔蒜灸配合针刺治疗丛集性头痛[J].北京中医药大学学报（中医临床版），2005（3）：24-25.

耳穴压豆两耳交替，每3天1次。

（4）文献选录：颜娜[1]等临床采用上述针刺辨证远端取穴结合耳穴压豆法分期治愈1例丛集性头痛证属肝阳上亢、肝风内动的急性发作期患者，治疗期间发作时疼痛的程度减轻，持续时间缩短，治疗7次后患者头痛不再发作。后继续针刺治疗5次后治疗结束。2周后随访未再发作。

（本节责任人：李　晶，寇任重，林　祺）

第三节　其他三叉神经自主神经性头痛针灸方案列举

本节内容包括阵发性偏侧头痛、持续性偏侧头痛、短暂的伴有结膜充血和流泪的单侧神经痛样发作性头痛（short-lasting unilateral neuralgiform headache with conjuctival injection and tearing，SUNCT）及很可能的三叉神经自主神经性头痛。

此类头痛与丛集性头痛的头痛性质、好发部位、伴随症状等均较为相似，但其治疗方案与反应又有很大不同，故而临床鉴别为其重点、难点。临床主要通过发作频率与持续时间及对特定药物的反应性等特点相鉴别。如丛集性头痛好发于男性、夜间多发，发作时急躁易怒甚至有激越行为；偏侧头痛女性多见，发作主要在白天，无夜间增加趋势，发作时很少有激越行为，多蜷缩喜卧。持续性偏侧头痛可能出现偏头痛样症状。

现阶段上述头痛的治疗，主要以口服西药和外科治疗为主，主要见于国外报道，国内相关研究十分有限。中医对该类头痛的诊疗研究也非常薄弱，仅有个别研究[2]报道了在偏侧头痛与短暂单侧神经痛样头痛发作的综合疗法中采用了颧髎、风池穴位注射联合口服抗癫痫药物卡马西平、高压臭氧加自血疗法取得了临床效果，提示穴位注射法及其联合治疗方案或可成为其他三叉神经自主神经性头痛颇有发展前景的治法，但是目前疗效亦不十分确切，安全性有待考察，国内应用研究也较少，此处权且列出供临床参考。

（一）风池穴位注射

风池穴位注射（枕大神经阻滞）治疗丛集性头痛被临床证实对75%的丛集性头痛患者有益，安全、有效、易于实施、并发症最少，可被绝大多数患者很好地耐受。在集束性发作时可考虑应用风池穴位注射，也可以在治疗慢性丛

[1]　颜娜，王锐.以远端取穴为主配合耳穴压豆治愈丛集性头痛验案1则[J].湖南中医杂志，2016，32（3）：115-116.
[2]　王晶晶.SUNCT综合征一例治疗体会[J].海南医学，2013，24（1）：141.

集性头痛和预防下一次发作中作为过渡性治疗应用[1]，操作要求类似于丛集性头痛的风池穴位注射疗法[2]。

1. **取穴** 患侧风池（相当于枕大神经走行处）。

2. **器具准备** 5ml 注射器（带 6 号针头），药物选取 2.5ml 类固醇（倍他米松）混合注射液，包括（12.46mg 二丙酸倍他米松 +5.26mg 倍他米松磷酸钠）和 2% 利多卡因 0.5ml。

3. **操作方法** 将 6 号针插入阻滞部位（风池穴）进行同侧注射，直到针开始接触骨膜，将注射器针头向后退出约 2mm，注入药液。对难治性病例可联合其他部位注射及采取预防性治疗。

（二）颧髎穴位注射

颧髎穴位注射（蝶腭神经节阻滞）是一项很有前景的治疗丛集性头痛的方法。虽然并非所有的患者均能从该治疗中受益，但由于其创伤性小及对大部分患者有效，对难治性丛集性头痛患者不失为一线治疗方法。近年来，该方法成为治疗偏侧头痛的新方法，操作方法与要求可参见国内一例影像学支持下进行的丛集性头痛颧髎穴位注射疗法[3]。

1. **器具选择** 针具选择 10cm 长 7 号穿刺针，药物用 0.25% 利多卡因注射液 10ml 联合曲安奈德注射液（规格：1ml：40mg）0.25ml 混合液。

2. **取穴** 患侧颧髎。

3. **操作** 颧髎穴位注射时取侧入法。患者首先取平卧位，头稍后仰，定位条置于患侧颧弓下，CT 或 C 型臂 X 线扫描翼腭窝确定颧弓中点下缘和下颌切迹中点的交点（颧髎穴）为穿刺点，并测定穿刺深度后常规消毒铺巾。局部麻醉后，取 10cm 长 7 号穿刺针垂直进针到达蝶骨翼突外侧板后，退针向上，向头侧调整穿刺方向，滑过翼突外侧板内侧缘到达翼腭窝，诱发疼痛或疼痛部位出现电击样反应后，回抽无血液反流，缓慢注入造影剂 1~2ml（C 型臂 X 线显示造影剂扩散范围，确定定位准确），观察患者生命体征无异常后缓慢注入注射药物 3~5ml，拔出穿刺针按压穿刺点 5~10 分钟。每周 1 次，5 次为 1 个疗程。

4. **按语** 该治疗的即时止痛效果与远期疗效均显著，且不良反应发生率

[1] ORNELLO R，LAMBRU G，CAPONNETTO V，et al.Efficacy and safety of greater occipital nerve block for the treatment of cluster headache: a systematic review and meta-analysis[J].Expert Rev Neurother, 2020,20（11）: 1157-1167.

[2] AMBROSINI A，VANDENHEEDE M，ROSSI P，et al.Suboccipital injection with a mixture of rapid and long-acting steroids in cluster headache: a double-blind placebo-controlled study[J].Pain, 2005，118（1-2）: 92-96.

[3] 赖光辉，张达谦，倪家骧.影像引导下蝶腭神经节联合选择性颈神经阻滞治疗蝶腭神经痛的回顾性分析[J].首都医科大学学报，2020，41（2）: 272-276.

很低,临床伴有颈部不适的患者可联合选择颈椎关节突关节注射,往往效优。

(本节责任人：李　晶,寇任重,林　祺)

第四节　总结及推荐方案

针刺治疗以丛集性头痛为主的三叉神经自主神经性头痛,主要包括毫针传统针刺法、头皮针疗法、穴位注射法及多种针刺联合治疗方案。针灸治疗各期各型丛集性头痛方案众多,各具特色,应用时可据临床之实际、治疗之方便,酌情选择。

毫针传统针刺法是头痛针灸治疗的主要方式之一,也可能是最有效的方式之一。临床辨证准确、选穴对证、补泻适宜均可取效,适用于临床大部分丛集性头痛患者。

头针疗法以头部针刺为主,对头痛的治疗效果显著。对于头痛伴发精神情志及感觉异常、皮层或内脏功能失调等疾病的患者效果更好,且头部施针多浅刺平刺,患者可相对正常地进行日常活动而不似常规针刺活动多受到限制,临床更易被接受、推广。

穴位注射法在阻断丛集性头痛急性发作,治疗反复发作的顽固性丛集性头痛和经其他方案治疗后效果不明显的难治性丛集性头痛方面表现良好。

针刺的各类联合方案种类较多,但临床多未经过大样本检验,现有报道仅可证明联合方案的疗效在一定程度优于单一治疗方案,但何种联合方案更优,尚缺乏对照实验,临床可据患者及病情需要进行选择。

(本节责任人：李　晶,寇任重,林　祺)

第五节　三叉神经自主神经性头痛分类及诊断[1]

一、三叉神经自主神经性头痛分类

(一)丛集性头痛

3.1　丛集性头痛

 3.1.1　发作性丛集性头痛

 3.1.2　慢性丛集性头痛

(二)阵发性偏侧头痛

3.2　阵发性偏侧头痛

---

[1] Headache Classification Committee of the International Headache Society.The international classification of headache disorders,3rd edition[J].Cephalalgia,2018,38(1):1-211.

3.2.1　发作性阵发性偏侧头痛

3.2.2　慢性阵发性偏侧头痛

（三）短暂单侧神经痛样头痛发作

3.3　短暂单侧神经痛样头痛发作

3.3.1　短暂的伴有结膜充血和流泪的单侧神经痛样发作性头痛
（SUNCT）

3.3.1.1　发作性 SUNCT

3.3.1.2　慢性 SUNCT

3.3.2　短暂单侧神经痛样头痛发作伴头面部自主神经症状（SUNA）

3.3.2.1　发作性 SUNA

3.3.2.2　慢性 SUNA

（四）持续性偏侧头痛

3.4　持续性偏侧头痛

3.4.1　持续性偏侧头痛缓解型

3.4.2　持续性偏侧头痛无缓解型

（五）很可能的三叉神经自主神经性头痛

3.5　很可能的三叉神经自主神经性头痛

3.5.1　很可能的丛集性头痛

3.5.2　很可能的阵发性偏侧头痛

3.5.3　很可能的短暂单侧神经痛样头痛发作

3.5.4　很可能的持续性偏侧头痛

二、三叉神经自主神经性头痛分类诊断

（一）丛集性头痛

3.1　丛集性头痛诊断标准

A. 符合 B-D 发作 5 次以上

B. 发生于单侧眼眶、眶上和 / 或颞部的重度或极重度的疼痛，若不治
疗疼痛持续 15~180 分钟

C. 头痛发作时至少符合下列 2 项中的 1 项：

1. 至少伴随以下症状或体征（和头痛同侧）中的 1 项：

a）结膜充血和 / 或流泪

b）鼻充血和 / 或流涕

c）眼睑水肿

d）前额和面部出汗

e）前额和面部发红

f）耳部胀满感

g）瞳孔缩小和 / 或上睑下垂

2. 烦躁不安或躁动

D. 丛集期内超过半数的时间,发作频率 1 次 / 隔日 ~8 次 /d

E. 不能用 ICHD-3 中的其他诊断更好地解释。

3.1.1 发作性丛集性头痛诊断标准

A. 发作符合 3.1 丛集性头痛诊断标准,且在丛集期内发作

B. 至少 2 个丛集期持续 7 天 ~1 年(未治疗),且头痛缓解期≥1 月

3.1.2 慢性丛集性头痛诊断标准

A. 发作符合 3.1 丛集性头痛诊断标准和下面的标准 B

B. 至少 1 年内无缓解期或缓解期<1 个月

（二）阵发性偏侧头痛

3.2 阵发性偏侧头痛诊断标准

A. 至少 20 次发作符合 B-E 标准

B. 重度单侧眼眶、眶上和 / 或颞部疼痛,持续时间为 2~30 分钟

C. 至少存在下列症状（和头痛同侧）中的 1 项:

1. 结膜充血和 / 或流泪

2. 鼻塞和 / 或流涕

3. 眼睑水肿

4. 前额和面部出汗

5. 前额和面部发红

6. 耳部胀满感

7. 瞳孔缩小和 / 或眼睑下垂

D. 发作期超过一半的时间头痛发作频率至少为 5 次 /d

E. 对吲哚美辛绝对有效

F. 不能用 ICHD-3 中的其他诊断更好地解释。

（三）短暂单侧神经痛样头痛发作

3.3 短暂单侧神经痛样头痛发作诊断标准

A. 至少 20 次发作符合 B-D 的发作

B. 中或重度单侧疼痛,伴眶周、眶上、颞部和 / 或其他三叉神经支配区疼痛,持续时间为 1~600 秒,发作呈单个刺痛,连续刺痛或锯齿样模式

C. 至少存在下列头面部自主神经症状（和头痛同侧）中的 1 项:

1. 结膜充血和 / 或流泪

2. 鼻塞和 / 或流涕

3. 眼睑水肿

4. 前额和面部出汗

5. 前额和面部发红

6. 耳部胀满感

7. 瞳孔缩小和 / 或眼睑下垂

D. 发作期超过一半的时间头痛发作频率至少为 1 次 /d

E. 不能用 ICHD-3 中的其他诊断更好地解释。

较长持续时间的发作形式通常为多刺样或锯齿样,发作后多无不应期。

3.3.1　短暂的伴有结膜充血和流泪的单侧神经痛样发作性头痛（SUNCT）诊断标准

A. 符合 3.3 短暂单侧神经痛样头痛发作诊断标准

B. 同时伴有结膜充血和流泪

3.3.1.1　发作性 SUNCT 诊断标准

A. 符合 3.3 短暂单侧神经痛样头痛发作伴结膜充血和流泪诊断标准并且发作符合周期性

B. 至少两次发作持续时间为 7 天 ~1 年（未治疗）并且缓解期≥1 个月

3.3.1.2　慢性 SUNCT 诊断标准

A. 符合 3.3 短暂单侧神经痛样头痛发作伴结膜充血和流泪诊断标准以及以下标准 B

B. 至少 1 年内无缓解期或缓解期<1 个月

3.3.2　短暂单侧神经痛样头痛发作伴头面部自主神经症状（SUNA）诊断标准

A. 符合 3.3 短暂单侧神经痛样头痛发作诊断标准及以下标准 B

B. 结膜充血和流泪中只有 1 项或均无

3.3.2.1　发作性 SUNA 诊断标准

A. 符合 3.3.2 短暂单侧神经痛样头痛发作伴头面部自主神经症状（SUNA）诊断标准并且发作符合周期性

B. 至少两次发作持续时间为 7 天 ~1 年并且缓解期≥1 个月

3.3.2.2　慢性 SUNA 诊断标准

A. 符合 3.3.2 短暂单侧神经痛样头痛发作伴头面部自主神经症状（SUNA）诊断标准以及以下标准 B

B. 至少 1 年内无缓解期或缓解期<1 个月

（四）持续性偏侧头痛

3.4　持续性偏侧头痛诊断标准

A. 发作符合 B-D 的单侧头痛

B. 头痛发作时间超过 3 个月，且头痛程度呈中度或重度加重

C. 至少符合下列 2 项中的 1 项：

　1. 至少出现下列症状和体征（和头痛同侧）中的 1 项

　　　a）结膜充血和 / 或流泪

　　　b）鼻塞和 / 或流涕

　　　c）眼睑水肿

　　　d）前额和面部出汗

　　　e）前额和面部发红

　　　f）耳部胀满感

　　　g）瞳孔缩小和 / 或眼睑下垂

　2. 烦躁不安或躁动，或活动可加重头痛

D. 治疗量吲哚美辛绝对有效

E. 不能用 ICHD-3 中的其他诊断更好地解释。

（本节责任人：李　晶，范刚启）

第六章

针灸治疗缘于头颈部外伤的头痛

第一节　概　　述

缘于头颈部创伤的头痛，是指在头颈部创伤或损伤后 7 天内，或在意识恢复的 7 天内，和 / 或恢复感知和描述疼痛能力的 7 天内出现的头痛（ICHD-3）。颅脑外伤综合征[1]（post-traumatic syndrome，PTS）作为头颈部外伤的常见后遗症，除了头晕、失眠、健忘等症状外，颅脑外伤后头痛也很常见，使许多患者痛苦不堪。

与外伤有关的颈源性头痛与本节的头颈部外伤头痛可相互参考，可对照颈源性头痛章节进行针灸治疗。

第二节　针灸方案列举

一、颈部外伤后头痛针灸方案列举

根据 ICHD-3 对于头颈部外伤后头痛的分类，源于颈部外伤的头痛主要包括缘于挥鞭伤的急性头痛及缘于挥鞭伤的慢性头痛。挥鞭样损伤[2]是指颈部能量传递的加速 - 减速机制，可由后方或侧面车辆撞击所致，也可见于跳水或其他事故。撞击可造成骨或软组织损伤即挥鞭样损伤，可导致不同的临床表现，即挥鞭相关疾患。本病机制复杂，不仅与突然的加速 - 减速机制传导至颈椎关节面、相关韧带、肌肉和神经等造成一系列症状相关，还与脑脊液低容量、纤维肌痛以及中枢神经系统上行网状系统损伤有关[3]。常见症状为颈痛、头痛及颈椎活动受限。有学者研究表明，70% 的挥鞭样损伤后头痛会演变成慢性[4]，因此及时有效的医疗介入是非常必要的。当前颈部触发头痛的机制已

［1］　曹一波，甄杰，于君，等．急性颅脑损伤后局部脑血流动力学的检测及意义[J]．中华神经外科杂志，2015，31（1）：54-56.

［2］　SPITZER W O，SKOVRON M L，SALMI L R，et al.Scientific monograph of the Quebec Task Force on Whiplash-Associated Disorders: redefining"whiplash"and its management[J]. Spine，1995，20（8Suppl）：1S-73S.

［3］　蔡亚飞，洪毅，王方永，等．挥鞭样损伤的研究进展[J]．中国康复理论与实践，2019，25（3）：324-329.

［4］　BENOIST M，ROUAUD J P.Whiplash:myth or reality[J].Joint Bone Spine，2002，69（4）：358-362.

基本明确：主要是 C2 神经根受压或神经根炎症引起。三叉神经的第一个分支与 C2 神经根吻合，刺激引起三叉神经区域的疼痛，从解剖学上看是因为上颈椎背侧脊神经根与三叉神经在 C2、C3 脊髓水平连接。魁北克工作小组报告[1]将本病分为五个等级，报告中指出各个分级的患者均有可能出现头痛的症状，故针对颈部外伤后头痛的治疗不必拘泥于疾病等级。

结合颈源性头痛的诊断标准及挥鞭样损伤后头痛的诊断标准可以看出，挥鞭样损伤后头痛可以归属于颈源性头痛范畴，故在颈部外伤后头痛的针刺方案上，可参考"颈源性头痛的针灸治疗"章节。

（一）方案 1. 分经辨证针刺

陈业孟等[2]根据病损部位及病程将挥鞭样损伤分为太阳、阳明、少阳、少阴等经证以及急性期的气滞和血瘀型，慢性期的痰浊交阻、肝肾不足、气血两虚型等不同证型，在颈部不同经筋处进行循按，分辨受损的经筋，根据症状、体征等辨证，选取穴位。

1. 急性期　主穴：C4~C7 相应夹脊穴，风池、天柱、秉风、肩中俞、合谷、列缺与阳性反应点。配穴：颈部活动受限时，远端取穴，阳明型选外劳宫，少阳型选外关，太阳与少阴型选后溪；常规毫针针刺。气滞型针刺后加拔罐；血瘀型加膈俞、大椎，或七星针叩刺加火罐疗法。头痛：枕部痛者，加玉枕、昆仑；颞部痛者，加率谷、足临泣；前额痛者，加阳白、合谷。

2. 慢性期　主穴：颈部相应夹脊穴、肩井、天宗、曲池、外关、合谷。配穴：痰浊交阻型加内关、中脘、脾俞、三焦俞、丰隆、三阴交，针刺后加颈项部与上背部走罐；肝肾不足型加八邪、大杼、膈俞、肝俞、肾俞、申脉、悬钟、三阴交；气血两虚加气海、关元、足三里、三阴交，配合艾条熏灸。

3. 典型医案　患者，女，40 岁，颈部严重疼痛与僵硬 1 年。来院 1 年前曾发生后尾撞击的车祸，当时颈痛严重，被送往附近医院急诊室，经检查未发现特别异常，便回家休息。车祸后数周内其日常起居与工作受到很大影响，此后多次接受脊柱正骨治疗，明显好转，但仍有颈项牵掣疼痛，僵硬不适，涉及左臂，头昏头痛，疲乏无力，嗳气腹胀，夜寐易醒。舌色淡紫、边有齿痕、苔白，脉沉细而涩，尺脉无力。诊断：挥鞭样损伤，慢性期气血两虚型。针刺选穴：印堂、C4~C6 夹脊、风池、天柱、肩髃、肩井、肩外俞、曲池、手三里、合谷、气海、关元、足三里、三阴交。操作方法：进针得气后提插捻转，留针 20 分钟，

[1]　SPITZER W O，SKOVRON M L，SALMI L R，et al.Scientific monograph of the Quebec Task Force on Whiplash-Associated Disorders：redefining"whiplash"and its management[J]. Spine，1995，20（8Suppl）：1S-73S.

[2]　陈业孟，李蕙，郑欣，等．颈部挥鞭样损伤针灸分型论治初探[J]．中国针灸，2011，31（4）：353-356.

颈部夹脊用艾条熏灸,每周2次。2周后颈部僵滞现象明显改善,疼痛减轻。后颈部酸胀疼痛偶尔发作,疲乏无力,肢体酸楚,食少,时有抑郁。舌淡、苔白、边有齿印,脉沉细。针刺选穴:风池、天柱、肩井、曲垣、心俞、肝俞、脾俞、气海、关元、足三里、三阴交,并加用远红外(TDP神灯)照射,每周治疗1次。经过2个月治疗,所有症状全获改善,精神爽快,食欲增进,工作效率恢复以前状态。

(二)方案2.郎伯旭"项八穴"针刺法

1. **取穴**　风池、风府、大椎和"项四花穴(经验穴)"(项四花穴定位:风池与风府穴之间的中点上0.5寸、下1寸,左右共4穴)。

2. **针刺操作**　风池向鼻尖方向刺,风府向下颌方向刺,大椎和"项四花穴"直刺,各穴均进针1.2~1.8寸,项四花穴予电针。

3. **按语**　"项八穴"是郎伯旭教授通过对颈椎的解剖、病理生理特点进行详细分析以及临床经验总结探索出来的经验用穴,临床用于各种颈源性疾病[1-2]。结合大量国内外文献分析,可知颈源性疾病的主要病变节段在上颈段的枕寰枢区域,该区域的各种损伤病变可致使局部血管、神经等受累,继而引发一系列的临床症状,"项八穴"的作用原理便是针对枕寰枢区域的靶向治疗。

4. **典型医案**　患者,男,34岁,程序员。4个月前骑电瓶车时与汽车相撞,致短暂意识丧失,额面部多处软组织挫伤,醒后伴逆行性遗忘,感头晕、头痛,送至台州市立医院神经外科住院治疗,头颅CT、磁共振成像未发现颅内异常。住院期间行营养神经、改善脑循环等治疗后稍好转,遂出院。出院后至今头晕、头痛仍时有反复,且时常失眠健忘、烦躁易怒,予抗焦虑、止晕、营养神经等治疗,效果均不理想,遂赴针灸科就诊,查颈椎DR片示:寰齿侧间隙右小于左,寰齿前间隙增宽约5mm,C3椎体轻度后移,寰枕间隙变窄。予针刺项八穴+精准定位正骨治疗。治疗3次后头痛、头晕减轻,治疗10次后头痛、头晕完全消失,且记忆力、睡眠质量等皆有较大改善。经半年随访未复发。

(三)方案3.穴位按摩+中医正骨手法

1. **穴位**　合谷、外关、曲池、天宗、百会、攒竹、太阳、角孙、风池、风府。

2. **操作**　首先行放松手法,拿肩井,点按合谷、外关、曲池、天宗、百会、攒竹、太阳、角孙,指揉风池、风府,弹拨双侧头颈夹肌半棘肌,力度由轻到重,而后行正骨手法。

(1)颈椎棘突偏离者:(以枢椎棘突向左偏离中线为例)患者坐位,医者站患者身后,左手或左肘窝托住患者下颌,右手拇指按在枢椎棘突左侧,让患者

[1]　郎珈望,郎伯旭,罗建昌,等.郎伯旭教授运用"项八穴"治疗颈源性疾病临床经验[J].浙江中医药大学学报,2020,44(7):668-672.

[2]　罗建昌,郎伯旭,金灵青.针刺配合手法治疗"脑外伤后综合征"的临床研究[J].中医正骨,2014,26(7):13-16.

微屈颈且头向左旋转,当患者头部向左旋转到极限时,医者左手托患者下颌向左、右手拇指向右轻微瞬间相对用力,力度轻巧切忌暴力,常感觉有咔嗒声响,但也有无声音者,不能强求(第三至第七颈椎棘突偏离中线者手法同上,错缝小关节的位置越靠下,患者屈颈角度相应加大)。

(2)椎体侧倾者:实施侧压颈手法,以寰椎向左侧倾为例,患者坐位头微屈向右侧,医者站患者身后,左手固定患者左肩,右手压患者头顶左侧,嘱患者放松,医者右手瞬间用力向右下压,常有响声,力度稳准轻巧,切忌暴力。

本节所总结的治疗方法与典型案例,均为明确诊断为挥鞭样损伤后头痛相关文献中所提取。穴位按摩+中医正骨手法详细内容,请参见崔新东相关论文[1]。

3. **注意事项**　手法复位前需排除颈椎骨折、先天畸形、肿瘤、结核等疾病,过程中注意不要强求响声。

二、头部创伤头痛针灸方案列举

头部外伤是因交通意外、撞击、跌落等原因造成的创伤,包括头部软组织损伤、颅骨骨折、颅内脑组织损伤,头痛是头部外伤的常见并发症,其发生率占所有头部外伤患者的90%以上[2]。关于头部外伤后头痛的发病机制,目前尚未完全清楚,当前认为轴索损伤、脑代谢改变、神经源性炎症、脑血流动力学改变、潜在的基因易感性、病理心理以及患者在脑损伤后对头痛发生的预料均与本病的发生有关。本病病位在脑,脑为髓海,本病的发生与外伤后瘀血内滞、脑络不通有关,不通则痛,故本病治疗以疏通经脉、活血化瘀为主[3]。

头部外伤头痛患者来诊时,建议常规头颅 CT 检查排除继发性颅内出血再行针灸治疗。

(一)方案 1.毫针针刺

1. **选穴**　主穴:太阳、外关、印堂、合谷、风池、哑门、后溪、涌泉。配穴:上星、列缺、昆仑、百会、足三里。

2. **操作**　毫针泻法。疗程:留针 30 分钟,每天 1 次,10 次为 1 个疗程。

3. **按语**

(1)本病症治则:通窍活血,化瘀止痛,取督脉、足少阳经穴为主。

(2)太阳为经外奇穴,可疏导头部经气,风池系足少阳胆经与阳维脉之会穴,可疏通头部经络,活血通经,清利头目;外关、合谷为远道取穴,可疏通少阳、阳明

[1]　崔新东.运动损伤性颈性头痛 42 例临床分析[J].颈腰痛杂志,2005(2):128-130.

[2]　肖帅,邓楚雯,吴旺元.基于黄帝内针思维的手指点穴对头部外伤患者头痛的缓解效果[J].中外医学研究,2021,19(3):137-139.

[3]　杜若桑,杜抱朴.针刺治疗创伤性脑损伤临床应用概况[J].中国中医急症,2020,29(12):2250-2252.

经之气血;哑门属督脉,后溪通督脉,循行于头部,可疏利头部气血,活血通络。

4. 文献辑录

（1）范秀云等[1]针对 72 例颅脑外伤后头痛患者在常规治疗基础上加用针灸疗法配合通窍活血汤加减。针灸和服药同时进行 1~3 个疗程。结果显示:针刺加中药治疗可明显提高颅脑外伤后头痛的疗效,缩短疗程。

（2）任超等[2]针对辨证属气滞血瘀及气血亏虚的脑外伤后综合征患者以解郁通窍汤联合针刺治疗,结果显示:解郁通窍汤合针刺治疗脑外伤后综合征可有效减轻临床症状体征。

（二）方案 2. 耳穴

1. **取穴**　神门、颞、额、枕、皮质下。

2. **操作**　用 75% 乙醇棉球清洁耳部,待干,找准穴位,将王不留行籽或磁珠耳贴贴压于耳穴处,用拇指、示指相对用力按压、揉搓穴位,手法由轻到重,每日按摩 3~5 次,每次 30~60 秒,每次贴一耳,两耳交替。疗程:隔 3 天换 1 次,4 周 1 个疗程。

3. 文献辑录

（1）范聪玲等[3]针对急性轻度颅脑外伤后头痛患者使用揿针耳穴埋针辅助治疗。结果表明:耳穴埋针辅助治疗急性轻度颅脑外伤后头痛效果较好,且较安全。

（2）郑红等[4]使用耳穴压豆联合口服加味通窍活血汤治疗外伤性颅脑损伤早期头痛。取两耳耳郭神门、颞、额、枕穴处准确粘贴王不留行籽药豆,同时口服自拟加味通窍活血汤,结果表明:耳穴压豆联合口服加味通窍活血汤能够改善外伤性颅脑损伤所致的头痛,并减少止痛药的使用和缩短住院时间。

（3）杨秀芹等[5]采用耳部穴位放血联合耳穴压豆法缓解外伤性颅脑损伤患者头痛。结果表明:穴位放血联合耳穴压豆相辅相成,共同作用,能够有效缓解外伤性颅脑损伤患者头痛,明显降低患者头痛程度评分,降低止痛药的使用次数,且能提高患者满意度。

[1]　范秀云,彭俊,张明伟,等.针灸配合通窍活血汤治疗脑外伤后头痛疗效观察[J].西部医学,2011,23(4):668-669.

[2]　任超,尹爱兵,姜荣钦.解郁通窍汤合针刺治疗脑外伤后综合征的疗效观察[J].中国中医急症,2020,29(5):890-892.

[3]　范聪玲,张小鹏,郑琴,等.耳穴埋针辅助治疗急性轻度颅脑外伤后头痛效果观察[J].中国乡村医药,2020,27(7):21-22.

[4]　郑红,孙利华,金许洪.耳穴压豆联合口服加味通窍活血汤治疗外伤性颅脑损伤头痛疗效观察[J].浙江中西医结合杂志,2020,30(3):240-242.

[5]　杨秀芹,王振君,朱平.穴位放血联合耳穴压豆在缓解外伤性颅脑损伤头痛中的应用[J].浙江创伤外科,2017,22(6):1160-1162.

（三）方案 3.皮肤针法

1. **选穴**　以活血化瘀，通络止痛为主，取脑聪三线（如图 6-2-1）。

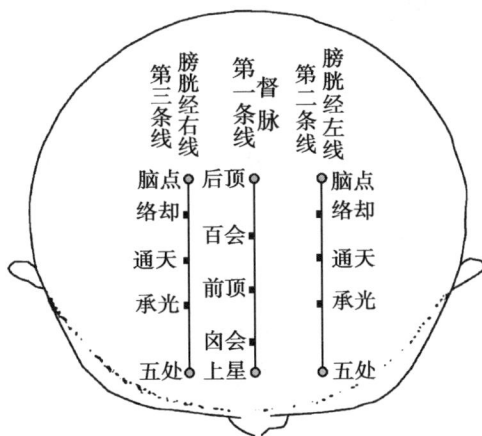

图 6-2-1　脑聪三线示意图

　　第一条主线位于头顶部正中督脉，从后顶穴开始，经过百会、前顶、囟会穴，止于上星。叩刺宽度为左右旁开 0.5cm。第二条主线位于督脉左侧旁开 1.5 寸，即足太阳膀胱经左线，从五处穴开始，经过承光、通天、络却，止于后顶左侧旁开 1.5 寸处的脑点。叩刺宽度为左右旁开 0.5cm。第三条主线位于督脉右侧旁开 1.5 寸，即足太阳膀胱经右线，从五处穴开始，经过承光、通天、络却，止于后顶穴右侧旁开 1.5 寸处的脑点。叩刺宽度为左右旁开 0.5cm。

　　2. **操作方法**　患者取仰卧位或坐位，暴露针刺的有效区域。消毒针具及叩刺区域，叩刺宽度为左右旁开 0.5cm，首次治疗以皮肤微红为度，后可根据病情的程度不同采用不同叩刺强度。疗程：每次 10~20 分钟，隔日 1 次，10 次为 1 个疗程。

　　3. **注意事项**

（1）针具要经常检查，注意针尖有无毛钩，针面是否平齐。

（2）叩刺时动作要轻捷，正直无偏斜，以免造成患者疼痛。

（3）局部如有溃疡或损伤者不宜使用本法，急性传染性疾病和急腹症也不宜使用本法。

（4）叩刺局部和穴位，若手法重而出血者，应进行清洁和消毒，注意防止感染。

　　4. **文献辑录**　刘焕荣等[1]使用七星针叩刺脑聪三线治疗脑外伤后顽固性

---

[1]　刘焕荣，付如华，刘晓明，等.七星针叩刺脑聪三线治疗脑外伤后顽固性头痛的临床研究[J].上海针灸杂志，2006，25（10）：5-7.

头痛,治疗组总有效率为96.87%,对照组总有效率为83.87%,结果表明,七星针叩刺脑聪三线对治疗脑外伤后顽固性头痛有效。

（四）方案 4. 神经阻滞

1. **选穴**　天牖,相当于穿刺点第 2 颈椎横突,位于胸锁乳突肌后缘,距乳突下端 1~2cm,坐位时相当于下颌角水平。

药物选择、具体操作、注意事项见第一章第四节天牖穴注射法相关内容。每 6~7 天治疗 1 次。有效者应在 4~6 次治愈。如果不缓解,需查原因,行其他治疗。

2. **文献辑录**　吴家虹等[1]在排除颅内血肿,并确定无星状神经节阻滞禁忌证的情况下,对 34 例急性外伤后头痛的患者采用星状神经节阻滞法。结果显示:对于急性外伤后头痛的患者,星状神经节阻滞术疗效显著、操作简便、经济安全。

（五）方案 5. 手指点穴

1. **辨经取穴**　将头部外伤后患者头痛依照经络辨证理论分为 4 种。

（1）阳明头痛:主要表现为前额和眉棱骨处的疼痛,根据内经选穴的上病下治原则,在手阳明大肠经合谷穴附近寻找阿是点,或足阳明胃经陷谷穴附近寻找阿是点进行点穴。

（2）少阳头痛:表现为头部两侧的偏头痛,对应取手少阳三焦经的中渚穴附近寻找阿是点,或足少阳胆经上的足临泣穴附近寻找阿是点进行操作。

（3）太阳头痛:取手太阳小肠经上的后溪穴附近寻找阿是点,或足太阳膀胱经上的申脉穴附近寻找阿是点,可与头部对应。

（4）厥阴头痛:表现为头顶百会穴处的疼痛,按照内针法则,取手厥阴心包经上劳宫穴附近寻找阿是点,或足厥阴肝经上的太冲穴附近寻找阿是点,可与之对应。

2. **操作方法**

（1）点穴操作手法。告知患者在治疗时,应该将注意力集中在头部疼痛处,以单指进行穴位推、点、按、揉、掐、弹拨、叩击等操作,10~20min/ 次,1 次 /d,以 12 次为 1 个疗程,每疗程结束后间隔 3~5 天。本次研究共治疗 3 个疗程。

（2）同气法则应用。本次研究中,按照头手足经络求同气法。

（3）按黄帝内针左病右治、右病左治的原则,如果两侧头痛中一侧胜于另一侧,如左侧痛甚于右侧,则应取右手或右足上的穴位。如果左右头痛的程

---

[1]　吴家虹,吴岩 . 星状神经节阻滞治疗急性外伤后头痛的临床研究(附 34 例报告)[J].河北医科大学学报,2004(3):178-179.

度相差不大,或痛点位于正中(如太阳头痛),则按照男左女右的原则选取手足经脉穴位。

(4)如头部痛点不止一处,则应选取区域内最痛的点作为参考。

(5)患者注意力需要集中在痛处才能获得最好的治疗效果。

(6)多处头痛分别取痛点对应的手、足穴位操作。

3. **按语**　上述方法,主要参见肖帅等论文[1]。基于黄帝内经思维的手指点穴能够调理阴阳、疏络镇痛,改善脑部微循环,从而有效缓解头痛。

(六)方案6.艾灸

1. **穴位**　双侧太阳、内关。

2. **操作方法**　设定温度为45~50℃,慎防灼伤皮肤。30min/次,1次/d。每次电子灸后贴上敷贴,选取双侧内关、足三里、涌泉,按压1分钟,刺激穴位,1次/d,每次4~6小时。

3. **按语**　此方法主要参见薛玲等论文[2]。艾灸可以起到通窍破瘀,温经止痛,调和气血作用,从而改善头痛症状。

4. **医案举隅**

例1:汪某,男。在10岁时前顶被砖头击伤,今年22岁。多年来,每月头痛发作2~3次,痛在印堂上方,痛时有跳动,2~3天后方可缓解。且有一特点,即每当摄入盐分太多时(如咸食)不到一刻钟即可发作,立即大量饮水即可缓解。在发作时来诊,灵台压痛(++),神道压痛(±)。灸灵台,灸感一阵一阵地向上冒,直达痛区,当时跳动即减轻,继而完全消失,欢笑而去。后又续灸10次,半年后尚未再发。

例2:吕某某,男,34岁。15年前,在一次体育运动中,左额角被铅球击中,当即昏迷,经抢救后脱险。此后乃遗有常年之左侧偏头痛,时隔不超过一天,服止疼药难以控制。在第五胸椎及其左侧出现压痛,即对之熏灸,灸感呈线状上传,经脑后自左耳上方进入痛区。10分钟后,痛即缓解而消失。次日仍用原法,灸感增大,全头皆有热感。特嘱其暂行停灸,以观察疗效维持之时间,6天后又痛,仍用前法,每天灸1次,拟灸10天,当灸至第五次时,为了验证灸感的传导作用是否可被局麻所阻断,乃在第五胸椎上方约当第二胸椎上脊柱正中,注射2%普鲁卡因2ml,灸感同样向上传布,丝毫未受阻滞。第六次在身柱处用拇指重压,感传即停滞不前,减小压力灸感即有向前扩布的趋势。撤除压力,感传立即恢复。10次后暂停,疗效维持三个半月,发作较前显

[1] 肖帅,邓楚雯,吴旺元.基于黄帝内针思维的手指点穴对头部外伤患者头痛的缓解效果[J].中外医学研究,2021,19(3):137-139.

[2] 薛玲,张雯雯,王淑云,等.电子灸联合穴位敷贴治疗外伤性头痛效果观察[J].临床医药文献电子杂志,2020,7(28):79.

著减轻,间隔亦延长。每次发作时复灸 1 次,可维持半个月的平静,半年后又灸治 10 次,5 个月后,尚未再发。

上述两例医案,均摘自《灸绳》[1]。

第三节　缘于头颈部创伤的头痛分类、诊断[2]

一、缘于头颈部创伤的头痛分类

5.1　缘于头部创伤的急性头痛

　　5.1.1　缘于头部中重度创伤的急性头痛

　　5.1.2　缘于头部轻度创伤的急性头痛

5.2　缘于头部创伤的持续性头痛

　　5.2.1　缘于头部中重度创伤的持续性头痛

　　5.2.2　缘于头部轻度创伤的持续性头痛

5.3　缘于挥鞭伤的急性头痛

5.4　缘于挥鞭伤的持续性头痛

5.5　缘于开颅术的急性头痛

5.6　缘于开颅术的持续性头痛

二、缘于头颈部创伤的头痛诊断

（一）　源于头部创伤的头痛

5.1　缘于头部创伤的急性头痛的诊断标准

　　A. 头痛发作符合标准 C 和 D

　　B. 存在已经发生的头部创伤

　　C. 头痛发生于下列任意情况的 7 天之内:

　　　　1. 头部创伤后

　　　　2. 头部创伤后意识恢复

　　　　3. 头部创伤后停用对感知或描述头痛能力有损害的药物

　　D. 至少符合下列 2 项中的任意 1 项:

　　　　1. 头痛在其发生后 3 个月内缓解

　　　　2. 头痛虽未解,但距其发生不超过 3 个月

[1]　周楣声.灸绳[M].青岛:青岛出版社,2017:416-417.

[2]　Headache Classification Committee of the International Headache Society.The international classification of headache disorders,3rd edition[J].Cephalalgia,2018,38(1):1-211.

　　E. 不能用 ICHD-3 中的其他诊断更好地解释

　5.2　缘于头部创伤的持续性头痛的诊断标准

　　A. 头痛发作符合标准 C 和 D

　　B. 头部创伤已经发生

　　C. 头痛发生于下列任意情况的 7 天之内：

　　　　1. 头部创伤

　　　　2. 头部创伤后意识恢复

　　　　3. 头部创伤后停用对感知或描述头痛能力有损害的药物

　　D. 头痛开始后持续时间超过 3 个月

　　E. 不能用 ICHD-3 的其他诊断更好地解释

（二）　源于颈部创伤的头痛

　5.3　缘于挥鞭伤的急性头痛的诊断标准

　　A. 头痛发作符合 C 和 D

　　B. 颈部疼痛和 / 或头痛与挥鞭伤发生在时间上相关

　　C. 头痛发生在挥鞭伤后 7 天之内

　　D. 符合以下任意一条：

　　　　1. 在起始后 3 个月内头痛缓解

　　　　2. 头痛虽未缓解，但距起始不超过 3 个月

　　E. 不能用 ICHD-3 的其他诊断更好地解释

　5.4　缘于挥鞭伤的持续性头痛的诊断标准

　　A. 头痛发作符合标准 C 和 D

　　B. 颈部疼痛和 / 或头痛与挥鞭伤发生在时间上相关

　　C. 挥鞭伤后 7 天内出现头痛

　　D. 头痛从起始后持续大于 3 个月

　　E. 无法用 ICHD-3 的其他诊断更好地解释

（本章责任人：韩　玥，范刚启）

第七章

针灸治疗缘于头颈部血管性疾病的头痛

第一节 概　述

　　缘于头颈部血管性疾病导致的头痛属于国际头痛分类第3版（ICHD-3）第六大类，有其明确的诊断标准。分类及诊断内容，详见本章相关部分。

　　头颈部血管疾病导致的头痛有时会与原发性头痛同时存在，ICHD-3给出了诊断方法：如果一种预先存在的原发性头痛，变成慢性或明显加重（程度或频率加倍或更多），与头颈部血管病发生的时间关系密切，并有证据表明这种血管病（或其亚型）可引起头痛，应予以两个诊断——原发性头痛和头颈部血管疾病导致的头痛。

　　颅内痛觉敏感结构主要包括硬脑膜、硬脑膜动脉主干、颈内动脉、大脑中动脉近端1~2cm、大脑前动脉从发出到跨过胼胝体膝部1cm的近端、椎动脉、基底动脉、小脑后下动脉近端1~2cm、小脑上动脉，而脑实质和软脑膜动脉对痛觉均不敏感。累及以上头颈部血管的相关疾病均会导致不同程度的头痛。

　　根据头颈部血管性疾病相关头痛的诊断标准：头痛随着这种头颈部血管病的加重而加重，随着这种头颈部血管病的减轻而减轻，可以看出治疗头颈部血管性疾病相关头痛的核心就在于解决头颈部血管所存在的疾病。如：脑出血头痛、蛛网膜下腔出血（subarachnoid hemorrhage，SAH）头痛，主要治疗原发病，促进出血吸收，防止复发，止痛，降低颅内压；大面积脑梗死、严重脑水肿引起的头痛，不应使用扩血管药，应以减轻脑水肿，降低颅内压治疗为主；高血压头痛应及时适度调整血压，避免精神紧张，保持生活规律，选择降压药物；脑血管畸形或颅内动脉瘤一旦诊断，尽量采取根治方法，防止出血、梗死等并发症发生；脑静脉血栓形成应予以抗凝、溶栓、抗血小板聚集、脱水降颅内压等治疗方案；慢性脑供血不足应防治脑动脉硬化的危险因素，如高血压、高血脂、糖尿病、肥胖，适当给予改善脑血液循环药物。

　　不管以上此类疾病中是否以头痛作为首要的临床表现，其治疗方案在控制基础病的同时，头痛的常规治疗一般是加用止痛药，这在缓解其发作程度、降低其发作频率、缩短其发作持续时间上并无可靠的保证，且并不能排除一定的药物依赖性和胃肠道反应等副作用。针灸对于此类疾病的治疗虽不能作为首要的治疗手段，但临床上已有相关研究表明针灸对于缺血性脑血管病导致的头痛、非创伤性颅内出血导致的头痛、动脉炎导致的头痛这些方面均有着一定的治疗疗效；因头颈部血管病导致的头痛急性期配合针灸治疗能达到更好的止痛疗效；甚至在某些脑血管病恢复期和后遗症期一些经相关治疗仍不能缓解的头痛，采用针灸相关方法治疗，可能有效。

（本节责任人：牛家苑，范刚启）

第二节 缺血性脑血管病头痛针灸方案列举

一、缺血性脑血管病所致头痛简析

1988 年国际头痛分类首次对缘于缺血性脑血管病头痛的诊断进行规范：于 48 小时内仍进展的局灶性神经系统症状同时或之前 2 周内出现的头痛。此为新发头痛，且与缺血性的脑血管病存在相关性[1]。

据报道，在脑血管病相关头痛中缺血性脑血管病约占 67.3%~80.5%，其主要临床症状除了言语障碍、肢体活动障碍及意识障碍外，还可出现头痛；头痛有时也可以作为缺血性脑血管病的唯一症状，因容易被忽视，导致漏诊或误诊。文献报道脑梗死头痛发生率为 8%~36%，短暂性脑缺血发作为 16%~36%[2]。头痛通常在缺血性脑血管病发病前或即刻出现，少数可发生于缺血性脑血管病后数天内，这提示头痛可能是缺血性脑血管病发生发展的一个预警信号。与蛛网膜下腔出血的突发剧烈头痛相比，缺血性脑血管病的头痛性质可以多种多样：多呈轻中度头痛，类似于紧张性头痛，但仍有 25%~46% 的患者出现难以忍受的疼痛，可表现为刺痛、跳痛或类似颅内高压性头痛，有时可并发恶心、呕吐、畏光、畏声。其头痛位置与脑梗死位置有关，后循环的脑梗死出现头痛的概率远大于前循环脑梗死[3]。

缺血性脑卒中后头痛是由于颅内痛觉敏感机构（如颈动脉或硬脑膜）受到牵拉或变性引起头痛。头痛可能有以下原因：①硬脑膜与软脑膜的感觉神经来自三叉神经，脑血管壁也分布于部分三叉神经，梗死灶靠近皮层累及脑膜

[1] Headache Classification Committee of the International Headache Society.Classification and diagnostic criteria for headache disorders，cranial neuralgias and facial pain[J]. Cephalalgia，1988，8（S7）：46.

[2] EVANS R W，MITSIAS P D.Headache at onset of acute cerebral ischemia[J].Headache，2009，49（6）：902-908.

[3] TENTSCHERT S，WIMMER R，GREISENGGER S，et al.Headache at stroke onset in 2196 patients with ischemic stroke or transient ischemic attack[J].Stroke，2005，36：1-3.

或大血管受到水肿挤压、牵拉，三叉神经末梢受到刺激而产生疼痛，三叉神经系统在后循环较前循环更密集，这可以解释后循环梗死头痛发生率高的原因。②大面积梗死，早期出现脑水肿或颅内压高可引起头痛，大面积脑梗死的病灶累及皮层，导致脑膜受累所致头痛。③脑梗死时，血小板聚集并释放 5-HT、缓激肽、氧自由基等致痛物质导致头痛；或脑啡肽、内啡肽等脑内疼痛抑制性递质释放减少导致头痛；血镁降低可影响血小板功能，从而导致偏头痛发作。④脑梗死时，局部脑组织缺血、缺氧，致使梗死区周围侧支循环血管代偿性扩张，血管周围三叉神经受刺激引起头痛。

脑梗死头痛尤其需要与以下疾病鉴别：

（1）偏头痛性脑梗死：偏头痛性脑梗死发病机制是由于血小板的聚集性出现强化，使得表面纤维蛋白原数量显著增加，此时患者血小板功能及行为均处于异常状态。患者体内存在的狼疮抗凝物及抗心磷脂抗体会使得血液凝固进而引发脑梗死。其诊断标准[1]为：①偏头痛发作符合②和③；②符合有先兆偏头痛诊断标准，先兆症状典型，一种或多种先兆症状持续超过 60 分钟；③神经影像学证实先兆相关脑区的梗死灶；④不能用 ICHD-3 中的其他诊断更好地解释。

（2）偏瘫型偏头痛：包括家族性偏瘫型偏头痛和散发性偏瘫型偏头痛，家族性偏瘫型偏头痛的特征是家族性的伴随偏头痛样头痛的偏瘫反复发作。先兆包括可完全恢复的肢体症状及下列中的至少 1 项：①可完全恢复的视觉症状，包括阳性症状（如点斑状或线形闪光）或阴性症状（如视野缺损）；②可完全恢复的感觉症状，包括阳性症状（如针刺感）或阴性症状（如麻木）；③可完全恢复的言语困难。每个先兆通常持续≥5 分钟并且≤24 小时；患者一级或二级亲属中有类似的偏瘫发作是本病诊断关键。而散发性偏瘫型偏头痛除无家族史，和家族性偏瘫型偏头痛的特征相当，二者的临床症状也大致相同。

二、排针平刺法

排针平刺治疗缺血性脑血管病目前暂缺相关临床研究，但我们曾用排针平刺法治疗以眼痛、后枕部头痛为首发的急性脑梗死患者，获得了超乎意料的效果，患者不仅头痛眼痛立刻缓解，偏瘫肢体肌力也有明显改善。

（一）取穴

枕神经分布区穴位：脑空、风池、脑户、风府。三叉神经分布区穴位：神庭、印堂、头临泣、阳白、本神、鱼腰、头维、丝竹空、颔厌、太阳、悬颅、瞳子

---

[1]　Headache Classification Committee of the International Headache Society.The international classification of headache disorders，3rd edition[J].Cephalalgia，2018，38（1）：1-211.

髎、悬厘、上关。

（二）操作

脑空透风池、脑户透风府。脑空为进针点，向风池平刺约 1 寸，两旁间距 1cm，各浅刺平刺透刺与之平行 2 根针，共计 5 根针；以脑户为进针点，向风府平刺约 1 寸，两旁间距 1cm，各置 1 根针，计 3 根针。神庭透印堂、头临泣透阳白、本神透鱼腰、头维透丝竹空、颔厌透太阳、悬颅透瞳子髎、悬厘透上关，行浅刺平刺透刺法，进针 1 寸。均平补平泻，留针 2 小时。7 日为 1 个疗程。

（三）按语

排针平刺是本编著团队首创的一种针刺方法，针于皮下，刺向病所，以一针为中心左右各排列数针，留针时间通常为 4~6 小时，甚至可达 24 小时；临床已被验证对偏头痛、颈源性头痛、紧张性头痛等多种头痛及颈腰痛等各种痛症具有良好的治疗效果。其特点主要包括以下几种，①卧针浅刺：《灵枢·官针》中"直针刺者，引皮乃刺之，以治寒气之浅者"是沿皮卧针浅刺的一种针刺方法，与毫针平刺于皮下最为接近。《灵枢·阴阳清浊》曰："刺阳者，浅而疾之。"《难经·第七十一难》云："针阳者，卧针而刺之。"《灵枢·九针论》云："皮者，肺之合也，人之阳也。"《素问·痹论篇》中云："卫者，水谷之悍气也，其气慓疾滑利，不能入于脉也，故循皮肤之中，分肉之间。"故而浅刺作用于皮部，可调节卫气，治疗阳证。排针平刺数针刺于皮下，针体平行于结缔组织，皮下疏松结缔组织具有极好的导电性能，能够高效率地传导生物电，当生物电信号到达病变组织（如肌层、肌膜层、筋膜层等效应器）时，产生反压电效应，迅速改变病变部位细胞的离子通道（主要为钙通道），使得原本痉挛、僵硬的肌肉得以舒缓，减少了对周围感觉神经末梢的刺激，从而迅速、高效地缓解病痛[1]。②多针排刺：《灵枢·官针》曰："傍针刺者，直刺、傍刺各一，以治留痹久居者也。""齐刺者，直入一，傍入二，以治寒气小深者。""扬刺者，正内一，傍内四，而浮之，以治寒气之博大者也。"于《内经》而言，这些针旁加针，多针一起作用于小范围的针刺方法，多治疗病程较久、病位较深、病灶较大的疾病。故而排针平刺法，对针刺镇痛而言，以一针为中心左右各排刺数针较之一针疗法，作用范围较广，针刺疗效更佳。③长时留针：多种研究证明，长时间留针在治疗痛证、缺血性脑梗死等疾病相较于短时间留针有着明显的优势[2]，排针平刺治疗头痛病经实验研究证明，一般留针 4~6 小时疗效最佳，故对此类疾病有优势。

[1]　LANGEVIN H M，BOUFFARD N A，CHURCHILL D L，et al.Connective tissue fibroblast response to acupuncture: dose-dependent effect of bidirectional needle rotation［J］.J Altern Comlement Med，2007，13（3）：355-360.

[2]　严伟伟 . 留针时间研究近况［J］.中国中医药现代远程教育，2008，6（6）：658-659.

三、醒脑开窍针刺法

（一）取穴

该法分为三组穴：人中、内关、三阴交；上星、百会、内关；委中、尺泽、极泉。临床上治疗头痛常根据头痛部位加减穴位：如枕部头痛加风池、风府、天柱、玉枕等；颞部头痛加太阳、头维、率谷等；前额头痛加神庭、印堂等；颠顶头痛加四神聪等。

（二）操作

这三组穴都是提插泻法，比如人中要用雀啄法、强刺激，导致患者眼睛湿润或者流泪。其他穴如极泉或者三阴交、内关都是提插泻法，让肢体抽动三次为佳。上星、百会等头部穴位则进针1寸，平刺于头皮下，捻转泻法。

（三）按语

醒脑开窍针法是石学敏院士1972年针对中风病的基本病机，及瘀血、肝风、痰浊等病理因素蒙蔽脑窍导致"窍闭神匿，神不导气"而提出的治疗法则和针刺方法，以"醒神、调神、安神"为核心治则，在选穴上以阴经和督脉穴为主，并强调针刺手法量学规范，通过大量的实验研究和临床验证，使这一学术思想成为目前指导临床治疗中风最普遍的理论。并不断拓展应用于中风以外的神经系统疾病、疼痛性疾病、精神类疾病、促醒及持续植物状态等疑难杂症的治疗中[1]。头为诸阳之会，脑为清阳之府。诸多因素可引发阴阳失调，气血逆乱、升降失常、清阳不达，脑络受阻而至窍闭头痛，故针刺内关、印堂，可用上星、百会、四神聪、太阳共奏调整阴阳、醒脑开窍、祛瘀通络之功。若患者中风头痛日久，夜寐差，精血亏虚，可取三阴交补肾滋阴生髓，合内关共奏宁心安神、疏通气血之功。

四、通脑活络针刺法

（一）取穴

通脑活络针刺法综合颅脑功能定位的体表投影、颅骨的组成分布（颅骨相对薄弱处）、颅内动脉的走行特点等现代医学理论方法，选取相应穴线针刺。主要取穴为病灶侧前神聪透悬厘（平分三段，共取四穴）、双侧太阳、双侧风池、百会、四神聪、人中、率谷透角孙及其旁针刺各一穴。体针取穴包括肩髃、外关、曲池、手三里、合谷、通里及环跳、足三里、三阴交、阳陵泉、解溪、昆仑。

取穴特色：①头针与体针联合应用，既作用于病变中枢的头皮投影，又作

[1] 张旭龙.石学敏醒脑开窍针法在脑卒中患者并发症中的临床应用[J].上海中医药杂志，2020，54（4）：106-109.

用于症状部位；②优选并重用头部腧穴或穴线针刺，形成头部针刺立体网络；③尽早针刺，以发病6小时内开始治疗为最佳。

（二）操作

针刺的方向、角度、深度。风池：针尖指向对侧眼下眶，深入2~2.5寸，施小幅度、高频（200次/min）平补平泻法，施手法1分钟后接电针；前神聪透悬厘：1寸针倾斜15°透刺，高频（200次/min）小幅度捻转提插；太阳：1寸针直刺，高频（200次/min）小幅度捻转提插；四神聪透百会穴：1寸针倾斜15°透刺，高频（200次/min）、小幅度捻转提插；率谷透角孙：1寸针倾斜15°透刺，高频（200次/min）、小幅度捻转提插；人中及风府均采用直刺法，其余穴位按常规针刺手法。针刺疗程：每日1次，每次30分钟，每周连续针刺5天，隔2日，再行下周治疗，2周为1个疗程，治疗2个疗程。

（三）按语

通脑活络针刺经过大量临床研究表明其在脑梗死的初期能有效增加颅脑组织细胞血液的再灌注，加速重建侧支循环，使功能障碍的症状得到尽早改善和恢复，且在超早期应用通脑活络针刺的临床疗效不亚于尿激酶溶栓法[1]。由于通脑活络针刺法头部取穴较多，我们曾对通脑活络针刺法治疗脑梗死急性期患者头针结合电针的选穴治疗进行初步的优选（电针选用电子针疗仪SDZ-Ⅱ型）。连续波，刺激强度以患者耐受为度，刺激时间30分钟。针刺取穴分为3组，①头穴一组：人中、风池（双）、前神聪透悬厘（注：头针运动区）；②头穴二组：百会、四神聪、太阳（双），风府、颞三针（率谷透角孙及旁开1寸各一针）（注：重用督脉取穴）；③通脑活络针刺法原头穴取穴方案。我们通过针刺这三组头穴配合相同肢体取穴，观察脑梗死急性期患者神经功能缺损的改善情况；发现这三组头穴取穴方案疗效无明显差异，临床实际操作过程中，我们建议头穴一组和头穴二组可以轮替使用[2]。

五、耳针疗法

（一）取穴

内分泌、神门、额、颞、顶、肝、皮质下、交感等。

（二）操作

嘱患者分别在早上起床后10分钟内，及晚上临睡前10分钟内，指压法持续按压5分钟，强度以患者所能忍受的最大疼痛为限，至患者感觉耳部微微发

[1] 李继英，赵杨，张臻年，等.通脑活络针刺法与常规疗法治疗急性期脑梗死的疗效比较[J].临床神经病学杂志，2010，23（6）：467-471.

[2] 朱栋华.通脑活络针刺法治疗急性脑梗死治疗方案优化的临床研究[D].南京：南京中医药大学，2014.

热后停止。1月为1个疗程。

（三）按语

目前临床暂缺对于耳针治疗缺血性脑血管病相关头痛的优化治疗方案，但仍有少许临床研究，如耳针治疗脑卒中后头痛症状的临床疗效，发现耳针治疗脑卒中后头痛症状可明显减少或减轻发作频率、发作程度及患者对疼痛的感受，且无不良反应。脑卒中头痛多发于颞部、颠顶，故取耳穴颞（枕），属相应部位取穴；中医认为，脑卒中多为肝肾阴虚或肝阳上亢所致，选耳穴肝、神门、交感、皮质下、内分泌可疏通肝胆经气，通络止痛，神门具有镇痛镇静作用，为止痛要穴；皮质下可以调节大脑皮层的兴奋与抑制，交感、内分泌可以调节自主神经及血管的舒缩功能。诸穴合用，起到通经止痛、镇静安神、滋阴潜阳之功效[1]。

六、针药结合法

各临床报道中，中医疗法治疗脑血管病相关性头痛，临床上以中药治疗占大多数。各项研究包括：镇肝熄风汤，养血清脑颗粒，通窍活血汤，清凉平肝饮，川芎嗪等相关中药方剂。值得一提的是，虫类药如全蝎、蜈蚣、水蛭、僵蚕、穿山甲、鸡内金、九香虫等，其因搜风剔络、解痉镇痛的作用被诸多医家所重视。

沈洪雷等人认为老年人脏腑虚损，气血生化不足，气虚无以推动血运，血运乏力则易阻滞局部而成瘀血，阻于脑窍则为中风，脑窍不得润养则头痛不适，故益气活血为治疗脑梗死后头痛的关键，用补阳还五汤奏益气活血之功，并同时给予针灸治疗，取穴百会、风池、足三里、头维、血海、内关、合谷、三阴交及局部阿是穴，针法平补平泻；针灸每日1次，得气后艾灸足三里、百会，留针30分钟，10次为1个疗程。此方法以风池息风通络、止痛、清脑利窍；头维、合谷、三阴交、血海、内关活血化瘀止痛；艾灸足三里、百会补益气血，升举阳气，温通经络[2]。

许付阳等人利用针刺联合静脉滴注血栓通注射液治疗缺血性卒中后头痛疗效肯定。治疗组针刺取穴：颞部头痛取太阳、头维、角孙、承光；头顶痛取印堂、上星、百会；枕部头痛取风池、玉枕、络却。结合临床辨证选择合谷、血海、三阴交、太溪、太冲等穴及阿是穴。操作方法：头部穴位采用1~2寸毫针，根据部位平刺进针1~1.5寸，使针刺穴位产生酸胀感及向疼痛部位扩散感，血

[1]　周夏桂.耳针治疗脑卒中后头痛症状的临床研究[J].长春中医药大学学报,2011,27（4）:544-545.

[2]　沈洪雷,李祥,李振宁.补阳还五汤配合针灸治疗气虚血瘀型脑梗死后头痛62例[J].内蒙古中医药,2015,34（4）:39.

海、三阴交、太溪用补法，太冲用泻法，合谷平补平泻，每日1次，7天为1个疗程[1]。

（本节责任人：牛家苑，范刚启）

第三节　非创伤性颅内出血头痛针灸方案列举

一、非创伤性颅内出血头痛简析

头痛可作为脑出血的前驱症状或首发症状出现，其发生率不超过2/3；出血部位与头痛发生率的关系，依次为：尾状核头部脑出血、皮层下出血、小脑出血、壳核出血。头痛的发生与如下因素有关：①脑内血肿及周围水肿，使颅内压升高，颅内痛觉敏感组织受牵拉扭转。②血液成分对三叉神经及颈2~7神经后根的刺激。③血液及破坏产物对蛛网膜的刺激。④脑出血患者，早期血压骤然增高，反射性引起颅内小动脉痉挛或扩张，血管壁神经末梢受到刺激而引起头痛发作。脑出血头痛性质无特异性，可为钝痛、紧箍痛或眼痛等，多为轻中度疼痛，持续时间不定，短则数十分钟，长达1个月以上。

与此不同的是，难以忍受的雷击样剧烈头痛是蛛网膜下腔出血（SAH）头痛特点，其突出表现是突然剧烈头痛、呕吐，脑膜刺激征阳性。动脉瘤引起的蛛网膜下腔出血，将近半数在出血前1天至3周有头痛的前驱症状，原因为动脉瘤急性膨大或动脉瘤的少量出血刺激局部脑膜。SAH头痛程度多剧烈，头痛部位与出血原发部位不一定一致。但有人认为颈内动脉瘤出血多为枕部痛，前交通支动脉瘤出血为全头痛；后交通动脉瘤出血以眼眶为中心头痛，而且常伴动眼神经瘫。脑血管畸形引起SAH较动脉瘤引起的头痛略轻微。一般认为头痛程度与脑脊液中血浓度呈平行关系，随着血液吸收，头痛逐渐减轻。头痛发生的原因与脑出血头痛基本一致。SAH头痛可持续15~30天，常导致患者烦躁不安而加重颅内高压、诱发再出血，增加患者死亡率和致残率。

中医学上脑梗死和脑出血均隶属中风范畴，其恢复期的中医病机大致相同，无外乎风痰瘀火虚五端。故我们认为其恢复期或后遗症期根据辨证论治，以上缺血性脑血管病导致头痛的针灸治疗方案，脑出血恢复期及后遗症期的头痛均适用。而出血性卒中急性期，在过去可能有部分学者认为针灸会加重其再出血风险，而不建议在急性期予以针灸治疗，但随着中医学的不断发展，

[1]　许付阳.中西医结合治疗缺血性脑血管病所致头痛疗效观察[J].辽宁中医学院学报，2003，2（5）：143.

不乏大量的针灸治疗脑出血急性期的临床研究和文献报道，甚至根据杜元灏等所做的神经系统针灸病谱显示，蛛网膜下腔出血头痛被归入"急性脑血管病"，划分为针灸Ⅱ级病谱[1]，即指该病是以针灸治疗为主。临床上，对动脉瘤破裂后的蛛网膜下腔出血，在行动脉瘤栓塞术后再行针灸治疗，能有效缓解头痛，且基本无再出血风险。

二、毫针刺法

（一）醒脑开窍针法"小醒脑"针刺法

1. **取穴**　脑出血急性期，醒脑开窍针法"小醒脑"：印堂、上星、内关、三阴交。

2. **操作**　穴位皮肤常规消毒后，医者位于受试者右前侧，印堂向鼻根部斜刺 8~10mm，采用轻雀啄手法，以流泪或眼球湿润为度；上星采用长 75mm毫针沿皮刺，针尖透向百会，施用小幅度、高频率、捻转补法，即捻转幅度 <90°，捻转频率为 120~160 次 /min，顺时针捻转，行手法 1 分钟；内关直刺 10~20mm，采用提插捻转结合泻法，即左侧逆时针捻转用力自然退回，右侧顺时针捻转用力自然退回，配合提插泻法，双侧同时操作，施手法 1 分钟；三阴交沿胫骨内侧缘与皮肤呈 45°斜刺，进针 10~20mm，针尖深部刺到原三阴交的位置上，采用提插补法，即快进慢退。

3. **按语**　研究显示，醒脑开窍针法不仅能够增加脑部局部血流量，减轻脑水肿程度，还可加快神经细胞恢复，对脑细胞损伤有保护作用。现代研究认为醒脑开窍针法可有效改善急性脑出血患者脑部供血，刺激神经元的再生及脑组织修复，从而降低炎症反应，促进神经功能恢复[2]。

（二）膀胱经穴针刺法

1. **取穴**　针刺治疗动脉瘤栓塞术后蛛网膜下腔出血急性期，以足太阳膀胱经穴为主；风池、风府、天柱、大杼、风门、昆仑、京骨、束骨。

2. **操作**　采用 30 号 1 寸针灸针，头部平刺，进针 15~20mm，四肢部根据具体部位进针 10~20mm，留针 30 分钟，每 10 分钟捻转 1 次，捻转时间 1 分钟，平泻手法。可在行动脉瘤栓塞术后上、下午各 1 次。

3. **按语**　《三因极一病证方论》谓："凡头痛者乃足太阳受病……或上穿风府，陷入于泥丸宫而痛者是谓真头痛……责在根气先绝也。"SAH 发病时头痛、项背强直符合足太阳膀胱经发病特点，治疗 SAH 头痛可考虑从足太阳膀

---

[1]　杜元灏.现代针灸病谱[M].北京：人民卫生出版社，2009：79.

[2]　朱崇田，石学敏.醒脑开窍针法治疗出血性中风介入时机的临床研究[J].上海针灸杂志，2017，11（36）：1277-1280.

胱经治之。SAH 发病急骤，多为标实之症，故针刺手法宜用泻法[1]。

（三）百会、风池针刺法

1. 取穴　针刺治疗动脉瘤栓塞术后蛛网膜下腔出血急性期，取百会、风池为主穴。前额痛者加合谷、内庭；后枕痛者加后溪、昆仑；颞部头痛者加外关、足临泣；全头痛者加合谷、外关、昆仑、太冲（除百会外，其余穴位皆为双侧取穴）。

2. 操作　局部皮肤常规消毒后，采用 0.25mm×40mm 一次性不锈钢毫针，百会平刺 25mm，行快速捻转泻法，轻刺激；风池向鼻尖斜刺 25~30mm，行捻转泻法，以患者有明显酸胀感为度；余穴行常规泻法。每隔 15 分钟行针 1次，留针 30 分钟。于栓塞术后头痛第 1 次发作时开始针刺治疗，每周 5 次，2周为 1 个疗程。

3. 按语　风池为足少阳胆经的穴位，具有息风、通经络、行气血的作用，可降低颅内血流速度，增加脑血流量，改善病损脑组织的血氧供应，对脑血管的收缩与舒张存在双向调节作用。其余诸穴位可以通行气血、舒经活络，配合百会、风池为主针刺，可以起到通经络、行气血、醒脑开窍的作用[2]。

三、放血疗法

唐容川《血证论》治血四法为止血、消瘀、宁血、补虚。放血疗法的作用机制在于出恶血、生新血、通经脉、调血气，改变经络中气血运行不畅的病理变化，从而达到调整脏腑、经络、气血功能的作用。

（一）阳明经针刺法

1. 取穴　治疗脑出血急性期，足阳明胃经取穴为主；太阳、内庭、解溪。

2. 操作　稍上部位向内庭、解溪部位推按，三棱针点刺法直刺 4~5mm 快进快出，点刺后反复挤压放血，1 次 /d，每穴挤出血液 8~10 滴[3]。

3. 按语　《素问·热论篇》曰："阳明者，十二经脉之长也。""长"即主宰。胃经为全身气血之源，循行分布广泛，所属络脉、经别、经筋、皮部等联系经络脏腑器官众多，在足阳明胃经取穴可泻实热荡积滞。

刘泰等[4]综合分析多项脑血管病（含出血与缺血）急性期胃动素水平，发现

[1]　李健洪. 针刺治疗动脉瘤性蛛网膜下腔出血急性期头痛疗效观察[J]. 现代中西医结合杂志，2011，20（3）：315.

[2]　李成. 针药并用治疗脑动脉瘤栓塞术后头痛临床研究[J]. 上海针灸杂志，2012，11（31）：801-803.

[3]　王涣群. 双侧内庭、解溪三棱针点刺放血联合基础疗法治疗急性脑出血头痛[J]. 实用中医内科杂志，2017，6（31）：37-38.

[4]　刘泰，吕晶. 脑血管疾病患者血浆胃动素水平及其对预后判定的价值[J]. 中国临床康复，2003，7（31）：4274-4275.

血浆胃动素水平明显升高，且与患者的意识状态、消化道症状、血糖浓度、脑血肿量的大小等伴发症状密切相关。有伴发症状者，胃动素水平显著性升高，足阳明胃经穴位放血，可能是通过脑 - 肠轴发挥对急性脑出血的治疗作用。

（二）耳穴放血疗法

1. **穴位**　治疗 SAH 急性期，耳穴：前额、颞、枕。

2. **操作**　由下至上按摩耳轮 1~2 分钟致耳郭发红发热，评估患者头痛的部位（前额、双侧颞部、枕部等），用探棒在双耳部的前额、颞部、枕部等区域寻找敏感点，酸麻涨重或局部有明显瘀紫的地方即为敏感点，在与敏感点相平行的耳轮处进行定位，做好标记。在标记处用聚维酮碘消毒两次待干，左手固定耳郭，右手持一次性采血针对准定位处刺入 1~2mm，轻轻挤压针孔周围皮肤，使血自然流出，然后用无菌纱布吸取血滴，首次放 20~30 滴，以后每次 10~15 滴，每天 1 次，5 天为 1 个疗程。放血后用聚维酮碘消毒针眼处。观察记录患者是否存在耳部血肿、感染、晕针晕血、对针刺疼痛耐受度低等安全问题。

3. **按语**　耳为宗脉之所聚，十二经脉皆上通于耳，全身各脏腑也联系于耳，刺激耳穴阳性反应点，可以疏通经络、解痉止痛、调整阴阳以达治疗目的。刺激耳穴可以治疗躯体相应部位的病症，且操作简便，可以在相对较长的时间内控制头痛的复发[1]。

四、穴位贴敷疗法

采用冰冻处理的云南白药膏贴双侧风池、太阳穴，1 贴 /d，疗程 14 天。可以缓解脑出血患者的头痛症状，其机制可能与其降低内皮素 -1、肿瘤坏死因子 -α、白细胞介素 -6 水平有关[2]。

五、全息生物穴针刺法

头穴（右手第二掌骨桡骨侧），常规消毒皮肤，选 1.5 寸毫针针刺入，强刺激 1 分钟，留针半小时，中间不行针；该方法治疗蛛网膜下腔出血头痛明显优于口服止痛剂组。其认为针刺头穴有逐瘀涤痰、通络开窍、平肝息风、泻火止痛之功效；故能缓解头痛减少并发症[3]。

（本节责任人：牛家苑，范刚启）

[1]　余秋燕 . 耳部放血疗法治疗蛛网膜下腔出血患者头痛 30 例疗效观察 [J]. 浙江中医杂志，2016，8（51）：597.

[2]　兰志刚 . 冰冻云南白药膏贴敷疗法对脑出血头痛患者内皮素 -1、肿瘤坏死因子 -α、白介素 -6 的影响 [J]. 中国医药导刊，2017，2（19）：159-160.

[3]　郭振刚 . 针刺配合西药治疗蛛网膜下腔出血头痛 36 例 [J]. 实用中医药杂志，2000，7（16）：29.

第四节 血管炎性头痛针灸方案列举

一、血管炎性头痛简析

血管炎性头痛,包括巨细胞动脉炎(giant cell arteritis,GCA)、原发性中枢神经系统血管炎、继发性中枢神经系统血管炎导致的头痛。此病种临床上不多见,目前基本无针灸治疗后两种疾病所致头痛的临床报道;因此我们重点介绍巨细胞动脉炎(GCA)导致的头痛。

巨细胞动脉炎也被称为颞动脉炎或肉芽肿性动脉炎,是一种全身性血管炎,多影响 50 岁以上女性,病因不清。其临床表现与血管损伤或全身性炎症引起的组织缺血相关。大多数患者有严重的新发头痛,部分患者伴发风湿性多肌痛。本病可导致失明,故当出现临床表现、红细胞沉降率及 C 反应蛋白增高时,应尽早大剂量全身使用糖皮质激素。颞动脉活检是诊断 GCA 的金标准,所有疑诊患者都要进行活检。荧光素眼底血管造影术、磁共振、正电子计算机断层扫描及多普勒超声也被用来诊断 GCA。

GCA 常发生于颈动脉及其分支,如颞浅、枕、眼、椎动脉和后睫动脉。因此,通常有 2/3 的患者发生头痛,性质为严重和新发生的头痛。头痛最典型发生在颞部,也可能是额部、顶部或枕部。可有头皮痛或直接的颞动脉压痛,患者常诉头痛与梳头相关。患侧颞浅动脉可见变粗、迂曲、搏动减弱或消失。目前激素治疗是最有效的方法。临床上仍有部分针灸治疗巨细胞动脉炎导致头痛的临床报道。

二、针刺方法列举

(一)毫针针刺

1. **取穴** 百会、四神聪、头维、太阳、率谷、风池、完骨、天柱、列缺、合谷、太冲、足三里、太溪、三阴交。除百会、四神聪外余穴均取双侧。

2. **操作** 患者平卧位,选用 0.3mm×40mm 不锈钢毫针,针刺风池时向鼻尖方向斜刺,进针 1.5 寸,余穴常规针刺,风池、完骨、天柱、足三里、三阴交、太溪行捻转补法,合谷、太冲行捻转泻法,余穴平补平泻,进针得气后,留针 30 分钟,每日 1 次,14 天为 1 个疗程。

3. **按语** 颞动脉炎所致头痛,主要为少阳头痛,所选胆经头部之穴,可疏通头部经络气血之壅滞。风池、完骨、天柱三穴,可改善头部气血不足;列缺、太冲、合谷,为治头痛之要穴;足三里、三阴交、太溪三穴,可调节肝脾肾三脏功能,化生脑髓。诸穴合用,则经脉气血通畅,头痛自平[1]。

(二)穴位注射

1. **穴位**　听宫,或听会,或耳门。根据患者具体病情,选择其中的一个穴位。

2. **药物**　2%利多卡因5ml加甲泼尼龙30mg或地塞米松5mg。

3. **操作方法**　患者取仰卧位或坐位,头微转向健侧。左手于耳屏前2cm左右,颧弓起始处触及颞动脉搏动,并按压之。右手持针垂直快速进针至皮下0.5cm左右,回抽无血,分两点注射药物3~5ml,对颞动脉及其分支区域压痛明显者,尚可痛点皮下注射。首次治疗效果不佳者,2天后重复治疗。有睡眠障碍者,加服镇静安眠药。局部阻滞后,一律口服泼尼松10mg/d;5天后改口服泼尼松5mg/d,共30天。

4. **按语**　聂建堂运用上述穴位注射法(局部阻滞)治疗颞动脉炎患者8例,全部患者经1~2次治疗后疼痛消失或大部分缓解;2周后随访,头痛症状全部消失[2]。

(本节责任人:牛家苑,范刚启)

第五节　针灸治疗缘于头颈部
血管性疾病的头痛现状分析

以上针灸治疗缘于头颈部血管疾病的方法,均采自各文献报道,大致说明,在常规西医治疗的基础上施行针灸治疗头痛有一定镇痛效果,无明显毒副作用。

对于此类疾病所致的头痛,所涉及的针灸方法主要有毫针针刺、放血疗法、耳穴疗法、针药结合、局部阻滞等;其中毫针针刺中涉及目前针灸临床所认可的各家针法,如排针平刺、通脑活络针刺、醒脑开窍针法,头针等针法;而如电针疗法、灸法等仅作为毫针针刺疗法上的辅助疗法。

因在部分此类疾病中,头痛并不是其首要的临床表现,目前临床上治疗此类疾病仍以常规西医治疗为主要方案;大部分疾病临床上并无针灸治疗方案;即便如脑梗死后头痛、蛛网膜下腔出血导致的头痛,这些针灸治疗临床研究相对较多的病种,仍存在如下问题:①针灸研究报道中的病例数较少,缺乏大样本研究,缺乏广泛的认可性;②目前无成熟固定的针灸方案,缺乏针灸优化方案的推荐,其中包括取穴,针灸方法选择,针刺的方向、角度、深度,留针

---

[1]　张世新,杨白燕.针刺治疗颞动脉炎所致偏头痛[J].河南中医,2013,33(11):1995.

[2]　聂建堂.局部阻滞治疗颞动脉炎8例报告[J].中国疼痛医学杂志,2005,11(1):37.

时间的优化等；③缺乏针灸治疗此类疾病所致头痛的作用途径及机制的研究；④大部分的临床研究或个案报道均未进行远期疗效的随访。

目前各临床报道显示，针灸治疗有效所涉及的病种仅包括以下三类：缺血性脑血管病导致的头痛、出血性脑血管病导致的头痛及血管炎性头痛；对其他头颈部血管导致的头痛类型，针灸治疗并未涉及。且针灸治疗有效的这三类疾病中，动脉炎导致的头痛仅巨细胞动脉炎有少数针灸临床报道或个案分析。缺血性卒中或短暂性脑缺血发作所致的头痛中，对于针灸治疗短暂性脑缺血发作导致的头痛的临床报道也相对较少。缘于非创伤性颅内出血所致的头痛中，对于针灸治疗硬膜下出血所致的头痛的临床报道也较少。相对而言，临床报道较多的、针灸方法涉及较多的病种仅有缺血性卒中所致的头痛和蛛网膜下腔出血所致的头痛。同时，各报道也未涉及针灸治疗同类疾病的不同亚型之间的临床疗效对比。故目前尚无法完成现代医学相关分型下的临床疗效分析。

这些报道均属于小样本量报道，最多的病例数不过百例，甚至有部分属于病案报道；且各种疾病的病因均不相同，中医病机更是各不相同，如卒中后头痛，我们认为其病机无外风痰瘀火虚；血管炎所致的头痛大多认为其病机属于肝阳上亢或虚火上炎；而血管畸形、血栓形成或颈动脉椎动脉夹层导致的头痛，虽临床并无相关针灸治疗的报道，我们认为均属于"不通则痛"的范畴。在此基础上，我们确实无法将此类疾病统筹为一大类，进行相应的辨证分型。且仅有少部分的针灸临床研究或病例报道是采纳特定中医辨证分型的病例——如气虚血瘀型的脑梗死后头痛；故目前也无法完成中医辨证分型下的疗效分析。

需要注意的是，此类疾病中，如巨细胞动脉炎、脑出血、蛛网膜下腔出血、头颈部的颈动脉或椎动脉夹层等以头痛为首要症状的疾病，即使既往有偏头痛、颈源性头痛、紧张性头痛等原发性头痛的病史，当头痛的程度、性质或持续时间发生变化时，需高度警惕其他疾病继发的头痛，需进一步完善头颅CT、头颈部的计算机体层血管成像甚至全脑数字减影血管造影等相关检查，明确病因，防止漏诊或误诊。

在"头痛单元"的模式下，我们认为针灸治疗可作为先锋官。以上部分研究证明了针灸治疗并无加重脑出血急性期再出血的风险，甚至大多数针灸治疗动脉瘤栓塞术后的蛛网膜下腔出血头痛均在术后的第一天就予以针灸治疗。若针灸治疗此类疾病并无加重原发病的风险，那在头痛急性期，因针灸治疗简洁方便，以针灸治疗作为第一时间的治疗方案，缓解头痛程度，再予以进一步的相关检查或西药治疗，这是否能够成为一种治疗模式，或先在中医院成为一种治疗模式？这需要我们中医学子进一步的努力。

在本章涉及的头颈部血管性疾病头痛中，尚包括如下亚型病种，①脑动静脉畸形及颅内动脉瘤:脑动静脉畸形是一种先天性异常,颅内动脉瘤可为先天性或继发于脑动脉硬化,二者的严重并发症为引起蛛网膜下腔出血或脑出血,在未破裂出血前,动静脉畸形约 60% 以上有长期头痛史,常局限于一侧,类似偏头痛,但也可为全头部或周期性头痛。动脉瘤仅偶有偏头痛样发作,被认为是颈内动脉周围交感神经功能紊乱所致。基底动脉瘤可刺激三叉神经或半月节引起三叉神经痛,在动脉瘤破裂出血前,偏头痛样发作变得频繁。②脑静脉血栓形成:脑静脉血栓形成多发生在脱水、分娩、血液高凝状态、感染、严重贫血等的个体。血栓使脑静脉回流受阻,造成颅内压升高。可急性起病,也可缓慢发生,逐渐进展。患者头痛、头昏、恶心、呕吐,可有精神症状、意识障碍、抽搐发作,半数有视盘水肿,头部 CT 表现为弥漫性脑质密度降低,脑室、脑沟、脑池变小封闭,临床上诊断较困难。加强对本病的认识,提高警惕性是提高诊断率的关键。③慢性脑供血不足:约 50% 椎基底动脉狭窄或闭塞,35% 颈动脉、33% 大脑中动脉狭窄或闭塞者有慢性头痛,可为胀痛、闷痛、跳痛、紧缩样痛,常伴头昏、头沉重感、易困倦、睡眠多梦、记忆力减退等,与脑动脉硬化、缺血缺氧而脑血管扩张及慢性脑功能障碍有关。但文献分析表明,这些种类的头痛针灸治疗应用基本空白。若条件许可,应开展这些亚型病种针刺治疗的观察和研究。

（本节责任人：牛家苑，范刚启）

第六节　缘于头颈部血管性疾病的头痛分类及诊断[1]

一、分类

6.1　缘于缺血性卒中或者短暂性脑缺血发作的头痛

6.2　缘于非创伤性颅内出血的头痛

6.3　缘于未破裂颅内血管畸形的头痛

6.4　缘于血管炎的头痛

6.5　缘于颈段颈动脉或椎动脉疾病的头痛

6.6　缘于脑静脉系统血栓形成的头痛

6.7　缘于其他急性颅内血管病的头痛

6.8　缘于遗传性血管病的头痛

6.9　缘于垂体卒中的头痛

---

[1]　Headache Classification Committee of the International Headache Society.The international classification of headache disorders，3rd edition［J］.Cephalalgia，2018，38（1）：1-211.

二、头颈部血管病导致的头痛诊断标准

A. 任何头痛符合标准 C

B. 存在 1 种可发生头痛的头颈部血管疾患

C. 至少符合下列中的 2 项以证明存在因果关系：

　　1. 头痛和该头颈部血管病的发生在时间上密切相关

　　2. 至少符合下列 2 项中的 1 项：

　　　　a）头痛随着该头颈部血管病的恶化而加重

　　　　b）头痛随着该头颈部血管病的好转而缓解

　　3. 头痛是该头颈部血管病的典型特征

　　4. 其他证明存在因果关系的证据

D. 不能用 ICHD-3 中的其他诊断更好地解释

（本节责任人：牛家苑，吴宝红，范刚启）

第八章

针灸治疗缘于颅内非血管性疾病的头痛

第一节 概　　述

颅内非血管性疾病的头痛是指颅内的疾病不是由于颅内血管的原因所导致，引起头痛的非血管性颅内疾病主要有颅内感染性疾病、占位性疾病，腰椎穿刺后及腰椎麻醉术后的疼痛。有研究表明，物质诱导性、颅内血管性、非血管性头痛，及与眼部、颈部和耳部疾病相关的头痛，终身流行率为1%~3%[1]。

对于低颅内压头痛的治疗[2]，最基本的治疗是绝对卧床休息、补液、对症止痛，在此基础上仍不缓解的，可根据情况使用糖皮质激素、咖啡因、茶碱治疗。保守治疗无效，并且具备一定医疗条件的，可通过检查明确有无脑脊液渗漏及渗漏位置，采取硬膜外自体血贴治疗。合并有手术处理情况的，例如硬膜下血肿、蛛网膜憩室等则可权衡利弊考虑手术治疗。头痛是颅内压增高的早期表现之一，多为持续性，以颞额部为主。颅后窝病变常为枕部头痛，但头痛的部位与病灶不一定一致。头痛的程度常能反映颅内压增高的程度。除治疗病因外，紧急处理主要是降低颅内压、防止脑疝形成[3]。

关于颅内非血管性疾病等头痛针灸治疗，研究不多，多以头颈部腧穴为主改善颅内压来缓解头痛，结合不同的针灸手法，再根据症状配穴，大部分还是结合常规治疗手法。

第二节　低颅内压头痛针刺方案列举

一、缘于脑脊液漏致头痛

（一）颅脑外伤
1. 方案1：项八穴针刺法
（1）取穴："项八穴"，即风池、风府、大椎和"项四花穴"，其中"项四花穴"

---

[1]　国际头痛学会. 神经性头痛的研究进展（二）[J]. 中华医学信息导报，2002，17（2）：22.

[2]　段艳. 低颅压头痛现代研究新进展[J]. 世界最新医学信息文摘，2018，18（28）：98-100.

[3]　于挺敏，姚建华，王东. 颅内压异常与头痛[J]. 中国社区医师，2002，18（22）：11-13.

为经验穴,位于风池和风府连线中点上0.5寸、下1寸处,共4穴。

"项八穴"是郎伯旭主任中医师在长期临床工作中总结出的治疗脑源性疾病的组穴,均位于颈椎上段。风池浅层有枕神经与枕动、静脉分支或属支,深层有椎动脉、枕动脉和椎动脉的分支在肌层和硬脑膜处相吻合,针刺该穴可明显加快椎动脉及基底动脉的血流速度,降低全血黏度,改善红细胞聚集性。大椎及风府属督脉,具有升发清阳之气、补益脑髓的作用。"项四花穴"中的上两穴深层为寰枕间隙,正是椎动脉在寰椎上缘椎动脉沟循行的体表投影部位;下两穴位于C1/C2的间隙,针刺该穴可起到松解寰枢椎间挛缩软组织的作用。

(2)操作:针刺"项八穴"。患者坐位,毫针规格为0.25mm×50mm。风池向鼻尖方向刺,风府向下颌方向刺,大椎和"项四花穴"直刺,各穴均进针1.2~1.8寸。在"项四花穴"接电针,留针30分钟。疗程:每周5次,连续治疗6周。

(3)注意事项:针刺项部腧穴,要注意掌握一定的角度,不宜大幅度提插、捻转和长时间留针。

(4)文献选录:罗建昌等用针刺"项八穴"配合手法治疗"脑外伤后综合征"。针刺操作同上;手法治疗:根据颈椎触摸检查及影像学检查结果,使用改良的冯氏旋转位手法进行治疗。每周5次,连续治疗6周[1]。

2. 方案2:针药结合疗法

(1)取穴:太阳、百会、外关、印堂、合谷、风池、哑门、后溪、涌泉为主,对于兼有失眠健忘者,配神门、四神聪;对于兼有气血亏虚者,配天池、曲泽;对于兼有肝肾亏虚者,配关元、气海;对于兼有痰浊内阻者,配丰隆;对于兼有肝阳上亢者,配太冲、三阴交。

以"活血化瘀"及"通络止痛"为治疗原则,并以近端取穴与远端取穴相结合作为取穴方法。以头部的百会、太阳、印堂、风池为主穴,可通过调节局部气血,达到改善血瘀之效;同时根据患者所存在的兼症,配合远端取穴方法。

(2)操作:针灸配合通窍活血汤加减治疗。常规针刺,得气后留针30分钟。疗程:每天1次,10次为1个疗程,治疗1个月。

(3)注意事项:①在针刺之前,一定要对针具进行严格的消毒,避免造成感染。②针刺的部位1小时内不能碰水,以防病毒入侵患者体内,造成病情加重。③不要重复扎在同一个穴位,以防造成出血。对于体虚的患者,扎针不应过度用力,以防扎破血管,造成出血。

---

[1]　罗建昌,郎伯旭,金灵.针刺配合手法治疗"脑外伤后综合征"的临床研究[J].中医正骨,2014,26(7):13-15.

（4）文献选录：范秀云采用针灸疗法配合通窍活血汤加减治疗脑外伤头痛[1]。田卓用通窍活血汤加味配合针灸治疗颅脑外伤后血瘀所致头痛，取穴和操作同上[2]。

3. 方案3：三棱针刺络放血法

（1）取穴：委中、百会、哑门。

哑门、百会为督脉经穴，督脉上行入脑，下行联络心肾，阳维脉维系诸阳，故取之可振奋人身之阳气，并达开窍醒神、清脑止痛之功效。委中在足太阳膀胱经，其"上额交巅……从巅入络脑"，故取之点刺放血，有祛瘀通络之效，可治疗瘀血所致头痛、眩晕等头部病症。因此，同时选用委中、哑门、百会，可达活血通络、醒神开窍之功效。

（2）操作：委中三棱针刺络放血。俯卧或站立腿绷紧暴露两腘窝委中，常规消毒，于静脉怒张处用三棱针点刺放血3ml左右，每3日放血1次。哑门常规消毒，用1.5寸毫针向下颌部快速进针，轻度捻转，慢慢推进，手感觉到针下有坚韧而有弹性的阻针物（此为弓间韧带）时，将针轻缓下压，当针穿过弓间韧带时，针下会出现空虚感，患者会有闪电样针感出现，即出针，每日1次。百会穴以15°夹角向前平刺，平补平泻手法，每日1次。疗程：治疗10次为1个疗程，隔5天行第2疗程。

（3）注意事项：做好放血部位的清洁，避免感染。注意观察刺络部位的出血情况，如出血较多，及时使用清洁棉签或棉球进行压迫止血。

（4）文献选录：蔡文栋等用三棱针刺络放血法治疗脑外伤后综合征患者，取委中穴三棱针刺络放血，操作与疗程同上[3]。

（二）颅脑术后：针刺结合脉冲电刺激治疗

（1）取穴：百会、四神聪、头维、神庭、攒竹、太阳、率谷、风池、风府、完骨、翳风，随症配穴。

神庭、百会位于督脉，调阳经气血；风池清头明目通窍；太阳、头维通络止痛，平肝潜阳；率谷能祛风止痛；诸穴合用共奏活血通络止痛之功效。

（2）操作：针刺加脉冲电刺激治疗。针刺方法根据头痛部位的神经支配区域和查体的阳性体征，结合中医经络腧穴理论进行选穴与针刺。每次针刺选用5~6个主穴，交替使用。随症配穴。接连续脉冲电刺激，3~10Hz，每次

[1]　范秀云，彭俊，张明伟，等．针灸配合通窍活血汤治疗脑外伤后头痛疗效观察[J]．西部医学，2011，23（4）：668-669.

[2]　田卓．通窍活血汤加味配合针灸治疗颅脑外伤后血瘀所致头痛的临床观察[J]．陕西中医，2016，37（5）：532-533.

[3]　蔡文栋，杨洁．针刺治疗颅脑外伤后综合征69例临床观察[J]．中国中医急症，2013，22（1）：155-156.

30 分钟。疗程：每日 1 次,治疗 1 个月。

（3）注意事项：脉冲电刺激量一般大于针的刺激量,使用前应充分向患者说明,并耐心解释电刺激的良好作用,以解除恐惧心理,避免晕电的发生。如治疗中发生晕电现象,即时停止治疗,令患者平卧片刻,即可恢复正常。晕电现象主要表现为头昏、出汗、面色苍白,甚而昏迷不醒。

（4）文献选录：俞梦瑾等用针刺结合脉冲电刺激治疗颅脑术后头痛,针刺方法根据头痛部位的神经支配区域和查体的阳性体征,结合中医经络腧穴理论进行选穴与针刺。主穴同前。配穴：前头痛配上星、阳白,后头痛配风府、后溪,偏头痛配丝竹空、足临泣,头顶痛配通天、列缺,术后气血不足配足三里、三阴交。颅表神经痛者按相应神经走行方向进行沿途丛刺,高位颈神经痛者加刺颈夹脊、大椎等穴位,有切口红肿愈合不良者可顺便进行局部围刺,有其他功能障碍者加刺相应部位腧穴。接连续脉冲电刺激,3~10Hz,每次 30 分钟,每天 1 次,疗效评定用 VAS,分别在治疗前及治疗后 3 天、1 周、2 周、1 个月记录头痛发作的部位、性质、程度及持续时间。与西医常规治疗相比取得较好效果[1]。

二、白发性脑脊液漏头痛

头皮针和穴位注射疗法

（1）取穴：顶中线、顶旁 1 线、风池、天柱、颈夹脊穴。

针刺头皮特定区域能调动五脏六腑精气,运行气血,疏通经络,从而达到整体治疗的目的。风池位于脑后,枕骨之下,近颅,乃是风邪汇集、入脑的要冲,因穴处似池,为治风要穴。针刺风池、天柱和颈夹脊可改善脑血管功能、增加脑血流量。

（2）操作：针刺头皮针和穴位注射治疗。选取顶中线、顶旁 1 线行头皮针刺法,头皮针留针 2h,加用风池、天柱、颈夹脊穴采取平补平泻法,进针 1cm,捻转 180°,频率 120 次 /min,持续捻转 2 分钟,留针 20 分钟;针刺结束后在完骨穴位注射,药物用甲钴胺注射液 0.5mg（1ml）。疗程：每周治疗 3 次,6 次为 1 个疗程。

（3）注意事项：头皮针治疗时应随时观察患者表情、面色,及时询问患者的感觉,以防晕针。头皮血管丰富,容易出血。对出血较多者,应适当延长按压针孔的时间。若出现皮下血肿,可轻轻揉按,促使其消散。

（4）文献选录：王健等用针刺头皮针和穴位注射治疗痰浊头痛 1 例,操作

[1]　俞梦瑾,陈辉清,黄振林 . 针刺腧穴治疗颅脑术后头痛的疗效观察 [J]. 中西医结合心脑血管病杂志,2010,8（1）: 43-44.

与疗程同前。连续治疗 2 个疗程后直立位头痛消失（VAS0/10 分），无恶心呕吐，耳鸣消失。摇头时稍感头重，活动如常。[1]

三、椎管麻醉术后头痛

（1）取穴：百会，印堂，上星，中脘，丰隆，血海（双），足三里（双），三阴交（双），太溪。

恶心呕吐加内关，眉棱痛加攒竹，头顶痛加四神聪，侧头痛加太阳；或耳针枕、额、皮质下、神门。

取督脉上星疏导督脉，和络止痛：足三里为足阳明胃经合穴，脾胃健则水湿可行，取之健脾利湿并止痛，兼以扶正；足太阴脾经血海、任脉中脘、足阳明胃经络穴丰隆补脾健胃，益气养血，降浊化痰使气血充沛，则髓海得以濡养而头痛可除；督脉百会，为百脉之会，贯达全身，会聚各经脉气，配合印堂宣发清阳，通络止痛：足太阴肾经原穴太溪补肾育阴；足太阳膀胱经攒竹，吸热生气；八脉交会穴内关功能宽胸理气，和胃止痛，平冲降逆。《太平圣惠方》载"神聪四穴……理头风目眩"。经外奇穴太阳，清肝明目，通络止痛；偏侧头痛，就近取穴首选太阳。以上穴位配合应用，可补益脾胃，益气养血，化痰降浊并达到和络止痛的作用。

（2）操作：椎管麻醉术后平卧 6 小时症状不缓解，予针刺治疗。取以上穴位斜刺或直刺 1~1.5 寸，施以补泻手法，强刺激，留针 30 分钟；耳穴每次取一侧或双侧进行治疗，强刺激，留针 20~30 分钟。疗程：日 1 次，5 天 1 个疗程。注意事项同常规针刺注意事项。

（3）文献选录：姚慧芸等用传统针灸治疗椎管麻痹术后继发性低颅内压头痛患者，取穴及操作同上[2]。

第三节　高颅内压头痛针刺优选列举

一、蛛网膜下腔出血

1. 醒脑开窍针刺法

（1）取穴：内关（双侧）、人中、昆仑、太冲、列缺、阿是穴、率谷、风池等穴。

[1]　王健，王留根．针刺配合穴位注射治疗低颅压性头痛 1 例[J]．临床合理用药，2016，9（6）：170-171．

[2]　姚慧芸，刘瑞萍，吴晓娜，等．针刺在继发性低颅压头痛中的治疗作用[J]．健康必读，2019（1）：262-263．

列缺为头面疾病的要穴,太冲疏通肝胆经气,内关为醒脑开窍要穴,常用于晕厥、中风闭症的急救,针刺上述穴位可通络开窍,平肝息风,泻火止痛,减少脑疝、脑积水、脑梗死及继发性癫痫等并发症的发生。

(2)操作:常规治疗加针刺法。在常规对症治疗前提下,取双侧内关穴,直刺1~1.5寸,捻转提插,泻法,施术1分钟,接着刺人中,用雀啄方法,至患者流泪[1],最后配以昆仑、太冲、列缺、阿是穴、率谷、风池等穴用泻法直刺0.4~0.6寸,留针3~5分钟。每日1次,治疗3天后观察疗效。

(3)注意事项:医师需注视着患者的表情,调整手法的强度和防止患者晕针,又可使患者神内收而产生好的效果。

(4)文献选录:邱兰等用常规治疗加针刺法治疗蛛网膜下腔出血后头痛,取穴与操作同上[2]。

2. 全息针灸法

(1)取穴:右手第二掌骨桡骨侧全息生物穴——头穴。

(2)操作:针刺全息生物穴——右手第二掌骨桡骨侧头穴,毫针强刺激1分钟,留针30分钟,中间不行针。疗程:每日1次,治疗15日。

(3)注意事项:同头皮针。

(4)文献选录:郭振刚等用针刺结合西药法治疗蛛网膜下腔出血头痛,取穴及操作同上[3]。

二、脑损伤综合征

针灸方法:针灸结合刺络放血法

(1)取穴:百会、膈俞(双)、委中(双)。

委中位于腘窝血络丰富之处,又名血郄,膈俞为血之会,两穴所属足太阳膀胱经又"上额交巅……从巅入络脑""菀陈则除之",故取之点刺放血,有祛瘀通络之功,可治疗瘀血所致头痛、眩晕等头部病症。百会在颠顶之正中,别名三阳五络,属督脉,可补脑益髓,振复阳气,升清降浊,为治疗头痛、眩晕之要穴,配以压灸方法,更能振奋阳气,醒脑开窍。

(2)操作:取坐位,在百会上涂少量万花油,用黄豆大艾炷直接灸至患者感灼热时,取一截艾条用力压熄艾炷,使热力缓缓透进穴内并向四周放射,连灸5壮。膈俞(双)、委中(双)常规消毒后,三棱针刺络放血。疗程:灸隔3~4天1次,1周2次。刺络放血隔日1次,1周为1个疗程;连做2个

---

[1]　李僡如.针灸新知识辞典[M].北京:人民卫生出版社,1996:172.

[2]　邱兰,范先兵.针刺治疗蛛网膜下腔出血后头痛[J].中国康复,2001,16(2):97.

[3]　郭振刚,张玉华.针刺配合西药治疗蛛网膜下腔出血头痛36例[J].实用中医药杂志,2000,16(7):29.

疗程。

（3）注意事项：艾灸是用火热来熏烤人体穴位，有烫伤的风险；皮肤感觉功能减退的人要注意谨防烫伤。

（4）文献选录：金瑛等用压灸百会结合三棱针刺络放血治疗脑损伤后综合征，操作与疗程同上[1]。

三、脑积水

靳三针结合温灸法

（1）取穴：针刺取靳三针[四神针（百会前后左右各旁开 1.5 寸）、智三针（神庭和双本神穴）、颞三针（耳尖直上入发际 2 寸为第 1 针，第 1 针前后各旁开 1 寸为第 2 针、第 3 针）、脑三针（脑户和双脑空穴），体针配手三针（曲池、外关、合谷）、手智针（内关、神门、劳宫）、足三针（足三里、三阴交、太冲）、足智针（涌泉、泉中、泉中内）]；温灸取腹部的膻中、中脘、下脘、神阙、关元、气海、天枢、水道、太乙等任脉与胃经穴位，背部的命门、悬枢、中枢、脾俞、胃俞、三焦俞、肾俞等督脉与膀胱经穴位，四肢的足三里、三阴交、阴陵泉、血海等胃经与脾经穴位。

针刺腧穴有聚气和穴位感传现象，大量头穴刺激可以全面激发正气，促进运化，促进脑部气血流通，血畅则水行，活血利水、健脑益智。温灸腧穴可以温补脾肾，填精增髓，助阳化气，气行则水行，既可以增强针刺效用，又可以缓慢持久地改善脾肾亏虚的体质，从根本上祛除发病的病理条件。

（2）文献选录：俞梦瑾等用靳三针结合温灸法治疗小儿脑积水，均采用靳三针疗法中的四神针、智三针、颞三针、脑三针，体针配手三针、手智针、足三针、足智针，根据症状轻重及多寡适当增减针刺穴位；灸法取穴同上。一般用温热灸，每次选取背腹部各 3~5 穴，用清艾条行悬起灸，每穴约 5 分钟，共 30 分钟，以患儿能耐受为宜，可用电热灸辅助。灸前少量饮水，灸后注意敷盖保暖、避风寒。每周 2 次，与针刺交替进行；4 周为 1 个疗程，疗程间休息 10 天，连续治疗半年，颅内压恢复正常[2-3]。

[1]　金瑛，聂俊，汪军华，等．压灸百会结合刺络放血治疗脑损伤后综合征 38 例总结[J]．针灸临床杂志，2006，22（12）：43-44.

[2]　俞梦瑾，叶瑞雄，黄平兰，等．针灸"温化法"治疗小儿先天性脑积水 12 例报告[J]．按摩与康复医学，2015，6（17）：35-37.

[3]　俞梦瑾，黄平兰，叶瑞雄，等．17 例小儿脑积水不同治疗方法的疗效及其预后分析[J]．中西医结合心脑血管病杂志，2016，14（4）：351-354.

四、高血压脑出血

醒脑开窍针刺法

（1）取穴：三阴交、内关、人中，配尺泽、委中及极泉等主要穴位，再根据具体情况进行配穴。

针灸治疗高血压脑出血：①可以快速解除脑血管痉挛；②能够促进脑出血的吸收，减少血肿，甚至血肿完全消失；③改善脑水肿；④对脑细胞进行保护，改善患者的神经功能。

（2）操作：早期针灸干预加常规治疗。患者清醒，选择三阴交、内关、人中，配尺泽、委中及极泉等主要穴位，再根据具体情况进行配穴，每次针灸时间控制在 20 分钟左右。疗程：1~2 次 /d，2 周为 1 个疗程，每个疗程之间间隔 2 天，连续治疗 2 个疗程。

（3）文献选录：孔祥顺等在常用治疗基础上，再给予针灸联合治疗，具体操作如下。治疗时，使患者尽量保持清醒状态，选择三阴交、内关、人中，配尺泽、委中及极泉等主要穴位，由于患者的病情存在着个体差异性，所以治疗方法也有所区别。对于一些处于昏迷状态且两手握固、牙关紧闭的患者，可以选择内关、太冲、人中等主要穴位，运用泻的针刺手法；对十一些合并大小便失禁、口张目合的患者，可以选择神阙、百会等主要穴位进行艾灸；对于一些肢体偏瘫且处于恢复期的患者，可以选择环跳、曲池、三阴交、合谷及足三里等重要穴位；对于语言障碍的患者，则可以选择哑门、通里等穴位，每次针灸时间控制在 20 分钟左右，1~2 次 /d，2 周为 1 个疗程，每个疗程之间间隔 2 天，连续治疗 2 个疗程[1]。

第四节 颅内肿瘤头痛针灸方案列举

一、胶质瘤

（1）取穴：正中线、双侧瞳孔弧上、双侧外眼角弧上五条线。

头部针刺可刺激神经细胞的代谢与兴奋性功能，阻断神经生物电信号对脑肿瘤的传导，同时抑制肿瘤细胞的代谢、兴奋性与增殖方面的功能，使其逐渐凋亡。

（2）操作：分三个部分，头枕针刺、通毒拔罐和生活调理。源生针刺法如

---

[1] 孔祥顺，于爱萍. 早期针灸干预对急性高血压脑出血患者脑水肿消退的临床观察[J]. 中医临床研究，2015，7（21）：43-44.

下：分正中线、双侧瞳孔弧上、双侧外眼角弧上五条线，选取最少十个穴位最多二三十个穴位，以 35mm×40mm 针灸针直刺（多数）或斜刺（少数），留针 1~2 小时。疗程：日 1 次，3 个月为 1 疗程。

注意事项：同头针、拔罐。

（3）文献选录：刘兰兰用源生针拔法治疗脑胶质瘤，操作同上，治疗 1 个月后再行头颅 MRI 复查。采用循环排毒拔罐法：轮换开罐，直至满背都拔干为止，如能坚持，可再反复开始[1]。

二、垂体瘤

（1）取穴：神庭、攒竹、太阳、外关、中脘、悬钟、太冲。选配穴：百会、风池、风府、玉枕、脑空、心俞、肝俞、胆俞、肾俞、阴陵泉、申脉、照海。

辨证知其内伤头痛与肝脾肾三脏密切相关，所以选穴以督脉和阳明经穴为主，如神庭、太阳、百会等主要针对患者的头晕、头痛症状，通过加强局部的血液循环以达活血化瘀之效；而选取风池、脑空、阴陵泉、太冲等则取疏肝解郁之功，以改善患者的水液代谢失常；最后选取心俞、申脉、照海、中脘等穴从而平衡上中下三焦，因为三焦有主持诸气、总司全身气机和气化的功能。气不行则不通，不通则痛，故调和三焦以达通调之效。

（2）操作：针刺结合足疗辨证法。针刺选穴，主穴：神庭、攒竹、太阳、外关、中脘、悬钟、太冲；选配穴：百会、风池、风府、玉枕、脑空、心俞、肝俞、胆俞、肾俞、阴陵泉、申脉、照海。每次操作选取主穴及 4~5 个选配穴进行针刺治疗，平补平泻。足疗：①基本反射区（肾、输尿管、膀胱）；②其他反射区（大脑、小脑、脑干、三叉神经、前额、垂体、额窦、甲状腺和甲状旁腺、眼、耳、脚部、腹部、盆腔淋巴结），每次时间 40 分钟。疗程：1 周 2 次，10 次为 1 个疗程，共 6 个疗程。

注意事项：足疗注意温度适中，最好能让水温按足部适应逐步变热。饭前、饭后 30 分钟内不宜进行足浴。针灸治疗此病，可以近期内缓解临床症状，但只起到辅助治疗作用，应在脑外科会诊意见基础上，辅助配合治疗。

（3）文献选录：刘一凡等用针刺结合足疗辨证法治疗垂体瘤 1 例，中医诊断为头痛（肝阳上亢），选穴和操作同上，头痛明显好转[2]。

三、动脉瘤

（一）方案 1：毫针传统针刺法

（1）取穴：风池、风府、天柱、大杼、风门、昆仑、京骨、束骨。

[1]　刘兰兰 . 源生针拔法治疗脑胶质瘤浅析[J]. 陕西中医，2013，34（5）：640-641

[2]　刘一凡，黄靖宇，胡幼平 . 针刺结合足疗辨证干预垂体瘤 1 例报道[J]. 中国医药指南，2008，6（24）：344-345.

发病时头痛、项背强直符合足太阳膀胱经发病特点，治疗头痛可考虑从足太阳膀胱经治之。发病急骤，多为标实之症，故针刺手法可以泻法为主。

（2）操作：常规西医治疗加针刺。采用 30 号 1 寸针灸针，头部穴位平刺进针，进针深度 15~20mm，四肢部穴位根据具体部位进针 10~20mm，留针 30 分钟，每 10 分钟捻转 1 次，捻转时间 1 分钟，平泻手法。疗程：术后 2 次 /d，治疗 1 周。

（3）文献选录：李健洪等用西医加针刺治疗动脉瘤性蛛网膜下腔出血急性期头痛，选穴和操作同上[1]。

（二）方案 2：针刺结合中药治疗

（1）取穴：上星、百会、印堂、肩髃、曲池、阳陵泉。

上星、百会、印堂均为督脉腧穴，具有醒脑调神利机关之功效；三穴相伍，主要作用取其醒脑调神，改变元神之府的失用状态；肩髃、曲池为手阳明经腧穴；阳陵泉为足少阳胆经之合穴，又是筋会，三穴相伍可奏舒筋活络之效。

（2）操作：针刺辅于中药治疗。常规治疗基础上采用针刺治疗，留针 20~30 分钟，15 分钟后行针 1 次。辅中药治疗，方选血府逐瘀汤加减治疗，药物组成有赤芍 6g，川芎 9g，桃仁 9g，红花 9g，当归 12g，水牛角 15g，钩藤 9g，牛膝 12g，柴胡 9g，枳壳 6g，桔梗 6g，生地黄 12g，1 剂 /d，早晚温服。针刺 1 次 /d，14 天为 1 个疗程；中药 1 剂 /d，早晚温服，2 周为 1 个疗程。

（3）文献选录：谢玉春等用针刺结合中药治疗动脉瘤蛛网膜下腔出血导致的血管性痉挛，具体操作同上[2]。

第五节　针灸治疗缘于颅内非血管性疾病的头痛现状分析

一、研究病种和病例数方面

缘于颅内非血管性疾病导致的头痛，其中低颅内压和高颅内压所致头痛检索的文献稍多，其他病种检索的文献很少。低颅内压头痛以颅脑外伤所致的研究多，其他的较少，病例数也少。高颅内压头痛以蛛网膜下腔出血和高

---

[1]　李健洪，梁颖娜．针刺治疗动脉瘤性蛛网膜下腔出血急性期头痛疗效观察[J]．现代中西医结合杂志，2011，20（3）：315-316.

[2]　谢玉春，任少华，张志刚．针刺加血府逐瘀汤治疗症状性脑血管痉挛 30 例[J]．中国临床研究，2014，6（1）：44-45.

血压脑出血所致的研究多，其他类型的文献较少。针刺治疗颅内非感染性炎性疾病的头痛、缘于鞘内注射的头痛、I型 Chiari 畸形及癫痫发作头痛等，关于这部分的针灸临床及研究基本空白，无针灸方案推荐。

上述颅内实质性病变所致头痛，针灸疗法只能起到一定程度的缓解作用。在明确诊断基础上，必须配合相应的中西医其他方法。

二、关于辨证分型

本章所述头痛，由于是颅内非血管性疾病所致，多为瘀阻脑络，选用汤剂有通窍活血汤[1-2]、血府逐瘀汤[3]；痰浊头痛[4]，予以平肝息风[5-6]；感染瘟疫，毒邪化火内陷所致，需清热解毒，疏表透里，辅以醒脑开窍[6]；平肝潜阳[7]。其余未明确辨证分型，无法分析传统中医辨证分型与针灸疗效的关系。

第六节　颅内非血管性疾病的头痛分类、诊断[8]

一、分类

7. 缘于颅内非血管性疾病的头痛

  7.1　缘于脑脊液压力增高的头痛

    7.1.1　缘于特发性颅内压增高的头痛

    7.1.2　缘于代谢、中毒或激素所致颅内压增高的头痛

    7.1.3　缘于脑积水所致颅内压增高的头痛

［1］　范秀云，彭俊，张明伟，等 . 针灸配合通窍活血汤治疗脑外伤后头痛疗效观察［J］. 西部医学，2011，23（4）：668-669.

［2］　田卓 . 通窍活血汤加味配合针灸治疗颅脑外伤后血瘀所致头痛的临床观察［J］. 陕西中医，2016，37（5）：532-533.

［3］　谢玉春，任少华，张志刚 . 针刺加血府逐瘀汤治疗症状性脑血管痉挛 30 例［J］. 中医临床研究，2014，6（1）：44-45.

［4］　王健，王留根 . 针刺配合穴位注射治疗低颅压性头痛 1 例［J］. 临床合理用药，2016，9（6）：170-171.

［5］　金瑛，聂俊，汪军华，等 . 压灸百会结合刺络放血治疗脑损伤后综合征 38 例总结［J］. 针灸临床杂志，2006，22（12）：43-44.

［6］　俞梦瑾，叶瑞雄，黄平兰，等 . 针灸"温化法"治疗小儿先天性脑积水 12 例报告［J］. 按摩与康复医学，2015，6（17）：35-37.

［7］　刘一凡，黄靖宇，胡幼平 . 针刺结合足疗辩证干预垂体瘤 1 例报道［J］. 中国医药指南，2008，6（24）：344-345.

［8］　Headache Classification Committee of the International Headache Society.The international classification of headache disorders，3rd edition［J］.Cephalalgia，2018，38（1）：1-211.

7.2　缘于脑脊液压力减低的头痛

　7.2.1　硬脊膜穿刺术后头痛

　7.2.2　缘于脑脊液漏的头痛

　7.2.3　缘于自发性低颅压的头痛

7.3　缘于颅内非感染性炎性疾病的头痛

　7.3.1　缘于神经系统结节病的头痛

　7.3.2　缘于无菌性（非感染性）脑膜炎的头痛

　7.3.3　缘于其他非感染性炎性颅内疾病的头痛

　7.3.4　缘于淋巴细胞性垂体炎的头痛

　7.3.5　短暂性头痛和神经功能缺损伴脑脊液淋巴细胞增多综合征（HaNDL）

7.4　缘于颅内肿瘤病变的头痛

　7.4.1　缘于颅内肿瘤的头痛

　　7.4.1.1　缘于第三脑室胶样囊肿的头痛

　7.4.2　缘于癌性脑膜炎的头痛

　7.4.3　缘于下丘脑或垂体分泌过多或不足的头痛

7.5　缘于鞘内注射的头痛

7.6　缘于癫痫发作的头痛

　7.6.1　癫痫性偏侧头痛

　7.6.2　痫性发作后头痛

7.7　缘于Ⅰ型 Chiari 畸形的头痛（CMI）

7.8　缘于其他颅内非血管性疾病的头痛

二、诊断

7.1　缘于脑脊液压力增高的头痛

A. 任何头痛符合标准 C

B. 通过腰椎穿刺（在没有使用镇静药物的情况下，行侧卧位穿刺）、硬脑膜外或脑室内的压力监测，测得脑脊液压力增高（>250mmH$_2$O），且脑脊液生化及细胞学检查正常

C. 至少符合下列 2 项中的 1 项以证明存在因果关系：

　1. 头痛发生与颅内高压在时间上密切相关

　2. 降低颅内压，头痛减轻

D. 不能用 ICHD-3 中的其他诊断更好地解释

7.2　缘于脑脊液压力减低的头痛

A. 任何头痛符合标准 C

B. 存在低颅内压（脑脊液压力低于 60mmH$_2$O）和 / 或脑脊液漏的影像学证据

C. 头痛的发生和低颅内压或脑脊液漏在时间上密切相关

D. 不能用 ICHD-3 中的其他诊断更好地解释

7.3　缘于颅内肿瘤病变的头痛

A. 任何头痛符合标准 C

B. 已确诊患有颅内肿瘤病变

C. 至少符合下列 3 项中的 1 项以证明存在因果关系：

    1. 头痛发生与颅内肿瘤病变在时间上相关，或因头痛而发现肿瘤病变

    2. 随颅内肿瘤病变的恶化，头痛加重

    3. 头痛明显好转与颅内肿瘤病变成功治疗在时间上相关

D. 不能用 ICHD-3 中的其他诊断更好地解释

（本章责任人：许若晴，顾敏智，范刚启）

第九章

针灸治疗物质及其戒断相关性头痛

第一节 针刺治疗缘于某种物质使用或接触的头痛

物质使用或接触某种物质导致的头痛，一般在物质使用后立即发作或数小时内发作。可由毒性物质引起，也可为某种物质在一般性治疗或实验性研究中产生的副作用。一些物质如一氧化氮和组胺会对正常志愿者和偏头痛患者引发速发性头痛。在清除原发性头痛患者的血液中这种物质一小时到几小时后，原发性头痛患者也会产生迟发性头痛。乙醇和双硫仑同时服用会导致头痛，单独则不会。大部分人大量饮酒后会产生头痛，可能有正面作用，因而头痛患者应避免过度饮酒。而物质的毒性作用导致的头痛如一氧化碳则无法通过实验来验证。

缘于某种物质使用或接触所致的头痛，在中医学上并没有细分为一个单元，一般将其归类为头痛，缺乏中医分型。针刺在针对治疗某些物质所致头痛的研究非常缺乏，一般以某些物质与头痛的关系作为研究的切入点。

针灸治疗方案列举

（一）一氧化氮（NO）供体诱发的头痛

指摄入一氧化氮供体后引起的头痛。常为双侧额颞叶搏动性头痛。可在暴露后 10 分钟内出现，也可在一氧化氮从血液中清除后出现。这类药物包括硝酸酯类、非硝酸酯类、调节血脂药（他汀类）、苯氧乙酸类、烟酸类等。一氧化氮是一种内皮舒张因子及神经递质，有扩张血管的作用。

在速发性头痛诊断中，任何头痛除了发生一氧化氮供体的吸收和不能用 ICHD-3 中的其他诊断解释外，还需符合 3 项以证明存在因果关系。①一氧化氮供体吸收后，1 小时内头痛产生；②一氧化氮释放停止后，1 小时内头痛缓解；③头痛至少符合下列 4 项中的 1 项：a. 双侧；b. 轻度到中度；c. 搏动性；d. 因体力活动而加剧。

在迟发性头痛诊断中，除了原发性头痛患者伴相应原发性头痛特征、一氧化氮供体的吸收和不能用 ICHD-3 中的其他诊断解释外，需符合下列全部 2 项以证明存在因果关系：①接触一氧化氮供体的 2~12 小时内，一氧化氮从血液中清除后头痛发生；②头痛在接触 72 小时后缓解。

1. 取穴

（1）主穴：百会、风池、率谷、合谷、太溪。

（2）配穴：辨经取穴，少阳头痛加中渚、外关；阳明头痛加太阳、列缺；太阳头痛加玉枕、天柱；厥阴头痛加太冲、丘墟。辨证取穴，肝阳上亢加行间；肾虚加肾俞、悬钟；血虚加心俞、脾俞、足三里；痰浊加丰隆、阴陵泉；瘀血加血海。

（3）主穴方义：百会穴为督脉的腧穴，督脉和足太阳经交会穴；头为诸阳之会，百脉之宗，百会穴则为各经脉气会聚之处，故能通达阴阳脉络。风池为足少阳胆经穴，足少阳、阳维脉交会穴，有平肝息风，清头明目的作用。率谷为足少阳胆经穴，足少阳、足太阳经交会穴，具有平肝息风，宁神止痛的作用。合谷为手阳明经的原穴，有止痛、通经活络的功效。太溪为足少阴经的原穴，头痛日久属久病，根据"久病必虚"的原则，配此穴能补肾滋肾水。诸穴合用共奏调理气机、平肝补肾、通经止痛之功效。

（4）配穴方义：少阳头痛。中渚为手少阳三焦经的输穴，具有疏泄少阳经气，调理三焦气机之效；外关为三焦经之络穴，有联络各部气血的作用。阳明头痛。太阳为经外奇穴，手阳明、手太阳和手足少阳经筋之所结，有清热消肿，止痛疏经的作用；列缺为手太阴之络穴，亦为八脉交会穴，此处取通经活络之效；虽不上头面部，但能联络手阳明经，透过通条两经以治疗两经的病变。太阳头痛。玉枕、天柱因经络所过，主治所及，有清热祛风，明目利窍之效。厥阴头痛。太冲为足厥阴肝经原穴，有平肝息风，健脾利湿的作用；丘墟为胆经原穴，肝胆相表里，泻此二穴可以降胆气以潜肝阳。

2. **操作**　百会、率谷使用 1 寸毫针，进针 0.5~0.8 寸，将针身倾斜与头皮呈 15° 平刺，快速进针达帽状腱膜下，得气后行捻转手法；风池使用 1.5 寸毫针，针尖与皮肤呈 75° 并朝向下颌方向进针；合谷、太溪使用 1.5 寸毫针直刺，采用平补平泻手法。辨证取穴根据病情的虚实，实证用泻法，虚证用补法。

疗程：每 10 分钟行针一次，留针 30 分钟，每日 1 次，5 次为 1 个疗程，休息 2 天后再进行下一个疗程。治疗 8 周。

3. **注意事项**

（1）注意患者自身的精神状况及健康状况。

（2）孕妇禁止针刺合谷等穴。

（3）皮肤有感染、溃疡、肿瘤等部位，不宜针刺。

（4）风池等头部穴位需注意针刺的方向、角度、深度。

针灸包括穴位埋线、穴位注射、排针平刺、头针等，该章节缺乏相关的研究，故未能提供进一步的治疗方案。

4. **文献选录**

（1）魏燕芳分治疗组巨刺法及对照组常规针刺治疗肝阳上亢型偏头痛，巨刺法选对侧取穴。针刺顺序第一先取太冲、中渚、足临泣、丘墟。第二为健侧太溪。对照组处方：局部阿是穴、四神聪、翳风（患）、风池（患）、丝竹空（患）、率谷（患）、合谷（双）、列缺（双）。研究得出针刺后两组的 VAS 评分均有下降，治疗组优于对照组，以及发作期的血浆 NO 含量较治疗前下降[1]。

（2）唐胜修选用常规针刺患侧太阳、头维、率谷、风池、天柱、玉枕、翳风，双侧合谷、外关、三阴交、太溪、太冲治疗偏头痛患者，观察得出针刺使 NO 恢复正常值，说明针刺有双向调节的功能，能使物质趋向正常值，达到"阴阳平衡"的作用[2]。

（二）磷酸二酯酶抑制剂诱发的头痛

1. 概述　磷酸二酯酶（phosphodiesterase，PDE）是代谢环鸟苷酸和环腺苷酸的酶类。PDE-5 抑制剂，西地那非和阿斯达莫会增加环鸟苷酸和 / 或环腺苷酸的水平。这种复合型头痛通常具有紧张性头痛的特征，部分也有无先兆偏头痛的特征。治疗男性勃起功能障碍 PDE-5 类药物作不良反应的统计，神经系统中的头痛最多见[3]。在诊断时除了有服用单一剂量磷酸二酯酶抑制剂和不能用 ICHD-3 中的其他诊断解释外，还需符合 3 项以证明存在因果关系。①服用磷酸二酯酶抑制剂 5 小时内产生头痛；② 72 小时内头痛缓解；③头痛至少符合下列 4 项中的 1 项：a. 双侧；b. 轻度到中度；c. 搏动性；d. 体力活动会加重头痛。

2. 针灸治疗　磷酸二酯酶抑制剂诱发的头痛中医治疗临床研究相对缺乏，未能提供进一步的针灸治疗方案。

（三）一氧化碳诱发的头痛

1. 概述　接触一氧化碳（CO）导致的头痛，脱离一氧化碳后，72 小时内自然缓解。通常碳氧血红蛋白水平在 10%~20% 会引起轻度头痛；在 20%~30% 会引起中度搏动性头痛；30%~40% 会导致重度头痛。超过 40% 已出现意识障碍，头痛不是主诉。在诊断时除了有双侧头痛、接触一氧化碳和不能用 ICHD-3 中的其他诊断解释外，还需符合 3 项以证明存在因果关系：①接触一氧化碳 12 小时内产生头痛；②头痛程度随一氧化碳中毒的严重程度变化；③去一氧化碳后 72 小时内头痛缓解。

2. 针灸治疗　发现一氧化碳中毒会先进行院前急救，送院后采取进一步治疗措施，中医及针灸治疗基本不涉及，故未能进一步总结。

[1]　魏燕芳，吴永刚，郭勇军，等 . 巨刺法治疗偏头痛（肝阳上亢证）的疗效及对 NO、5-HT 的影响[J]. 中国中医急症，2017，26（1）：118-119.

[2]　唐胜修，徐祖豪，唐萍，等 . 针刺对偏头痛患者血管收缩与舒张因子的影响[J]. 中国针灸，2004，24（2）：103-104.

[3]　陈亮，贾金铭，钟伟，等 .3 种磷酸二酯酶 -5 抑制剂不良反应比较与分析[J]. 中国医院用药评价与分析，2009，9（9）：711-714.

（四）乙醇诱发的头痛

1. **概述**　摄入乙醇（通常为含乙醇的饮料）后可引起速发性头痛发作，也可引起迟发性头痛发作，头痛可自行缓解。

速发性头痛在诊断时，任何头痛除了有乙醇摄入史和不能用 ICHD-3 中的其他诊断解释外，还需符合 3 项以证明存在因果关系：①头痛在摄入乙醇后 3 小时内发作；②头痛发作在摄入乙醇后 72 小时内终止；③头痛发作至少符合下列 3 项中的 1 项：a. 双侧；b. 搏动性头痛；c. 体力活动会加重头痛。

迟发性头痛在诊断时，任何头痛除了有乙醇摄入史和不能用 ICHD-3 中的其他诊断解释外，还需符合 3 项以证明存在因果关系。①乙醇摄入后 5~12 小时内发生头痛；②头痛发作后 72 小时内缓解；③头痛发作至少符合下列 3 项中的 1 项：a. 双侧；b. 搏动性头痛；c. 体力活动会加重头痛。

2. **针灸治疗**　乙醇诱发的头痛在中医治疗的临床研究中相对缺乏，未能提供进一步治疗方案。

（五）食物和 / 或食品添加剂诱发的头痛

1. **概述**　此类头痛为国际头痛分类中的谷氨酸钠诱发的头痛。而由某种特殊食物或食品添加剂诱发的发作性偏头痛，当中可能包含一种或多种成分，患者是对哪种成分敏感很难鉴定。

谷氨酸钠诱发的头痛通常为典型的压迫样（紧箍样）疼痛或烧灼样疼痛，但偏头痛患者可以表现为搏动性头痛。通常同时伴有脸红、脸部和胸部压迫感、颈部、肩部和 / 或胸部烧灼感、眩晕和腹部不适。

在诊断时，任何头痛除了摄入了食物或食品添加剂包含的一种或多种成分导致易感患者的头痛发作和不能用 ICHD-3 中的其他诊断解释外，还需符合 3 项以证明存在因果关系。①摄入食物或食品添加剂后 12 小时内发生头痛；②头痛发作在停止摄入食物或食品添加剂后 72 小时内缓解；③头痛发作至少符合下列 4 项中的 1 项：a. 双侧；b. 轻到中度疼痛；c. 搏动性头痛；d. 体力活动会加重头痛。

2. **针灸治疗**　食物和 / 或食品添加剂、味精诱发的头痛在中医治疗的临床研究中基本空白，未能提供进一步治疗方案。

（六）可卡因诱发的头痛

1. **概述**　可卡因是一种很强的中枢兴奋剂，属于脂溶性物质，透过黏膜吸收并容易通过血脑屏障，有中枢兴奋和拟交感神经作用。滥用者有很强的精神依赖，断药后可出现戒断症状。

在诊断时，任何头痛除了由任何途径摄入可卡因和不能用 ICHD-3 中的其他诊断解释外，还需符合 3 项以证明存在因果关系。①摄入可卡因 1 小时内发生头痛；②头痛发作在停止摄入可卡因后 72 小时内缓解；③头痛发作至少符合下列 4 项中的 1 项：a. 双侧；b. 轻至中度头痛；c. 搏动性头痛；d. 体力活动会加重头痛。

2. 针灸治疗　可卡因诱发的头痛在中医治疗的临床研究中相对缺乏，未能提供进一步治疗方案。

（七）组胺诱发的头痛

1. 概述　组胺是一种存在于水产和肉类食品中的生物胺。组胺可引起绝大多数人急性头痛发作，但对于无先兆偏头痛患者，组胺可引起迟发型头痛。对于紧张性头痛患者，组胺可引起符合紧张性头痛发作特点的迟发头痛。迟发型头痛平均发生在暴露于组胺后 5~6 小时。对于正处在丛集期的丛集性头痛患者，可招致发作。抗组胺药主要用于过敏性疾病，副作用有中枢神经抑制作用、抗胆碱作用等，包括头痛、嗜睡、镇静、口干、心脏毒性等。

速发性头痛在诊断时，任何头痛除了有组胺摄入史和不能用 ICHD-3 中的其他诊断解释外，还需符合 3 项以证明存在因果关系。①吸收组胺后 1 小时内出现头痛；②头痛发作在停止吸收组胺后 1 小时内缓解；③头痛发作至少符合下列 4 项中的 1 项：a. 双侧；b. 轻至中度头痛；c. 搏动性头痛；d. 体力活动会加重头痛。

迟发性头痛在诊断时，除了原发性头痛患者出现头痛发作，不仅符合其原发头痛的特点、有组胺摄入史和不能用 ICHD-3 中的其他诊断解释外，还需符合 2 项以证明存在因果关系：①使用组胺后 2~12 小时出现疼痛；②头痛发作在停止吸收组胺后 72 小时内缓解。

2. 针灸治疗　组胺诱发的头痛在中医治疗的临床研究中相对缺乏，未能提供进一步治疗方案。

（八）降钙素基因相关肽诱发的头痛

1. 概述　急性暴露于降钙素基因相关肽（calcitonin gene-related peptide，CGRP）后引起的速发性头痛或迟发性头痛，头痛可自行缓解。CGRP 是存在于内分泌腺、免疫细胞、中枢及外周神经系统等不能通过血脑屏障的神经肽，在神经系统中的三叉神经节也含有丰富的 CGRP，具有扩张血管、参与炎症反应、痛觉传导等作用，CGRP 的浓度在偏头痛急性发作及偏头痛非发作期的诱发有密切关系[1-2]。

速发性头痛在诊断时除了有 CGRP 摄入史和不能用 ICHD-3 中的其他诊断解释外，还需符合 3 项以证明存在因果关系。①使用 CGRP1 小时内发生头

[1]　于生元，陈小燕. 降钙素基因相关肽（CGRP）抗体治疗偏头痛[J]. 实用药物与临床，2019，22（8）：785-789.
[2]　任旭，牛争平. 降钙素基因相关肽在偏头痛发病机制中的研究进展[J]. 中西医结合心脑血管病杂志，2004，2（4）：229-230.

痛；②头痛发作在停止使用 CGRP1 小时内缓解；③头痛至少符合下列 4 项中的 1 项：a. 双侧；b. 轻至中度头痛；c. 搏动性头痛；d. 体力活动会加重头痛。

迟发性头痛在诊断时除了有原发性头痛患者出现头痛发作，符合其原发头痛的特点、有 CGRP 摄入史和不能用 ICHD-3 中的其他诊断解释外，还需符合下列全部 2 项以证明存在因果关系：①使用 CGRP 后 2~12 小时出现头痛；②头痛发作在停止使用 CGRP 后 72 小时内缓解。

2. 针灸治疗　对针刺治疗降钙素基因相关肽（CGRP）供体诱发的头痛并没有针对性的研究，多为针刺治疗偏头痛对 CGRP 水平的影响。参考治疗偏头痛的针刺方法，提出以下方案供参考。

（1）取穴

主穴：率谷、风池、水沟、劳宫、涌泉。

配穴：辨经取穴，少阳经头痛加中渚，外关；阳明头痛加太阳、列缺；太阳头痛加玉枕、天柱；厥阴头痛加太冲，丘墟。

辨证取穴：肝阳上亢加行间；肾虚加肾俞、悬钟；血虚加心俞、脾俞、足三里；痰浊加丰隆、阴陵泉；瘀血加血海。

选穴方义：风池为足少阳经穴，足少阳、阳维脉交会穴，有平肝息风，清头明目的作用；率谷为足少阳胆经穴，足少阳、足太阳经交会穴，具有平肝息风，宁神止痛的作用；水沟属督脉，督脉是与脑发生直接联络的经络，有调元通髓、醒脑安神之效；劳宫为手厥阴经之穴，有祛邪通络、调神导气之功；涌泉为足少阴经井穴，开窍降逆，神安痛止。以心、脑为主，诸穴共奏调元通络，安神止痛之功。

（2）操作：率谷使用 1 寸毫针，进针 0.5~0.8 寸，将针身倾斜与头皮呈 15° 平刺，快速进针达帽状腱膜下，得气后行捻转手法；风池使用 1.5 寸毫针，针尖与皮肤呈 75° 并朝向下颌方向进针；水沟朝鼻中隔方向斜刺 45° 进针，用雀啄泻法至眼球湿润；劳宫和涌泉直刺进针，采用提插捻转泻法。辨证取穴根据病情的虚实，实证用泻法，虚证用补法。

疗程：每 10 分钟行针一次，留针 30 分钟，每日 1 次，5 次为 1 个疗程，休息 2 天后再进行下一个疗程。治疗 8 周。

（3）注意事项：①注意患者的精神状况及健康状况。②皮肤有感染、溃疡、肿瘤等部位不宜针刺。③风池等头部穴位需注意针刺的方向、角度、深度。

其他疗法如穴位埋线、排针平刺、艾灸等皆缺乏相关文献或文献偏少，未能提供进一步总结及治疗方案。

（4）文献选录：①周倩文观察 90 例患者，以足少阳胆经及手少阳三焦经为主，根据不同症状临证取穴，针刺组和药物组与治疗前做对比，经血浆含量测定及统计后得出 2 组的 CGRP 含量比治疗前均明显降低,而针刺组在治疗后的头痛程度、发作频率等各项积分下降幅度更为明显[1]。②眭兰等治疗 92 例偏头痛患者,分 3 组,治疗组选用调神针法,取穴水沟、劳宫、涌泉联合假盐酸氟桂利嗪片;对照组 1 选用调肝针法,取穴太阳、率谷、风池、角孙、阳陵泉、足临泣联合假盐酸氟桂利嗪片;对照组 2 选用安慰针,取穴下巨虚、条口、支沟、三阳络、上巨虚联合盐酸氟桂利嗪片。与空白组做对比,治疗组的 CGRP 含量低于同期观察的三组,调神针法有预防作用[2]。

（九）缘于外源性急性升压药物所致头痛

1. 概述　可诱发头痛的外源性急性升压药物有去甲肾上腺素、间羟胺、甲氧胺、肾上腺素、多巴胺、多巴酚丁胺、血管紧张素等。分别是 α、αβ、β 受体激动药,不同的药物有着相同的作用而持续时间不一。在诊断时,任何头痛除了有服用外源性升压药后引起了血压急剧升高和不能用 ICHD-3 中的其他诊断解释外,还需符合下列全部 2 项以证明存在因果关系:①在使用升压药后 1 小时头痛发作;②停止使用升压药后 72 小时内头痛缓解。

2. 针灸治疗　针灸治疗该类头痛的研究以动物实验为主,相关临床研究为空白,不能提供进一步总结。

（十）其他致头痛药物所致头痛

针刺治疗国际头痛分类诊断第 8.1.10 至 8.1.13 分类头痛,相关临床文献空白,无法进一步总结。

第二节　针刺治疗药物过度使用性头痛

药物过度使用性头痛（medication-overuse headache，MOH）是指原发性头痛患者因规律服用过量的急性或症状性头痛治疗药物后,产生新的头痛使原来的头痛加重,是一种因不当或长期使用某种药物而导致的头痛。MOH 常继发于偏头痛、紧张性头痛、创伤后头痛[3]。诊断标准包括:①原发性头痛患者每月头痛发作的天数大于等于 15 天;②规律服用过量的急性或症状性疼痛治疗药物 3 个月以上;③不能用 ICHD-3 中的其他诊断更好地解释。

此类头痛包括:麦角胺过度使用性头痛;曲坦类过度使用性头痛;普通止

[1]　周倩文．针刺对偏头痛 CGRP、β-EP、5-HT、c-fos 含量影响及相关机制研究[D].镇江:江苏大学,2018.

[2]　眭兰,康超宾,蔡艳.调神针刺法预防性治疗偏头痛临床疗效及对患者血清 CGRP 的影响[J].四川中医,2021,39（1）:197-201.

[3]　刘欢贤.药物过度性头痛患者临床特点、复发率及复发预测因素分析[D].北京:中国人民解放军医学院,2019.

痛药过度使用性头痛（多为非甾体类药物，包括对乙酰氨基酚、乙酰水杨酸等非阿片类止痛药）等。

（一）针灸治疗方案列举

针灸治疗此类药物诱发头痛的独立研究偏少，缺乏对比，可从综合疗法中参考治疗方案。

（二）针刺及穴位注射加中药

1. **取穴**　风池、足三里、三阴交、太冲、太溪。

2. **药物**　穴位注射选 10% 当归注射液；自拟偏头痛方。

3. **操作方法**　选用针刺及穴位注射加中药自拟方联合治疗，针刺采用毫针刺法取穴风池、足三里、三阴交、太冲、太溪补虚泻实；穴位注射选 10% 当归注射液注射内关，每穴 2ml；偏头痛急性发作者阿是穴选用远点透刺加缠针震颤法。留针 30~60 分钟，12 次为 1 个疗程，共治 3~5 个疗程；自拟偏头痛方：川芎、当归、丹参、羌活、白芷、藁本、细辛、蔓荆子、黄芪、白术、怀山药、赤芍、白芍制成蜜丸，每日 3 次，每次 3~6g，1 个月为 1 个疗程。治疗 3 个月。

4. **文献选录**　叶德堡观测了 50 例顽固性偏头痛患者，规律服用"去痛片""颅痛定"或"麦角胺咖啡因"1 年以上，病程 10~30 年不等，选用针刺及穴位注射加中药自拟方联合治疗。结论：联合应用能有效戒断不同药物依赖引起的偏头痛[1]。

第三节　针灸治疗物质戒断性头痛

此类头痛指持续应用数周或数月的药物或其他物质停止应用或停止暴露后引起的头痛。包括阿片类戒断性头痛、咖啡因戒断性头痛、雌激素戒断性头痛等。针灸治疗阿片类戒断性头痛获得一定成果，对其他类型所致头痛研究很少。

一、针灸治疗阿片类戒断性头痛

任何头痛除了每天使用阿片类药物、持续时间大于 3 月，突然戒断和不能用 ICHD-3 中的其他诊断解释外，还需符合下列全部 2 项以证明存在因果关系：①上次使用阿片类药物后 24 小时内发生头痛；②阿片类药物戒断后 7 天内头痛缓解。阿片类戒断性头痛一般包括戒断综合征及戒断稽延综合征等。

中医疗法在阿片类成瘾的戒断综合征及戒断稽延综合征均取得不错的研

---

[1]　叶德堡．针刺为主戒除顽固性偏头痛患者药物依赖的临床观察[J]．中国针灸，1999，19（11）：663-664.

究成果，包括针刺、中药、气功、综合疗法等。而针灸治疗阿片类戒断性头痛有着良好的成果，包括选用电针、耳针、针药结合、韩氏戒毒仪等[1]。

（一）传统毫针刺法

1. 取穴

主穴：太阳、头维、神门、内关、合谷、劳宫、足三里、三阴交。

配穴：根据临床症状配穴，当中阿片类戒断性头痛患者，可以加用韩氏戒毒仪。

选穴方义：太阳为经外奇穴，为手阳明、手太阳和手足少阳经筋之所结，有清热消肿，止痛疏经的作用。头维为足阳明经穴位，足阳明经与足少阳经及阳维脉的交会穴，能输送纯阳之气以治疗头痛。神门为手少阴经之穴，能补益心气，安定心神。内关手厥阴经之穴，能宁心安神、理气止痛。合谷为手阳明经的原穴，有止痛，通经活络的功效。劳宫为手厥阴经之穴，有清心火之功。足三里为足阳明经的合穴，能燥化脾湿，生发胃气。三阴交为足太阴经、足厥阴经及足少阴经三经的交会穴，有调补肝肾、行气活血、疏通经络之功。诸穴合用共奏通经止痛，调肝肾补脾胃，扶正培元之效。

2. 操作　太阳、头维使用 1 寸毫针，进针 0.5~0.8 寸，将针身倾斜与头皮呈 15° 平刺，快速进针达帽状腱膜下，得气后行捻转手法；神门直刺 0.5~0.8 寸，中等强度刺激；内关、合谷用提插补泻的泻法连续 3 次；足三里、三阴交用提插补泻的补法连续 3 次。每 10 分钟行针 1 次，得气后留针 30 分钟。10 天为一个疗程。

3. 文献选录

（1）于金栋等收集了 45 例患者，皆是服用"去痛片"或"脑宁片" 2~3 年引起的慢性每日头痛，在停药后出现头痛、不寐等症状。将其随机分为治疗组与对照组，治疗组选用针刺方法，取双侧太阳、头维、四神聪、风池、神门、内关、丘墟，平补平泻；对照组选用安慰剂淀粉胶囊。治疗后 2 组对比研究得出针刺能有效减轻停药引起的戒断头痛[2]。

（2）吴俊梅等将患者随机分为 4 组，药物组、阿片加针刺组、单纯针刺组、阿片加韩氏戒毒仪组，每组 30 人。针刺基本方有四神聪、双侧内关、合谷、足三里、三阴交，配合辨证取穴；韩氏戒毒仪组取穴为合谷、劳宫、足三里、三阴

[1]　潘冬，周士慧，张沁园，等 . 中医疗法在毒品成瘾戒断中的运用探讨［J］. 中医药学报，2019，25（1）：16-19.

[2]　于金栋，赵援非 . 针灸治疗药物依赖性头痛疗效观察［J］. 针灸临床杂志，2007，23（3）：27.

交。4组疗法治疗后的戒断症状无反跳现象[1]。

（二）耳穴疗法

耳穴疗法是针灸学的一部分，将脏腑、经络等汇聚成一体。耳穴一般作为辅助疗法，配合药物、心理治疗等方法一起使用。目前的少量研究总结，提出以下治疗方案：

1. 取穴

主穴：心、肾、皮质下、交感、内分泌、神门、脑干。

配穴：根据头痛部位及症状辨证取穴，加配耳穴及体穴。厥阴头痛加耳穴"肝"；少阳头痛加耳穴"胰胆"，体穴"太阳"；阳明头痛加耳穴"胃"，"额"；太阳合并督脉头痛加耳穴"膀胱"，"枕"。

选穴方义：根据中医脏象学说，戒断性头痛或戒断综合征一般存在心瘾，故取心以安心神；戒断是一个慢性的过程，根据"久病必虚"原则，故取肾；皮质下主治神经性头痛、失眠多梦；交感可调节血管和自主神经功能紊乱；内分泌能激活内源性阿片肽释放；神门主治头痛、失眠多梦、戒断综合征；脑干主治眩晕、后头痛。诸穴合用起到调心补肾，戒断止痛之效。

2. 操作　

患者取坐位，耳部进行局部常规消毒，使用镊子将王不留行籽贴撕下，将籽贴贴敷在相应的穴区后予以适当的按压，以耳部有发热、胀痛感为度。每天按压 3~5 次，每次 3~5 分钟。疗程：10 天为 1 个疗程，两耳相互交替治疗。

3. 注意事项　

耳穴贴压一般没有绝对的禁忌证，但以下情况应予注意。

（1）耳部有水肿、湿疹、溃疡等不宜使用。

（2）严重心脏病者慎用。

（3）孕妇及有习惯性流产的妇女禁用。

（4）防止贴压胶布变潮，多汗者贴压时间不能过长，2 天 1 换，以防感染。

（5）患者自行按摩时，力度要适中，不能过度用力。

4. 文献选录

（1）万萍等将 149 例患者随机分为治疗组和对照组，治疗组在停用海洛因后开始口服美沙酮、普萘洛尔等治疗。前 3 天大剂量使用美沙酮控制戒断症状，第 4 天每日递减，辅以耳穴贴压和中药治疗。耳穴选用心、肾、内分泌、皮质下、交感、神门，每日按压 3~5 次。中药自拟方：柴胡、当归、白芍、郁金、益智仁、龙骨、牡蛎、酸枣仁、柏子仁、夜交藤、葛根、甘草，每日一剂，早晚一次，水煎服，连服 5 天。对照组为口服美沙酮、普萘洛尔等治疗。对比后治疗

---

[1]　吴俊梅，魏东焰，罗永分，等 . 针刺对海洛因依赖的脱毒疗效及其防复吸潜力的临床研究[J]. 中西医结合学报，2003，1（4）：268-272.

组在失眠、烦躁不安等症状改善方面明显优于对照组[1]。

（2）王泽涛等将120例患者随机分为耳穴贴压和药物组（治疗组）和药物组（对照组）2组，戒毒人员需符合有长期使用海洛因史，每日吸食量大于等于0.5g。对照组采用西药美沙酮递减疗法戒毒治疗，10天为1个疗程。治疗组西药治疗与对照组相同，再加耳穴贴压治疗。耳穴选穴肝、肾、肺、内分泌。若肌肉痉挛疼痛配皮质下、神门；胃肠功能紊乱配胃、脾、大肠、交感；精神烦躁配神门、心、小肠；腰痛或腰膝酸软配膀胱、腰骶椎。每日自行按压4次，每次每穴1~2分钟，每次贴压一侧耳穴，3日1换，两耳轮流。10天为1个疗程。研究显示治疗组在痊愈率上优于对照组，而复吸率则少于对照组[2]。

（3）沈杰等治疗40例海洛因依赖患者，全部患者均于吸毒前有神经性头痛史，吸毒后头痛消失，戒断期头痛复发。以耳穴"皮质下""脑干"为主穴，根据头痛部位及症状辨证取穴，加配耳穴及体穴。在耳穴探测棒确定敏感点后作常规消毒，将揿针埋入敏感点，每次选用一侧耳穴，3~4天为1个疗程，一般3个疗程。研究显示总有效率达95%[3]。

（三）头针综合疗法

1. **穴位**　头针1组选用额中线、顶颞后斜线、顶中线；头针2组选用额旁一线、顶旁一线、颞后线；西药采用美沙酮递减法。

2. **操作**　在常规消毒后将0.25mm×25mm的针灸针与头部呈30°左右进针，当针达到帽状腱膜下层时，指下感到阻力减少，进针0.5~1.5寸，2组隔日交替针刺以防穴位疲劳。体穴组直刺1~2寸，每天针刺时间均为下午4:00—6:00。两组针刺均双侧取穴，一天一次，得气后留针20分钟并加电针。

3. **注意事项**

（1）头部毛发较多，必须严格消毒，以防感染。

（2）头针的刺激较强，医者必须注意观察患者表情，以防因刺激时间较长出现晕针的情况。

（3）头皮因血管丰富，容易出血，出针时必用干棉球按压针孔1~2分钟。

（4）婴儿由于颅骨缝骨化不全，不宜采用头针治疗。

4. **文献选录**　戎军等将94例海洛因依赖戒断症状患者按随机对照原则，分为头针＋美沙酮组（头针组）、体针＋美沙酮组（体针组）、单纯美沙酮组（美

[1]　万萍，张婉萍，吴仁贵.耳穴贴压为主治疗海洛因依赖慢性戒断症状89例疗效观察[J].中国针灸，1997，17（7）：393-394.

[2]　王泽涛，袁宜勤，王军，等.耳穴贴压配合药物治疗海洛因依赖疗效观察[J].上海针灸杂志，2005，24（12）：6-7.

[3]　沈杰，李芝能.耳穴埋针治疗海洛因脱毒期神经性头痛40例观察[J].云南公安高等专科学校学报，1998（2）：58.

沙酮组）。当中头针分别采用头针 1 组选用额中线、顶颞后斜线、顶中线；头针 2 组选用额旁一线、顶旁一线、颞后线，两组双侧取穴；体针选用四神聪、内关、合谷、足三里、三阴交，双侧取穴。研究显示头针组与体针组的治疗效果均较单纯美沙酮组要好，而头针组控制戒断症状较体针组好[1]。

二、针灸治疗其他物质戒断所致头痛

咖啡因戒断性头痛较为常见。主要表现为每日服用咖啡因大于 200mg 超过 2 周的患者在突然戒断咖啡因后 24 小时内发生的头痛。头痛在戒断之后 7 天内缓解。

雌激素戒断性头痛，亦时有所见。主要表现为每日使用外源性雌激素超过 3 周的患者在突然戒断雌激素后 5 天内发生的头痛或偏头痛。头痛发生后继续戒断，头痛可在 3 天内缓解。

针灸对咖啡因戒断性头痛和雌激素戒断性头痛的临床应用及研究基本空白。

第四节 针灸治疗物质及其戒断
相关性头痛现状分析

缘于某种物质使用或接触的头痛，其临床表现多与偏头痛、紧张性头痛等相似。但对于有头痛病史者来说，在接触相关物质后除了增加新的头痛外，更有可能会诱发原有的头痛。大量文献显示针刺治疗偏头痛、紧张性头痛等都取得了很好的治疗效果，包括体针、排针平刺、穴位埋线、腹针、浮针等。因此，对缘于某种物质使用或接触的头痛来说，可选用上述针灸方法进行针灸治疗。

物质诱发的头痛，相关研究多在动物实验体现。就针刺治疗头痛对相关物质调节文献中，选穴不一。而根据临床证型选配穴位，对于物质诱发的头痛患者或模型来说，并没有一套标准化穴位。就选穴规律来说，可能存在如下特点：

1. 缘于某种物质使用或接触的头痛选穴，多以偏头痛公认的学说为切入点。如三叉神经血管学说或以皮质扩散性抑制理论为切入点。

2. 就现有的文献资料分析，针灸治疗物质及其戒断相关性头痛涉及的病种，包括 NO、去甲肾上腺素、CGRP、复方止痛药物过度使用性头痛、咖啡因戒断性头痛、阿片类戒断性头痛这几种类型的头痛。动物实验对研究相关因

---

[1] 戎军,刘智艳,阿斯哈尔.头针治疗海洛因依赖者戒断症状 94 例的临床研究[J].中国药物滥用防治杂志,2006,12(4):205-208.

子所致头痛的针刺研究较多。

　　总的说来,针灸治疗物质及其戒断相关性头痛的临床应用及研究存在大部分的空白。其中既缺乏对中医证型的分型治疗,也缺乏针灸方法的对比,需要进一步地系统研究。

第五节　物质及其戒断相关性头痛分类、诊断[1]

一、分类

8.1　缘于某种物质使用或接触的头痛

　8.1.1　一氧化氮供体诱发的头痛

　8.1.2　磷酸二酯酶抑制剂诱发的头痛

　8.1.3　一氧化碳诱发的头痛

　8.1.4　乙醇诱发的头痛

　8.1.5　食物和/或食品添加剂诱发的头痛

　8.1.6　可卡因诱发的头痛

　8.1.7　组胺诱发的头痛

　8.1.8　降钙素基因相关肽诱发的头痛

　8.1.9　缘于外源性急性升压药物的头痛

　8.1.10　缘于非头痛药物偶尔使用的头痛

　8.1.11　缘于非头痛药物长期使用的头痛

　8.1.12　缘于外源性激素的头痛

　8.1.13　缘于其他物质使用或接触的头痛

8.2　药物过度使用性头痛

　8.2.1　麦角胺过度使用性头痛

　8.2.2　曲坦类过度使用性头痛

　8.2.3　普通止痛药过度使用性头痛

　8.2.4　阿片类药物过度使用性头痛

　8.2.5　复方止痛药物过度使用性头痛

　8.2.6　缘于多重而并非单一种类药物的药物过度使用性头痛

　8.2.7　缘于未经证实的多重药物种类的药物过度使用性头痛

　8.2.8　缘于其他药物的药物过度使用性头痛

[1]　Headache Classification Committee of the International Headache Society.The international classification of headache disorders,3rd edition[J].Cephalalgia,2018,38(1):1-211.

8.3　缘于物质戒断性头痛

8.3.1　咖啡因戒断性头痛

8.3.2　阿片类戒断性头痛

8.3.3　雌激素戒断性头痛

8.3.4　其他物质长期使用后戒断性头痛

二、相关诊断标准

（一）缘于某种物质使用或接触的头痛

A. 头痛符合标准 C

B. 使用或接触已知可引起头痛的物质

C. 至少符合下列 4 项中的 2 项以证明存在因果关系：

　　1. 头痛产生时间与物质使用或接触在时间上相关

　　2. 消除物质后头痛显著改善或缓解

　　3. 头痛符合使用或接触物质的典型特征

　　4. 存在其他证据证明存在因果关系

D. 不能用 ICHD-3 中的其他诊断更好地解释

（二）药物过度使用性头痛

A. 原发性头痛患者每月头痛发作的天数≥15 天

B. 规律服用过量的急性或症状性头痛治疗药物 3 个月以上

C. 不能用 ICHD-3 中的其他诊断更好地解释

服用多种头痛治疗药物的患者即使在每一种药物都没有过量的情况下，也可能存在整体的药物过量。这一类患者应被诊断为多种药物引起的药物过度使用性头痛。

当服用多种头痛治疗药物的患者不能提供准确的药物名称和用量时，需诊断为未证实的多种药物引起的药物过度使用性头痛，直到可以获得更多的用药信息。在几乎所有病例中，都需要记录头痛日记。

（三）物质戒断性头痛

咖啡因戒断性头痛描述：

A. 任何头痛符合标准 C

B. 咖啡因使用量>200mg/d，持续时间>2 周，突然戒断或未按时服用

C. 符合下列全部 2 项以证明存在因果关系：

　　1. 上次服用咖啡因后 24 小时内发生头痛

　　2. 至少符合下列 2 项中的 1 项：

　　　　a）服用 100mg 咖啡因后头痛在 1 小时内好转

　　　　b）咖啡因戒断后 7 天内头痛缓解

D. 不能用 ICHD-3 中的其他诊断更好地解释

阿片类戒断性头痛：

A. 任何头痛符合标准 C

B. 每天使用阿片类药物，持续时间>3 月，突然戒断

C. 符合下列全部 2 项以证明存在因果关系：

　　1. 上次使用阿片类药物后 24 小时内发生头痛

　　2. 阿片类药物戒断后 7 天内头痛缓解

D. 不能用 ICHD-3 中的其他诊断更好地解释

（本章责任人：文玉茵，郑咏淇，范刚启）

第十章

针灸治疗缘于感染的头痛

第一节 概　述

缘于感染的头痛指继发于细菌、病毒、真菌、寄生虫等活动性感染后或由这些疾病的后遗症引起的头痛,并随着感染控制后逐渐好转。头痛、发热和恶心/呕吐,此三联征高度提示缘于感染的头痛。嗜睡或抽搐等临床症状出现时也可提高该诊断的可能性。根据感染的部位在颅内还是全身,分为缘于颅内感染的头痛和缘于全身性感染的头痛。感染所导致的头痛持续时间不定,往往伴随感染的其他症状和/或临床体征。

针灸具有杀菌、抗炎、提高机体免疫力的作用,在防治感染性疾病如脑膜炎、乙脑、疟疾、麻疹、流行性感冒等方面,有自身独到之处。由于感染性疾病引起的头痛常常是疾病一系列症状中的一种,很少以头痛作为单一症状出现,且针灸治疗时也常常是针对感染性疾病进行整体治疗,很少针对头痛进行单一治疗,故临床关于针灸治疗缘于感染的头痛报道极少。

尽管如此,针灸对于缘于感染的头痛治疗并非无效。针灸治疗感染性疾病有大量的临床报道,其中很多感染性疾病都伴有剧烈头痛,这为针灸治疗缘于感染的头痛提供了有力证据。

由于较少关于针灸治疗缘于感染的头痛的专门报道,我们根据针灸治疗各种常见类型头痛的经验及各家关于针灸治疗感染性疾病的经验报道,最终汇总出缘于感染的头痛总的针灸治疗方案,以供临床参考。

（一）治则

解表散邪,清热解毒,通络止痛。

（二）选穴

主穴:大椎、风池、百会、太阳、印堂、合谷、外关。

配穴:若恶寒明显,偏于风寒证配风门、肺俞;若发热面赤、口渴明显,偏于风热证配曲池、尺泽;若苔腻、腹胀、便溏,偏于湿浊内盛配中脘、足三里;若热毒壅盛,可配十宣、耳尖放血。

大椎为督脉腧穴,又为"诸阳之会",既可散寒解表,又可泻热解毒,对于感染引发的头痛功效尤著;百会亦为督脉腧穴,位于颠顶,又为三阳五会之处,功可祛风止痛、散邪通络;风池为足少阳胆经腧穴,通于阳维脉,位于头部，为祛风要穴，故为治头痛要穴；太阳为经外奇穴，印堂为督脉穴，最善止头痛，清利头目；合谷为手阳明大肠经原穴，为四总穴之一，有"面口合谷收"之称，善治头面诸疾；外关为手少阳三焦经络穴，通于阳维脉，"阳维为病苦寒热"，而感染性头痛多伴寒热，故用之最宜。

（三）操作

诸穴以普通毫针针刺，泻法为主，若风寒证可于大椎、风池、风门加温和灸或温针灸或火针点刺；若风热证大椎、太阳可刺络拔罐，印堂可点刺挤血数滴；若热毒壅盛，耳尖、十宣均宜点刺挤血十数滴。

（四）注意事项

必须指出的是，针灸治疗缘于感染的头痛，必须在整体治疗感染性疾病的基础上同时治疗头痛，方可达到较好疗效，否则无异于扬汤止沸，因头痛之所以发生，源于感染引起的炎症反应，若不能将炎症反应控制住，则头痛也就无法得到根本治疗。对此，我们针对几种典型的能够引发头痛的感染性疾病的针灸治疗进行了举例说明，以期能够与上述头痛治疗方案配合，相得益彰。

第二节 针灸治疗方案列举

一、缘于颅内感染的头痛针灸方案列举

能引起头痛的颅内感染性疾病报道较多的为流行性脑脊髓膜炎、流行性乙型脑炎（以下简称乙脑）、呼吸道传染病性脑膜炎（腮腺炎、水痘、风疹合并脑膜炎），其归属于缘于细菌性脑膜炎或脑膜脑炎的头痛和缘于病毒性脑膜炎或脑炎的头痛，运用针灸治疗缘于颅内真菌或其他寄生虫感染的头痛、缘于脑脓肿或者硬膜下积脓所致的头痛未见报道。

（一）缘于细菌性脑膜炎或脑膜脑炎的头痛

1. 传统针灸法

（1）取穴

主穴 10 个：百会、风府、风池、天柱、大椎、至阳、命门、中脘、头窍阴、曲池，其中百会、风府、大椎、曲池、中脘每次皆针，余穴交替使用。

配穴 11 个：合谷、间使、隐白、少商、攒竹、少泽、神庭、人中、涌泉、至阴、上星。

（2）针刺操作：配穴人中、涌泉于昏迷时施针，清醒后不取。其余的配穴每次交替选取其中 6 个穴位来配合主穴使用。

患者入院第一次施针时，主穴与配穴全部施针，第 1~2 天，上下午各针 1 次，此后每日针刺 1 次。进针手法：主穴与配穴均采用捻转式进针，待针刺到

一定位置后,采用强刺激。能说话的患者,一定等患者说胀麻得厉害时为止;不能说话者,以刺中神经局部肌肉跳动或针尖紧滞时再用劲捻转 1~2 次。

针刺深浅:参考一般针灸书籍规定的深浅,也随患者胖、瘦及感觉敏感度增减,力求达到治疗目的。幼儿采用皮内针治疗。留针时间:采用短暂留针法,中脘的针待所有穴位针刺完成后取针;其余的针,待下一个穴位刺针后,拔取上一个穴位的针。

(3)案例选编

案例 1:患者周某,男性,16 岁,1959 年 4 月 19 日 18:10 入院。剧烈头痛、呕吐、谵语,精神烦躁不安、辗转床褥、呻吟呼母,高热 40℃。体检:颈强直,运动外旋困难,精神恍惚,答非所问,心律不齐,布鲁津斯基征、凯尔尼格征、巴宾斯基征(+),白细胞 $16.500 \times 10^9/L$,中性粒细胞百分比 90%,脑脊液肉眼观察为乳白色、浑浊,蛋白(+++),细胞数 32 800/mm³,多核细胞百分比 89%,涂片检查发现细胞内阴性双球菌(+)。确诊为流行性脑脊髓膜炎后,随即予以针灸治疗,针刺百会、神庭、攒竹、窍阴、风府、风池、大椎、至阳、命门、中脘、少泽、少商、人中、隐白、至阴、曲池、合谷、涌泉。针刺 24 小时后,体温降至 38℃,白细胞降至 $10.250 \times 10^9/L$,呕吐消失,能进半流质饮食,剧烈头痛缓解,大声喊叫及烦躁不安消退。每日施针 1 次,住院后 48 小时体温复常,4 月 23 日复查白细胞正常,此时患者纳寐正常,要求出院。为巩固疗效,续针 3 日,4 月 26 日出院[1]。

案例 2:针灸大家承淡安在《承淡安针灸经验集》中记录,针刺治疗流行性脑脊髓膜炎(旧称急惊风),治疗方法:从颈椎第七节至胸椎第九节每节一针,作泻法,自风池穴起至胆俞穴止各泻一针,前胸线为璇玑、膻中、上中下三脘、气海,侧胸线俞府至步廊各泻一针,其他上肢曲池、合谷、外关、十井,下肢委中、承山、昆仑、行间、内庭各泻一针,并灌服紫金锭。病起即针,一次而热退痉止,稍迟者针二次,一周以上者有愈有不愈,全活数百名。

2. 脑静穴针刺

(1)取穴

主穴:脑静穴,部位在内眼角直上约二三分,眼眶边缘之外;在睛明穴之上,额骨与颧骨额突联合缝之旁,用指甲可以切压到骨缝之凹陷。

配穴:针合谷、外关、列缺(或取一二穴),刺印堂、素髎、太阳等穴出血;刺少商亦可配合减轻头痛症状。

(2)操作方法:取脑静穴,针时先将手指及局部消毒,先测知骨缝,后以指甲切压眶缘,将眼球稍向外推,针沿指甲直进(患者仰面卧位),正当骨缝边

---

[1] 邢金潭.针灸治疗流行性脑脊髓膜炎 17 例疗效观察[J].中医杂志,1960(6):18-19.

缘眼球周围软组织内,针刺一寸深度(同身寸);进针时如遇抵触,证明刺在骨上,则将针稍微提起,针尖向外移位刺入之。手法:主穴以中等刺激手法。

取上述配穴,配穴以稍强手法为宜。留针时间至少2小时,多则4小时。

(3)案例选编:范某,男性,26岁。发病3小时入院。白细胞增高,脑脊液正常,予以青霉素治疗,经5小时后暴发,人事不省、烦躁不安、瞳孔大小不一、巩膜充血、颈强硬,布鲁津斯基征、凯尔尼格征、巴宾斯基征(+)。注射磺胺嘧啶钠,第二天神志转清,头痛、颈硬,又针脑静等穴,刺印堂、太阳等穴出血,头痛随之大减,颈强亦减轻。第三天又针一次,头痛等症状即消失[1]。

(二)缘于病毒性脑膜炎或脑炎的头痛

1. 清热通便、降浊平逆针刺法

(1)取穴:足三里、丰隆、印堂、支沟、内庭。

(2)操作:乙脑急性期控制之后,恢复期遗留食后腹胀、头痛、耳鸣和恶心呕吐,以及便秘、食少、腹热等,是因暑温之邪,蕴郁胃肠,胃肠失其通降,浊气上逆所致。故施用清热通便、降浊平逆之法,针泻足三里(通肠和胃)、内庭(清降胃火)、支沟(通便要穴),整体治疗,辨证取穴而收效。一诊、二诊配泻印堂患处取穴,是佐以局部止痛法。

(3)案例选编:段某,女,9岁,1969年11月17日接诊。由本院传染科以流行性乙型脑炎瘥后转针灸治疗。主诉(代诉):头痛、腹胀、恶心呕吐2月余。现病史:1969年7月患乙脑收住本院传染科治愈出院(急性期得到控制)。遗留每次饭后腹胀、耳鸣和剧烈头痛(痛点在前额及两颞部),继而恶心呕吐后,经喘促数分钟以上症状自行缓解。经常头痛,每次头痛约半小时,夜间较重。伴有食欲不振,大便秘结,小便黄赤,口苦口渴,腹部觉热等症状。舌苔白腻,脉弦细数。痛苦表情。曾在当地医院治疗无效,于10月11日又收住本院传染科,经1个月的治疗仍无明显好转,转针灸治疗。辨证:证属温邪蕴郁胃肠,通降失常,浊气上逆。治则:清热通便,降逆祛邪。取穴与效果。一诊:针泻足三里、丰隆、印堂。二诊:头痛减轻,仍便秘,食后头痛、腹胀、恶心呕吐、耳鸣等收效不大。针泻支沟、足三里、内庭,清热通便。针泻印堂局部止痛。三诊:便秘减轻,2天没有头痛恶心。针穴手法同二诊,减印堂。四至七诊:针穴手法同三诊,诸症均愈,无其他不适,出院。后期随访未复发[2]。

[1]　淮安县人民医院.针灸治疗流行性脑脊髓膜炎初步观察报告[J].江苏中医,1957(6):42.

[2]　李世珍,李传岐,李宛亮.针灸临床辨证论治[M].北京:人民卫生出版社,1995:596-597.

2. 头痛穴平衡针刺法

（1）取穴：头痛穴（定位：头痛穴位于足背第一第二趾骨结合之前凹陷中的太冲与行间之间）。

（2）针刺方法：采用一次性 30 号 3 寸无菌毫针，头痛穴位局部常规消毒，交叉取穴，快速针刺，不过于强调针刺法，也不强调补泻，只要求通过提插或滞针手法获得针感即可出针，不留针。

（3）文献选编：王卫治疗 16 例呼吸道传染病病毒性脑膜炎引起的头痛，在常规清热解毒、降颅内压、降体温的基础上加用平衡针头痛穴为主进行治疗 3~5 天，临床显效 14 例（87.5%），总有效率 100%，平衡针灸治疗病毒性脑膜炎引起的头痛有一定疗效[1]。

3. 循经辨证取穴针灸法　　循经辨证取穴法针灸治疗流行性腮腺炎所致头痛疗效显著。

（1）取穴：主穴，翳风、颊车、合谷。配穴，发热加曲池，肿痛重者加少商刺血，睾丸肿痛加太冲、三阴交。

（2）针刺方法：翳风、颊车采用泻法。选准穴位后，快速进针使其得气后立即摇其针孔而出针，并使其出血少量。合谷、曲池等穴均用毫针泻法，不留针，每天一次，连续针三次。治疗期忌食辛辣、鱼虾等。

（3）案例选编：廖某，女，4 岁，两侧腮腺肿大，发热头痛，食欲减退，张口困难，咀嚼不便，腮腺肿大局部酸胀，疼痛明显。治以清泄热毒、消肿止痛。针刺翳风、颊车，采取泻法，不留针，出针时摇大其针孔，令其出血少量，然后针曲池、合谷，用毫针泻法，不留针。针刺一次后，患者发热、头痛消除，腮腺肿大明显消退。第二天针第二次，症状全消。第三次为巩固治疗[2]。

4. 刺血疗法

（1）取穴：太阳。

（2）治疗方法：先将太阳用酒精棉球消毒，再用小刀片割一长和深各为 1mm 的小口（微出血），立刻用小火罐拔罐，约 5 分钟起下火罐。将罐内抽出的血水倒掉，擦净，再行另一侧太阳穴的割治。

（3）案例选编：阿城县立新奶牛社贫农社员何淑君老大娘，四十年来，用祖传秘方治疗脑膜炎。现在主动将秘方献出，九个月治疗脑膜炎 31 例，治愈 29 例，其中有急性（当日得病），有慢性（三年之久）。在未治愈的 2 例中有 1 例当天已治愈，回家后因洗头突然复发死去。诊断依据：发病时脖子硬，往

[1] 王卫，张明香. 平衡针治疗传染病相关病毒性脑膜炎引起头痛 16 例[J]. 光明中医，2012，27（9）：1838-1839.

[2] 彭相华. 针刺治疗流行性腮腺炎 23 例[J]. 江西中医药，1984（5）：53.

后挺；由于颅内压增高，眼球向外突（青瞪眼）；恶心、呕吐、抽搐。割制方法：先将太阳穴用酒精棉球消毒，再用小刀片割一长和深各为 1mm 的小口（微出血），立刻用小火罐拔罐，约 5 分钟起下火罐。将罐内抽出的血水倒掉，擦净，再行另一侧太阳穴的割治。此法治疗急性脑膜炎可能有一定疗效。

病例：患者阎某，女，8 岁，于 1970 年 7 月 3 日突然发病，经县医院诊断为结核性脑膜炎，先后六次住院，治疗五个半月无效，后经哈尔滨市几个大医院会诊，诊断为脑膜炎，用药物医治无效，最后说话困难，眼睛看不见东西。1970 年 12 月 25 日经何淑君一次医治收到良好效果。经 80 多天观察，未见明显后遗症[1]。

二、缘于全身性感染所致头痛针灸方案列举

在全身性感染中，除了具有头痛表现外，通常伴有发热、全身不适及其他全身症状表现。

目前有关针灸治疗缘于全身性感染所致的头痛的研究属于空白，但针灸在治疗全身感染性疾病时，对头痛症状的缓解疗效满意，涉及的典型疾病有流行性感冒、疟疾、流行性出血热等，其分别归属于缘于全身性病毒感染的头痛和缘于其他全身性感染的头痛。下面具体介绍治疗方案。

（一）流感

流行性感冒（influenza）简称流感，是由流感病毒引起的一种急性呼吸道传染病。人们通常使用"感冒"来描述任何与流感症状类似的轻微病症，但事实上，流感的症状通常比普通感冒要严重，且持续时间更长。

中医学头痛有外感与内伤之分，流感头痛当归属于外感头痛，感受风寒暑湿燥火六淫邪气，导致头部气血失和、经络不通或脑络失养而致。

辨证要点：主症为鼻塞、流涕、咳嗽、头痛、恶寒发热、周身酸楚。风寒证：恶寒重，发热轻，肢节酸痛，鼻塞声重，时流清涕，咽痒作咳，痰液清稀色白，口不渴或渴喜热饮，苔薄白，脉浮或浮紧。风热证：发热重，恶寒轻，咽喉肿痛，鼻流浊涕，咳痰色黄而黏，口渴欲饮，苔薄黄，脉浮数。暑湿证：身热，肢体酸重或疼痛，头昏重胀痛，咳嗽痰黏，心烦口渴，或口中黏腻，渴不多饮，胸脘痞闷，泛恶，苔薄黄而腻，脉濡数。

1. 传统辨证针刺法

（1）治则：祛风解表，取手太阴经、手阳明经及督脉穴为主。

（2）主穴：列缺、合谷、风池、大椎、外关。配穴：风寒证配风门、肺俞；风热证配曲池、尺泽；暑湿证配中脘、足三里；头痛配印堂、太阳、头维等；体虚

---

[1]　佚名.割制火罐疗法治疗急慢性脑膜炎三十一例[J].山东医药，1973（1）：51.

配足三里；鼻塞流涕配迎香、上星；全身酸楚疼痛配身柱、阳陵泉、昆仑；咽喉肿痛配少商、商阳[1]。

（3）针刺操作：诸穴均宜浅刺。风寒证可加灸法；风热证大椎可刺络拔罐。少商、商阳用点刺放血法。

2. 灸法

（1）取穴：大椎、风门、肺俞、身柱，流清涕或鼻塞加灸上星、迎香。每次选 2~3 穴。灸法治疗外感头痛主要偏于风寒证，局部取穴如大椎、风池、太阳，或者辨证循经远端取穴，起到解表散寒、通经止痛的作用。

（2）操作：持艾条在上述穴位皮肤上方 2~3cm 处熏灸（距离以感觉温热舒适为度），灸至皮肤潮红为度，每穴灸 5~10 分钟。体虚易感者平素可每日选 2~3 穴，艾灸身柱、肝俞、脾俞、肾俞、中脘、气海、足三里、天枢以增强体质，预防感冒。

3. 刺血疗法

（1）取穴：大椎、耳尖、尺泽、太阳、关冲。每次选用 1~2 穴。

（2）治疗方法：先在大椎等穴点刺出血。穴位常规消毒，用三棱针点刺局部两三下，立即在针刺部位拔火罐，以溢血为度，留 5~10 分钟起罐，每日 1 次，以患者自觉症状消除，决定治疗次数。未愈者在原部连续进行 1~2 次治疗，待症状消除为止。

4. 单穴至阴针刺

（1）取穴：至阴。至阴为足太阳膀胱经井穴，临床常用来纠正胎位，但有报道用此穴治疗外感头痛疗效显著。

（2）操作：针刺至阴，用 1 寸毫针常规消毒，快速进针约 0.5 寸，采用头针行针手法快速捻转 200~300 次 /min，不提插，行针 3~5 分钟，再根据辨证进行配穴留针，外感头痛一般单针至阴穴，3~5 分钟后头痛能立即缓解或基本缓解，然后留针 30 分钟[2]。

5. 单穴液门针刺

（1）取穴：液门。液门属于少阳三焦经穴，《难经·第六十六难》称："三焦者，原气之别使也，主通行三气，经历于五脏六腑。"指出三焦是将原气运送于人体全身的使者，即原气通达于五脏六腑的通道。针刺三焦经液门穴，可激发三焦经气，使三焦畅通无阻，原气充盈五脏六腑全身，从而驱逐侵入肺系之邪，使卫气敷布，肺复宣肃。

（2）操作：毫针针刺液门，轻者针刺单侧，重者针刺双侧。常规消毒下，

[1]　高树中. 针灸治疗学[M]. 上海：上海科学技术出版社，2009：59.

[2]　尹慧. 至阴穴的临床应用[J]. 河南医药信息，1993（1）：22.

以 4cm（1.5 寸）毫针与掌骨平行直刺液门穴 0.8~2.7cm（0.3~1 寸）深，进行捻转提插运针，以局部出现酸、麻、胀针感为得气，有时针感可向指端或肩部传导。留针 30 分钟，其间每 10 分钟捻转提插运针 1 次[1]。

6. 单穴后项针刺

（1）取穴：后项穴，宋庆礼在采用针灸疗法治疗流行性感冒时发现的新穴位，在头后正中线发际下方一寸（骨度法），即大椎穴直上方两寸约当第三四颈椎之间，取名曰"后项穴"。

（2）操作："后项穴"刺入的深度因患者之体质而异，一般在 0.5~0.7 寸为度，如针刺的方向微偏左或偏右其退寒战作用更佳。此穴位是新发现，又因病例很少不能更全面说明疗效，其作用机制有待进一步探讨。从临床疗效上看此穴对消除寒战有显效，认为可以主治寒战、头痛、流行性感冒[2]。

（二）疟疾

疟疾是经蚊虫叮咬或输入带疟原虫者的血液而感染疟原虫引起的虫媒传染病，表现为定期性的间歇寒热，先为恶寒战栗，十数分钟至数十分钟，继而全身灼热、头痛、身痛或呕吐，两三小时至四五小时而汗出热退。头痛是疟疾发病中常常伴有的症状。

针灸治疗疟疾引发的头痛，建议采用针灸大家承淡安治疗疟疾经验[3]。

1. 取穴　主穴：大椎（或陶道）、间使、后溪、腕骨、风池。配穴：脾俞、肾俞、命门、关元。

2. 操作　发病前 1 小时，针大椎（或陶道）、间使、后溪并灸之。伴有头痛症状，腕骨针入 3 分，留捻 2 分钟，风池针入 4~5 分，留捻 2 分钟。有时只取陶道一穴，用中刺激，使其酸感传达至第六、七胸椎处，而后出针，往往一针而愈，其因体力关系而不能感传至第七胸椎时，则须针 2 次，有体力已衰，药物与针治久不效者，须加脾俞、肾俞、命门、关元，用艾条灸治，作强壮疗法乃得愈，在临床每治不爽。

3. 案例选编　钱宝延[4]采用大椎、间使透外关治疗疟疾致痛 56 例，疗效显著，头痛者配合风池、太阳、列缺，其方案与承淡安经验相仿，进一步验证了此方案治疗疟疾的有效性。钱氏指出针刺取穴方义为：大椎是手足三阳经、督脉之会穴，可宣通诸阳之气而祛邪；间使属手厥阴之经穴，《通玄指要赋》说"疟生寒热兮，仗间使以扶持"，该穴是治疟要穴；外关是手少阳经之络穴，又

[1]　刘安徽，夏丽萍，刘翔，等.针刺液门穴治疗急性上呼吸道感染 83 例[J].中西医结合实用临床急救，1998（1）：38.

[2]　宋庆礼.针刺"后项穴"对清除寒颤有显效[J].上海中医药杂志，1960（2）：42-43.

[3]　项平，夏有兵.承淡安针灸经验集[M].上海：上海科学技术出版社，2004：88-90.

[4]　钱宝延.针灸治疗疟疾致痛 56 例[J].中国针灸，2003，23（12）：29.

为八脉交会穴，通阳维，是治寒热之要穴，3 穴合用可奏疏通阳气、祛邪截疟之效。

（三）流行性出血热

流行性出血热又称肾综合征出血热，是一种由病毒传染的自然疫源性疾病，流行广泛，危害严重，是世界性流行疾病。本病潜伏期 4~46 天，一般为7~14 天，以 2 周多见。典型病例病程中有发热期、低血压休克期、少尿期、多尿期和恢复期的五期经过。非典型和轻型病例可出现越期现象，而重症患者则出现发热期、休克期和少尿期之间的重叠。发热期除发热外主要表现有全身中毒症、毛细血管损伤和肾损害，其中全身中毒症多表现为全身酸痛、头痛和腰痛。少数出现眼眶疼痛并以眼球转动时为甚。头痛是流行性出血热早期必见症状。

周楣声教授单纯运用针灸治疗流行性出血热疗效显著，现介绍如下[1]。

1. **取穴**　大椎穴、巨阙、阴交四针（阴交、命门、双肾俞）。

2. **操作**　发热期选大椎穴火针点刺上、下、左、右及中间各 1 针，低血压休克期选巨阙艾灸治疗，无尿期选阴交四针（阴交、命门、双肾俞）火针点刺或艾灸治疗。

头痛发热合并颜面潮红或青紫浮肿，及球结膜充血等症，是流行性出血热早期必见的症状，大椎或再加大椎左右上下各一寸（大椎五针），火针代灸，是祛风解表、泄热止头痛的首选穴组。再随症加用手足阳明、太阳、风池诸穴，适用于发热期与阳气怫郁、腠理不宣阶段。三棱针点刺手足诸井穴亦有泄热解表之功，可防止热毒入营。

3. **案例选编**　刘宗华等以针灸治疗为主，辅以中药汤剂治疗流行性出血热 160 例，痊愈 153 例，总有效率 95.6%。治疗方法：

（1）选穴：百会、大椎、巨阙、中脘、合谷、少泽、中冲、足三里、肾俞、阴交、血愁（经外奇穴）、涌泉。

（2）药棒处方及制法：麝香、沉香、乳香、阿魏、牙皂、细辛、白芷、艾叶、松香等 15 种药共研细末，制成约 3mm 粗药棒。另以上药末加水调成糊状，刷在约 1cm 宽纸条上烘干备用。

（3）根据临床各期选穴治疗。①高热期：以三棱针刺大椎，使出血 2~3滴，以 1.5 寸毫针直刺合谷、足三里，均不留针，出针后以燃着的药棒点灸，每穴灸 3~5 针。②少尿低压期：以 1.5 寸毫针直刺中脘、阴交、涌泉，不留针，出针后以药棒点灸，每穴灸 3~5 针。③休克期：以毫针斜刺百会，直刺巨阙、合谷，三棱针点刺中冲，各穴均以出血为佳，不留针，出针后以药棒点灸，每穴灸

———————
[1]　周楣声. 灸绳［M］. 青岛：青岛出版社，2017：341.

3~5 针。④多尿期：针刺肾俞、阴交后以药棒点灸。以药棒点灸时，将药纸铺在穴上，直接以药棒点刺 3~5 下，每下为 1 针。每日治疗 2 次，一般治疗 3~5 天。患者治疗期间应注意休息，不吃高蛋白饮食，高热期及低压期可配合中药大承气汤加减，高热期加大青叶 20g，低压期去芒硝加红参 30g，每日 2 次水煎服[1]。

第三节　针灸治疗缘于感染的头痛现状分析

在缘于颅内感染的头痛中，目前针灸治疗缘于细菌性脑膜炎或脑膜脑炎的头痛、缘于病毒性脑炎的头痛有文献记载，缘于真菌或其他寄生虫感染的头痛，缘于脑脓肿、硬膜下积脓所致的头痛无针灸治疗案例。头痛作为临床症状之一，都从疾病本身辨证论治，随着疾病的控制，头痛缓解。

在缘于全身感染的头痛中，主要是外感头痛（流行性感冒、上呼吸道感染）的针灸诊疗，急性上呼吸道感染大多由病毒感染，少数为细菌感染所致。缘于全身性病毒感染的头痛中除针刺治疗外，还涉及艾灸、拔罐、刮痧、放血疗法。流行性出血热及疟疾在发病中伴有明显的头痛症状，也有针灸治疗流行性出血热、疟疾的文献记载，其归属于缘于全身性病毒感染的头痛、缘于其他全身性感染的头痛。

缘于感染的头痛针灸方案的确定与以下因素关系密切：

疾病因素：由于头痛仅仅是一种临床表现，不能反映疾病的本质，所以治疗头痛的同时必须治疗原发疾病。不同疾病的治疗方案如前所述各不相同，所以疾病因素直接影响针灸方案的确立。

辨证分型：针灸治疗是建立在辨证论治的基础上，不同的辨证分型不仅影响针灸取穴，同时影响针灸治疗方式的选择。比如：流感属风寒型选风门、肺俞，宜配合艾灸治疗，风热型选曲池、尺泽，可选刺血疗法治疗。

取穴因素：基于疾病病种及辨证分型，选择具有相应功效的腧穴，自然会达到显著疗效，相反，若随意选穴或错误选穴，必然影响疗效。

治疗方法：不同的治疗方法以不同的刺激形式作用于人体，产生的疗效有差异。比如朱晓平[2]观察刮痧、走罐、电针 3 种疗法治疗感冒头痛的即时效应比较，得出结论：治疗感冒头痛，刮痧>走罐>电针。可见不同治疗方式疗效之间是有差异的。此外，同一种治疗方式，不同的操作手法亦会产生不同

[1]　刘宗华，岳峰，杨付忠.针灸治疗流行性出血热 160 例临床观察[J].中国针灸，1995，15（S1）：1-2.

[2]　朱晓平，李鼎，杨斌.刮痧、走罐、电针 3 种疗法治疗感冒头痛的即时效应比较[J].时珍国医国药，2010，21（7）：1827.

的效果,如针刺的方向、角度、深度均会影响针刺疗效[1]。

目前关于以上影响疗效的各因素的对比研究尚属空白,仍需进一步研究得出针灸方案。

第四节 缘于感染的头痛分类、诊断[2]

一、分类

9.1 缘于颅内感染的头痛

   9.1.1 缘于细菌性脑膜炎或脑膜脑炎的头痛

   9.1.2 缘于病毒性脑膜炎或脑炎的头痛

   9.1.3 缘于颅内真菌或者其他寄生虫感染的头痛

   9.1.4 缘于脑脓肿所致头痛

   9.1.5 缘于硬膜下积脓所致头痛

9.2 缘于全身性感染所致头痛

   9.2.1 缘于全身性细菌感染所致头痛

   9.2.2 缘于全身性病毒感染的头痛

   9.2.3 缘于其他全身性感染的头痛

二、诊断标准

(一)缘于颅内感染的头痛诊断

A. 头痛符合标准 C

B. 能够引起头痛的感染或感染后遗症已经确诊

C. 至少符合下列 3 项中的 2 项以证明存在因果关系:

  (1)头痛出现与感染发生在时间上相关

  (2)至少符合下列 2 项中的 1 项:

    a)头痛随感染加重而加重;b)头痛随感染消除而改善

  (3)符合感染所致头痛的典型特征

D. 不能用 ICHD-3 中的其他诊断更好地解释

9.1.1 缘于细菌性脑膜炎或脑膜脑炎的头痛

A. 头痛持续时间不定,均符合标准 C

[1] 宋越,马良宵,王俊翔,等.针刺角度、方向、深度与针效关系探讨[J].针灸临床杂志,2020,36(2):5-8.

[2] Headache Classification Committee of the International Headache Society.The international classification of headache disorders,3rd edition[J].Cephalalgia,2018,38(1):1-211.

B. 细菌性脑膜炎或脑膜脑炎已经确诊

C. 至少符合下列 4 项中的 2 项以证明存在因果关系:

（1）头痛出现与细菌性脑膜炎或脑膜脑炎发作在时间上相关

（2）头痛随细菌性脑膜炎或脑膜脑炎的进展而显著加重

（3）头痛随细菌性脑膜炎或脑膜脑炎的减轻而显著改善

（4）至少符合下列 2 项中的 1 项: a）全头部; b）位于项背部,并与颈项
强直相关

D. 不能用 ICHD-3 中的其他诊断更好地解释

9.1.2 缘于病毒性脑膜炎或脑炎的头痛

A. 任何头痛发作符合标准 C

B. 病毒性脑膜炎或脑炎已经确诊

C. 至少符合下列 4 项中的 2 项以证明存在因果关系:

（1）头痛出现与病毒性脑膜炎或脑炎发作在时间上相关

（2）头痛随病毒性脑膜炎或脑炎病情加重而加重

（3）头痛随病毒性脑膜炎或脑炎病情减轻而改善

（4）至少符合下列 2 项中的 1 项:

a）全头部; b）位于项背部,并与颈强直相关

D. 不能用 ICHD-3 中的其他诊断更好地解释

（二）缘于全身性感染所致头痛诊断

A. 头痛病程中间任何阶段,均符合标准 C

B. 符合下列全部 2 项:

（1）已经确诊为全身性感染

（2）没有脑膜炎或脑膜脑炎受累的证据

C. 至少符合下列 4 项中的 2 项以证明存在因果关系:

（1）头痛出现与全身性感染发作在时间上相关

（2）头痛随全身性感染加重而显著加重

（3）头痛随全身性感染减轻或消除而显著改善或好转

（4）头痛至少符合以下 2 项中的 1 项:

a）弥散性; b）中、重度

D. 不能用 ICHD-3 中的其他诊断更好地解释

9.2.1 缘于全身性细菌感染的头痛

A. 头痛病程中间任何阶段,均符合标准 C

B. 符合下列全部 2 项:

（1）已经确诊为全身性细菌感染

（2）没有脑膜炎或脑膜脑炎受累的证据

C. 至少符合下列 4 项中的 2 项以证明存在因果关系：

　(1) 头痛出现与全身性细菌感染发作在时间上相关

　(2) 头痛随全身性细菌感染加重而显著加重

　(3) 头痛随全身性细菌感染减轻或消除而显著改善或好转

　(4) 头痛至少符合以下 2 项中的 1 项：

　　a) 弥散性；b) 中、重度

D. 不能用 ICHD-3 中的其他诊断更好地解释。

9.2.2　缘于全身性病毒感染的头痛

A. 头痛病程中间任何阶段，均符合标准 C

B. 符合下列全部 2 项：

　(1) 全身性病毒感染已经确诊

　(2) 没有脑膜炎或脑炎受累的证据

C. 至少符合下列 4 项中的 2 项以证明存在因果关系：

　(1) 头痛出现与全身性病毒感染发作在时间上相关

　(2) 头痛随全身性病毒感染加重而显著加重

　(3) 头痛随全身性病毒感染好转或消除而改善或缓解

　(4) 头痛至少符合下列 2 项中的 1 项：

　　a) 弥散性；b) 中、重度

D. 不能用 ICHD-3 中的其他诊断更好地解释

（本章责任人：沈彦喜，都鹏飞，杨　峰）

第十一章

针灸治疗缘于内稳态紊乱的头痛

第一节 概 述

内稳态紊乱的头痛，包括低氧血症和／或高碳酸血症所致头痛（高海拔性头痛、缘于飞机旅行的头痛、潜水性头痛、缘于睡眠呼吸暂停的头痛等）；透析所致头痛；高血压头痛（嗜铬细胞瘤头痛、高血压危象头痛、高血压脑病头痛、子痫前期或子痫头痛、自主神经反射障碍性头痛）；甲状腺功能减退性头痛；禁食头痛；心脏源性头痛等。

针灸治疗高血压所致头痛临床应用及研究较多；针灸治疗低氧血症和／或高碳酸血症所致头痛、透析所致头痛较少；对其他病因所致内稳态紊乱的头痛涉及很少。

现按此头痛分类第一亚型进行整理。以供参考。

第二节 针灸方案列举

一、缘于低氧血症和／或高碳酸血症的头痛

此类头痛包括高海拔、飞机旅行、潜水、睡眠呼吸暂停引发的低氧血症和／或高碳酸血症所致的头痛，在上述环境中发作，当环境解除或改善后头痛症状通常可自行缓解。对头痛较重影响生活者及部分特殊工作者进行及时防治是有必要的。

（一）方案1.腕踝针

1. **取穴** 腕部治疗点上3、上4、上5穴。

2. **操作** 针刺部位皮肤常规消毒，持毫针与皮肤呈15°，针尖朝向近心端，快速进针。进针后针体放平沿皮下进针至针柄根部。每日1次，留针30分钟，3天为1个治疗周期[1]。进针宜缓慢、松弛，要求不出现酸、麻、重、胀等感觉，以无任何感觉为佳，否则需调整进针方向。

---

[1] 王胜. 腕踝针联合扑热息痛治疗急性轻型高原病性头痛的临床观察[J]. 内蒙古中医药, 2010, 29（16）: 31-32.

（二）方案 2. 穴位点按

1. **取穴**　风池、百会、四神聪、太阳、天柱。

2. **操作**　使用穴位点按枪对腧穴进行点按，每穴持续点按 10 秒后暂停 5 秒，再点按 10 秒，如此反复点按 2 分钟后，换下个穴位治疗。治疗 15min/ 次，1 次 /d。头痛症状明显缓解，量表评分低于 4 分，或连续治疗 3 天后，即中止治疗，并再次进行量表评分[1]。

二、缘于透析的头痛

透析性头痛由血液透析（简称血透）引起，在血透过程中发作的头痛，无特异性症状。血透结束后 72 小时头痛自行缓解。常和血压过低以及透析失衡综合征同时发生。通过改变透析的参数，比如调节透析液成分来防止发生，还可以运用非甾体抗炎药、血管扩张药等进行预防和治疗。针灸治疗透析头痛文献报道较少，个别研究者运用穴位按摩、耳穴贴敷进行辅助防治。

（一）穴位按摩

1. **取穴**　阳明头痛：取穴双侧太阳、丝竹空、头维，阿是穴。太阳头痛：四神聪，百会，风池，阿是穴。少阳头痛：太阳，角孙，悬颅，阿是穴。

2. **操作**　反复按摩穴位 30 分钟[2]。

（二）耳穴贴压

1. **取穴**　主穴：神门、皮质下、枕、肾、肝、脾。前头痛者，配额、胃；两侧痛者，配颞、胰胆；后头痛者，配枕、膀胱；头痛部位弥散者，加额、颞、胆；血压偏高者，加交感。一般单侧耳穴贴压，两耳交替使用。头痛剧烈者，采用双耳贴压。

2. **操作**　75% 乙醇棉球擦拭耳郭皮肤。将准备好的王不留行籽胶布贴压在相应耳穴上，每穴以中强度刺激 0.5~1 分钟，使耳局部产生痛、热、胀感。并嘱患者每日自行按压 3 次，每穴数秒。患者来透析时进行耳穴贴压治疗（2 次 / 周），连续 4 周[3]。

三、缘于高血压的头痛

针灸治疗缘于高血压的头痛的相关研究中：有直接以高血压头痛患者为

---

[1]　江晓霁 . 穴位点按枪和高原脐贴软膏的研制及其对急性高原反应防治效果的临床观察 [D]. 重庆：陆军军医大学，2013.

[2]　黄小艳，鞠梅，刘佳 . 穴位按摩治疗血液透析患者头痛的疗效观察 [J]. 中国中西医结合肾病杂志，2018，19（10）：888.

[3]　徐之光，黄小妹，谢兰茜 . 无醋酸盐透析配合耳穴贴压治疗透析相关性头痛 [J]. 湖北中医杂志，2008（2）：37.

研究对象，进行针刺治疗；还有更多的研究，以针灸治疗高血压病患者，头痛作为中医症候之一的观察。高血压头痛为内伤头痛，存在"阴虚阳亢""痰瘀互结"的证候特点[1]，主要中医证型有阳亢证、痰浊证、阴虚证、血瘀证。

（一）传统辨证针刺法

1. 取穴

主穴：百会，太阳，风池，人迎，合谷，太冲。

配穴。肝阳上亢型：行间、太溪；痰湿中阻型：中脘、上巨虚、丰隆；肾阴亏虚型：太溪、关元、肾俞；瘀血阻络型：肝俞、膈俞、血海。

上穴起调和气血，平衡阴阳，通络止痛作用。

高血压头痛的病位在脑，脑为髓之海，督脉入络脑，选百会清头目、止头痛；风池、太阳位于头部，局部取穴，疏调头部气机，通络止痛；人迎是气海输注于前之所在、气海所出之门户，又是头气街与胸气街的连接处，调和营卫之气，使血脉通利；合谷、太冲分别为手阳明、足厥阴之原穴，是调整人体气化功能的要穴，合谷属多气多血之阳明经穴，偏于补气活血，太冲属少气多血之厥阴经穴，偏于补血调血，两者相合又为四关穴，是一组具有阴阳经相配，上下配穴，气血同调、阴阳同调、脏腑同调的针灸配穴，与人迎一起作为调节血压的要穴。

2. **操作**　针刺风池、太阳、人迎应正确把握进针的方向、角度和深度。其他腧穴常规刺法。

（二）刺血疗法

1. **取穴**　耳尖[2]、肝俞[3]。适用于肝火亢盛型高血压头痛。

2. **操作**　刺血法。取其中1穴，用三棱针点刺出血数滴，肝俞穴刺后可进行拔罐。

（三）耳针疗法

1. **取穴**　取肾上腺、皮质下、神门、枕、额、脑干、耳背沟（降压沟）。每次取3~5穴。

2. **操作**　压丸法。见第一章，耳针疗法。

（四）穴位埋线

1. **取穴**　主穴：双侧血压点（在第6、7颈椎棘突之间，后正中线旁开2

［1］　刘迪继，刘哲君，江凯利，等．基于数据挖掘探析冼绍祥治疗高血压头痛辨证用药规律［J］．广州中医药大学学报，2018，35（3）：558-561.

［2］　陈倩仪．耳尖放血治疗肝火亢盛证原发性高血压的疗效观察［D］．广州：广州中医药大学，2016.

［3］　谢敏娇．肝俞穴放血治疗肝火亢盛型原发性高血压的临床研究［D］．广州：广州中医药大学，2019.

寸）、心俞、肝俞、肾俞。配穴：前痛者加太阳、印堂；后头痛者加风池。

2. **操作**　充分暴露埋线所需穴位，常规消毒后，采用一次性医用埋线针将羊肠线埋入穴位，并注意勿使线头露于皮肤外，以免感染。埋线后贴创可贴，以防止出血及感染，48 小时后揭掉创可贴。嘱患者 3 天内不要洗澡，一般 1 个月埋线 1 次，病情较重者 15 天埋线 1 次，6 次为 1 个疗程。较瘦的患者对羊肠线吸收较慢，待病情稳定后，可 40~50 天埋线 1 次，一般治疗 1~3 个疗程[1]。

第三节　针灸治疗缘于内稳态紊乱的头痛现状分析

对于低氧血症和 / 或高碳酸血症头痛患者，针刺可提高头痛患者脑组织中血氧饱和度[2]，从而达到改善头痛的疗效，针刺选穴方面可参照偏头痛治疗方案，运用针灸进行预防性治疗能更好地提高患者体验。

针灸治疗透析头痛相关研究较少，有个别研究者在患者透析中或透析前运用穴位按摩、耳穴贴敷进行辅助防治，研究表明可减轻或预防患者透析头痛，同时对患者的血压也有一定的调节作用。建议未来可在预防透析头痛方面多加研究，采用方便较长时间持续刺激且不影响患者活动的治疗方法，比如耳穴贴敷、穴位埋线、揿针等不同针灸方法。

对针灸治疗高血压头痛，建议按中医内科辨证分型选穴，更便于研究观察不同针灸治疗方式、不同穴位、不同针刺参数对不同证型高血压头痛患者的疗效影响，有利于治疗方案的进一步优化。同时，由于血压波动存在一定的时间特点，针刺时间的选择可能对高血压头痛患者的疗效存在影响，可综合患者血压波动特点和子午流注纳甲法进行时间、穴位的选取。

针灸疗法治疗其他病因所致头痛，如缘于甲状腺功能减退头痛，未见公开报道。文献检索发现存在针灸治疗甲状腺功能减退症的相关报道，但无治疗甲状腺功能减退头痛患者的针灸临床观察或研究，即使在针灸治疗甲状腺功能减退症的相关报道中，也未见将头痛作为临床症候之一进行记录观察的。对缘于禁食的头痛、缘于心脏源疾患所致头痛等，均未查到针灸治疗的相关文献。对此现状，可针对性地进行相关针灸疗法观察。

---

[1]　王亚杰,刘彦省,谢书姣,等 . 穴位埋线治疗高血压 360 例[J]. 中国针灸,2015,35(S1): 13-14.

[2]　周耀群,顾镇京,郑杰,等 . 针刺对头痛患者脑组织血氧饱和度的影响[J]. 中国针灸,1998,18(7): 15-16.

第四节　缘于内稳态紊乱的头痛分类及诊断[1]

一、分类

10.1　缘于低氧血症和 / 或高碳酸血症的头痛

　　10.1.1　高海拔性头痛

　　10.1.2　缘于飞机旅行的头痛

　　10.1.3　潜水性头痛

　　10.1.4　缘于睡眠呼吸暂停的头痛

10.2　缘于透析的头痛

10.3　缘于高血压的头痛

　　10.3.1　缘于嗜铬细胞瘤的头痛

　　10.3.2　缘于高血压危象而无高血压脑病的头痛

　　10.3.3　缘于高血压脑病的头痛

　　10.3.4　缘于子痫前期或子痫的头痛

　　10.3.5　缘于自主神经反射障碍的头痛

10.4　缘于甲状腺功能减退的头痛

10.5　缘于禁食的头痛

10.6　心脏源性头痛

10.7　缘于其他内稳态紊乱的头痛

二、诊断标准

10.1　缘于低氧血症和 / 或高碳酸血症的头痛

　　A. 头痛符合标准 C

　　B. 暴露于可导致低氧血症和 / 或高碳酸血症的情况下

　　C. 至少符合下列 2 项中的 1 项：

　　　　1. 头痛的发生与低氧血症和 / 或高碳酸血症在时间上相关

　　　　2. 至少符合下列 2 项中的 1 项：

　　　　　　a）头痛随低氧血症和 / 或高碳酸血症的恶化而明显加重

　　　　　　b）头痛随低氧血症和 / 或高碳酸血症的改善而明显减轻

　　D. 不能用 ICHD-3 中的其他诊断更好地解释

[1]　Headache Classification Committee of the International Headache Society.The international classification of headache disorders，3rd edition[J].Cephalalgia，2018，38（1）：1-211.

10.2　缘于透析的头痛

A. 符合标准 C 的急性头痛，至少发作 3 次

B. 发生在血透时

C. 至少符合下列 3 项中的 2 项：

　　1. 每次头痛都发生在血透时

　　2. 至少符合下列 2 项中的 1 项：

　　　　a）每次头痛在血透期间加重

　　　　b）每次头痛均在血透结束后 72 小时得到缓解

　　3. 在肾移植成功和停止血透后头痛不再发作

D. 不能用 ICHD-3 中的其他诊断更好地解释

10.3　缘于高血压的头痛

A. 头痛符合标准 C

B. 收缩压≥180mmHg 和 / 或舒张压≥120mmHg

C. 至少符合下列 2 项中的 1 项：

　　1. 头痛的发生与高血压在时间上相关

　　2. 至少符合下列 2 项中的 1 项：

　　　　a）头痛显著加重与高血压恶化并行

　　　　b）头痛明显改善与高血压改善并行

D. 不能用 ICHD-3 中的其他诊断更好地解释

（本章责任人：朱慧君，朱栋华，范刚启）

第十二章

针灸治疗缘于五官疾病头痛

缘于五官疾病所致头痛，主要分为源于眼部疾病的头痛、源于耳部疾病的头痛、源于鼻和鼻窦疾病的头痛和源于口腔疾病的头痛。针灸治疗五官疾患部分病种所致头痛，有着一定疗效。现分述如下。

第一节　缘于眼部疾病的头痛　针灸推荐方案列举

眼源性头痛可以发生在任何年龄。眼部的神经相当丰富，包括视神经、三叉神经、动眼神经、滑车神经、展神经和交感神经。由于眼支神经纤维丰富，感觉灵敏，上述部位发生病变时，刺激和损害了支配眼部的神经末梢而引起的头痛称眼源性头痛。此类疾患，发病原因可以是明确的，如青光眼引起的头痛，眼球内的神经由睫状神经节长根、睫状神经节短根组成，这些神经末梢受刺激后不仅产生眼痛，还会引起头痛。其产生机理通过躯体传入和自主神经传入通路完成。屈光不正引起的头痛是当屈光不正时，眼球协调性受到阻碍，眼内肌或眼外肌持续强烈收缩产生肌肉疲劳和肌痉挛，并通过神经反射引起头部肌肉持续性收缩，造成血液循环障碍缺氧后头痛。眼源性头痛均伴有各种眼病相应的表现，并多以眼部疼痛为著，加压时更加明显，故较容易诊断。此种头痛以治疗原发病为主[1]。青光眼在眼球周围或眶上局部有剧烈头痛，可伴有呕吐，检查可见眼压增高。屈光不正在两侧眼球及眉弓处有胀痛，通常晨起较轻，午后加剧，视力疲劳时头痛加剧。视神经炎的疼痛可位于眼球后部，伴有视力减退。

针刺对于改善眼疾所致的头痛特别是青光眼、屈光不正有一定疗效[2]。

（一）传统针刺治疗

1. 取穴　①眼三针取穴。眼 1 穴：在睛明穴上一分，目内眦角稍上方凹陷处；眼 2 穴（即承泣穴）：在瞳孔直下，当眶下缘与眼球之间；眼 3 穴（即上明穴）：正眼直视，瞳孔直上，当眶上缘和眼球之间。②加减：痰湿泛目证加丰

[1]　张俊武. 新编实用医学词典[M]. 北京：北京医科大学中国协和医科大学联合出版社, 1994.
[2]　石学敏. 石学敏实用针灸学[M]. 北京：中国中医药出版社, 2009.

隆、脾俞、足三里、中脘等以温阳化痰、利水渗湿；肝郁气滞证加太冲、合谷、行间、侠溪、期门等以疏肝理气解郁；肝肾亏虚证加肝俞、肾俞、太溪、三阴交等用以补益肝肾，益精明目。

2. **操作**　操作前嘱患者闭目，医生常规消毒后，针刺眼 1 穴时左手将眼球向外侧轻推以固定，针眼 2 穴将眼球向上方轻推以固定，针眼 3 穴时将眼球向下轻推以固定，右手持针，紧靠眼眶上缘缓慢捻转进针，避免行提插、捻转手法，进针后可用拇指指甲轻刮针柄，针尖可先向上微斜进，再向后斜进。针刺深度均控制在 1~1.2 寸。出针后立即用干棉球稍按针孔，以防出血。针刺丰隆穴采取捻转泻法，脾俞、足三里、中脘采取平补平泻法，太冲、合谷、行间、侠溪、期门采取捻转泻法，以向上针感传导为佳，肝俞、肾俞、太溪、三阴交采取捻转补法，其中肝俞、肾俞采取温针灸法。留针 30 分钟，留针期间每 5 分钟行针 1 次。7 次为 1 个疗程，共治疗 2 个疗程[1]。

（二）综合疗法

1. **毫针针刺疗法**

（1）取穴：新明 1、新明 2、上睛明、目窗、天柱、翳明、太阳、球后、四白、风池。配穴：行间、还睛（臂臑穴前 5 分处）。

（2）操作：针刺双侧新明 1、目窗（或临泣）穴各为一对，分别连接电针仪，选连续波，频率为 4Hz，强度以患者可以耐受为宜，通电 30 分钟。主穴每次取一组，交替轮用。配穴在疗效不显时加用。针刺治疗每星期 2~3 次（维持治疗每星期 1 次），10 次为 1 个疗程，3 个月为 1 个治疗阶段。同时配合耳穴贴压、穴位注射及梅花针。

2. **耳针疗法**

（1）取穴：取眼、目 1、目 2（目 1、目 2 在屏间切迹下方，前为目 1，后为目 2）、耳中、肝、肾、神门、耳背沟（降压沟）。

（2）操作：用圆形磁珠或中药王不留行籽制作的耳贴进行贴压，嘱患者每日按压 3 次，每个穴位 1 分钟左右，力度以适度可耐受疼痛感且不损害皮肤为宜，每次贴 1 耳，两耳相互交替。

3. **梅花针疗法**

（1）取穴：双侧正光 1 穴和正光 2 穴。

（2）操作：以皮肤针轻叩，每穴叩刺 60~100 下（小儿减半），以局部皮肤泛红为佳。

---

[1]　杨胜家.眼三针治疗中医证型原发性开角型青光眼临床观察[J].中医药临床杂志，2017,29（9）:1500-1503.

4. 穴位注射疗法

（1）取穴：双侧球后穴、太阳穴。

（2）药物：甲钴胺注射液、复方樟柳碱注射液。

（3）操作：予甲钴胺注射液注射双侧球后穴各 0.5ml（双眼发病）或单侧球后穴和同侧太阳穴各 0.5ml（单眼发病）；予复方樟柳碱注射液注射双侧太阳穴各 1ml（双眼发病）或单侧球后穴和同侧太阳穴各 0.5ml（单眼发病）。两种注射液交替使用[1]。

（三）按语

需注意的是，目前眼源性头痛针刺治疗方案相关文献中，相当数量的文献，没有以头痛症状为主要研究或观察因素，并且头痛这一伴随症状也未作疗效对比分析。

（本节责任人：刘岚青，冯琳茜，范刚启）

第二节　缘于耳部疾病的头痛针灸推荐方案列举

由耳部疾病引起的头痛统称为耳源性头痛。耳部的神经分布非常丰富，主要由三叉神经、舌咽神经、迷走神经和颈神经支配，所以当耳部疾病累及上述神经末梢时，可引起剧烈的头痛。

耳源性头痛的特点是，多为患侧耳部局限性的头痛，有时候可放射到同侧的颞部、额部、枕部，甚至整个半头部。半侧的头部疼痛感觉为微波动性、持续性，有时候也可为胀痛或者间歇性的持续性的剧烈疼痛，发作时常常难以忍受。头痛常伴有耳鸣、听力下降等功能异常的症状，当出现头部剧烈疼痛时，常伴有恶心、呕吐。发热或者是某些神经系统损害的症状，提示可能出现颅内并发症。根据耳部临床症状、头痛特点和体征，结合病史及辅助检查，诊断不难。

但耳部疾病可侵入内耳而波及脑膜，造成耳源性颅内疾病，疼痛与颅内疼痛不易区分。

本病需查清原发病，并以除去病因为主。治疗以耳部疾病的治疗为主，早期应用抗生素。可以配合物理治疗，有助于减轻疼痛和炎症消退[2]。

（一）传统针刺治疗

1. **取穴**　①听宫、百会、翳风、上关、中渚、侠溪；②听会、耳门、外关、阳

---

[1]　杨伟杰，吕天依，刘文婷，等 . 针刺综合治疗原发性开角型青光眼疗效观察[J]. 上海针灸杂志，2017，36（4）：427-431.

[2]　何伋，相全民，元伟，等 . 头痛学[M]. 海口：南海出版公司，2004：317-319.

陵泉、阳溪、合谷。

治则：散邪通窍，活血止痛。以局部穴位及手足少阳经为主。

方义：耳门、听宫、听会为局部取穴，可疏调耳窍气血，开窍益聪。百会、中渚、侠溪，外关、阳陵泉等为循经取穴，可疏理少阳经气，调理脏腑而益气健体。

加减：肝胆火旺型加太冲、丘墟、曲池；脾虚型加足三里、脾俞；肝肾阴虚型加肝俞、肾俞。

2. **操作**　两组主穴交替使用，每次针灸选 7~8 个穴位。主穴均选取患侧，双耳患者可取两侧。施针前，穴位常规消毒后，取 0.3mm×（25~40）mm 毫针，得气后留针 30 分钟。阳气虚者加灸法，起针后适当推拿。疗程：每日 1 次，10 次为 1 个疗程。一般 1 个疗程见效，若无效，则需调整治疗方案或更换他法[1]。

（二）针刺配合穴位注射及耳针

1. 毫针针刺

（1）取穴：①听宫、翳风、上关、中渚、侠溪、合谷；②听会、耳门、天容、外关、阳陵泉、阳溪。

（2）操作：两组穴位交替使用，每次选用 4~6 个穴位，电针取密波，留针 20~30 分钟，每日针 1 次。并配合穴位注射及耳针。

2. 穴位注射　取神门、耳门、听宫、翳风穴进行穴位注射。选择注入丹参注射液、当归注射液、柴胡注射液或毛冬青注射液，每日 1 次，每穴注入 0.3~0.5ml。

3. 耳针　取内耳、神门、肾上腺、肺、肝、肾等穴或耳郭上的压痛点，每次针 2~3 穴或埋针，埋针每日可按压 3~4 次[2]。

（三）针刺颧髎穴（蝶腭神经节）疗法

选用长 55mm 毫针。进针点可选在颧骨弓的下沿，约相当于颞骨颧突和颧骨颞突合缝线部位稍显膨大处，暂定名为颧颞结节，以左手示指在此结节的稍后方向上轻轻按压，触摸到最高点即弓形切迹，将指头对准弓形切迹，并向下按压 1~2mm，使其离开颧骨弓下沿，针尖对准弓形切迹骨缘下方中央最高点处，进针后针尖指向蝶腭神经节，徐徐送入。针刺深度一般在 55mm。患者面部麻胀或有放电感，即针刺达到蝶腭神经节。双侧交替进行，留针 15 分

[1]　李红燕. 抗生素与针灸治疗急性卡他性中耳炎的临床观察[J]. 海峡药学，2011，23（6）：182-183.

[2]　孙珊，黄庆生. 针灸治疗急性卡他性中耳炎 36 例[J]. 光明中医，2009，24（5）：993.

钟。每星期治疗 2 次，共治疗 2 个疗程[1]。

（四）艾灸法

在患者耳垂后方，下颌角与乳突之间凹陷中取翳风穴。施灸前，应先用消毒棉签蘸 H_2O_2 液将外耳道拭净，然后点燃艾条，在距翳风穴（患侧）皮肤约 3cm 距离处，以雀啄法熏灸，一直灸至穴位周围皮肤潮红，按之有灼热感即止，时间一般 1 分钟左右，1 次 /d，5 次 1 个疗程。嘱患者每天用 H_2O_2 液清洁外耳道 2 次[2]。

（五）按语

需要注意的是，目前耳源性头痛针刺治疗方案相关文献中，绝大多数没有以头痛症状为主要研究因素，并且头痛这一伴随症状也未作疗效对比分析。

（本节责任人：刘岚青，冯琳茜，范刚启）

第三节　缘于鼻或鼻窦疾病的头痛 针灸推荐方案列举

鼻源性头痛是指鼻腔、鼻窦病变引起的头痛。临床多见于急性鼻窦炎、慢性或复发性鼻窦炎，其中以鼻窦急性炎症最为多见，约占全部头痛发病数的 5%，其他如急慢性鼻炎、慢性鼻窦炎、萎缩性鼻炎、鼻中隔偏曲等均可引起。

鼻腔分布着丰富的感觉神经纤维。鼻腔的感觉神经来自三叉神经的眼支和上颌支。同时，鼻腔又有交感和副交感神经分布，司鼻腔黏膜血管的舒缩和腺体分泌功能。鼻腔实际上是由狭窄的管腔、孔洞和间隙构成，解剖结构复杂而精细，一旦遭受炎症的侵袭或鼻腔自身解剖结构发生肿大变异，则容易造成鼻腔、鼻窦引流障碍，肿胀挤压，导致邻近结构受累。早期多表现为阻塞性头痛，由于窦口长期阻塞，窦腔内空气逐渐被吸收，出现所谓"真空性头痛"，真空状态下黏膜血管扩张，血清大量漏出，或因炎症渗出积脓使窦腔压力增高，又出现"张力性头痛"。高位鼻中隔偏曲和钩突、筛泡及鼻甲体积肿大则使鼻腔特别是嗅缝变窄，中、下鼻甲受压，使其舒缩机能受到限制而出现反射性头痛。

鼻源性头痛特点：一般都有鼻部症状，如鼻塞、流脓涕等；多在鼻急性炎症发生时加重；多为深部头痛，呈钝痛和隐痛，无搏动。鼻源性头痛应按病因

[1]　林子升，孙旭莺，刘晓华．针刺蝶腭神经节治疗分泌性中耳炎疗效观察[J]．上海针灸杂志，2014，33（1）：47-49.

[2]　夏秀．艾灸法治疗急性化脓性中耳炎 110 例分析[J]．中国误诊学杂志，2008（11）：2737.

治疗。止痛药物如阿司匹林、针灸对治疗鼻源性头痛有一定功效[1]。

（一）传统针刺治疗

1. **取穴**　迎香、印堂、鼻通、合谷。以鼻腔局部和手阳明经腧穴为主。

方义：迎香为手阳明大肠经的终止穴，位于鼻旁，可宣通鼻窍；印堂、鼻通分别位于鼻上、鼻旁，局部配穴以开鼻窍；合谷善治头面诸疾；诸穴合用以通利鼻窍。

加减：风寒者加风池、列缺；风热者加曲池、外关；肺脾肾气虚者加肺俞、肾俞、命门、脾俞、足三里等。

2. **操作**　风邪外感者治拟疏风解表、宣通鼻窍，针用泻法，感受寒邪可配以艾灸；气滞血瘀者行气活血通络，针用泻法；气虚邪恋者补肺健脾益肾，针用补法或平补平泻[2]。

（二）耳穴治疗

1. **选穴**　内鼻、外鼻、肾、肺、额、下屏、神门等，每次选3~5个穴位。

2. **操作**　毫针浅刺或用王不留行籽贴压耳穴，每日按压3次，每次1分钟左右。

（三）穴位注射

1. **取穴**　迎香、合谷等。

2. **药物**　维生素B_{12}注射液、丹参注射液等。

3. **操作**　每穴0.2~0.5ml，隔日1次。

（四）刺络放血

1. **取穴**　上星、通天、耳尖等。

2. **操作**　三棱针局部点刺放血，隔日1次[3]。

（五）电针翼腭神经节

患者取仰卧位，选择0.3mm×75mm毫针，在患侧针刺，第一进针点在面部颧弓下缘与下颌骨冠突后缘交界处、咬肌后缘进针，针刺深度达到45~60mm之间，使之得气，并有酸、麻胀痛感向同侧鼻腔、上唇放射；第二进针点在目外眦直下颧骨下颌突的后下缘稍后、颧弓的下缘凹陷中取穴，用0.3mm×75mm的毫针沿颧髎穴向后枕部斜刺30~45mm，得气，有酸、麻、胀痛感向鼻腔放射；在上述两点加一组电针，每次20分钟，每周治疗5次，一周为1个疗程，共治疗2周[4]。

———————
[1]　李宝实.中国医学百科全书：耳鼻喉科学[M].上海：上海科学技术出版社，1983：109.
[2]　王启才.针灸治疗学[M].北京：中国中医药出版社，2003：259.
[3]　迟俊.穴位透刺加刺络放血治疗慢性鼻窦炎54例[J].中国针灸，2006，26（2）：93.
[4]　何克强，陈纯涛，强茗.电针翼腭神经节治疗慢性鼻-鼻窦炎临床疗效观察[J].四川中医，2019，37（9）：166-168.

（六）按语

需注意的是，目前鼻源性头痛针刺治疗相关文献中，绝大多数没有以头痛症状为主要研究因素，并且对头痛这一伴随症状也未作疗效对比分析，本治疗方法仅做参考。

（本节责任人：冯琳茜，刘岚青，范刚启）

第四节　缘于口腔病患所致头痛针灸推荐方案列举

口腔疾病引起的头痛是指由牙齿颌部疾病引起的头痛，头痛常常为单侧，呈放射性。临床可见于龋齿、牙髓炎、阻生牙、颞颌关节功能紊乱、茎突舌骨韧带炎等；其中茎突舌骨韧带炎临床报道较少。颞下颌骨关节在关节窝中的位置异常，而此种异常可压迫鼓索神经及耳颞神经，耳颞神经是下颌神经的分支，而下颌神经及牙髓神经是三叉神经的分支，其引发的疼痛沿三叉神经分布区域放射至患牙同侧的上下颌牙或头、颞、面部。治疗以祛除可能引发头痛的病灶为主，必要时注射麦角新碱作为诊断性治疗。此外可给予维生素B族、维生素C作为常规治疗方法[1]。

现对临床报道中较为多见的病种的常用针灸临床方案介绍如下。

（一）传统针刺治疗

1. **取穴**　下关、颊车、听宫、合谷。以面颊部和手、足阳明经穴为主。

治则：舒经活络，行气止痛。

方义：下关、颊车是足阳明经穴，听宫是手太阳经穴，与手少阳经交会，三穴均为局部近取，可疏通面部经气；合谷是手少阳经原穴，善治头面诸疾。

加减：风火外袭加翳风、风池疏风清热；胃火炽盛加厉兑、曲池泻火止痛；肝肾不足者加肝俞、肾俞补益肝肾；头晕加风池、太阳祛风醒脑；耳鸣加耳门、翳风止鸣复聪。

2. **操作**　常规针刺，得气后行补泻手法，使针感向面颊及颞颌关节部放射；寒湿痹阻者可加灸[2]。

（二）耳针

1. **取穴**　口、三焦、颌、面颊、颞、额、耳尖等穴。每次选3~5穴。

2. **操作**　埋针或王不留行籽贴压；耳尖可点刺出血。

[1]　何仪，相全民，元伟，等.头痛学[M].海口：南海出版公司，2004：327-328.

[2]　王启才.针灸治疗学[M].北京：中国中医药出版社，2003：221.

（三）穴位注射

1. **取穴**　颊车、下关、合谷、翳风。每次 1~2 穴。

2. **药物**　可选用柴胡注射液、丹参注射液等。

3. **操作**　每穴注入 0.5~1ml，每周 2 次。

（四）温针灸

1. **取穴**　听会、听宫、下关。适用于寒虚证。

2. **操作**　进针后以 1.5~2cm 长艾炷置于针柄上灸之。初发病者每日 1 次，病程长者隔日 1 次[1]。

（五）浮针

1. **取穴**　寻找压痛点。

2. **操作**　患者侧卧位，在下颌角处进行常规皮肤消毒，取一次性浮针，在进针点针体与皮肤呈 15°，快速刺入，沿皮下疏松结缔组织向前推进，针体完全进入皮下后，以进针点为支点，手握针座左右摇摆，使针体做扇面平扫，以患者局部压痛点疼痛明显减轻或不疼痛为止，抽出针芯，将软套管的针座用创可贴固定于皮肤表面，留置 6 小时后拔出[2]。

（六）按语

需注意的是，目前因口腔疾病引起的头痛针刺治疗相关文献中，绝大多数没有以头痛症状为主要研究因素，并且对头痛这一伴随症状也未作疗效对比分析，本治疗方法仅做参考。

（本节责任人：冯琳茜，刘岚青，范刚启）

第五节　针灸治疗缘于五官疾病头痛现状分析

一、涉及病种

根据现有文献分析，针刺治疗源于头面五官疾病引起的头痛有着一定疗效。从国际头痛疾病分类角度看，眼源性头痛包括缘于急性青光眼的头痛、缘于屈光不正的头痛、缘于隐性斜视或显性斜视（潜在的或持久的斜视）的头痛、缘于眼部炎性疾病的头痛、缘于滑车神经炎的头痛。耳源性头痛包括由单耳或双耳的炎症、肿瘤或其他疾病引起的头痛。源于鼻或鼻窦疾病的头痛

[1]　王明明，蔡圣朝. 温针灸结合隔姜灸治疗颞下颌关节功能紊乱病 48 例总结[J]. 湖南中医杂志，2017，33（8）：101-102.

[2]　张继红. 浮针治疗颞颌关节紊乱综合征 30 例临床观察[J]. 河北中医，2013，35（6）：886-887.

包括缘于急性鼻窦炎的头痛、缘于慢性或复发性鼻窦炎的头痛。源于口腔疾病引起的头痛包括缘于牙齿或下颌疾病的头痛、缘于颞下颌关节紊乱的头痛、缘于茎突舌骨韧带炎的头面痛。但现有文献关于源于五官疾病引起头痛的专门报道普遍较少，或为零星报道。

二、证据质量

就目前文献分析，针灸观察源于五官疾病引起的头痛的病例普遍较少，并且绝大多数文献没有以头痛症状为主要研究因素，头痛这一伴随症状也未作疗效对比分析。从循证医学角度来看，少有文献进行随机、对照、盲法设计。文献质量可见一斑。

三、针灸方案

源于五官疾病引起的头痛的针灸治疗方案缺乏普遍性或并未获得重复应用或验证。就针灸治疗方案来说，适应证方面，特别是中医适应证方面存在的问题较多，如没有辨证分型，无法分析辨证分型与针刺疗效的关系。方案优选方面，针灸治疗方式多样，包括传统针刺法、穴位埋线法、穴位注射法、梅花针、刺络放血、耳穴疗法等，诸多治疗方式之间也缺乏对照试验，无法为临床治疗提供针灸方案。

四、头痛单元模式下针灸治疗的作用及地位

五官疾病所致头痛，多数病例散布在专科中。针灸可能为辅助治疗手段。但对有些亚病种，针刺可能起到很好的治疗作用。在综合治疗方案中，应重视针灸的治疗作用。

（本节责任人：刘岚青，冯琳茜，范刚启）

第六节　缘于五官疾病头痛的分类、诊断[1]

一、分类

11. 缘于颅、颈、眼、耳、鼻、鼻窦、牙、口或其他面、颈部结构的头面痛

 11.1　缘于颅骨异常的头痛

 11.2　缘于颈部异常的头痛

  11.2.1　颈源性头痛

[1]　Headache Classification Committee of the International Headache Society.The international classification of headache disorders，3rd edition［J］.Cephalalgia，2018，38（1）：1-211.

二、相关诊断标准

11.3　缘于眼部疾病的头痛

11.3.1　缘于急性青光眼的头痛

A. 任何头痛符合标准 C

B. 急性闭角型青光眼已经确诊

C. 至少符合下列 4 项中的 2 项以证明存在因果关系：

1）头痛的出现与青光眼的发生在时间上密切相关

2）头痛随着青光眼的进展而显著加重

3）头痛随着青光眼的缓解或消失而缓解或消失

4）头痛位于受累眼侧

D. 不能用 ICHD-3 中的其他诊断更好地解释

11.3.2　缘于屈光不正的头痛

A. 任何头痛符合标准 C

B. 未矫正或矫正错误的单眼或双眼屈光不正

C. 至少符合下列 4 项中的 2 项以证明存在因果关系：

1）头痛的出现和 / 或加重与屈光不正的发生或加重在时间上密切相关

    2）屈光不正矫正后头痛明显缓解

    3）长时间保持某一斜角度或距离的视觉作业造成视力受损导致头痛的加重

    4）停止视觉作业，头痛明显缓解

  D. 不能用 ICHD-3 中的其他诊断更好地解释。

11.3.4 缘于眼部炎性疾病的头痛

  A. 任何眶周头痛和眼痛符合标准 C

  B. 有虹膜炎、葡萄膜炎、睫状体炎、巩膜炎、脉络膜炎、结膜炎或角膜炎症的临床、实验室和 / 或影像学证据

  C. 至少符合下列 4 项中的 2 项以证明存在因果关系：

    ①头痛的出现与眼部疾病发作在时间上密切相关

    ②至少符合下列 2 项中的 1 项：

      a）头痛随着眼部症状恶化明显加重

      b）头痛随着眼部疾病的症状改善或消失而明显改善或消失

    ③至少符合下列 2 项中的 1 项：

      a）应用眼局部麻醉剂可明显改善头痛症状

      b）按压眼球会使头痛加重

    ④一侧眼球受累，头痛发生于病变侧

  D. 不能用 ICHD-3 中的其他诊断更好地解释

11.4 缘于耳部疾病的头痛

  A. 任何头痛符合标准 C

  B. 单耳或双耳的能引起头痛的感染、肿瘤、其他刺激性疾病或病变的临床、实验室和 / 或影像学证据

  C. 至少符合下列 4 项中的 2 项以证明存在因果关系：

    1）头痛的出现与耳功能失调或损害的发作在时间上相关

    2）至少符合下列 2 项中的 1 项：

      a）头痛随着耳功能失调或损害恶化或进展明显加重

      b）头痛随着耳功能失调或改善明显改善或缓解

    3）对患耳或耳周围结构加压会使头痛加重

    4）单侧耳失调或损害的情况下，头痛位于病变侧

  D. 不能用 ICHD-3 中的其他诊断更好地解释

11.5 缘于鼻或鼻窦疾病的头痛

11.5.1 缘于急性鼻窦炎的头痛

  A. 任何头痛符合标准 C

  B. 存在急性鼻窦炎的临床、鼻内镜和 / 或影像学证据

C. 至少符合下列 4 项中的 2 项以证明存在因果关系：

  1）头痛的出现与鼻窦炎的发作在时间上密切相关

  2）至少符合下列 2 项中的 1 项：

   a）头痛随着鼻窦炎恶化明显加重

   b）头痛随着鼻窦炎的改善或消失明显改善或消失

  3）按压鼻窦会使头痛加剧

  4）单侧鼻窦炎，头痛位于同侧

D. 不能用 ICHD-3 中的其他诊断更好地解释

11.5.2　缘于慢性或复发性鼻窦炎的头痛

A. 任何头痛符合标准 C

B. 临床、鼻内窥镜和 / 或影像学证据，证实鼻窦内存在急性或慢性感染或其他炎症的病理过程

C. 至少符合下列 4 项中的 2 项以证明存在因果关系：

  1）头痛与鼻窦炎的发生在时间上密切相关

  2）头痛程度的强弱与鼻窦的通畅程度以及其他症状相关

  3）鼻窦加压可加剧头痛

  4）对于单侧的鼻窦炎，头痛发生在同侧

D. 不能用 ICHD-3 中的其他诊断更好地解释

11.6　缘于牙齿或下颌疾病的头痛

A. 任何头痛符合标准 C

B. 临床或者影像学检查，证实存在明确的能引起头痛的一种或多种牙齿和 / 或颌部疾病

C. 至少符合下列 4 项中的 2 项：

  1）头痛的发生与病变或损伤的发生在时间上密切相关

  2）至少符合下列 1 项以证明存在因果关系：

   a）头痛随着病变或损伤的发展而加重

   b）头痛随着病变或损伤的改善或治愈而缓解或消失

  3）对病变或损伤加压可加剧头痛

  4）对于单侧病变或损伤，头痛发生在同侧

D. 不能用 ICHD-3 中的其他诊断更好地解释

11.7　缘于颞下颌关节紊乱的头痛

A. 任何头痛符合标准 C

B. 临床或影像学检查，证实存在颞下颌关节、咀嚼肌和 / 或相关结构的病变

C. 至少符合下列 4 项中的 2 项以证明存在因果关系：

1）头痛的发展与颞下颌疾病的发生在时间上密切相关

2）至少符合下列 2 项中的 1 项：

　　a）头痛随着病变或损伤的发展而加重

　　b）头痛随着病变或损伤的改善或治愈而缓解或消失

3）主动或被动活动颞下颌关节，或者刺激颞下颌关节（例如对颞下颌关节和周围的咀嚼肌进行加压）可加剧头痛

4）对于单侧颞下颌关节的病变，头痛位于同侧

D．不能用 ICHD-3 中的其他诊断更好地解释

（本章责任人：刘岚青，冯琳茜，范刚启）

第十三章

针灸治疗缘于精神障碍头痛

第一节 概　　述

头痛与精神疾病均为临床常见病，头痛既可以作为精神障碍的躯体症状，又是精神障碍的重要诱发因素。两者共有部分神经病理学基础，互为因果或相互影响、相互促进，导致恶性循环，迁延不愈，给该类疾病的治疗增加难度，如依从性差、疗程长、医疗费用高等，严重影响患者的生命安全和生活质量。

有研究显示，精神障碍相关性头痛非常多见，占所有头痛的 20.6%，仅次于偏头痛和紧张性头痛[1]。而原发性头痛又常与抑郁焦虑障碍存在较高的共病率（偏头痛患者患抑郁症、双相情感障碍、广泛性焦虑症、惊恐发作和恐怖症的发生率明显高于非偏头痛患者），目前尚难完全解释其机制，研究表明，偏头痛合并抑郁的比率可高达 41%~47%[2]，偏头痛共病焦虑的比率可高达51%~58%[3]，使诊断和处理变得更加困难。

尽管研究显示头痛的出现与一些常见的精神疾病（如抑郁障碍、焦虑障碍等相关疾病）有着联系，但支持精神疾病引起头痛的证据有限。因此，关于精神障碍性头痛的病例不多。在这些病例中，头痛在精神障碍的背景下出现，并且，以众所周知的躯体化障碍的形式直接表现出来。

对于精神障碍相关性头痛，尽可能地作出明确诊断是重要的。其诊断要点为：①当头痛与精神障碍彼此共存，诊断时需要考虑二者之间的因果关系。当头痛首次发作有证据表明由精神障碍引起即可诊断为"缘于精神障碍的头痛"。②当原先存在的原发性头痛因精神障碍转为慢性或明显加重，则最初的原发性头痛诊断和缘于精神障碍的头痛 2 个诊断均需给出。③若无证据证实头痛与精神障碍二者之间的因果关系，则应对原发性头痛和精神疾病做出独立诊断。

[1]　李颖，冯智英，季伟华，等.2 189 例门诊头痛患者的病因分析[J]. 神经病学与神经康复学杂志，2009，6（1）：3-8.

[2]　HUNG C I，LIU C Y，YANG C H，et al.The impacts of migraine among outpatients with major depressive disorder at a two-year follow-up[J].Plos One，2015，10（5）：e0128087.

[3]　HUNG C I，LIU C Y，CHEN C Y，et al.The impacts of migraine and anxiety disorders on painful physical symptoms among patients with major depressive disorder[J].The Journal of Headache and Pain，2014，15（1）：73.

精神障碍相关性头痛应与原发性头痛共病焦虑抑郁、紧张性头痛相鉴别，首先明确是否存在精神障碍相关疾病，再结合患者病史及体格检查不难鉴别。

经过查阅大量的相关文献，发现目前对于针灸治疗缘于精神障碍的头痛的研究仅见于零星报道，可以说仍处于空白阶段。有以下几个原因：①头痛疾患与精神障碍归属不同学科疾病范畴，在识别诊断及综合管理上存在困难。②支持精神障碍引起头痛的证据有限，临床上很难明确精神障碍及头痛的因果关系，依据该诊断标准仅限于为数不多的病例。

第二节　针灸治疗躯体化障碍性头痛方案列举

由于上述原因，无法提供推荐的针灸方案，更无法提供具有循证证据的针灸方案。

将现有治疗方案权且列出，供临床参考。

一、小针刀联合氟西汀治疗抑郁症头痛

1. **施术部位**　头颈部压痛点。

2. **操作方法**　患者坐位或俯卧位，在头颈部压痛点处用紫药水做好定位标记，常规消毒、铺巾，一般不用麻醉。选用四号针刀，沿颈部纵轴方向刺入达骨面，退出 1mm，进行松解剥离，有突破感，出针后压迫针孔 1~2 分钟，至不出血为止，术后 48 小时保持局部清洁干燥。同时予口服氟西汀胶囊 20mg、bid 联合治疗。注意事项：具体注意事项见本书针刀疗法章节。

该方法，主要参考周洪鹏等文[1]。

二、电针刺配合逍遥汤治疗抑郁性头痛

1. **取穴**　近穴：太阳，率谷，颈椎夹脊穴，风池。远穴：合谷，阳谷，足三里，三阴交。

2. **操作方法**　近穴取患者头部疼痛区多针斜刺，太阳透率谷，颈椎，夹脊穴，风池。远穴取合谷、阳谷，将针感调节至头部，取双侧足三里、三阴交，平补平泻，连接导线，治疗 30 分钟。辅以逍遥汤，每日 3 次，饭前服用。注意事项：具体注意事项见本书电针疗法章节。疗程：每 2 周为 1 个疗程，连续治疗 2 个疗程。

3. **按语**　现有报道存在样本量少，无辨证分型，无法分析辨证分型与针

[1]　周洪鹏，袁雪，阎加民. 抑郁症头痛的小针刀治疗研究[J]. 卫生职业教育，2014，32（1）：155-156.

刺疗效的关系，实验设计不够科学，联合治疗方案下，各治疗方法产生作用的机制不明确，无法证实针灸的疗效。

该方法，主要参考王守祥等文[1]。

第三节　针灸治疗缘于精神障碍头痛现状分析

报道基本空白。无针灸方案推荐。

至目前为止，根据现有的文献分析，使用针灸方法，治疗精神障碍性头痛的报道极少。其原因，一是明确诊断的病例太少；二是进行针灸治疗的精神障碍性头痛更少；无针灸方案进行推荐，无法准确评价针灸疗效。对精神障碍性头痛的辨证分型，辨证分型与针刺疗效的关系，精神障碍性头痛病种优选（分病诊治），其研究基本处于空白状态，值得临床进一步观察及研究。进行观察及研究中，需要注意如下问题。

一、重视精神因素的作用

大多数学者认为偏头痛和抑郁症有相同的患病基础。有关偏头痛与抑郁症关系的假设主要有两种：其一，偏头痛与抑郁症有共同的潜在病因；其二，偏头痛导致抑郁症，或者相反。不管是作为触发因素，还是作为不明确的易感因素存在，精神因素与偏头痛和紧张性头痛发病的相关性都值得进一步研究[2]。且头痛发作频率与抑郁焦虑障碍有着密切的关系[3]。所以头痛与精神障碍存在双向相关、互为危险因素的关系。精神障碍与头痛相伴而生，互为影响。

二、头痛应作为共患疾病而非症状

头痛不应该单纯被认为是精神障碍的躯体症状之一，而应被当作一种重要的共患疾病进行治疗，因目前对于治疗缘于精神障碍的头痛研究有限，治疗上可根据头痛发作的特点，参考偏头痛、紧张性头痛的治疗。

三、头痛单元模式

采取头痛单元模式高效整合与运用医疗资源，以循证医学为依据实现多

[1]　王守祥，李琼.针刺联合逍遥汤治疗抑郁性头痛56例[J].陕西中医学院学报，2013，36（5）：68-69.

[2]　FAVA M，RANKIN M A，WRIGHT E C，et al.Anxiety disorders in major depression[J].Comprehensive Psychiatry，2000，41（2）：97-102.

[3]　ZWART J A，DYB G，HAGEN K，et al.Depression and anxiety disorders associated with headache frequency.the nord-trondelag health study[J].Eur J Neurol，2003，10（2）：147-152.

学科尤其是精神科、临床心理科等科室的协作，团队协作，优势互补，综合治疗，按需施治，综合评价，全面评估，综合管理，集中诊治。另外，在对精神障碍疾病所致头痛的患者进行针灸治疗时，要明确意识到可能存在的风险（人身、法律等）并进行相应的防护[1]。

第四节　缘于精神障碍头痛的分类及诊断标准[2]

一、分类

12. 缘于精神障碍的头痛

　12.1　缘于躯体化障碍的头痛

　12.2　缘于精神病性障碍的头痛

二、诊断标准

12.1　缘于躯体化障碍性头痛

　A. 任何头痛符合标准 C

　B. 同时符合下列 2 项以满足躯体化障碍的诊断：

　　1. 30 岁以前就出现许多躯体不适的主诉病史，且不能用已知的医疗情况充分解释，或者有相关的医疗情况但超过了病史、体格检查或实验室结果所能预期的范畴

　　2. 病程过程中，符合下列全部 4 项：

　　　a）疼痛至少累及四个不同的部位或功能（如缘于头，胸，后背，腹部，关节，四肢和 / 或直肠，和 / 或在月经期，性交和 / 或排尿）

　　　b）至少存在 2 个疼痛以外的胃肠道症状（如非怀孕期的恶心，腹胀、呕吐，和 / 或对数种不同的食物不耐受）

　　　c）至少存在 1 个疼痛以外的生殖系统症状（如性冷淡、勃起或射精障碍，月经不规律，经期出血过多和 / 或孕期全程呕吐）

　　　d）至少存在除疼痛外的 1 种假性神经症状（如协调或平衡障碍，瘫痪或局部无力，吞咽困难或咽部哽咽感，失声，尿潴留，幻觉，触觉或痛觉缺失，复视，失明，耳聋，癫痫等转换症状，失忆，和 / 或非晕厥性意识丧失等分离症状）

---

[1]　寇任重，范刚启，刘岚青，等 . 基于多学科协作的头痛单元组建与运作分析[J]. 中国医院管理，2017，37（6）：36-38.

[2]　Headache Classification Committee of the International Headache Society.The international classification of headache disorders，3rd edition[J].Cephalalgia，2018，38（1）：1-211.

C. 至少符合下列 3 项中的 1 项以证明存在因果关系：

　1. 头痛随着躯体化障碍其他躯体症状的出现而发生或程度上明显加重

　2. 头痛伴随着躯体化障碍其他躯体症状的波动而症状持续或减轻

　3. 头痛随着缘于躯体化障碍的其他躯体症状的缓解而减轻

D. 不能用 ICHD-3 中的其他诊断更好地解释

12.2　缘于精神病性障碍的头痛

A. 任何头痛符合标准 C

B. 存在一种妄想，其内容可解释头痛发生的机制（如，患者认为其脑内安装了某种可以引发其头痛的装置，或已有证据明确证实并不存在的脑肿瘤引发了头痛）

C. 至少符合下列 2 项中的 1 项以证明存在因果关系：

　1. 头痛与妄想同时出现或在其后出现

　2. 妄想好转，头痛缓解

D. 不能用 ICHD-3 中其他诊断更好地解释

（**本章责任人：蒋亚楠，崔豪飞，寇任重**）

第十四章

针灸治疗痛性脑神经疾病

第一节　概　　述

　　痛性脑神经疾病，指脑神经（如三叉神经、中间神经、舌咽神经等）中的传入纤维及通过枕神经的上颈段神经根介导，将痛性刺激信号传入至脑干中的中枢通路及处理头部和颈部伤害感受和疼痛的大脑区域，大脑即可感知受支配区域的疼痛[1]。临床常见的三叉神经痛、面神经痛、枕神经痛等属于该病范畴。

　　此类疾患，发病原因可以是明确的，如带状疱疹病毒感染或经影像学证实的结构异常，而某些情况下神经痛也可能找不到明确原因。三叉神经痛和舌咽神经痛存在命名术语问题。若因术中血管打结压迫神经导致，此时的神经痛应严格诊断为继发性。而对于很多无手术史的患者，其神经痛属原发性还是继发性，目前很难清楚。鉴于此，对于有典型病史的患者，尽管在病程中可能发现存在血管性压迫，目前倾向于采用经典的神经痛病名，而非原发性神经痛对其分类命名。而对于有神经瘤或类似病灶的患者，可以将其归类为继发性神经痛。

　　从现有的文献分析，针灸治疗痛性脑神经疾病，包括三叉神经痛、舌咽神经痛、中间神经（面神经）痛、枕神经痛、视神经炎所致头痛、缺血性动眼神经麻痹所致头痛、托洛萨-亨特综合征等有着一定疗效，对一些少见的痛性脑神经疾病、面痛等，则报道较少。现对临床报道中较为多见的病种的常用针灸临床方案介绍如下。

第二节　针灸方案列举

一、三叉神经痛针灸方案列举

　　三叉神经痛，包括经典的三叉神经痛及痛性三叉神经病（缘于急性带状疱

<hr>

[1]　Headache Classification Committee of the International Headache Society.The international classification of headache disorders，3rd edition［J］.Cephalalgia，2018，38（1）：1-211.

疹的痛性三叉神经病、带状疱疹后三叉神经病、痛性外伤后三叉神经病、缘于多发硬化斑的痛性三叉神经病等）。

三叉神经痛（trigeminal neuralgia, TN）是一种原因未明的三叉神经分布区内短暂而反复发作的剧痛，可涉及三叉神经一支或多支分布区域，多为单侧，以刺痛、放射性、烧灼样抽掣疼痛为主[1]。

流行病学研究显示，该患者群患病率约为 182/10 万，年发病率约为（4~13）/10 万。中老年人多见，高峰年龄在 50~60 岁，第二、第三分支多见，常单侧发病，右侧多见。发病率女性高于男性，这可能与女性颅后窝体积偏小有关。

目前现代医学对该病的治疗仍将保守治疗作为首选，其中以抗癫痫类药物为主，但长期反复服用易产生耐受，迫使患者加大剂量维持疗效；再加上长期及大剂量的用药易产生胃肠道反应、肝肾功能损害、骨髓抑制等不良反应，最终导致治疗失败。对于顽固性或长期反复发作的原发性三叉神经痛，可考虑采取手术治疗，但术后复发率较高，且多数手术方式均是以不同的方式在不同程度下破坏神经，不可避免地会对面部感觉及运动功能产生一定影响，以及术中、术后感染风险的存在使得选择手术治疗须格外谨慎。故而发展完善现有的中西医治疗手段或探索新的治疗方式具有重要的研究意义。

针灸治疗三叉神经痛历史悠久，据中国现代针灸病谱统计，针刺在治疗 61 种神经系统病谱中，三叉神经痛排第 6 位[2]。

现代临床研究显示针灸治疗三叉神经痛具有疗效显著、安全可靠、不良反应小等特点[3]。

1. 毫针针刺法

（1）取穴：鱼腰（眉中心，眶上缘处），四白（瞳孔直下 1 寸，眶下孔凹陷中），下关（耳屏前一横指，颧弓下凹陷中），夹承浆（前正中线左右旁开 2.5cm，口角下一横指处）。

明代王肯堂在《证治准绳》一书中称本病为"面痛"，认为病因是"风毒传入经络，血凝滞而不行"所致，且与足阳明胃经关系最大。胃经与胆经均循绕侧头面部，如果风热或风寒外袭，或者肝胆郁热上冲，均可导致经络气血阻

[1]　Headache Classification Committee of the International Headache Society.The international classification of headache disorders，3rd edition[J].Cephalalgia, 2018, 38（1）: 1-211.

[2]　杜元灏，李晶，孙冬纬，等 . 中国现代针灸病谱的研究[J]. 中国针灸，2007，27（5）：373-378.

[3]　王杰，王千怀，武峻艳 . 针灸治疗原发性三叉神经痛的 Meta 分析[J]. 中华中医药杂志，2010，25（12）：2003-2006.

滞，不通则痛，以致面部疼痛。故取胃经之四白或胃经与胆经交点之下关，并采用泻法，能使面部的经络气血疏通，达到气血阴阳平衡，因而收到了通则不痛的效果。

（2）操作：Ⅰ支痛，取鱼腰。从鱼腰斜向下方刺入 0.3~0.5 寸，待局部有胀痛或触电样针感时，轻轻捣刺 3~5 次。

Ⅱ支痛：取四白。从四白穴斜向上方约 45° 刺入 0.5 寸左右，待有触电样针感传至上唇或上牙等处时，提插 20~30 次。

Ⅲ支痛或Ⅱ、Ⅲ支痛：取下关或配夹承浆。从患侧下关刺入 1.5 寸左右，待有触电样针感传至舌或下颌等处时，提插 20~30 次。针下关疗效不明显时配用夹承浆穴，从患侧夹承浆穴斜向前下方约 30° 刺入 0.3 寸左右，待胀痛或触电样针感传下唇时，轻轻捣刺 3~5 次。疗程：每日或隔日针刺 1 次，10 次为 1 个疗程，疗程间休息 3~5 天。

（3）按语：从现代医学角度看，上述四穴的选择及针法，基本是按照三叉神经出颅点来进行的。结合三叉神经出颅点的定位及骨空走向的解剖特点，针对性选择穴位的定位，并确定针刺的方向角度深度[1]。

2. 穴位埋线法

（1）取穴：双侧胃俞、肾俞、大肠俞、阳陵泉，健侧侧三里（足三里穴外一寸五分）及侧下三里（在侧三里穴直下二寸）。

穴位埋线取肾俞、胃俞、大肠俞补气培本，共奏行气通络，活血止痛之功。阳陵泉穴属足少阳胆经，是足少阳胆经五输穴中的合穴，阳陵泉穴又是八会穴中的筋会，主治肌肉筋脉疾患，取阳陵泉穴疏解少阳经气以求气机通达调畅；侧三里、侧下三里穴位埋线，二穴倒马并用，加上阳陵泉穴位埋线与面部全息对应，三针齐刺做穴位埋线，不仅加强了埋线穴位的刺激量，还增强了从远程取穴通络止痛的作用。

（2）操作：备妥穴位埋线器材，施术者洗净双手后消毒，使用安尔碘对穴位皮肤消毒，将 1.5cm 长的可吸收线从 7 号注射针头的针尖处装入针体内，预留出 0.5~0.7cm 长的线头于注射针头外。

穴位依据所在部位肌肉的厚薄，选择直刺、平刺或斜刺，稍稍捏提肌肉，刺至所需深度后，捏提、放松肌肉数次，防止可吸收线无法顺利埋入腧穴内（穴位皮下组织层或肌肉层内），缓慢退出注射针头，注意可吸收线线头不得外露，止血并贴上无菌胶布，并嘱患者 24 小时内勿洗澡、72 小时内勿吃鱼虾等发物，防止感染。疗程：两次穴位埋线需相隔 2 周，共 3 个疗程，时间为六周。

[1]　葛书翰, 徐笨人, 张玉环. 针刺治疗原发性三叉神经痛 1 500 例疗效分析[J]. 中医杂志, 1987(6): 53-54.

3. 穴位注射法

（1）取穴：主穴取翳风、对侧合谷。对于三叉神经的上颌神经分支疼痛加患侧下关、颧髎、迎香、巨髎；下颌神经分支疼痛加患侧下关、地仓、颊车、承浆；眼支疼痛加鱼腰、阳白、太阳、攒竹[1]。

以翳风、合谷为主穴，翳风为手少阳三焦经穴位，可通窍益聪，解热散结，其穴位解剖深部正当面神经干出茎乳孔处，有三叉神经下颌支经过，针刺翳风可起到改善局部神经调节、血管营养、淋巴循环等作用，通过神经体液的调节作用，改善局部的供血状况，使三叉神经的缺血得以改善。合谷为手阳明大肠经原穴，具有通经活络、行气开窍、镇静安神作用。合谷穴处和头面部的感觉神经传导通路在脊髓后柱、丘脑和大脑皮质 3 个部位内的投射终止区非常邻近或重叠，并有可能发生会聚，针刺或者按摩合谷穴时，该部位的神经末梢产生的冲动完全可以通过径路到达支配头面部，从而实现"面口合谷收"的效果。其余配穴均位于三叉神经分布区，旨在疏通局部经气，与主穴共同作用，以起到"通则不痛"的作用。

（2）操作：患者端坐位，用无菌棉签蘸取安尔碘，按无菌操作原则自取穴中心向外旋转涂擦 5cm×5cm 区域，不留空隙。术者用前臂带动腕部力量将针头迅速刺入穴位处皮肤，得气后回抽针芯，无回血后即可注入药液。头面部用 1ml 注射器，每穴 0.5ml，合谷穴用 5ml 注射器注入 2ml。出针时用无菌棉签压于穴位旁，快速将针拔出，干棉球按压针孔止血。嘱患者舒适体位休息 10 分钟方可离开。疗程：间隔 7 日治疗 1 次，连续治疗 3 次。

4. 火针疗法

（1）取穴：Ⅰ支痛，攒竹、阳白、头临泣、太阳、扳机点。Ⅱ支痛，四白、迎香、口禾髎、扳机点。Ⅲ支痛，颊车、地仓、大迎、承浆、颧髎、扳机点。

面部为一身阳经之会，足三阳经筋结合于颅（面颧部），手三阳经筋会于角（头角部）。治疗三叉神经痛首先要根据面痛的部位进行准确的经络辨证，在局部辨经取穴的基础上，加上扳机点，再借助火力，激发经气，调节脏腑，从而使气血调和，经络通畅，达到通而不痛的效果[2]。

（2）操作：聚维酮碘常规消毒穴位，将火针置酒精灯火焰外焰上烧至红亮，每穴快速点刺 3~4 下，速进疾出，不留针。扳机点火针点刺方法：消毒方

[1]　赵紫瑞.穴位注射治疗原发性三叉神经痛 21 例[J].中国针灸，2015，35（4）：403-404.

[2]　王俊霞，付星，赵新雨.金伯华火针结合毫针治疗三叉神经痛的临床经验[J].中国针灸，2018，38（6）：641-643.

法同穴位操作,找到疼痛的中心点,点刺 1 针,周围点刺 4 针,并在疼痛放射的方向上点刺 2~3 针。疗程:隔日 1 次,10 次为 1 个疗程。

(3) 按语:火针治疗具有一定的风险性,治疗前应与患者及亲属进行充分的沟通;并做好火针治疗后的相关护理工作。

二、舌咽神经痛针灸方案列举

舌咽神经痛是临床上比较少见的一种口、咽部疾病,表现为局限于舌咽神经分布区发作性的疼痛。疼痛剧烈,呈电击样、刀割样或针刺样。疼痛常突然发作,一般始于咽喉部、舌根部、扁桃体等处,持续约数秒至数分钟,并可放射至患侧舌面、下颌处、颈部及外耳道深部。吞咽、言语、伸舌、转动头部均可诱发。该病发病率为(0.2~0.7)/10 万,多发于 40 岁以上人群。现代医学认为原发性舌咽神经痛是由舌咽神经受血管压迫,发生脱髓鞘病变所致。治疗原发性舌咽神经痛的药物为卡马西平,手术方案为微血管减压术,仅部分起效,有一定复发率。

中医无此病名,根据该病的发病位置与症状,通常将该病归为咽喉痹证、面痛等的范畴。针灸在止痛方面具有优势,治疗本病有广阔的应用前景,但目前针灸治疗该病临床报道较少。

传统辨证针刺法

1. **取穴**　廉泉、涌泉、照海、列缺、太溪、然谷、神门透大陵、翳风、风池、颈部夹脊穴、神庭、本神、阿是穴[1]。

涌泉、廉泉、照海、列缺配伍疏通足少阴经脉,开咽喉之闭,通则不痛。翳风、风池、颈部夹脊穴针刺缓解足少阴经筋拘急。神门透大陵、神庭、本神合用宁心安神止痛。然谷、阿是穴刺络放血,顺火之性,清热利咽,配伍太溪以滋肾阴、润咽喉,标本同治。诸穴合用,可使经之热得清,脏之虚得养,脏腑功能调和,经络气机通畅,通则不痛。

2. **操作**　常规针刺。患者先取仰卧位:然谷、咽喉局部阿是穴刺络放血,廉泉、涌泉、照海、太溪均直刺 0.5 寸,列缺平刺 0.5 寸,神门向大陵方向进针 0.5 寸,神庭、本神平刺 0.5 寸。平补平泻得气,留针 20 分钟。起针后嘱患者休息 5 分钟,取俯卧位,翳风向舌根方向进针 1 寸,风池向鼻尖方向进针 1 寸,颈部夹脊穴垂直进针 0.5 寸,平补平泻得气,留针 20 分钟后出针。每次治疗时长为 45 分钟,隔日治疗 1 次,每周治疗 3 次。

[1]　秦佳欣,赵吉平,张旭东.原发性舌咽神经痛针灸诊治思路[J].中医学报,2020,35(11):2454-2458.

三、中间神经（面神经）痛针灸方案列举

中间神经痛又名膝状神经节神经痛，是一种以外耳道深部短暂阵发性的疼痛为特点的疾病，有时放射至顶-枕部。外耳道后壁和/或耳郭周围区域的刺激可诱发。包括缘于带状疱疹的中间神经病、持续性特发性面痛。

针灸治疗中间神经痛且以面痛作为疗效指标的临床报告基本没有，但有针灸治疗中间神经损伤相关疾病的报道，如针灸治疗面神经炎、带状疱疹膝状神经节综合征伴见剧烈耳痛等中间神经痛相关症状等。

"耳垂下"穴排针平刺法

1. **取穴**　穴组1：在患侧耳后疼痛部位寻找压痛点或敏感点（绝大多数位于翳风处），并以此为靶点。于靶点后方6~8cm，将脑空至风池连线5等分，计5个点为进针点[1]。

穴组2：以奇穴"耳垂下"为靶点，并引一平行线。于平"耳垂下"穴前方6cm处，再引一垂直线，两线相交点为第1点，于第1点上下两侧各间隔1cm，确定2个点，计5个点为进针点。

翳风及其附近，其下为茎乳孔，即面神经出颅处。耳垂下穴为经外奇穴，首见于《普济本事方》，位于耳垂与皮肤交界处下0.3cm处，恰在面神经干体表处。排针平刺是在浅刺平刺的基础上，针向痛点的一种针刺方法，其针刺要点为浅刺平刺、针向病灶、中等刺深（1寸）、排针平刺法，尽量避免针感，长久留针（留针4~6小时）。其镇痛机制可能是通过浅筋膜层次来实现的。本针刺法针刺特点可实现对面神经病变部位的浅筋膜较大、较快的治疗性刺激，从而实现迅捷的止痛疗效。

2. **操作**　自进针点进针，浅刺平刺法，针刺方向均朝向相应靶点，针身只位于浅筋膜层（脂肪层，不深入肌层），针深1寸，不要求针感，每穴组计针刺5根针，两穴组计10根针，形成一排或略呈扇形展开，故名排针平刺。留针4~6小时。疗程：每天针刺一次，治疗5次为1个疗程。

四、枕神经痛针灸方案列举

尽管Sjaastad描述颈源性头痛为一种反应模式，而不是一种疾病，并认为颈源性头痛包括起源于颈部并放射于枕大神经和C2神经分布区的多样头痛，

[1]　冯琳茜，范刚启．排针平刺法治疗贝尔麻痹所致头痛20例[J]．河南中医，2016，36（10）：1741-1743.

即颈源性头痛包括枕神经痛。但临床上，绝大多数医务人员，将枕神经痛作为一个独立的疾病进行诊疗。

针灸治疗本病疗效肯定，其治疗选穴、治疗方法不同且不局限于传统中医对头痛病因病机认识，而多从枕神经解剖、发病病因着手。由近年来临床报道总结出①目前针灸治疗主要以毫针针刺为主，常用穴位选择与枕神经解剖走行有关；其中阿是穴，风池、完骨、翳明、玉枕，颈夹脊穴（这些穴位解剖多为枕神经所过）多用。经验穴：申脉、外丘、会宗、腕踝针上5上6。②针刺方法多以傍刺、齐刺、恢刺为主，强调滞针法、提插行针手法，这可能与本病为神经炎症，而上述这些针刺方法加速了炎症的吸收或产生止痛物质而达到止痛的效果有关[1]。③热敏灸、温针法对发病受风寒湿诱因引起的枕神经痛疗效显著，对于顽固性疼痛产生焦虑、抑郁可予以兼顾调神，可选：百会、神庭、印堂等穴或采用放血疗法，使瘀去痛止。穴位注射即刻疗效肯定，针刀治疗需具备熟练的操作技术。④由于本病发病有一定的诱因，日常调护应注意：避免颈枕部受凉，忌熬夜、过劳、酗酒后感受风、寒、湿；日常生活中要防范头颈部不良姿势，避免颈部剧烈或者不适当运动。

针灸治疗枕神经痛疗效肯定，但对于其治疗后复发率的临床观察较少，今后需进行针灸与西药治疗在复发率方面的临床观察比较研究，进一步突出针灸治疗的优势。本病属于神经非特异性炎症，诊断主要根据症状和体征（排除相关颅内病变等），无客观检查指标，可考虑进行神经传导速率的检查，观察其感觉神经速率和波幅的改变与本病的相关性。

1. 针刀疗法

（1）取穴：患者乳突与C1后正中点连线中点及乳突胸锁乳突肌附着点后上缘寻找压痛点。

（2）操作方法：患者俯卧位，枕部备皮。术者以拇指在患者乳突与C1后正中点连线中点及乳突胸锁乳突肌附着点后上缘寻找压痛点，75%乙醇与碘酒局部消毒各3遍，消毒范围为压痛点周围10cm半径圆形区域。术者戴无菌手套，铺洞巾，以2%利多卡因5ml、注射用甲泼尼龙琥珀酸钠注射液40mg及0.9%氯化钠注射液5ml混合局部麻醉。麻醉时，先将针头快速刺入皮肤，探索进针至骨面，回抽无回血，每点注射1~2ml。左手持无菌纱布，右手持I型3号针刀，刀口线与脊柱后正中线平行刺入皮肤，探索进针至骨面，再提起针刀至皮下，纵向切割3~4刀。按压止血，创可贴外敷。术后

[1]　谢宇锋,陈赟.压敏点恢刺法治疗枕神经痛60例[J].中国针灸,2015,35（3）:221.

手法：术者以拇指横向侧推枕部软组织 3~5 次。每 10 天治疗 1 次，总治疗次数≤3 次。

2. 穴位注射疗法

（1）取穴：患侧风池穴压痛最明显处。

（2）操作：患者端坐位，注射部位常规消毒，术者用 5ml 一次性注射器分别抽取地塞米松 2mg，维生素 B₁20mg，2% 利多卡因 2ml。用前臂带动腕部力量将针头迅速刺入患侧风池穴压痛最明显处，深度一般为 1.5~2.5cm，抽吸无回血即可缓慢注入药物。完毕后局部轻轻按揉 3~5 分钟，以利于药物的扩散及减少局部的出血。

3. 灸疗法

（1）取穴：热敏点。用点燃的纯艾条在患者体表病位附近的压痛点、结节点等反应点处进行查找，在距离患者皮肤表面 2~3cm 的高度进行悬灸。当患者感到施灸部位发生透热、扩热，甚至产生感传现象，此点即是热敏点。重复此步骤，直至所有热敏点被探查出。

（2）操作：在查找到的热敏点上选择 1~2 个点实施温和灸，施灸至透热、扩热，甚至感传现象消失，此为一次施灸的剂量。完成一次施灸时间的长短因人而异，不设限，每日治疗 1 次。

4. 排针平刺法

（1）取穴：枕神经分布区穴组（以脑空透风池、脑户透风府为中心，排针平刺法）。

（2）操作：头痛侧以脑空为中心，脑空浅刺平刺透刺向风池 1 根针，以此 1 根针为基点基线，并与此平行，各间距约 1cm，分别置 2 根针，进针 1 寸；以脑户为进针点，浅刺平刺透刺向风府，以此为基点基线并与之平行，向头痛侧间距 1cm，置 1 根针，只行平补平泻提插手法 3 次，留针 2 小时。

5. 腕踝针疗法

（1）取穴：取腕上 5、上 6，如单侧疼痛则取患侧，双侧疼痛则取双侧。

（2）操作：患者取坐位，选 0.25mm×25mm 毫针，沿皮下刺入，要求针尖与皮肤成 30°角刺入皮下，缓慢沿上肢纵轴方向轻推针体，要求不引起酸、麻、胀、痛的感觉，如有以上针感则需调整针刺角度与深度，直至针感消失后，用胶布固定针柄，留针至当天晚上 21：00，患者自行出针。治疗隔日 1 次，5 次为 1 个疗程，休息 3~5 天，进行第 2 疗程。

6. 火针疗法

（1）取穴：阿是穴。主穴取后枕部最痛处或压痛点（通常位于风池、完骨穴附近），配穴取脑空、百会、角孙等穴附近存在的压痛点。

（2）操作：先用安尔碘液，后用乙醇消毒后，在酒精灯上将贺氏中粗火针加热至通红，将针尖朝向鼻尖方向，快速准确地刺入主穴，随即快速拔出，深度 0.5~0.9 寸。同时选取 1~2 个配穴，再行火针点刺治疗，方法同前，针尖取垂直方向，深度 0.1 寸左右。上述治疗每日 1 次，5 次为 1 个疗程。

五、与眼球运动、视力有关的病症所致头痛针灸方案列举

传统辨证针刺方案

（1）取穴：Ⅲ脑神经受累者，取睛明、攒竹、鱼腰、承泣、球后、四白、阳白；Ⅲ、Ⅳ、Ⅵ脑神经合并者，加瞳子髎、太阳、头维；Ⅵ脑神经受累者，取瞳子髎、丝竹空、球后、睛明；远部循经取穴，四关、内关、光明、三阴交、太冲。

加减：头痛、呕吐加涌泉、内庭、足临泣；视物模糊、复视加风池、天柱、头针平衡区。

以上腧穴分 3 组轮换选用。

睛明为手足太阳经、足阳明胃经、阴跷脉、阳跷脉之所会，司眼睑开合，具有疏风清热，活血通络明目的功用；风池为手足少阳、阳维、阳跷之所会，祛风之要穴，内风、外风皆可调，具有疏风解表，清利头目的功效；阳白为足少阳经、阳维之会，刺之能疏通二经之经气；太阳、瞳子髎、攒竹明目泄热，疏风通络；头针视区善治眼部疾患。

（2）操作：常规消毒，睛明、承泣、球后等眼眶周边穴，用指切快速进针法，进针后沿眼球切面方向轻捻，以腕掌下沉推针 0.8~1.2 寸深，使眼眶内酸胀为度，若刺痛或针下有阻抗感者应退针少许，略变针尖方向，如上法推针得气，留针 20~30 分钟，出针时按三步退至皮下，留针约 2 分钟出针，用消毒干棉球压迫防止出血。其余腧穴常规刺法。每日或隔日 1 次，10 次为 1 个疗程。

（3）按语：此类疾病包括视神经炎、缺血性动眼神经麻痹、托洛萨 - 亨特综合征、雷德综合征、灼口综合征（BMS）等。针灸治疗上述脑神经损伤导致的头痛鲜有报道，但有少量针灸治疗上述疾患的报道。

此类疾病所致头痛的针灸治疗方案，可参照针灸治疗上述脑神经损伤导致的疾病（视神经炎、痛性眼肌麻痹等）方案进行。

六、中枢性神经病理性疼痛针灸方案

中枢性神经病理性疼痛所致的头痛疾病，包括多发性硬化（multiple sclerosis，MS）所致的中枢性神经病理性疼痛、卒中后中枢性痛。多表现为单

侧或双侧的头颈痛，表现多样，伴或不伴中枢源性感觉改变。

多发性硬化（MS）是一种神经系统常见的脱髓鞘疾病，目前认为是中枢神经系统异常的自身免疫反应所致，其发病机制尚未完全明确。针灸治疗该病的报道尚不多见，且临床疗效的评价主要关注临床症状（肢体无力、视力障碍、二便障碍、感觉异常、语言障碍、行走不稳等）；神经功能体征（意识、最大刺激最佳反应水平、凝视功能、面瘫、语言、肩关节肌力、上肢肌力、下肢肌力、步行能力）；神经功能障碍评分（锥体束、小脑、脑干、感觉、膀胱及大脑 6 项神经功能），尚未有针灸治疗缘于多发性硬化（MS）的中枢性神经病理性疼痛的相关研究。

我国每年新发脑卒中患者约 200 万人，其中有 8% 的患者伴有卒中后中枢性疼痛（CPSP）[1]。该病表现为一侧肢体难以缓解和药物抵抗的持续疼痛，导致神经功能缺损恢复时间延长，严重影响患者生存质量。目前 CPSP 的药物治疗主要为三环类抗抑郁药、抗癫痫药物、阿片类药、麻醉药及其他药物，非药物治疗主要为神经电刺激治疗和外科手术治疗等，虽然有许多药物可供选择，但由于 CPSP 症状的多样化，药物并非普遍适用。非药物治疗如手术，感染风险较大。

目前有少量针刺治疗中枢性神经病理性疼痛的临床报告[2]，但没有专门的治疗中枢性神经病理性疾病所致头痛的报道。

传统辨证针刺法

1. **取穴**　主穴：百会；配穴：曲差（双）、神庭、风府、风池（双）。另，偏瘫患者均给予常规针刺治疗，取穴手足十二针：曲池、合谷、内关、阳陵泉、足三里、三阴交均取患侧。

主穴百会别名为"三阳五会"，意指手足三阳经及督脉之阳气在此交会。百会向双侧太阳透刺可贯穿足太阳膀胱经及督脉等阳经，不仅透穴，还可透经。通过快速小幅度提插捻转可形成"针场"效应，调动五脏六腑精气，振奋全身阳气，调理气血，促进头部气血的运行。风府别名"鬼穴"，是督脉、阳维之会。风池为足少阳胆经与阳维脉的交会穴。阳维脉通督，维系诸阳经脉。神庭为督脉穴位，亦有"鬼穴"之称，善于调理情志。曲差为足太阳膀胱经腧穴，膀胱经气血由此输送头之各部。

2. **操作**　1.5 寸毫针从百会向双侧太阳方向透刺 0.8~1.2 寸，曲差、神庭

[1]　韩济生.疼痛学[M].北京：北京大学医学出版社，2012：537.
[2]　王琦，孙阁，孙雪娇，等.调神抑痛针刺法治疗卒中后中枢性疼痛引起的肢体运动障碍临床疗效观察[J].针灸临床杂志，2017，33（8）：4-8.

用 1.5 寸毫针自前向后平刺 0.8~1.2 寸, 留针 1 小时, 百会每间隔 20 分钟行快速小幅度提插捻转 (200r/min) 1~2 分钟。风池、风府得气后取针。其余腧穴常规刺法。针刺频次 5 次 / 周, 10 次为 1 个疗程, 共治疗 2 个疗程。

第三节 针灸治疗痛性脑神经疾病现状分析

(一) 涉及的病种

根据现有文献的分析, 针灸对三叉神经痛 (以经典的三叉神经痛为主)、舌咽神经痛、中间神经 (面神经) 痛、枕神经痛、视神经炎性头痛、缺血性动眼神经麻痹所致头痛、托洛萨 - 亨特综合征相对报道较多, 对雷德综合征、复发性痛性眼肌麻痹神经病、灼口综合征 (BMS)、持续特发性面痛 (PIFP)、中枢性神经病理性疼痛所致面痛、头痛则报道较少, 或为零星报道。

(二) 证据质量

除三叉神经痛外, 其他痛性脑神经疾病的亚病种, 针灸观察的病例普遍较少, 从循证医学角度, 进行随机、对照、盲法设计的很少, 有的仅为零星报道或个案报道。

(三) 针灸方案

除三叉神经痛的针灸治疗方案较为成熟外, 其他病种的针灸治疗方案缺乏普遍性或并未获得重复应用或验证。就针灸治疗方案来说, 适应证方面, 特别是中医适应证方面存在的问题较多, 如没有辨证分型, 无法分析辨证分型与针刺疗效的关系; 对针灸治疗尚未涉及的痛性脑神经疾病, 无法确切判断疗效。

第四节 痛性脑神经疾病的分类及诊断[1]

一、分类

13. 痛性脑神经疾病、其他面痛和头痛

  13.1 三叉神经痛

    13.1.1 典型的三叉神经痛

      13.1.1.1 典型的三叉神经痛, 完全发作性

      13.1.1.2 典型的三叉神经痛伴持续性面痛

---

[1] Headache Classification Committee of the International Headache Society.The international classification of headache disorders, 3rd edition [J].Cephalalgia, 2018, 38 (1): 1-211.

13.1.2　痛性三叉神经病

13.1.2.1　缘于急性带状疱疹的痛性三叉神经病

13.1.2.2　带状疱疹后三叉神经病

13.1.2.3　痛性外伤后三叉神经病

13.1.2.4　缘于多发硬化斑的痛性三叉神经病

13.1.2.5　缘于占位性损害的痛性三叉神经病

13.1.2.6　缘于其他疾病的痛性三叉神经病

13.2　舌咽神经痛

13.3　中间神经（面神经）痛

13.3.1　经典的中间神经痛

13.3.2　缘于带状疱疹的中间神经病

13.4　枕神经痛

13.5　视神经炎

13.6　缘于缺血性动眼神经麻痹的头痛

13.7　托洛萨 - 亨特综合征

13.8　雷德综合征

13.9　复发性痛性眼肌麻痹神经病

13.10　灼口综合征（BMS）

13.11　持续特发性面痛（PIFP）

13.12　中枢性神经病理性疼痛

13.12.1　缘于多发性硬化（MS）的中枢性神经病理性疼痛

13.12.2　卒中后中枢性痛（CPSP）

二、诊断标准

（一）三叉神经痛

A. 反复、阵发的单侧面痛，出现在三叉神经一个或多个分支分布范围内，无三叉神经分布区域外的放射痛，符合 B 和 C 标准

B. 疼痛符合以下 3 个特点：

1. 持续瞬间到 2 分钟

2. 重度

3. 疼痛性质可表现为电击样、撕裂样、刀割样、针刺样剧烈疼痛

C. 由良性刺激受累侧面部诱发

D. 不能用 ICHD-3 中的其他诊断更好地解释

（二）舌咽神经痛

A. 出现在舌咽神经分布区内的反复发作的单侧痛，并符合标准 B

B. 疼痛符合下面四项：

    1. 每次持续数秒至 2 分钟

    2. 重度

    3. 触电样、撕裂样、针刺样或锐痛

    4. 在吞咽、咳嗽、说话或打哈欠时诱发

C. 不能用 ICHD-3 中的其他诊断更好地解释

（三）中间神经（面神经）痛

A. 出现在中间神经分布区内的单侧阵发性疼痛且符合标准 B

B. 疼痛具有以下所有特征：

    1. 持续数秒到数分钟

    2. 重度

    3. 撕裂样、针刺样或锐痛

    4. 对外耳道后壁和 / 或耳郭周围区域的刺激可诱发

C. 不能用 ICHD-3 中的其他诊断更好地解释

（四）卒中后中枢性痛

A. 面痛和 / 或头痛符合标准 C

B. 已发生缺血性或出血性卒中

C. 以下 2 项证明存在因果关系：

    1. 疼痛出现在卒中后 6 个月内

    2. 影像学检查证实有相应部位的血管性病变

D. 不能用 ICHD-3 中的其他诊断更好地解释。

（五）枕神经痛

A. 单侧或双侧疼痛符合标准 B-E

B. 疼痛位于枕大、枕小和 / 或第三枕神经分布区内

C. 疼痛至少符合下列 3 项中的 2 项：

    1. 反复发作的阵发性疼痛，持续数秒至数分钟

    2. 重度

    3. 撕裂样、针刺样或锐痛

D. 疼痛伴发下列全部 2 项：

    1. 对头皮和 / 或头发的良性刺激可出现明显的感觉减退和 / 或触痛

    2. 至少符合下列 2 项中的 1 项：

        a）受累神经分支的压痛

　　b）枕大神经出颅处或 C2 分布区为诱发点

E. 受累神经局麻药阻滞可使疼痛暂时缓解

F. 不能用 ICHD-3 中的其他诊断更好地解释

（ **本章责任人：文　亚，冯琳茜，范刚启** ）

第十五章

头痛疾患针灸治疗方案的共同基础

第一节　头痛疾患的中西医诊疗之异同

一、中西医治疗头痛的相异之处

中医治疗头痛，与西医迥异。西医治疗头痛，除对症处理外，头痛专科或专病医生则应进一步明确头痛临床亚型、病情分期等诊断。如对偏头痛，应进一步作出有先兆偏头痛、无先兆偏头痛、慢性偏头痛、偏头痛并发症诊断，如有可能，进一步作出典型有先兆偏头痛、伴有脑干先兆偏头痛、偏瘫型偏头痛、视网膜型偏头痛的三级诊断。但总的来说，对于大多数原发性头痛，在明确诊断基础上，不同的患者，只要基础病变相似、头痛诊断相同，其治疗方案大同小异。当然，对继发性头痛，因存在继发之病因，其病因治疗具有明确的针对性。

与之相对，中医诊疗头痛，其病名即为头痛病。当然，不同年代的医籍，对于头痛病，有非常多的别名，如头风病、脑风、真头痛、半头痛等。目前中医诊断头痛病，不管是西医学的原发性头痛，还是继发性头痛，均诊断为"头痛"病名。与西医相比，其病名诊断非常笼统。在此大病名下，最主要的是进行八纲辨证、脏腑辨证、经络辨证、气血津液辨证等，在进行这些辨证诊断后，确定患者所属的头痛病证类型，如肝阳上亢证、瘀血阻络证、痰湿蒙神证、风寒证、少阳证、太阳证等。在明确证属基础上，提出针灸治疗的针灸处方或中药治疗的方药处方或其他治疗方案，进行相应的针灸或中药治疗。如此，中医治疗头痛，并不分具体的头痛疾病，只分证型，只要证型相同，其治疗方案大致相同。另外，这种针对性较强的辨证施针的方法，也提示每一位患者都应有针对各自病情的治疗方案。此外，中药及针灸疗法，并没有所谓的"头痛医头"的对症止痛治疗。因此，可以说，中医与西医诊疗头痛病，其思路方法具有很大的不同。

二、不同的头痛病症，其针灸疗效各不相同

随着现代医学的进展，头痛疾患的国际分类及分类诊断内容被大量引入中医诊疗体系。在单纯按中医辨证分型进行针灸或中药治疗的传统诊疗模式

内容中,加入了头痛疾患"分类诊断"及"分病论治"内容。

具体说来,表现在两个方面。一是针灸治疗头痛,因现代头痛疾患分类的病种不同,临床亚型、病期、病程、病情轻重、伴发病症等因素不同,其针灸方案亦各不相同。二是即使是同一种头痛疾患,由于受现代头痛疾患分类等中西医结合理论方法的影响,结合各自的临床经验,对于不同的针灸医生,其针灸治疗方案亦可能显著不同(这点很有中医特色)。

传统的针灸疗法治疗头痛,主要根据中医的辨证施治方法,而不分西医的病名诊断。但大量的临床实践表明,对于西医诊断的不同的头痛病种、不同的亚型、不同的病期,其针灸疗效各不相同。有些头痛病种是针灸的主要适应证,如轻中度的偏头痛、紧张性头痛、颈源性头痛。有些头痛病种针灸治疗可能有效,或疗效不确切,但与现代医学相应疗法配合,有协同增效作用,如颅内非血管性头痛、头颈部外伤性头痛、五官疾病所致头痛等。有些头痛病种针灸治疗无效,如缘于遗传性血管病的头痛、中重度的感染性头痛等。又如,对于偏头痛发作期,于头痛发作初始时,针灸治痛(含止痛)疗效较好;头痛发作高峰时,疗效稍差;慢性偏头痛的针灸疗效不如偏头痛发病病程较短者。诸如此类。

三、不同针灸治疗方案中的共同基础现象

不同的头痛病症,其针灸治疗方法不同,针灸疗效也各不相同。即使是同一种或同一型头痛疾患,其针灸治疗方案或针灸疗效也不相同。不过,根据大量的针灸临床观察和科学研究,我们也发现了针灸治疗头痛的另外一种临床现象,即:在各不相同的头痛疾患、不同的针灸治疗方案间,存在诸多共同之处。这主要表现在两个方面。一是对于不同现代分类的头痛病患,在不同的针灸治疗方案中,有着诸多共同的针灸基本要素或共同本质。二是即使不同的辨证分型针灸方案中,也存在着中医方面的共同之处。通过分析、归纳、综合,寻找、发现、确定不同头痛疾患针灸治疗方案的共同点,对于优选针灸治疗方案,促进治疗方案的标准化、规范化,探讨其效应的共同机制,有着非常重要的作用。

第二节　头痛疾患针灸治疗方案的共同基础

如上所言,头痛疾患不同,针灸治疗方案不同,针灸疗效不同。但经过长期的临床观察及科研总结发现,在不同的头痛疾患、针灸治疗方案间,存在着若干个共同点。这些共同点,包括针灸有效的头痛群体、针灸治疗方案中的局部取穴和辨证取穴等取穴共同点、针刺手法中的共同点、针刺作用的共同

部位等内容。现分析总结如下。

一、确定针灸有效的头痛疾患

以针灸疗效为标准对不同头痛疾患进行分类，则有些头痛疾患是针灸的绝对适应证或主要适应证。对于针灸疗法来说，发现并确定针灸有效的头痛病症，对明确针灸治疗头痛的适应病症，提高针灸疗效，非常有好处。

1979 年，世界卫生组织将头痛疾患列入针灸治疗有效的病种，并向全世界推广。但头痛疾患的种类或分类太多，这一推广未能具体地说明何种头痛病种针灸治疗有效，只是笼统地讲，头痛和偏头痛是针灸治疗的有效病种。1996 年世界卫生组织进一步提出了 64 种针灸适应证，包括了偏头痛和紧张性头痛。

大量研究表明，针灸对以偏头痛、紧张性头痛、丛集性头痛为代表的原发性头痛疗效显著。任泳燕等[1]对针灸治疗原发性头痛的疗效进行证据质量与推荐分级，推荐意见：针刺治疗偏头痛、针刺治疗紧张性头痛为强推荐，刺络放血治疗偏头痛、针刺治疗丛集性头痛为弱推荐，穴位注射治疗紧张性头痛未达成推荐，总体证据质量偏低。

继发性头痛中，针灸治疗颈源性头痛、枕神经痛、三叉神经痛等的研究相对较多，针灸疗效确切。张凯等[2]的研究表明，针灸治疗颈源性头痛的疗效在有效率和 VAS 评分方面较西药治疗优势明显。国内杜元灏教授首次提出"针灸病谱"概念，建立和划分了 16 个系统的循证针灸病谱和效能针灸等级病谱，并对针灸治疗头痛的亚病谱进行了初步分析。杜元灏收集整理了针灸治疗除有特定头痛诊断（如偏头痛、紧张性头痛、丛集性头痛等）以外的所有原发性头痛的临床文献 273 篇，分析认为：针灸治疗肌肉异常收缩所致的头痛疗效最佳，治疗神经、血管因素引起的头痛及血中致痛物质所致的头痛疗效次之，治疗脑膜受刺激或占位性病变所致的头痛疗效最差[3]。王麟鹏等[4]认为，头痛类疾病是具有国际影响的针灸优势病种。

就针灸治疗头痛的现状来说，目前已经初步确定了部分针灸有效的头痛病种，如轻度或中度的偏头痛、紧张性头痛、颈源性头痛、丛集性头痛、枕神经

[1]　任泳燕，李慧，王洋洋，等.《中医内科常见病诊疗指南：头痛》指南更新与解读[J]. 中国循证医学杂志，2020，20（6）：643-650.

[2]　张凯，刘宇，蒋戈利. 针刺治疗颈源性头痛疗效的系统评价[J]. 中国疼痛医学杂志，2013，19（11）：643-647.

[3]　杜元灏. 现代针灸病谱[M]. 北京：人民卫生出版社，2009：8-11.

[4]　王麟鹏. 头痛类疾病：具有国际影响的针灸优势病种[J]. 中国针灸，2018，38（5）：504.

痛、三叉神经痛等。但就整个头痛疾患的国际分类病种来说，目前明显缺乏系统性的头痛病种针灸病谱研究。从严格的循证医学标准看，即使是上述这部分针灸有效的头痛疾患，仍缺乏高级别的证据支持。

在中医学的历史上，对头痛的研究从症状、病因、病机到诊断和治疗是逐步发展的。针灸的治疗，到明清逐步形成经络辨证思路，也逐步形成整体的论治法则。而到了现代，对头痛的认识则形成了分病论治。继发性头痛自不用说，各有其继发的病因。对于偏头痛、紧张性头痛等原发性头痛来说，其病理生理机制上有诸多的不同，治疗的方法与药物也很不一样。分病论治（包括头痛的针灸治疗）已经成为国际研究的共识。不同的疾病其治疗目的与干预靶点不同，所以需要分病治疗，不能混为一谈。

总的来说，以头痛疾患国际分类内容为分类标准，以针灸疗效为分级标准，对针灸治疗涉及的所有头痛疾患进行分类，将头痛疾患分为针灸疗法绝对适应证（单独使用针灸即可获得满意疗效，达到显著缓解或治愈标准）、针灸一般有效（针灸作为配合治疗手段，可获得一定针灸疗效，部分缓解病情）、针灸无效（无缓解头痛作用，或病情加重），这类研究基本空白。因此，基于头痛疾患国际分类标准，以针灸疗效为分级标准，对头痛疾患进行疗效分类的研究应该加强。

经过分病论治、针灸疗效分级后，确定的针灸有效的这部分头痛疾患，与针灸方案一起，构成针灸治疗头痛方案的共同基础之一。

二、取穴的共同基础

解决穴位优选问题，先要回答穴位有无特异性这一首要问题。寻找并优化具有相对特异性的穴位，是优化取穴方案的基础。初步研究表明，头面项枕部之局部取穴，为具有相对特异性的取穴方案之一。此外，经穴与非经穴、真穴与假穴的选用，是头痛疾患针灸穴位优选方案中涉及的另一个重要问题。这个问题也涉及针刺治疗头痛选穴的相对特异性问题。

（一）局部取穴与远端取穴

1. 局部取穴 在针灸处方中，以穴位所在部位分，大致可分为头面部穴及躯干四肢部位穴。因头痛的部位位于头部，故头痛针灸治疗的头面部取穴，可大致称其为局部取穴。躯干四肢部位取穴，可称其为远端取穴。根据头痛部位，确定头部病变经络，循头部经络取穴，是头痛局部取穴的主旋律。在局部取穴的规律中，寻找痛点取阿是穴占据一定比例。除头部局部循经取穴外，寻找非经络循行部位的痛点取穴，也是局部取穴中一个非常重要的方法。痛点的分布有一定规律，大多位于头痛部位或位于与头痛部位相关的肌肉处，如胸锁乳突肌、咬肌及项部诸肌群。

　　以紧张性头痛为例。颅周压痛是紧张性头痛最显著的异常表现,紧张性头痛伴有颈痛的年患病率高达 88.4%,紧张性头痛患者存在明显的颅周肌肉紧张和肌肉压痛,肌肉紧张分值与压痛分值相关,即肌肉越紧张,其压痛越明显。颅周压痛不仅包括了肌肉紧张度的升高,还包括了颅周肌筋膜激痛点的活化。激痛点在紧张性头痛的发病中起重要作用,导致紧张性头痛慢性化或再发。激痛点与传统腧穴特别是阿是穴关系密切,并高度重合[1]。以颅周压痛部位为阿是穴是紧张性头痛选穴方案关键的一部分。针刺阿是穴或激痛点局部镇痛显著,针刺消除阿是穴或灭活激痛点后,对激痛点引传痛镇痛显著[2-3]。临床除对紧张性头痛之激痛点针刺外,传统针灸工作者多选取与颅周压痛处相对应的传统腧穴进行针刺。

　　以偏头痛为例。偏头痛以头部一侧或两侧某片区域疼痛为主,头痛部位或相关部位可能有压痛点、条索状物、痛觉过敏或痛觉超敏。单独局部取穴针灸在临床上并不少见,临床常选头痛部位或头痛周围的经穴及阿是穴。局部取经穴方面,局部辨经取穴为主要方法。头为诸阳之会,阳经腧穴选择的比例明显高于阴经。头痛部位以颞侧多发,少阳经头痛多见,以足少阳经穴应用最多。《循证针灸临床实践指南:偏头痛》提出发作期针刺治疗方案,其中方法一为放血(局部 + 耳郭),取穴①局部刺血:局部压痛点或太阳穴周围浅表络脉;②耳郭刺血:主穴为耳尖、耳轮络脉或耳背上 1/3 有血管充盈处(有则取),配穴为颞(枕)、胰胆、神门、交感、皮质下、内分泌。方法二为毫针(电针),其中穴方一以少阳经穴位为主,主穴为阿是穴、丝竹空、率谷、太阳、风池、合谷、太冲、足临泣,配穴为阳陵泉、外关;穴方二主穴为对侧顶颞后斜线下 2/5、双侧顶旁 2 线,配穴为额颞部疼痛取同侧率谷,头顶痛取同侧风池,仍以少阳经穴位为主[4]。以偏头痛针灸治疗方法中穴位使用的频率分类,排在前十位的依次是风池、太阳、率谷、合谷、百会、头维、太冲、外关、阿是穴、阳陵泉。头部穴位占据了 6 个,而风池、太阳、率谷占据频次最高的前三位[5]。

[1]　马尧,布赫,贾纪荣,等.针刺激痛点治疗肌筋膜疼痛综合征研究进展[J].中国针灸,2012,32(6):573-576.
[2]　GILDIR S,TÜZÜN EH,EROĞLU G,et al.A randomized trial of trigger point dry needling versus sham needling for chronic tension-type headache[J].Medicine,2019,98(8):e14520.
[3]　陈日含,陈日立,陈日锋.针刺帽状腱膜筋结点治疗慢性紧张型头痛疗效观察[J].中国针灸,2013,33(3):219-222.
[4]　中国针灸学会.循证针灸临床实践指南:偏头痛[M].北京:中国中医药出版社,2014.
[5]　王黎明,陈少宗.针刺治疗偏头痛取穴现状分析[J].山东中医药大学学报,2011,35(3):212-214.

　　以颈源性头痛为例。在颈源性头痛的病灶部位取穴，即局部取穴，是颈源性头痛针灸取穴最鲜明的特色之一。这是因为：①颈源性头痛之头痛来源于颈部。97%的颈源性头痛疼痛于颈项、枕等部位开始，最终发展为前部（眼、额、颞部等）。②有颈部的症状和体征。82.7%的患者于上颈段或枕部压迫时引发向头顶、颞、额、眼部的牵扯痛（牵涉痛），或导致头痛症状加重。压迫存在于上颈段或枕部导致头痛症状加重的点，即激痛点。③行项枕部神经阻滞或针灸治疗等法，清除这些激痛点，可很好地缓解头痛。这些颈源性头痛的诊断标准中的要点，与中医经络诊断殊途同归。从经脉病角度辨颈源性头痛之病位，则该病颈项部疾病是本，头痛是标。因此，对于颈源性头痛，病灶局部取穴，亦应是其针灸取穴的主旋律[1-2]。

　　从应用基础研究角度看，头痛局部取穴与远端取穴相比，头面部穴位及针灸治疗，与脑的联系存在着捷径通路。头痛局部取穴所在的头面部组织和头痛效应组织硬脑膜等头部疼痛结构组织，通过三叉神经系统产生直接的解剖学关联；神经源性炎症反应为局部取穴状态下头面部与颅内痛敏结构感觉信号传入产生了病理生理关联。治疗状态下，头面部穴位对神经源性脑膜炎症反应具有差异性的治疗作用，亦可能是通过三叉神经系统等解剖学关联实现的[3]。这一捷径通路，使得头面部取穴成为构成头痛疾患针灸治疗方案的一个共同基础。从这些基础研究结论来看，头面部局部取穴治疗偏头痛、紧张性头痛等脑源性疾病，具有疗效相对特异性的治疗优势。有关头痛疾患头面部穴应用基础研究的详细资料，请参阅本章的相关内容。

　　综上，局部取穴（于头痛疾患的头痛部位及附近，含经穴、非经穴、阿是穴等），是头痛疾患针灸治疗方案中一个鲜明的共同基础。

　　2. 远端取穴　　与局部取穴相对，远端取穴，一是循经取穴，如根据头痛部位所属经络，在躯干、四肢部相对应地取少阳经穴、太阳经穴、阳明经穴等经穴；二是结合穴性，进行辨证选穴施针，如肝阳上亢证，除取头项颈部的局部经穴外，加取太冲、行间、太溪等。脏腑辨证、经络辨证及气血津液辨证是主要的辨证方法。其实，远端的循经取穴，应是辨证取穴的一个分支，可分属于经络辨证范畴。

[1]　王新春.针刺阿是穴辅助低频电针对照药物治疗颈源性头痛临床观察[J].中国疼痛医学杂志,2014,20(7):526.

[2]　褚慧玲,胡丙成.齐刺颈夹脊为主治疗颈源性头痛：随机对照研究[J].中国针灸,2016,36(1):29-32.

[3]　王舒娅,王佳,刘坤,等.头针与脑联系的捷径通路[J].针刺研究,2020,45(12):947-953.

以紧张性头痛为例。紧张性头痛临床证型以肝气不和最为多见，其次为痰湿壅盛、瘀血阻络和气血虚弱证型，发作期核心病机为气机失和、痰瘀阻络。脾经和胃经为常见证型选穴频次最高的经络，上述证型最常选用的远端穴位是丰隆、血海、足三里、太冲、气海，辨证治疗注重调和气血。有明显头痛部位的，依据经络循行取其同名经。伴有心理调节障碍的（抑郁、焦虑等症状），远端多选用心经、心包经穴。远端取穴除增强止痛效果外，最主要作用为调节患者某一病理阶段显现的病理状态。如最常选用的四关穴（双合谷、双太冲），可对发作期头痛的镇痛效应起协同作用。

以偏头痛为例。其针灸选穴也呈现明显的归经规律。偏头痛多见颞枕部痛，治疗上多选取少阳经、太阳经穴。一项基于数据挖掘的偏头痛针刺用穴特点研究显示，偏头痛针刺经络首选足少阳胆经，无论其穴位数还是用穴频率上均居于首位，其次为手少阳三焦经。此外，手足太阳经、督脉、足厥阴肝经也位居前列[1]。辨经取穴可分为局部辨经取穴和远端辨经取穴。局部辨经取穴即按头痛部位确定所属经络再行选穴。远端辨经取穴方面，尤其注重四肢部特定穴，如取足少阳胆经输穴、八脉交会穴足临泣，原穴丘墟；手少阳三焦经输穴中渚；手阳明大肠经原穴合谷及足厥阴肝经输穴、原穴太冲等。

除单纯局部辨经取穴、单纯远端辨经取穴外，局部辨经取穴＋远端辨经取穴临床更为多见。局部＋远端辨经取穴联合应用疗效多优于单独局部辨经取穴[2-3]。

全国统编教材《针灸治疗学》将头痛按经络分为少阳经头痛、阳明经头痛、厥阴经头痛和太阳经头痛。在局部取穴基础上，兼有厥阴经症状者加内关、水沟、神门、百会；兼有阳明经症状者加头维；兼有膀胱经症状者加天柱。或以根结理论为依据，以井穴为主穴，前额痛取足阳明胃经厉兑，后头痛取足太阳膀胱经至阴，侧头痛取足少阳胆经足窍阴，巅顶痛取足厥阴肝经大敦。以上均为辨证取穴中经络辨证的具体应用。

而对于偏头痛发作期，根据经络及穴性进行辨证取穴，常见的如肝阳上亢型加颔厌、悬颅、阳陵泉、行间、丘墟以疏肝解郁，平肝潜阳；痰浊上扰型加上星、丰隆、阴陵泉以化痰降浊；有热加外关、曲池、悬钟；气滞血瘀型加太

[1]　赵凌,任玉兰,余毓如,等.基于数据挖掘技术分析古代针灸治疗偏头痛的经穴特点[J].中国中医基础杂志,2008,14(10):774-776.

[2]　王丹,文亚,文玉茵,等.针刺预防性治疗偏头痛选穴现状及思考[J].辽宁中医药大学学报,2018,20(12):104-107.

[3]　文亚,王丹,范刚启.针刺治疗急性期偏头痛的穴位选择[J].中国针灸,2018,38(11):1183-1188.

冲、血海、膈俞、三阴交以活血化瘀通络；肝肾阴虚型加三阴交、太溪滋补肝肾，具有良好的镇痛作用。从一些偏头痛急性期针灸方案临床研究[1-2]来看，辨证取穴对于偏头痛急性期的治疗有积极作用。不过，辨证取穴多作为配穴出现，这种取穴及其作用对总体疗效的贡献值还不清晰，缺乏量化评价。

以颈源性头痛为例。颈源性头痛为临床常见头痛，中医病位在"颈""项"，病因为正气亏虚基础上的颈椎异常姿势，且多有外受风寒、情志不畅、外伤、劳累等诱因。病机要点为气阳两虚或肝肾亏虚，寒凝血瘀，经气不畅。总的来说，对于颈源性头痛，以局部取穴为主。辨证取穴，特别是远端辨证取穴应用不多。今后应加强并规范颈源性头痛证型相关因素研究，制定基本证型，制定并规范颈源性头痛的远端辨证取穴[3]，同时系统观察远端辨证分型疗效。

总的来说，头痛针灸取穴方案包括单独局部取穴、单独远端取穴、局部取穴配合远端取穴等。单独远端取穴少见，局部取穴配合远端取穴多见。辨证取穴，包括辨经取穴，可以说是目前头痛疾患针灸治疗方案远端取穴的主旋律。

3. 局部取穴与远端取穴的疗效对比　一个完整的头痛疾患针灸治疗方案，由穴位、针具、针刺手法、时间因素等要素组成，这些要素均是影响疗效的主要针灸因素。设若除取穴不同（局部取穴、远端取穴）外，其他影响因素均大体一致。那么，局部取穴与远端取穴相比，其疗效有无差异？两者各自的作用特点及适应证是什么？这是决定取穴方案的关键内容之一。

这个问题的实质，涉及两种取穴方案是否存在特异性。这是因为，如果两者的疗效差异较大，即一个疗效显著，一个疗效较差，那么取其一即可，如单独局部取穴或单独远端取穴；如果两者的作用特点或适应证不同，则在治疗时，应根据临床实际情况酌情同取；或者说，如果两者间存在疗效方面的协同效应，那么在针刺治疗时，应局部取穴与远端取穴同取，以获协同疗效。

不过，取穴不同（局部取穴、远端取穴），其他变量均一致的这种情况，是一个非常理想的科研设计。在临床实际中，很难实现。就目前的研究来说，无论是偏头痛、紧张性头痛等原发性头痛，还是颈源性头痛等继发性头痛，不

[1]　王巧妹，王京京，胡静，等. 偏头痛针刺即刻镇痛效应方案优选研究[J]. 中国针灸，2010，30（10）：798-801.

[2]　王京京，吴中朝，胡静，等. 偏头痛发作期针刺镇痛方案优选研究[J]. 针刺研究，2013，38（3）：234-240.

[3]　杨春瀹，周文珠，王悦，等. 颈源性头痛辨证分型分析[J]. 辽宁中医药大学学报，2020，22（11）：195-200.

论其处于发作期,还是间歇期,亦不论其临床亚型,单独局部取穴与单独远端取穴疗效比较的研究均很少见。无法获知两者单独应用疗效比较的准确数据,亦不知其各自的作用特点或适应证的差异如何。

必须指出,从严谨的、科学的纯专业设计角度分析,完全去除头部局部取穴的远端取穴,无论是远端循经取穴,还是远端辨证取穴,是否具备疗效方面的相对特异性?进一步说,每条经脉,对该条相对应经脉循行部位的头痛,其疗效的相对特异性如何?每一种辨证分型,对相对应的证型疗效如何?从上述问题的研究现状来看,对这些最基本、最直接、最重要的问题,进行严格对比的研究很少。这应是今后研究的一个重要内容。

综上所述,无论是目前的临床研究观察结论,还是初步的应用基础研究结论,均初步证实,局部取穴(头面颈项部穴)是构成头痛疾患的针灸治疗方案中具有鲜明取穴特色并具有一定疗效优势的针灸学共同基础之一。远端取穴是头痛疾患针灸取穴方案的另一个主旋律。从中医针灸理论及临床应用角度看,远端取穴构成了头痛疾患针灸治疗方案的一个共同基础;但从尚无足够的研究证据证实其具备疗效方面的相对特异性这一角度看,尚不能构成头痛疾患针灸治疗方案的共同基础。

(二)经穴与非经穴

穴位与非穴位、经穴与非经穴的选用,是头痛疾患针灸治疗方案穴位优选涉及的另一个重要问题。这个问题也涉及针刺治疗头痛选穴的相对特异性问题。

1. 中医方面的特异性 Melchart[1]、Assefi 等[2]的研究显示,针刺经穴和非经穴治疗偏头痛急性期的镇痛效应没有显著差异,但随后的质疑证实了这一结论的非科学性及非专业性,Li[3]、Wang 等[4]通过多中心、大样本、随机对照试验初步证明,针刺治疗偏头痛急性期,经穴具有相对特异性。Li 等研究表明,针刺少阳经穴比针刺非经穴治疗偏头痛更有效。Wang 等研究表明,针刺经穴不仅能更加有效地缓解偏头痛急性发作时的头痛,而且在减少急性发

[1] MELCHART D, STRENG A, HOPPE A, et al.Acupuncture in patients with tension-type headache: randomised controlled trial[J].BMJ, 2005, 331(7513): 376-382.

[2] ASSEFI N P, SHERMAN K J, JACOBSEN C, et al.A randomized clinical trial of acupuncture compared with sham acupuncture in fibromyalgia[J].Annals of Internal Medicine, 2005, 143(1): 10-19.

[3] LI Y, LIANG F, YANG X, et al.Acupuncture for treating acute attacks of migraine: a randomized controlled trial[J].Headache: The Journal of Head and Face Pain, 2009, 49(6): 805-816.

[4] WANG L P, ZHANG X Z, GUO J, et al.Efficacy of acupuncture for acute migraine attack: a multicenter single blinded, randomized controlled trial[J].Pain Medicine, 2012, 13(5): 623-630.

作期药物的使用方面也有明显优势。国内的一些针刺治疗偏头痛的临床研究也说明经穴与非经穴的效应具有明显差异[1]，即对于急性期偏头痛，经穴与非经穴相比，经穴可能存在着相对特异性作用。这主要体现在以下两个方面：

（1）经络相对特异性："循经取穴"是经络相对特异性的主要体现。针灸治疗急性期偏头痛，尽管涉及的常用穴及其频次、经络及其频次均有不同，但其选穴仍有明显的归经规律，循经取穴仍是针灸临床治疗偏头痛的主旋律。不同经脉间循经取穴与非循经取穴相比，存在一定的疗效差异，体现了经络相对特异性。

偏侧头部为少阳经脉循行部位，偏头痛属于典型的少阳经脉病症，称为"少阳头痛"。针灸治疗偏头痛以循经取穴为主要原则，即选取少阳经脉的腧穴为主进行治疗，不同经穴间、经穴与非经穴间，针刺疗效可能存在一定的相对特异性。

成都中医药大学梁繁荣的针灸治疗偏头痛研究团队基于这一中医针灸理论，密切围绕"循经取穴针刺效应在脑内具有特异性的功能网络"的研究假说，整合神经生理学、生物物理学、计算机科学、数学、针灸学等多学科方法技术，以循经取穴针刺确有疗效的偏头痛为研究载体，采用 fMRI 技术对循经取穴针刺的中枢响应网络特征进行了研究。通过比较针刺少阳经特定穴组与少阳经非特定穴组、阳明经特定穴组、非经非穴组、等待治疗组，发现了静息状态下针刺对偏头痛患者大脑功能网络的调节具有如下特征。①首次发现循经取穴治疗偏头痛的中枢响应较其他取穴法对偏头痛疾病相关脑区的靶向性调节作用更为显著[2-3]。②网络协同性：首次发现偏头痛患者大脑尾状核、伏隔核、右岛叶与前扣带回相关网络功能连接异常；首次发现循经取穴针刺对偏头痛患者右岛叶、前扣带回的功能连接度有显著影响，呈现出对偏头痛病情相关脑区局部网络的协同调节特征。③整体性：首次发现偏头痛患者以壳核为核心的全脑功能网络存在显著异常；首次发现循经取穴针刺可显著调节偏头痛患者以壳核为核心的全脑功能网络，其中枢整合具有整体性特征。④动态性：首次证实循经取穴治疗偏头痛的中枢响应具有动态变化性

[1]　张慧,胡幼平,吴佳,等.电针少阳经穴对急性偏头痛即时镇痛作用时效规律研究[J].中国针灸,2015,35（2）：127-131.

[2]　张宇叶.针刺少阳经穴治疗偏头痛的中枢响应机制研究[D].成都：成都中医药大学,2016.

[3]　蒋萃.针刺经穴与非穴治疗偏头痛的效应及功能磁共振成像研究[D].成都：成都中医药大学,2011.

特征。项目研究结果证实了"循经取穴相对于非循经取穴在大脑中具有特异性的网络模式"的研究假说，为循经取穴的临床运用提供了更为充分的科学依据[1-2]。

（2）经穴相对特异性：传统针灸理论清楚无误地表明，不同经络、同一经络的不同腧穴，其作用存在显著差异。经穴相对特异性的产生与经脉循行和不同穴位经气会聚的差异有关。经络的相对特异性，是通过一个一个穴位体现的。经穴与非经穴的相对特异性，亦体现了不同经络的相对特异性。经穴的相对特异性，涉及经穴与非经穴的效应对照等系列问题。目前普遍认为，经穴疗效优于非经穴，此内容已如上述。但又不尽然，非经穴如阿是穴针刺治疗急性期偏头痛亦有一定疗效。王巧妹等[3]对偏头痛针刺方案优选研究证明，太阳紫脉加阿是穴放血可巩固镇痛效果。Melchart[4]、Assefi[5]等的研究显示，两者无明显疗效差异。而大部分的研究表明，针刺经穴和非经穴治疗偏头痛的镇痛效应存在差异。但单纯经穴与单纯非经穴严格的疗效对比研究很少。同样的研究思路，却得出几乎相反的结论，对于针刺研究来说，这并不让人意外。针刺镇痛效应除与穴位密切相关外，还与针刺方向、角度、深度关系密切[6-7]，而临床研究中可能存在的被忽视的变量很多，不管是经穴组，还是非经穴组都存在着选穴不同，针刺方向、角度、深度等操作手法不同等问题。

经穴与非经穴，其在偏头痛、紧张性头痛、丛集性头痛及颈源性头痛急性期的针刺镇痛作用差异研究，虽然取得了一些成绩，但总的来说非常薄弱，值得深入研究。目前的结论（经穴镇痛及预防疗效优于非经穴），不足以支撑经穴的相对特异性。

［1］　刘姗姗，王波，詹松华．针刺调节偏头痛静息态疼痛相关脑功能网络的fMRI研究［J］．中国中西医结合影像学杂志，2021，19（1）：85-87.

［2］　杨洁．基于PET-CT技术的循经针刺对偏头痛患者即时镇痛效应的中枢机制研究［D］.成都：成都中医药大学，2011.

［3］　王巧妹，王京京，胡静，等．偏头痛针刺即刻镇痛效应方案优选研究［J］.中国针灸，2010，30（10）：798-801.

［4］　MELCHART D，STRENG A，HOPPE A，et al.Acupuncture in patients with tension-type headache：randomised controlled trial［J］.BMJ，2005，331（7513）：376-382.

［5］　ASSEFI N P，SHERMAN K J，JACOBSEN C，et al.A randomized clinical trial of acupuncture compared with sham acupuncture in fibromyalgia［J］.Annals of Internal Medicine，2005，143（1）：10-19.

［6］　余晓璐，范刚启．针刺方向、角度、深度与偏头痛针刺疗效的关系［J］.针灸临床杂志，2012，28（8）：76-79.

［7］　范刚启，赵杨，符仲华．针刺方向、角度、深度与针刺镇痛的关系［J］.中国针灸，2010，30（11）：965-968.

2. 从西医角度看穴位的相对特异性　西方针灸学认为穴位的作用机制主要是局部效应、脊髓节段效应和脊髓上效应[1]。朱兵[2]认为，穴位具有"单元"特性和"集元"两个生物学属性。其中"单元"特性即体表 - 体表、体表 - 内脏之间的共同节段性神经支配关系。而穴位 - 靶器官联系仅局限在少数神经节段，因而"单元"属性构成了穴位"特异性"效应基本要素，是临床选穴的重要依据。在此基础上，范刚启等[3]提出偏头痛急性期不同神经分布穴针刺镇痛效应的相对特异性假说，认为这种特异性可能和神经分布区及其上传的通路有关。依据此假说，推测在所属神经分布区内的穴位（点或面），应该对该神经分布区部位或与该神经分布区关联区域（主要依据三叉神经颈复合体）的偏头痛 / 头痛发作皆有一定的治疗作用。事实也确实如此，不管是穴位针刺[4]，还是头痛部位的肉毒注射[5]，还是三叉神经电刺激疗法[6]、枕神经刺激术[7]，与其他部位的穴位相比，对急性期偏头痛皆有较好的镇痛效应。与此现象相应，针灸治疗紧张性头痛、颈源性头痛等临床常见头痛，也存在这样的规律。而且，针刺不同神经分布区穴位可以缓解相应神经分布区疼痛。

目前的倾向性结论是：①经穴与非经穴相比，经穴的镇痛效应及预防性治疗头痛效应，优于非经穴；②穴位与非穴位相比，穴位的镇痛效应及预防性治疗头痛效应，优于非穴位；③不同神经分布区穴位，其针刺镇痛效应具有相对特异性，即针刺神经分布区穴位，对该相应神经分布区疼痛的镇痛作用，显著优于其他神经分布区穴；④不同神经分布区穴间联合，具有协同镇痛效应；⑤对于阿是穴（阿是穴可能是一个，也可能是多个，其中与头痛的症状体征密

[1]　BARLAS P，TING S L，CHESTERTON L S，et al.Effects of intensity of electroacupuncture upon experimental pain in healthy human volunteers: a randomized, double-blind, placebo-controlled study［J］.Pain, 2006, 122（1-2）: 81-89.

[2]　朱兵 . 穴位的效应特征：广谱性和特异性［J］. 针刺研究, 2016, 41（5）: 388.

[3]　NIU J Y, FAN G Q.Specific effect of acupuncture on the neural pathway in the acute stage of migraine headache［J］.World J Acup-Mox, 2015, 25（4）: 59-66.

[4]　余晓璐，牛家苑，范刚启 . 针刺治疗急性期偏头痛方案的初步优选［J］. 上海针灸杂志, 2018, 37（3）: 272-276.

[5]　JANIS J E, DHANIK A, HOWARD J H.Validation of the peripheral trigger point theory of migraine headaches: single-surgeon experience using botulinum toxin and surgical decompression［J］.Plastic and Reconstructive Surgery, 2011, 128（1）: 123-131.

[6]　MAGIS D, D'OSTILIO K, THIBAUT A, et al.Cerebral metabolism before and after external trigeminal nerve stimulation in episodic migraine［J］.Cephalalgia, 2017, 37（9）: 881-891.

[7]　SAPER J R, DODICK D W, SILBERSTEIN S D, et al.Occipital nerve stimulation for the treatment of intractable chronic migraine headache: ONSTIM feasibility study［J］.Cephalalgia, 2011, 31（3）: 271-285.

切相关者,我们称其为责任阿是穴),或现代医学的激痛点(有时包括经穴),或责任患肌(可以导致相应头痛的症状、体征的肌肉),其镇痛效应在一定条件下可能优于经穴。

不同经络的经穴、同一经络的不同经穴、不同神经分布区穴、责任阿是穴等,在头痛疾患针刺镇痛、预防发作等针刺效应方面,可能具有相对特异性,构成了头痛疾患针刺治疗方案的另一个共同基础[1]。

但存在的问题是,一是缺乏系统的、有序的研究;二是缺乏严格的随机对照盲法重复研究,即:从循证医学的角度看,证据的级别比较低,不能得出较硬实的结论。目前尚不能得出:对于不同的头痛疾患来说,不同经络的穴位,其针刺镇痛效应有显著性差异;同一经络的不同经穴,其镇痛有显著性差异;不同神经分布区穴,其镇痛有显著性差异;不同阿是穴,其镇痛有显著性差异。

(三)真穴与假穴

与穴位特异性相关的一个现象是真假穴位问题。

提出这个问题的,或质疑声最大的,多数来自国外,这种质疑源于偏头痛针刺研究的部分结果——真、假针刺皆有效。

真穴与假穴方面,与"真穴"相对,"假穴"的选择多在位置上有别于传统经穴,如选用经穴旁开几厘米处、非经非穴等;或在刺激方式和刺激量上有别于常规针刺方法,如小刺激量浅刺、应用不破皮辅助装置等。

柳美善等[2]对国外 SCI 源期刊针灸治疗头痛文献(2007~2011 年)分析表明,针灸疗效与假针疗效无差异。此前的 Diener[3]、Linde 等[4],将"用最小刺激量针刺皮肤表浅层经穴或非经穴"的浅刺法,作为"伪针刺"或"安慰针刺"法进行对照,而其研究表明作为"伪针刺"的非穴位浅刺法治疗偏头痛也可获得很好的疗效,进而得出针刺与伪针刺、穴位与非穴位疗效无差异这一结论。Sozen 等在慢性头痛的随机临床试验中,把患者随机分为针刺组和假针刺组。针刺组取合谷、风府、神庭、阳白、丝竹空、耳和髎等穴,假针刺组在距针刺组

[1] 李春华,徐大钊,刘玉祁,等.近 10 年国内经穴特异性研究进展[J].针刺研究,2013,38(4):324-329.

[2] 柳美善,李瑞.近 5 年国外 SCI 源期刊文献中针灸治疗头痛的研究方法与特点评价[J].中国针灸,2012,32(10):952-956.

[3] DIENER H C, KRONFELD K, BOEWING G, et al.Efficacy of acupuncture for the prophylaxis of migraine: a multicentre randomised controlled clinical trial[J].The Lancet Neurology,2006,5(4):310-316.

[4] LINDE K, STRENG A, JÜRGENS S, et al.Acupuncture for patients with migraine: a randomized controlled trial[J].JAMA,2005,293(17):2118-2125.

所用穴位旁开数厘米处进针。结果显示，真针刺和假针刺对慢性日常头痛均有一定疗效，但真针刺对头痛发作频率和程度的缓解较假针刺优势更明显[1]。

从国内试验结果看，假针刺存在部分疗效，但其疗效均明显低于真针刺。而国外研究显示，37.93% 的真针刺疗效不优于假针刺。对于这一问题近乎矛盾的回答，体现了针刺临床试验中假针刺的设计存在着许多问题。如何确定经穴旁开所取之穴就是"假穴"？这个所谓的"假穴"，是否就没有针灸治疗作用？浅刺法属于传统针刺"直针刺""浮刺""扬刺"范畴，以小刺激量的浅刺作为假针刺对照合理吗？以不破皮辅助装置模拟针刺就完全不具有对机体的刺激作用了吗[2]？在国内传统针灸学中，浅刺疗法其实是很有效的针刺镇痛疗法[3]。

将"非穴位浅刺"作为"伪针刺"进行对照，并得出"针刺与伪针刺疗效无差异"这一结论，既说明中、西医学理论体系及思维方式存在较大的差异，同时说明了针灸学刺法灸法学教学内容的偏差（如认为浅刺不易得气，而不得气即无效，或针灸疗效很差）。

其实，研究中选用的所谓的"假穴"，只要这个穴位位于具有相对特异性的西医解剖区内，或位于经络线区域内（这个经络线区域与相应经络的皮部多数重叠），就当与其他位于相对特异性的西医解剖区内的穴位，或位于经络线区域内的穴位相似，具有相当的治疗作用。同样，无论针刺深浅、是否破皮，只要对这个穴位的刺激达到阈值刺激量，就能产生针刺效应。所谓的"假穴"，只是与传统经穴、奇穴相比的无名穴而已。这些"假穴"，很可能在针灸学发展的历史长河中，存在过一段时间，只不过被后来的标准化去除了[4]。

总结一下，所谓的假针刺，多数实为浅刺；所谓的假穴，多位于经络线内，或经络理论的皮部内，假穴并不假。作为一个初步的结论，经穴疗效优于假穴。经穴构成头痛疾患针灸治疗方案的共同基础之一。

三、针具

头痛疾患的针灸治疗，涉及的针灸工具非常多。以现有针灸工具进行

[1] SOZEN A，YILMAZ M，KOYUNCUOĞLU H R，et al.Effectiveness of acupuncture for the treatment of chronic daily headache：a sham-controlled clinical trial[J].Acta Medical Mediterranea，2013，29（2）：167-172.

[2] 刘小钰，鲁海，秦晴晴，等 . 针刺临床试验中假针刺的设计方法[J]. 中国中医基础医学杂志，2020，26（10）：1531-1534.

[3] FAN G Q，ZHAO Y，FU Z H.Acupuncture analgesia and the direction，angle and depth of needle insertion[J].World J Acup-Mox，2010，30（11）：965-968.

[4] 黄龙祥 . 中国针灸学术史大纲[M]. 北京：华夏出版社，2001：48-51.

分类并统计，最常用的仍然是毫针疗法，其次为穴位注射疗法、穴位埋线疗法、三棱针刺络疗法、电针疗法、浮针疗法、艾灸疗法、拔罐疗法、刮痧疗法等。

各种针具，均有其各自特长及适应证，均有其优缺点。所谓"十八般兵器，各有各的用"。如浮针疗法，有明显激痛点或责任患肌的颈源性头痛、紧张性头痛、偏头痛等，是其准适应证。三棱针太阳紫脉加阿是穴放血对搏动样头痛疗效显著，并可巩固镇痛效果。穴位埋线，其针刺治疗次数显著减少，很大程度上缩短患者就医针灸的次数及时间，可用于慢性发作性头痛的防治，如偏头痛、紧张性头痛等。穴位注射可发挥针灸及药物的协同效应，提高针灸疗效，等等。

不过，如果以疗效为硬指标及最终目标，对针具与疗效的关系进行考察，那么，迄今为止，很少有人系统地进行针灸治疗头痛针具的优选研究工作，尚未见到针具与疗效关系的对比观察或系统研究。针灸疗法离不开针灸工具，针灸工具是针灸疗法的"执行者"和"实施者"。从这个方面来说，广义的"针具"是针灸疗法的共同基础之一。行针灸治疗时，优先选用什么针灸工具，为什么优先选用这个钊具，目前缺乏系统的研究，无权威性结论。

对于临床来说，从优化针灸临床治疗方案角度，对于针具的选用，我们可提出如下问题：①对于同一个头痛疾患，选用哪一种针灸工具最好？这个"最好"，应该包括最容易获取、最容易操作、最安全、最有效、针刺本身的痛苦最小。但目前此类研究基本空白。②对于不同的头痛病症来说，各种针具各自适应的头痛病症是什么，各种针具实现了什么作用，解决了什么临床问题？这个问题的研究目前也处于空白状态。以上两个问题解决了，即可明确回答"针灸工具的共同基础是什么？"这个问题了。

四、针刺的方向、角度、深度

针灸工作者只要动针，就涉及针刺的方向、角度、深度问题。不涉及针刺方向、角度、深度的针刺治疗，是不存在的（即使假针刺亦是如此）。针刺的方向、角度、深度与针刺镇痛的关系十分密切。不同的刺法，很可能是影响穴位疗效相对特异性的关键因素。针刺的方向、角度、深度，是构成头痛疾患针刺治疗方案的共同基础。一个合格的或规范的头痛疾患针刺治疗方案，应明确每一个穴位的针刺方向、角度、深度，而且是优化后的针刺方向、角度、深度。在目前穴位相对特异性的临床设计中，多仅以进针点的不同区分穴位，忽视了不同刺法可能是影响其相对特异性的关键因素，日后应在规范针刺操作的基础上，加强此类研究[1]。

针刺的方向、角度、深度三位一体，具有不可分割性。但为行文方便，本节仍将其分列出来。

（一）针刺方向与针刺镇痛

1. 针向病灶与针刺镇痛的关系　病灶（或称病所），从广义上来说是指机体发生病变的部分。病灶引发相应疾病的各种症状和体征，祛除病灶，则可减缓或治愈疾病。就导致疼痛的疾病来说，其病灶多指疼痛的部位及阳性反应点、压痛点、激痛点等。《针灸大成·经络迎随设为问答》载"转针向上气自上，转针向下气自下"，即欲使气向上传导就将针尖转向上方，欲针感向下传导就将针尖转向下方。针感的传导方向基本是由针尖的方向所决定的，欲气至病所，针尖应朝向病所。针灸治疗各类头痛，多针向病灶。

围刺针法在局部病变时较为常用，其最大的特点是在病变周围将针刺入，针尖方向朝向病灶，形成"围剿"之势。原发性头痛中的硬币性头痛，用围针针刺法，有一定疗效。针向病灶是浮针疗法的操作要点之一。在行浮针操作前，反复寻找、发现并确定病灶，确定进针点，针向病灶，针体行进并滞留于浅筋膜层，并行扫散手法、灌注手法等，常可起到立竿见影的止痛效果。无论进针点离病灶远近，针向皆必须向着病灶。如果针尖方向没有向着病灶或偏离病灶，效果不佳，甚至没有止痛效果。排针平刺法治疗紧张性头痛、偏头痛、颈源性头痛，针向责任阿是穴或激痛点，针向病灶，消除责任阿是穴或激痛点，大多可获满意疗效。腕踝针疗法也是针向病灶的一个典型应用。如运用腕踝针治疗头痛时，根据头痛部位，颠顶痛取上1、上6，前额痛取上1、上2，侧头痛取上3、上4，后枕痛取上5、上6，解剖体位时针向头颅方向，即头痛部位处，方可达到并提高疗效。反过来，如果针向非病灶处，即针尖向四肢远端，疗效甚微。浮针疗法、围刺疗法、毫针排针平刺法针向责任阿是穴或激痛点，这些刺法的共同点在于，都为皮下浅刺、针向病灶。浮针进针后的扫散手法相当于在针刺点附近又增加了许多进针点，且这些进针点形成一个排面，目的是扩大治疗范围，使病灶无一逃脱，都陷于扫散的排面内。这与围刺手法、排针平刺法将病变部位都陷于针刺包围圈内的操作不谋而合，但减少了进针点，减轻了进针时的疼痛感。

2. 针向病灶、刺中病灶与针刺镇痛的关系　针向病灶可以达到并加强镇痛效果。那么，作为针向病灶的特殊形式，直接针刺病灶是否能达到镇痛效果？直接刺中病灶与针向病灶的镇痛疗效有无差别？

根据大量文献及临床观察，可以找到病灶的疼痛如软组织疼痛等的针刺

[1]　黄龙祥，黄幼民. 从三个著名案例看针灸临床研究的复杂性[J]. 科学通报，2012，57（14）：1210-1221.

疗效较找不到疼痛病灶的疼痛病症如癌痛、周身痛、内脏痛等疗效明显要好。王庆元[1]取阿是穴治疗头痛 42 例，在完骨与风池或风池与风府之间找出最痛点（即阿是穴），直刺痛点，全部有效，说明刺中病灶镇痛疗效满意。颈源性头痛患者基本在风池、风府处或其附近存在阳性反应点，郝传传等[2]将 90 例颈源性头痛患者随机分为脑空透风池、脑户透风府组，风池、风府直刺组和颈夹脊平刺组，每组 30 例，应用正交设计直观分析、多重比较进行分析后，确定选取"脑空透风池、脑户透风府"为针灸方案内容之一，说明针向病灶（脑空透风池、脑户透风府）的镇痛效果要优于刺中病灶（风池、风府直刺）。杨峰等[3]对 150 例颈源性头痛患者选用脑空透风池、脑户透风府排针平刺法治疗，再一次对针灸方案进行了疗效验证。符仲华应用浮针治疗各种痛症，若疼痛病灶较大，在选取进针点时，可先在病灶远处寻找进针点，等疼痛（疼痛面积、疼痛程度）缓解时，再逐渐靠近病灶治疗，但以不接触疼痛部位为原则。

　　以上研究表明，无论是针向病灶，还是直接刺中病灶，都可获得满意的镇痛疗效。临床研究中，针刺治疗相同痛症，针向病灶与直接刺中病灶的镇痛疗效比较研究很少见。但总的来说，不论是针向病灶，还是直接针刺病灶，都是以病灶为针刺方向的，即刺向病灶，这是针刺镇痛确定针刺方向的核心或原则。

　　3. 针刺方向、针感与针刺镇痛的关系　"为针之要，气至而有效"。且"气速至而速效，气迟至而不治"，都是强调针感来至与疗效的重要性。针刺方向在某种程度上可以控制针感传导，并在一定程度上左右着针刺镇痛的疗效有无及疗效大小。针刺同一腧穴，针刺方向不同，则获得针感的快慢与针感强度也不同。针刺后未有针感或针感不强，调整方向往往会出现针感或者加强针感。得气后调整针刺方向也可以使针感向着病灶传导，使气至病所。

　　以内关穴为例，针刺内关时针尖向手掌方向可将过电样针感传向手指方向，而针尖向着肘关节方向会将过电感传向上臂方向。另外，针刺得气出针后仍可遗留一部分针感，就像组织损伤的后遗疼痛。损伤以致发生急性疼痛之后，虽然损伤已经愈合，疼痛仍可存在。并且有关的神经电生理研究显示疼痛叠加现象，这说明刺激停止后中枢仍余留有一定的兴奋状态，针刺留针

[1]　王庆元. 针刺阿是穴治疗神经性头痛 42 例[J]. 中华全科医师杂志，2008，7（5）：332-333.

[2]　郝传传，朱正萍，孙轩翔，等. 颈源性头痛针刺治疗方案的初步优选[J]. 中医杂志，2014，55（6）：478-481.

[3]　杨峰，郝传传，朱正萍，等. 对颈源性头痛针刺治疗针灸方案的疗效验证[J]. 江苏中医药，2015，47（7）：70-71.

也是为了使针感持续，以提高镇痛效果。可见，针刺的方向、针感与针刺镇痛效果密不可分。

不过，皮肤针、腕踝针及浮针疗法等浅刺疗法，都以破皮进针后患者没有针感为度，但镇痛效果确切，此种现象与传统针感、针感与疗效的理论相矛盾。田道正[1]认为这是一种隐形针感，原因在于针刺激强度尚未达到患者大脑皮质感觉阈值，属于阈下刺激。然而针刺的阈下刺激对机体同样可以产生影响，并且此类针法都是针向病灶，且多属于浅刺疗法。浮针的扫散与留针等针法，也是为了加强隐形针感。最重要的是，针向病灶可以控制针感传导，以更好地"气至病所"。

但迄今为止，针刺后有无针感与镇痛效应的系统对比研究仍然较为缺乏。这涉及一个穴位的针刺方向、角度、深度的优化问题。具体应用时，应与针具相结合，即：不能要求浮针疗法得气，不能要求毫针直刺法不得气，不能要求对刺络疗法的得气与不得气的疗效对比观察等。但对同一个头痛病症，相同的症状、体征情况下，同一个穴位，针具相同时（如毫针），是直刺得气针法等传统针法的镇痛效果好，还是平刺浅刺、针刺病灶的镇痛疗效好，目前缺少系统的对比研究。

作为一个倾向性结论，目前的研究现状至少表明，除传统直刺得气针法外，平刺浅刺、针向病灶（卧针浅刺）刺法，应是头痛疾患针刺治疗方案中针刺方向比较认可的一种选择。关于针刺方向的这一共同基础结论，与传统直刺得气法结论并行不悖。应用毫针直刺，则强调得气；平刺浅刺，则针向病灶。但从科研角度看，十分有必要进行严格、科学、规范、系统的疗效对比研究，以对针刺方向这一针刺要素作出进一步优选。

（二）针刺角度与针刺镇痛

颈源性头痛与颈肩部病变，尤其是外伤关系非常密切。临床上颈肩部肌肉损伤，多采用斜刺多针法[2]。确定受伤的肌肉并找到此束肌肉的最痛点，然后沿此束肌肉长轴距最痛点适当距离处进针，并向痛点方向斜向刺入，角度多在 $15°\sim50°$。肌肉拉伤时选用斜刺针法加伸展运动手法，根据受伤肌肉深浅选择合适毫针，斜刺，再辅之伸展运动顺着肌肉走向拉伸肌肉，疗效显著。这些针刺镇痛的共同之处在于针刺方向都是顺着肌肉方向的，但是与肌肉走行方向垂直或斜向进针是否可以提高针刺镇痛疗效，目前缺乏此类临床对比研究。

针刀疗法在软组织损伤中应用较多，针刀斜刺技术相对于传统针刀施术

[1]　田道正．"隐性得气"还是"隐性针感"[J]．中国针灸，1997，17（10）：602-603．

[2]　李建文．多针斜刺治疗急慢性软组织损伤216例[J]．中国针灸，2000，20（2）：30．

方法，具有痛苦更小、疗效更优的特点。同传统直刺法相比较，斜刺法沿着肌肉长轴走行方向进行针刺，更能够以点带线、以线带面，最大限度地直接针刺到病变的肌肉筋膜，而传统直刺法只能作用于一点，间接作用于受损部位，因此治疗效果不如斜刺法理想。斜刺比直刺能更显著地促进骨骼肌收缩蛋白的合成和超微结构的恢复。经观察斜刺能很有效地解痉止痛，促进局部血液循环，是肌纤维轻度损伤和肌痉挛的最佳治疗方法。

以上无论是多针斜刺还是针刀斜刺，都是顺着肌肉长轴方向进针的，使针尖向肌束走行方向斜刺，疗效都优于传统直刺。

对头痛疾患相关穴位的针刺角度的选择问题，目前缺乏系统的研究。初步的结论是，因针刺角度与针刺方向、深度密不可分，结合针刺的方向、深度的研究观察结论，建议对头痛疾患的针刺角度，调整为斜刺进针。

（三）针刺深度与针刺镇痛

针刺深度与针刺镇痛关系密切。为更好地提高针刺镇痛疗效，优化针刺深度是必要的。

不同的穴位，其针刺深度确实应有所不同。这是因为，穴位所处位置的解剖特点不同，当然，其中医穴性亦不相同。即使穴位相同，针刺深度不同，其镇痛效应也不同。

和岚等[1]深刺下关穴至蝶颚神经节（约6cm）治疗三叉神经痛疗效优于常规针刺（约3cm）。相较传统针刺选穴，浮针疗法与腕踝针疗法均强调针刺深度位于皮下的疏松结缔组织层（浅筋膜层），认为不同穴位、相同针刺深度对镇痛疗效无影响。即使针刺很浅，针刺深度位于浅筋膜层，也可以治疗位置较深的疼痛病症，如腰椎间盘突出症等。这一针刺特征及临床疗效特征，被形象地表述为"刺浅治深"。

针刺刺激量与进入体内的针身长度有关。腕踝针疗法进入皮内的针身为1.5寸时的镇痛疗效优于1寸。有研究认为，浮针的针身长度对镇痛疗效差异不大[2]。《灵枢·九针十二原》曰："刺之要，气至而有效。"传统针灸理论认为，得气是获效的关键环节，针感是评判得气的重要指标。不同的针刺深度、组织层次及解剖结构，可产生不同针感[3]。现代针刺镇痛研究中，韩济生[4]、张香桐[5]所选择的针刺镇痛深度多为针刺"得气"深度（以肌层为

[1]　和岚，周婉瑜，张秀梅.下关穴不同深度针刺治疗肝阳上亢型三叉神经痛：随机对照研究[J].中国针灸，2012，32（2）：107-110.

[2]　符仲华.浮针疗法治疗疼痛手册[M].北京：人民卫生出版社，2011：19-20.

[3]　张芳，王鸿度.浅谈针感、气至与得气[J].中国针灸，2012，32（12）：1132-1134.

[4]　韩济生.针刺镇痛：共识与质疑[J].中国疼痛医学杂志，2011，17（1）：9-14.

[5]　张香桐.针刺镇痛的神经生理学基础[J].中国科学，1978（4）：465-475.

主）。而无"得气"针感的浅刺针法，如腕踝针疗法、浮针疗法，均要求进针后针体行进并滞留于皮下浅筋膜层，且尽量避免产生针感，但镇痛疗效显著，不亚于或优于直刺得气针法。针感与针刺深度密切相关，针感与针刺镇痛效应是必然关系，还是或然关系？针感在针刺镇痛效应中的作用和地位如何？针刺镇痛的最佳针感是什么？这些问题至今亦无确切的答案。

目前针刺深度与针刺镇痛的关系研究结论存在很大争议。这种争议，体现在如下几个方面：①对于同一个穴位，浅刺（如皮内针刺或皮下针刺）与深刺（针尖达肌层或骨膜层）镇痛效应的差异，缺乏严格的对比观察或研究。②针刺深度与针刺的方向、角度、穴位及针具密切相关，针刺深度与镇痛效应的关系，受穴位、针具、针刺方向、角度等多因素综合影响。但多数的临床观察及研究，对这一受多种因素影响的关系的分析单一化、理想化，忽视了对这种多因素复杂关系的客观化、理性化的分析。③关于对针刺深浅概念的定义或界定，非常不严密，由此而导致的关于针刺深浅与针刺镇痛的关系研究的结论，明显缺乏针对性或科学性。④对于针刺镇痛而言，是针刺深度到达的组织层次更为重要，还是穴位最为重要，这些问题值得进一步研究。

针刺深度与镇痛效应关系的初步结论如下：从目前针刺深度与针刺镇痛的临床及实验研究看，似乎无论针刺深浅皆可获得一定的针刺镇痛效应。诸多头痛病症针刺深浅与镇痛疗效关系的研究，在结论上存在显著分歧。诸多的临床研究及观察表明，即使对于同一头痛疾患，深刺、浅刺均有效。无法证明，浅刺镇痛疗效优于或劣于深刺。

实际上，大部分的研究或报道采用单因素设计法（单纯的或单一的针刺深度与镇痛效应的关系），普遍存在对其他被控因素（如病症及针刺方向、角度、针具等）控制不严等情况。因此，无论针刺深浅皆可获得一定的针刺镇痛效应这一结论的科学性需要进一步验证。

总的来说，目前带有倾向性的结论如下：针向病灶，或针刺病灶，深刺（进入体内的针身长度长），其镇痛效应优于浅刺（进入体内的针身长度短）。

五、针刺手法

（一）补泻手法

相当多的针灸治疗头痛文献，在描述针灸治疗方案时，大部分都注明了相应穴位的针刺补泻手法。但关于针刺补泻手法与头痛疾患针刺镇痛效应的关系，研究结论明显不一致，甚至是相互矛盾。造成这一现象的原因，可能与针刺补泻手法与补泻效应的关系非常复杂有关[1]。这一复杂关系，绝非像某些针灸书籍描述的那样，呈线性关系，即对该穴位行针刺补法导致补的效应，对该穴行泻法导致泻的效应，平补平泻手法起到调整作用。

事实上，针灸补泻手法与头痛疾患镇痛效应的关系研究结论，只是广义的补泻手法与针灸效应关系研究的一个体现，其研究结论不可能脱离广义的补泻手法与针灸效应关系研究的基本盘。

就目前的研究结论来说，对头痛疾患针刺治疗方案补泻手法与针刺效应关系，基本无法作出科学分析，无法判定两者的量效关系。针刺补泻手法与头痛疾患的针刺效应关系，有待于严格的、科学的研究和观察。目前无推荐结论。

（二）刺激量

针灸刺激量，是实现针灸疗效的一个非常重要的因素。在正气充盛的条件下，在一定范围内，针灸刺激量与针灸疗效的关系，基本上呈现正相关的量效关系。即针刺的刺激量越大，其针灸效应越好，反之亦基本成立。以针刺为例，构成针刺刺激量的几个要素，包括针刺工具因素，如针身粗细、进入体内的针身长短；行针因素，如提插捻转的幅度、速度、次数、持续时间；是否得气及其大小；时间因素，如留针时间、针刺间隔时间、疗次、疗程；刺络放血的点数、出血量；电针的频率、强度；针刺穴位的多少等。在分析并设计针灸刺激量时，应对上述针灸刺激量构成要素进行考虑。

在上述诸多刺激量构成因素中，得气因素令人迷惑。关于得气与疗效，一般认为，得气越快，疗效越好；得气越强，疗效越好；针感越差，疗效越差。但对于浮针、腕踝针等具有很好镇痛效应的浅刺疗法来说，并不要求得气，反而要求尽量避免得气。表面上看，这些浅刺疗法的针感，属于刺激量较小的针刺手法。但就是这类看上去刺激量较小的针刺方法，其镇痛效应不亚于要求必须得气的针刺方法。这是否从一个侧面说明刺激量大小与针刺镇痛疗效关系不大或无关呢？目前，有无针感与镇痛效应的系统对比研究仍然较为缺乏。

（三）初步结论

总的来说，针刺补泻手法与针刺镇痛效应的关系不明，两者缺乏对应的量效关系，至少两者不是简单的对应关系，未见统一结论。

针刺补泻手法与针刺刺激量关系非常密切。所谓的针刺补泻手法，在一定程度上加强了针刺刺激量。

---

[1]　范刚启，钱广洪，张南征，等．针刺手法研究现状分析[J]．医学与哲学，1996（4）：181-183．

刺激量大小与针刺镇痛效应间可能存在量效关系。在一定范围内，刺激量与镇痛效应呈正相关关系。即刺激量越大，镇痛效应越好。

对于浅刺疗法，其不得气针感应该是针感的特殊形式。刺激量大小与浅刺疗法的无形针感间可能存在量效关系。即常规针刺刺激量越大，浮针、腕踝针等浅刺疗法所致的无形针感越强烈或越大，其镇痛疗效也越好。

六、针刺时间

针刺时间因素，包括针刺干预头痛疾患的起始时间、每次针刺干预的时间点段、留针时间、行针时间、针刺间隔时间、疗次、疗程等。

对于针刺干预头痛疾患的起始时间观察或研究，对原发性头痛，如偏头痛、紧张性头痛或丛集性头痛，其发作期针刺镇痛，存在针刺越早，疗效越好的趋势。即在其发作初期进行针刺干预，可起到较好的镇痛疗效[1]。而在头痛发作达到高峰时进行针刺，其疗效则较初期针刺要差，或干脆无效。对慢性偏头痛、慢性紧张性头痛、慢性丛集性头痛，或病程较久者，存在随着针刺疗次、疗程的延长，其疗效呈逐渐提高趋势。关于每次针刺干预的时间点段的选择，如根据子午流注规律，特地选择在某个时间段进行针刺治疗。这涉及子午流注等中医时间医学问题，而头痛针刺治疗中的子午流注研究内容，基本处于空白状态。

总的来说，关于针刺时间因素与针刺镇痛的量效关系的研究比较零散、表浅，缺乏系统的权威的结论。

第三节　针灸治疗头痛的共同机制要点

在讨论头痛疾患针灸治疗方案的共同机制要点前，我们不妨再回顾总结一下针灸治疗头痛的一些有趣的临床现象：①头痛疾患国际分类中的不同的头痛疾患可用同一种针灸方法（如以传统头穴或现代头针为主的局部取穴、排针平刺法、辨证施针法等）进行治疗，均可获一定的疗效。②以头痛疾患中最常见的偏头痛为例，按针灸治疗穴位使用的频率分类，排在前十位的依次是风池、太阳、率谷、合谷、百会、头维、太冲、外关、阿是穴、阳陵泉。头部穴位占据了 6 个，而风池、太阳、率谷占据频次最高的前三位，头部穴位占据了大部分。③将前十位穴位按神经支配区进行分类，则可分为枕神经支配区穴（风池），三叉神经支配区穴（头维、太阳），枕神经和三

---

[1]　中华医学会疼痛学分会头面痛学组，中国医师协会神经内科医师分会疼痛和感觉障碍专委会.中国偏头痛防治指南[J].中国疼痛医学杂志，2016，22（10）：721-726.

叉神经的交界区域穴（率谷、百会），脊髓神经支配区穴（太冲、外关、阳陵泉等）。④枕神经支配区穴对枕神经支配区疼痛即枕部痛疗效显著，对额颞部痛亦有较好疗效；三叉神经支配区穴对额颞部痛疗效显著，对枕部痛疗效较差；显示了头面部不同神经支配区穴对不同类型的头痛的针刺镇痛，均有一定的相对特异性。⑤临床观察、研究表明，头部穴位疗效相较于躯干四肢部穴位，具有一定的相对特异性。⑥头痛疾患国际分类中的不同的头痛疾患，无论是否进行辨证分型，似乎都有疗效。⑦对于头针而言，其皮下均为厚厚的板障（颅骨），头针的针感应该很难透过颅骨，作用于相应的颅脑部位，以发挥相对的特异性治疗作用。但头针对各型头痛均有一定镇痛疗效。

上述临床现象提示，针灸治疗不同类型（不同的头痛疾患国际分类、不同中医证型）的头痛，应存在着一个共同机制。这样的共同机制，保障或促成了对不同头痛针刺治疗均有效。这个机制是什么？弄清了这个机制，一方面可以借此阐明针灸治疗头痛的共同机制，另一方面可以反过来促进针灸治疗方案的优化。本节重点从共同的解剖学基础、共同的治疗后病理生理学改变等角度，初步阐述针灸治疗头痛疾患的共同机制要点。

一、解剖学基础

（一）头痛的疼痛敏感结构

差不多所有的头痛病例（可能应除外缘于精神障碍的头痛），差不多所有的针灸治疗头痛有效病例，其发病机制及针刺效应机制，应该都与导致头痛的疼痛敏感结构有关。头痛的疼痛敏感结构是头痛发病机制及针刺镇痛效应机制的参与者、见证者。针灸治疗不同类别的头痛大都有效的背景之一是有着共同的解剖学基础。

由于颅内疼痛敏感结构有限，不同病因引起的头痛症状相似。虽然所有的疼痛都由大脑感知，但脑实质本身对疼痛并不敏感。蛛网膜、室管膜和硬脑膜（邻近血管部分除外）对疼痛也不敏感。然而，第 5、7、9 和 10 对脑神经，Willis 环及其分支的近端、脑膜动脉、脑实质和硬脑膜中的大静脉及颅骨外结构（包括头皮和颈部肌肉、皮神经和皮肤、鼻窦黏膜、牙齿、颈神经及其神经根、颈外动脉及其分支）都对疼痛敏感。有时，疼痛部位和疼痛源是相同的（如颊部或者前额的疼痛来自上颌窦炎或者额窦炎），由于牵涉性感觉的存在，疼痛的部位往往与疼痛源不符。例如，幕上结构的神经支配来自三叉神经眼支，而幕下和颅后窝结构的神经支配来自颈 2 和颈 3 神经。因此，小脑半球损伤引起的疼痛一般偏后，而枕叶损伤引起的疼痛一般偏前。另外，位于脑桥中部至第三颈髓的三叉神经尾核,除接受来自三叉神经的疼痛信息外,还接受来自上颈段神经根的疼痛信息。因此,源自颈髓上段或者颅后窝的疼痛可能会表现为前额部疼痛[1]。

这种来自解剖实证的头痛发病的共同基础,决定了头痛针刺镇痛涉及的神经解剖学共同机制的普适性。共同的解剖学基础的普适性,其作用级别、作用效率及作用地位,显著大于其他的机制。

(二)头痛疾患针刺镇痛涉及的神经解剖学的生理病理

以偏头痛为例。颅内血管:一般认为,偏头痛的头痛期是由于硬脑膜血管以及主要脑动脉和鼻窦伤害感受器被激活所致。颅内血管和脑膜的伤害感受器周围主要有无髓鞘的(C 纤维)和薄髓鞘(Aδ 纤维)轴突,内含血管神经活性肽,如 P 物质(SP)和降钙素基因相关肽(CGRP)等。这类物质来源于三叉神经节,主要通过三叉神经的眼支达硬脑膜,有时也通过上颌骨或下颌骨抵达硬脑膜。上颈椎背根神经节的神经元也属于硬脑膜的支配范围。研究发现,针刺风池穴的血管反应性更多的是通过 CGRP 信号途径,大鼠脑膜中动脉肌球蛋白轻链激酶(MLCK)介导的平滑肌收缩信号通路的抑制得到解除或重新激活,使得 MLCK 磷酸化过程顺利进行,发挥缩血管效应[2]。针刺的这一作用途径,很可能是经三叉神经通路作用于偏头痛急性期颅内责任血管如脑膜血管的。

脑干伤害感受器:脑干伤害感受器聚集在三叉神经颈复合体及三叉神经血管的三叉神经脊束核(SNTN)神经元上。伤害感受的信息被传送到三叉神经脊束核的三叉神经二级神经元。脑膜感觉传入神经通过三叉神经束的中枢突进入脑干后,作用于脑干伤害感受器,同时释放相关物质,使三叉神经颈神经复合体及三叉神经血管的三叉神经脊束核神经元功能被部分抑制,很可能导致眶周和枕骨区域的痛知觉。枕神经刺激术通过对起源于高位颈髓的枕神经持续不断地刺激,治疗偏头痛有一定疗效[3],其机制很可能与三叉神经颈复合体密切相关。朱兵等[4]证实,属于三叉神经支配的"下关"穴,在发挥低强度电针镇痛作用时,是通过三叉神经颈复合体发挥其穴位相对特异性作用的。但对偏头痛急性期来说,针刺亦很

[1] 埃文斯,马修.头痛诊疗手册[M].于生元,译.2版.北京:科学出版社,2007:3-4.

[2] 王革生,张允岭,王爱成,等.针刺风池穴对神经源性炎症反应大鼠脑膜中动脉降钙素受体样受体的影响免疫荧光研究[J].中华中医药杂志,2011,26(6):1312-1314.

[3] 张晓磊,胡永生.枕神经电刺激治疗头痛的应用进展[J].中国疼痛医学杂志,2013,19(5):297-299.

[4] 朱兵,荣培晶,贾卉,等.针刺镇痛的节段性机制与全身性机制研究[J].针刺研究,2007(3):144.

可能是通过三叉神经通路，如三叉神经节、三叉神经脊束核或三叉神经颈神经复合体及三叉神经血管的三叉神经脊束核神经元，实现其针刺镇痛效应。

丘脑 - 大脑皮质：脑内存在调控疼痛的相应脑区，丘脑核及其三叉神经血管神经元，在偏头痛的头痛发作及畏声、畏光等起到一定作用。前额叶皮质和扣带回皮质在疼痛信号的传导中起重要作用。针刺脑效应 fMRI 研究表明，针刺效应可表现于相应的脑区[1-2]。针刺能引起前额叶皮质、大脑内侧前喙扣带皮质、脑桥等脑区的激活，起到止痛作用[3]。不同取穴对发作期偏头痛患者均有即时镇痛效应：少阳经特定穴（风池、外关、阳陵泉）、少阳经非特定穴（颅息、三阳络、膝阳关）与阳明经特定穴（头维、偏历、足三里），对偏头痛患者脑功能活动的影响均存在显著差别，这种差别主要体现在少阳经特定穴对偏头痛患者前扣带回、岛叶、海马、旁海马等与疼痛相关脑区的影响更为明显[4]。

偏头痛急性期针刺镇痛效应脑区的研究，已发现穴位刺激激活的脑区或者脑网络具有相对特异性。但研究设计、数据采集及分析方法有待进一步规范，结果诠释有待多学科知识的有机综合。另外，大部分关于偏头痛急性期针刺镇痛效应脑区的研究，没有说明自穴位始至效应脑区的联络路径，即针刺是通过何种神经通路作用于效应脑区的。而这种联络路径的相对特异性及其变化，对说明偏头痛急性期的针刺镇痛效应是非常重要的，非常值得一步研究。

综上，在偏头痛急性期针刺镇痛机制的研究中，以针刺信号为干预手段，借助三叉神经血管反射学说及硬脑膜神经源性炎症模型，观察三叉神经血管通路系统中的主要节点组成（从三叉神经及枕神经、脑膜血管等周围伤害性感受器、三叉神经节、三叉神经脊束核、上背部脊髓 C1-C3、三叉神经颈复合体及三叉神经血管的三叉神经脊束核至丘脑、皮质）的相关具体观察指标变化，有利于阐述针刺镇痛的三叉神经血管通路机制，阐明头痛疾患针刺镇痛的部分机制。

[1]　张宇叶．针刺少阳经穴治疗偏头痛的中枢响应机制研究[D]．成都：成都中医药大学，2016.

[2]　蒋萃．针刺经穴与非穴治疗偏头痛的效应及功能磁共振成像研究[D]．成都：成都中医药大学，2011.

[3]　詹松华．针刺调节偏头痛静息态疼痛相关脑功能网络的 fMRI 研究[J]．中国中西医结合影像学杂志，2021，19（1）：85-87.

[4]　杨洁．基于 PET-CT 技术的循经针刺对偏头痛患者即时镇痛效应的中枢机制研究[D]．成都：成都中医药大学，2011.

（三）头部局部取穴的共同的解剖机制

朱兵团队对既往的头针原理作了分析,并提出了新的头针原理观点[1]。

头针疗法是通过针刺头部的特定区域,作用于大脑皮质各反射区部位,调动和激发机体一系列自我调节机制以治疗各科疾病的针刺方法,其适应证以脑源性疾病为主。头针疗法作用机制研究现今仍缺乏完整的证据链。

头针疗法的产生以现代大脑皮质生理解剖为基础,在治疗时强调要达到一定的刺激强度。颅内感觉主要来源于颅内痛敏结构,由三叉神经脑膜支支配;三叉神经周围支同时也是面部和前头部一般感觉的传入纤维。三叉神经节神经元中枢突形成三叉神经感觉根,止于三叉神经脊束核尾部,是三叉神经周围支传递痛觉、温度觉和大部分触觉的初级传入投射部位。头针刺激的传入信息是否借助了支配头面部与脑膜的三叉神经系统并在此发生信号汇聚和相互影响,从而完成对脑膜疾病或脑实质的直接作用?

朱兵团队的研究表明:生理状态下,头面部组织和硬脑膜通过三叉神经产生直接的解剖学关联。研究表明,三叉神经节的感觉神经元可同时向头面部组织和硬脑膜发出分支投射的轴突。头面部与脑膜之间以三叉神经系统为桥梁存在直接联系,表现为可在三叉神经节观察到同时支配头面部与脑膜的双标记神经元;也可在三叉神经脊束核尾部观察到同时支配头面部与脑膜的广动力域神经元(WDRN)。给予脑膜化学、热或机械刺激后,可激活三叉神经节或三叉神经脊束核尾部的神经元;给予头面部穴位刺激可抑制脑膜及三叉神经脊束核尾部的神经元异常活动。这种直接的神经联系可能是颅内脑膜组织与颅外头面部皮肤、肌肉组织之间长轴突反射的解剖结构基础,也为头面部外周神经刺激及头针调节颅内病理状况(如偏头痛)的可能提供了解剖学证据。

病理状态下,神经源性炎症反应为头面部与颅内痛敏结构感觉信号传入产生病理生理关联。研究表明,给予三叉神经周围支强刺激可引起硬脑膜神经源性炎症反应。给予硬脑膜上矢状窦区芥子油刺激后可在三叉神经头面部支配区观察到伊文思蓝溶液渗出点,且渗出点表现为机械痛阈值下降的外周痛敏样反应。

治疗状态下,头面部穴位所处组织对硬脑膜炎症的治疗作用,通过三叉神经系统等解剖学关联实现。为系统探讨头针对脑源性疾病的治疗优势和头针发挥作用的神经生物学机制,以硝酸甘油型偏头痛大鼠为颅内痛敏结构病

[1]　王舒娅,王佳,刘坤,等.头针与脑联系的捷径通路[J].针刺研究,2020,45(12):947-953.

变的病理模型，重点对比头针、体针穴位对偏头痛模型动物的镇痛效应。研究显示，硝酸甘油溶液注射 30 秒后神经元放电频率显著增加。电针刺激可明显降低偏头痛病理条件下 WDRN 放电频率，而"太阳"对 WDRN 的抑制效应优于"足三里"。

头针治疗头痛等脑源性疾病具有明显优势，这是因为，头面部穴位，包括头部穴位及面部穴位，与脑的联系存在一个捷径通路。这个捷径通路为头面部组织和硬脑膜通过三叉神经产生直接的解剖学关联通路。头面部穴位主要受三叉神经支配，而颅内感觉的传入，特别是支配大脑皮质软脑膜的神经纤维也是由三叉神经支配。目前已明确头面部的感觉传入与来自脑膜的传入可以在三叉神经节、三叉神经脊束核发生类似于躯体 - 内脏牵涉性反应的相互作用。

朱兵团队通过对神经生物学的新近进展跟踪，并进一步研究得出：头针对脑源性疾病的治疗优势，可能通过感觉初级传入（位于三叉神经节的第一级神经元的轴突反射，其分支的轴突可能分别支配头面部穴位和颅内组织，特别是对脑组织有营养、活性物质直接调控作用的软脑膜）和次级传入（位于三叉神经脊束核第二级神经元突触前的背根反射和突触后的 WDRN 的会聚作用），使来自头面部穴位和颅内组织的传入在三叉神经系统的一级、二级神经元发生会聚和相互作用，在病理情况下通过轴突反射和 / 或背根反射引起神经源性炎症反应及中枢敏化，由此，头面部穴位刺激及头针刺激传入通过上述通路对颅内组织可能存在天然优势的调控和治疗作用。

（四）头面部不同神经支配区穴针刺镇痛效应的相对特异性

1. 偏头痛急性期针刺镇痛的取穴特点及不同神经分布区穴疗效特点　如上所言，偏头痛急性期针刺镇痛的取穴呈现如下显著特点：①以穴位使用的频率分类，排在前十位的依次是风池、太阳、率谷、合谷、百会、头维、太冲、外关、阿是穴、阳陵泉。②将前十位穴位按神经支配区进行分类，可分为枕神经支配区穴（风池）；三叉神经支配区穴（头维、太阳）；枕神经和三叉神经的交界区域穴（率谷、百会）；肢体远端脊髓神经支配区穴（太冲、外关、阳陵泉等）。基于以上的现状分析，我们提出关于偏头痛急性期针刺镇痛穴位选择方面，带有普遍性的一系列问题：

为什么风池、太阳、率谷、头维这几个头部穴位，是偏头痛急性期针刺镇痛使用频率最高的穴位？它们在偏头痛急性期针刺镇痛方面具有特异性吗？

从穴位的神经解剖学角度分析，为什么这些最主要的穴位，位于枕神经分布区域或三叉神经分布区域或枕神经和三叉神经分布区域的交界区域？

这些穴位的针刺镇痛效应与枕神经、三叉神经及其上位神经通路有关吗？

如果偏头痛急性期针刺镇痛机制与三叉神经及其上位通路有关，或与三叉神经血管系统有关，那么，直接刺激三叉神经岂不疗效更好？针刺鱼腰穴（穴居眉毛中点，恰位于三叉神经第 1 支出颅部位的眶上裂处）、四白穴（瞳孔直下 1 寸，恰位于三叉神经第 2 支出颅部位的圆孔处）、夹承浆穴（恰位于三叉神经第 3 支出颅部位的卵圆孔处）三穴，对三叉神经进行"直接"针刺[1]，与"间接"针刺三叉神经（如针刺太阳、头维穴，率谷百会等）对比，其镇痛疗效孰优孰劣呢？

将上述"直接"针刺三叉神经疗法或"间接"针刺三叉神经疗法，与枕神经刺激疗法（如风池穴的各种针刺方法）进行疗效比较，其镇痛疗效孰优孰劣呢？其机制是什么？

如按枕神经分布区（风池）、三叉神经分布区（头维、太阳）、枕神经和三叉神经交界区（率谷、百会）、脊髓神经分布区（太冲、外关、阳陵泉等）等神经分布区分别取穴针刺，其镇痛效应是否不同？如镇痛效应不同，是否与其不同的神经传导通路有关？

针刺同一神经分布区的不同穴位（如少阳经风池，风池附近的不循少阳经的非经非穴点），疗效有无差异呢？如无差异，其机制是什么；如有差异，其机制又是什么？

一言以蔽之，上述系列问题的要点，是风池、太阳、太冲等的不同神经支配区穴，在偏头痛急性期针刺镇痛方面的相对特异性问题。而上述穴位针刺镇痛效应相对特异性的背后，可能与其相应神经通路有关。而对上述带有共性问题的解答，非常有助于偏头痛急性期针刺镇痛穴位的优选。

朱兵[2]等的研究用高低两种强度分别电针同属足阳明胃经但属不同神经支配的穴位"下关"和"足三里"。结果显示，低强度电针只有同属三叉神经支配的"下关"穴对伤害性反应有显著抑制作用，而"足三里"无此效应。但高强度电针无论是"下关"还是远节段腓总神经支配的"足三里"穴均产生明显的镇痛效应。表明低强度电针镇痛作用部位的局限性，即穴位特异性，而高强度电针镇痛作用范围广泛，即镇痛作用的广泛性。这一结果为针刺治疗不同部位疼痛病症的穴位、手法和刺激量的选择提供科学实验的基础。

我们认为，朱兵等的研究结论，同样适用于偏头痛急性期不同神经分布

---

[1]　徐笨人，葛书翰.针刺治疗原发性三叉神经痛 1000 例疗效观察[J].中国针灸，1983（3）：4-6.

[2]　文亚.不同神经分布区穴组对无先兆偏头痛急性期镇痛疗效评价[D].南京：南京中医药大学，2019.

区穴针刺镇痛效应的相对特异性临床现象的解释。与朱兵团队关于"头针与脑联系的捷径通路"研究结论,相互印证,并可以互补。

偏头痛的发病机制目前尚未完全阐明,学者们提出了一系列假说进行解释,并建立了相应的动物模型。其中,备受关注并获广泛认可的是三叉神经血管反射学说及其经典模型——硬脑膜神经源性炎症模型,该学说认为偏头痛的头痛发作与三叉神经血管系统的激活有关,这一学说较好地反映了偏头痛发作时的病理生理过程,同时能有效地指导偏头痛急性期的治疗。基于偏头痛急性期不同神经分布区穴针刺镇痛效应的相对特异性等初步的临床研究结论,结合朱兵团队的应用基础研究结论,结合偏头痛急性期三叉神经血管学说,范刚启团队提出偏头痛急性期不同神经分布区穴位针刺镇痛效应的相对特异性假说[1]。

2. 偏头痛急性期不同神经分布区穴针刺镇痛效应的相对特异性假说　不同神经分布区穴位的偏头痛急性期针刺镇痛效应及其效应差异机制,与穴位所在部位的神经传导通路有关。即不同神经支配区穴针刺镇痛效应存在相对特异性。

假说的详细内容及根据这一假说进行的推演如下:

偏头痛急性期头痛局部取穴与远端取穴的针刺镇痛效应,是出不同的神经通路实现的。从神经解剖学角度分析,头面部局部取穴针刺镇痛,可能涉及三叉神经、枕神经和 / 或三叉神经颈复合体及以上通路,而上下肢远端取穴针刺镇痛,可能涉及脊髓丘脑束和以上通路。

相对而言,通过三叉神经通路(头维、太阳等头面部穴位—三叉神经支—三叉神经节—三叉神经脊束—三叉神经脊束核,或三叉神经脑膜血管支—三叉神经脊束核支)和枕神经通路(风池等枕部穴位—枕神经支—三叉神经颈复合体、三叉神经脊束核或三叉神经脑膜血管支—三叉神经脊束核支)进行针刺,比脊髓周围神经通路(太冲、阳陵泉合谷等四肢穴位—脊髓周围神经—脊髓丘脑束—皮层—脑部相关环路—三叉神经脑膜血管)进行针刺,作用于引发头痛的病变部位(三叉神经脑膜血管等)路径明显短,作用更加直接、快捷、高效。据此路径原则,应优先选择头面部穴位。

通过上述枕神经通路针刺,比通过上述三叉神经通路针刺,作用于引发头痛的病变部位(三叉神经脑膜血管等),其路径可能明显更短,作用范围更大(因为三叉神经颈复合体的缘故,针刺风池等穴,既可作用于枕神经,对枕部痛有较好治疗作用,又可通过三叉神经颈复合体,作用于解剖

[1]　NIU J Y, FAN G Q.Specific effect of acupuncture on the neural pathway in the acute stage of migraine headache[J].World J Acup-Mox, 2015, 25(4): 59-66.

汇聚面积较大的三叉神经第 1 支支配部位，对额颞部痛亦有较好治疗作用），作用更加直接、快捷、高效。据此路径原则，应优先选择风池等枕部穴位。

通过三叉神经第 1 支通路（鱼腰、头维）针刺，比通过三叉神经第 2 支通路（四白、太阳）针刺，或通过三叉神经第 3 支通路（夹承浆）针刺，疗效更好。这是因为：在三叉神经颈复合体内，由于三叉神经脊束核尾侧亚核内神经元的有序分布，三叉神经眼支（第 1 支）与高位颈神经可发生最大程度的会聚，所以临床上偏头痛患者头痛主要集中在额、颞及眶部，或颈枕部。偏头痛时引发三叉神经第 2 支、第 3 支支配区疼痛或痛觉超敏则较为少见。据此路径原则，应优先选择位于三叉神经第 1 支支配区及通路的鱼腰、头维穴位。

在偏头痛急性期进行针刺镇痛，选择头面部穴位给予低强度手法针刺或低强度电针针刺时，与选择四肢躯干部穴位给予低强度针刺比较，头面部穴位的针刺镇痛效应表现为相对特异性；在予高强度电针或手法刺激时，头面部穴位与四肢躯干部位穴位的镇痛相似，表现为镇痛作用广泛。这可以较好解释，为何所谓的真假针刺及不同刺激量的针刺皆有效的疑惑。

这一假说，可以较好解释上述偏头痛急性期针刺镇痛研究中存在的绝大部分问题，并可以较好地指导针刺临床实践，对优化偏头痛急性期针刺镇痛方案亦有较多益处。

"偏头痛急性期不同神经分布区穴位针刺镇痛效应及其效应差异机制，与穴位所在部位的神经传导通路有关"假说，虽然可以较好地解释偏头痛急性期针刺镇痛临床中存在的诸多问题（扩展开来，这一假说，也可以很好地解释丛集性头痛、紧张性头痛等原发性头痛，颈源性头痛等继发性头痛的类似的临床现象及部分针刺机制问题），但这一假说是建立在偏头痛三叉神经血管学说及偏头痛急性期针刺镇痛的三叉神经血管系统效应研究进展之上。但偏头痛的三叉神经血管机制本身并非十全十美，并不能解释偏头痛的临床所有现象，神经和血管机制在主要病理产生条件中的作用仍有待验证。三叉神经紊乱症亦相当复杂，研究进展的一些成果有待证伪。因此，有必要继续跟踪相关研究进展，开展相关研究以验证和完善这一假说。

3. 头痛不同神经分布区穴针刺镇痛效应的相对特异性的疗效验证　作者所在头痛团队，对偏头痛急性期不同神经支配区穴的针刺镇痛疗效进行了系列研究并进行了初步的疗效评价，初步明确了不同神经分布区穴针刺治疗偏头痛急性期的针刺镇痛效应特点及规律，为"偏头痛急性期不同神经分布区穴针刺镇痛效应的相对特异性假说"提供临床证据。

文亚[1]将264例急性期无先兆偏头痛患者根据头痛部位分层分配到A组枕部疼痛组，B组额颞眶部疼痛组。分为枕神经支配区穴组（A1、B1组）、三叉神经支配区穴组（A2、B2组）、非头颈部脊髓神经支配区穴组（A3、B3组）、枕神经＋三叉神经支配区穴组（A4、B4组）。枕神经分布区穴组以枕部排针平刺法，留针2小时；三叉神经分布区穴组以额颞部排针平刺法，留针2小时；非头颈部脊髓神经支配区穴组，根据国家统编的针灸学专业教科书，取穴为远端取穴，除外头面部取穴，留针0.5小时。研究表明：枕神经分布区穴组、三叉神经分布区穴组、脊神经分布区穴组对枕部疼痛、额颞眶部疼痛均有一定的镇痛效果；枕神经分布区穴组对枕部疼痛、额颞眶部均有良好的镇痛效果，但可能对枕部疼痛存在特异性镇痛作用，且这种特异性不仅体现在镇痛程度，更多地体现在镇痛速度上；三叉神经分布区穴组对额颞眶部疼痛可能存在特异性镇痛作用；脊神经分布区穴组对不同部位头痛可能不存在特异性镇痛作用；对枕部疼痛，应首选枕神经分布区穴组；对额颞眶部疼痛，应首选枕神经联合三叉神经分布区穴组联合取穴。

（五）头痛疾患针刺镇痛的共同组织层次

不同的针灸方案，如针具不同，穴位不同，针刺手法如针刺的方向、角度、深度不同，与针刺镇痛效应的关系，需进一步系统研究。但其实质或要点，是针刺的针身涉及的组织层次问题。但就目前的研究现状来说，仍非常缺乏不同组织层次镇痛效应的针对性研究或系统性分析。

1. **不同组织层次针刺效应特点** 针刺深度不同，可以分别或同时作用于不同的解剖组织层次，包括皮肤层（表皮层及真皮层）、筋膜层（皮下组织）、肌层、骨膜层、血管、神经等。不同研究表明，针刺不同的解剖组织层次，均有一定的针刺镇痛效应。皮肤层方面，孙远征等[2]采用梅花针循头部经脉浅刺头皮区治疗紧张性头痛疗效显著。筋膜层方面，浮针疗法、腕踝针疗法均在头痛疾患的治疗中广泛运用。张永红等[3]以颈部肌群上的阳性部位为中心，浮针针尖朝向患肌，沿皮下疏松结缔组织浅刺，配合扫散、抗阻的方法治疗颈源性头痛疗效显著。肌层方面，针刺紧张性头痛患者头颈部肌肉上相应的扳机点，疗效满意[4]。骨膜层方面，应用头皮针的刺法上，方

[1] 文亚.不同神经分布区穴组对无先兆偏头痛急性期镇痛疗效评价[D].南京：南京中医药大学，2019.
[2] 孙远征，郭颖，武文鹏.梅花针叩刺治疗紧张型头痛疗效观察[J].上海针灸杂志，2012，31（7）：477-479.
[3] 张永红，刘初容，梁鲁波，等.浮针治疗颈源性头痛的疗效观察[J].针灸临床杂志，2018，34（5）：42-45.
[4] 陈雄杰.针刺扳机点治疗紧张型头痛的临床观察[D].哈尔滨：黑龙江中医药大学，2015.

云鹏强调针刺层次必须达骨膜，林学俭强调贴近骨膜行针[1]。血管方面，王煜明等[2]治疗偏头痛 32 例，取患者患侧耳背静脉，三棱针点刺出血，疗效满意。神经方面，王国建等[3]采用针刺蝶腭神经节治疗慢性紧张性头痛，疗效优于布洛芬。由上述研究结果可见，不同的组织层次均在针刺镇痛中发挥作用。但不同的组织层次在针刺镇痛方面各起到何种作用，不同的组织层次针刺镇痛效应存在何种差异，针刺镇痛的最佳组织层次是什么？值得进一步研究。

针对针刺镇痛中刺激不同组织层次所产生的效应进行研究时，研究下一层或内层组织的效应及机制，很难去除上一层或外层组织的效应与机制，这也是研究的瓶颈和难点。

皮肤是参与针刺镇痛的一个不可或缺的组织，针刺皮肤可以产生一定的针刺镇痛效应，并有其相应的针刺镇痛机制，如皮 - 脑轴机制等，皮肤应激时皮肤的内分泌 - 免疫功能启动，刺激皮肤和肾上腺皮质激素分泌，针刺、热灸、刮痧等刺激也可以启动皮肤的这种功能，因此单纯针刺皮肤等即可镇痛。针刺时无论如何都不可能绕开皮肤层，在针刺镇痛研究涉及筋膜层、肌肉层、骨膜层、血管、神经等层次组织，评估相应的层次组织的镇痛效应及机制，则必须屏蔽或去除皮肤层在镇痛中的作用。余层可类推。但去掉皮肤层或去掉浅筋膜层或去掉肌层等组织，而进行的相关组织层次与针刺镇痛效应及机制研究，因为破坏了人体或其他生物体的完整性，研究结论显然失真。如何科学地对不同组织层次在针刺镇痛中发挥的作用与机制进行观察是针刺镇痛机制研究的难点。

在系统科学理论指导下，有序地开展不同组织层次与针刺镇痛疗效的关系研究，确定不同疼痛病症、不同针刺方法涉及的组织层次，提高针刺镇痛疗效，同时进行相关针刺镇痛机制研究，是科学、可行的办法。不同组织层次与针刺镇痛疗效的关系研究，涉及头痛病症、穴位、针具、针刺方法等诸多因素，非常复杂，必须进行多因素系统研究，涉及中医学、临床医学、解剖学、生理学、病理学、计算机学等多个学科，有赖于多个学科、不同专业的协作攻关，即进行大针灸科学研究[4]。如何进行不同组织层次与针刺镇痛关系的不失真的多变量系统研究（多因素多层次多角度分析），这对生命科学研究是一个很大的考验，亦将对生命科学研究有很大的启示和推动。

[1]　徐春花，范刚启，赵杨.头皮针流派比较及发挥[J].中国针灸，2016，36（6）：663-667.

[2]　王煜明，王浩.刺络放血治疗偏头痛疗效观察[J].上海针灸杂志，2010，29（8）：527.

[3]　王国建，王喜臣，胡英华.针刺蝶腭神经节治疗慢性紧张性头痛的临床观察[J].河北中医，2020，42（1）：111-114.

[4]　刘保延.解放思想创新机制、筹划针灸大科学研究计划[J].中国针灸，2017，37（1）：1.

2. **头痛疾患针刺镇痛可能的普适性的组织层次**　对于偏头痛急性期或丛集性头痛急性期患者来说，其优先刺激的组织层次应为责任血管，以颞部动脉血管最为常见，优选三棱针的刺络放血疗法；对于紧张性头痛，其优先刺激的组织层次应为帽状腱膜或浅筋膜，优选毫针或浮针疗法；对于颈源性头痛，其优先刺激的组织层次应为或肌筋膜或神经根，优选浮针疗法、穴位埋线、穴位注射疗法等。但总的来说，不同的头痛疾患，作用于何种组织层次，可以实现针刺疗效的最大化，这类问题的研究基本空白。不同的头痛疾患针刺镇痛普适性的组织层次问题解决了，将非常有助于针灸治疗方案的优化，有助于疗效的提高。本节内容，可同时参阅本章的针刺方向、角度、深度内容。

二、生化机制

韩济生院士的诸多研究成果表明，针刺镇痛有着不容置疑的神经化学基础[1]。国内外多选用硬脑膜神经源性炎症模型，并多从神经化学角度入手，探讨偏头痛急性期针刺镇痛机制。研究认为，针刺包括头、面、枕部或耳部穴位在内的穴位，可抑制或减少偏头痛急性期患者或动物模型的血液或脑膜、三叉神经节、三叉神经脑桥核、三叉神经脊束核等部位致痛性物质如 CGRP、P物质的合成或释放；可诱导或促进内源性阿片肽等镇痛性物质的合成或释放，发挥镇痛作用。

偏头痛急性期的针刺镇痛效应，多表现为快速镇痛效应，即针刺后很快止痛，部分患者表现为针到痛止。上述偏头痛急性期针刺镇痛的神经生化机制，不能很好地解释这种快速镇痛效应。针刺镇痛机制存在多样性，范刚启等[2]从针刺镇痛神经机制（神经生理学、神经化学、神经解剖学）及非神经机制（结缔组织、局部生化改变）等方面，对复杂、多样的针刺镇痛机制进行总结，对多样性机制个体的不足之处、多样性机制间的矛盾之处及其原因进行初步分析。头痛疾患针刺镇痛的神经生化机制（请参见本书第 16章），只是从神经生化角度（准确地讲，是某个角度）初步阐明了其神经生化机制。

三、电生理机制

脑干听觉诱发电位（brainstem auditory evoked potential，BAEP）、视觉诱发

---

[1]　韩济生.针刺麻醉向何处去？由针刺麻醉（AA）到针刺辅助麻醉（AAA）[J].中国疼痛医学杂志,1996(1): 1-5.

[2]　范刚启,钱俐俐,赵杨,等.针刺镇痛机制的多样性及问题分析[J].中国针灸,2013,33(1): 92-96

电位（visual evoked potential，VEP）异常常用于偏头痛的针刺镇痛机制研究。研究发现针刺后偏头痛患者BAEP、VEP异常率明显降低[1]。提示其镇痛效应与不同脑区的神经电生理变化密切相关。针刺可显著改善患者脑干功能，降低枕叶皮层兴奋性，改善患者神经电生理情况。三叉神经颈复合体（TCC）在偏头痛、颈源性头痛针刺镇痛中扮演非常重要角色。电针可能通过调节TCC区域神经元兴奋性缓解慢性偏头痛大鼠中枢敏化。借助神经电生理等手段，朱兵团队初步证实，头针穴位主要由三叉神经支配，而颅内感觉传入特别是供应脑皮层营养的软脑膜及血管也由三叉神经支配和参与调节，头针与脑联系存在捷径通路，头针刺激对颅内组织可能存在着天然优势的调控和治疗作用[2]。

　　实际上，无论是神经电生理机制，还是神经生化机制，只是从电生理或生化角度，对某个头痛疾患的针刺镇痛机制进行了研究和分析。已经获得的神经电生理、神经生化机制的结论，对于大部分或整个头痛疾患的针刺镇痛机制来说，可能不具备普适性。具有普适性的头痛疾患针刺镇痛的神经生化机制、神经电生理机制，仍需进一步研究。经过系统性研究，在积累足够多、足够深入的科研结论后，具有普适性的头痛疾患针刺镇痛的神经生化机制、神经电生理机制，可能会产生，但路途仍很遥远。

第四节　结　　语

　　针灸疗法治疗不同的头痛疾患，存在着不同的针灸方案，并可导致不同的针灸疗效。另一方面，根据现有的研究结论推测，对于不同的头痛疾患，在不同的针灸治疗方案间，存在着一个共同的基础性的治疗方案。这个共同基础治疗方案，理应有着一个共同的基础机制。

　　这个共同的基础的治疗方案，包括：

　　第一，在诸多的头痛疾患中，存在着针灸治疗有效的头痛疾患病种群，即头痛疾患的针灸病谱。针灸有效的头痛疾患群，构成针灸共同基础方案的患者群体。

　　第二，于头面颈项枕部的局部取穴，是头痛疾患针灸治疗方案中一个鲜明的共同基础，具有疗效的相对特异性。

　　第三，局部取穴中，取局部经穴、局部非经穴、局部阿是穴（含传统针灸的

[1]　黄大鹏.平衡针对健康成年人大脑皮层体感诱发电位影响的实验研究[D].北京：北京中医药大学，2012.

[2]　王舒娅，王佳，刘坤，等.头针与脑联系的捷径通路[J].针刺研究，2020，45（12）：947-953.

阿是穴,现代医学的责任激痛点或责任患肌),都具有一定的疗效相对特异性,且其疗效的相对特异性,一方面与针灸经络腧穴理论有关,另一方面主要与头部不同神经分布区密切相关。

第四,辨证取穴(含辨经取穴)是头痛疾患针灸取穴的主旋律,是传统针灸取穴的最主要依据,并构成传统针灸取穴的基础。

第五,与局部取穴相比,远端辨证取穴,其疗效的相对特异性结论不明,远端辨证取穴法与中医辨证分型的疗效关系不明。一方面,同一中医证型下的不同的头痛疾患,其疗效不明;另一方面,同一头痛疾患,不同的中医辨证分型,其疗效不明。远端辨经取穴,对相对应的经络循行部位的头痛的镇痛效应,可能存在一定的疗效相对特异性。

第六,经穴疗效可能优于非经穴,经穴疗效可能优于非穴(假穴)。局部阿是穴(含传统针灸的阿是穴,现代医学的责任激痛点或责任患肌等)疗效具有相对特异性,一定条件下可能优于经穴。

第七,针灸工具是针灸疗法的"执行者",是构成广义的针灸方案的共同基础之一。三棱针的刺络放血优先用于搏动样头痛;浮针优先用于具有激痛点或患肌的头痛;埋线法优先用于慢性头痛,方便患者。但针灸工具与疗效的关系不明,缺乏针灸工具的系统优选。

第八,针刺的方向、角度与深度,与针刺治疗的操作或实施具有不可分割性,构成针刺手法的共同基础。针向病灶是针刺手法的共同基础之一。针刺深度(浅刺、深刺)与针灸效应的关系不明(刺浅治深、深刺镇痛);针刺作用的组织层次不明;组织层次与针刺效应的关系不明。

第九,针刺刺激量是构成针刺手法的共同基础之一。在一定刺激量范围内,足够的刺激量与头痛镇痛效应呈正相关关系。

第十,针刺补泻与头痛疾患的镇痛效应关系不明,缺乏严格的、科学的、系统的针刺补泻手法与头痛镇痛效应的比较结论。

第十一,对于发作性头痛疾患,针刺越早,疗效越好。但缺乏针刺手法的时间因素(行针、留针、疗次、疗程等)与镇痛效应关系比较,缺乏针刺手法时间因素的优化结论。

第十二,局部取穴具有一定的疗效相对特异性或疗效优势,这与头面项颈部穴神经解剖学特点密切相关。局部取穴与脑联系存在着捷径通路。通过三叉神经节初级神经元轴突反射及三叉神经脊束核二级神经元的反射性"捷径"通路发挥效应,对颅内组织可能存在着天然优势的调控和治疗作用。远端取穴的机制,可能与穴位镇痛的节段性机制、全身性机制有关。

第十三,对于某个或某类头痛疾患而言,针灸工具、穴位、针刺手法(针刺方向、角度、深度、针刺补泻、刺激量)及针刺时间等因素间,存在着一个优选方案。这个优选方案，可以实现或提高针灸疗效。头痛疾患针灸治疗方案的共同基础内容，为实现或促进针灸方案的优化，提供了初期的优选基础。

（本章责任人：陈宇航，李　晶，蒋亚楠，范刚启）

第十六章

针灸治疗头痛的机制

第一节　针灸治疗偏头痛机制研究

针灸治疗头痛有效，并得到 WHO 的推荐。对多种头痛，针灸疗法均可起到即时镇痛和减少发作的作用。其原理或机制是什么？这一直是针灸治疗头痛的研究重点之一。多年来，学者们从未停止对针灸治疗头痛机制的研究，其中对针灸治疗偏头痛的机制研究较为广泛，偏头痛的发生机制目前仍未明确。目前主要有三种学说，即血管源性学说、神经源性学说、三叉神经血管学说，临床研究和动物实验研究针对三种学说分别展开。临床研究分别从神经影像、神经电生理、生物化学三个方面展开。动物实验主要从神经电生理和生化机制两方面展开。对最常见的另外一种原发性头痛——紧张性头痛，另一种继发性头痛——颈源性头痛的针刺机制研究，也逐渐开展，获得了可喜的研究结论。这些结论昭示了针灸治疗头痛的科学原理，也为针灸治疗头痛方案的优化提供了一定的依据。

一、临床研究

（一）神经影像

用于针刺研究的神经影像学技术主要包括功能性磁共振成像（fMRI）和正电子发射计算机断层显像（PET-CT）技术。这些神经影像学技术为探讨针刺的中枢机制研究提供了可视化证据。fMRI 是一种新兴的神经影像学方式，其原理是利用核磁造影来测量神经元活动所引发的血流动力学的改变。目前应用最广泛的是血氧水平依赖性磁共振成像（BOLD-fMRI）。目前脑 fMRI 主要有任务态和静息态两种模式。静息态 fMRI 简单易行，患者配合度高，更适合针刺效应的观察。对于静息态磁共振的计算，国际上有很多种方法，主要有功能连接度（fnctional connectivity，FC）、局部一致性（regional homogeneity，RH）、低频振荡振幅（amplitude of low-frequency fluctuations，ALFF）。Raichle 等于 2001 年发现，大脑内有多个独立的、空间连贯的静息态脑功能网络，包括默认模式网络（default mode network，DMN）、感觉运动网络（sensory motor network，SMN）、背侧注意网络、执行控制网络、突显网络、额顶网络等[1]。在静息状态下,偏头痛患者的 DMN 常存在多个特定脑区功能连接度降低的特征性变化。多项研究表明,偏头痛患者相较于健康受试者,DMN、执行控制网络、突显网络这 3 个静息态脑网络存在脑功能连接降低的现象,且与疼痛程度及发病频率呈显著相关性[2-3]。张勇等研究发现针刺后双侧前扣带回、后扣带回、楔前叶、顶下小叶、前额叶皮质和内侧颞叶等多个 DMN 脑区的功能连接度显著增强[4]。中脑导水管周围灰质(periaqueductal gray matter,PAG)是调节疼痛信息的关键脑区,发出纤维下行调节脊髓后角伤害性刺激的传入,并可以分泌强啡肽等镇痛物质。偏头痛患者 PAG 区与静息态脑功能网络的低连接状态引起了下行疼痛抑制系统功能异常[5]。持续的电针刺激使得后扣带回、楔前叶和岛叶与 PAG 之间的连通性显著增强,表明电针可改善静息态脑功能网络关键脑区与下行疼痛抑制系统关键脑区 PAG 的功能连接[6]。针刺还可增强丘脑、岛叶等脑区的 RH,通过对疼痛矩阵的双向调节,调节疼痛信息整合处理过程,达到针刺治疗偏头痛的目的[7]。针刺可能通过激活与调节疼痛相关的脑区如右岛叶 - 边缘系统 - 小脑的脑功能连接网络发挥对偏头痛的镇痛效应[8]。杨洁等运用 PET-CT 技术探讨针刺治疗偏头痛的作用机理,结果显示针刺治疗后颞叶、前额叶、岛叶、扣带回、角回等区域的葡萄糖代谢增强,而在海马、海马旁回、中央后回等区域葡萄糖代谢降低[9]。神经影像技术证实针刺可以在脑干、端脑和皮层水平改善偏头痛患者功能紊乱,起到镇痛作用。

[1]　RAICHLE M E,MACLEOD A M,SNYDER A Z,et al.A default mode of brain function [J].Proc Natl Acad Sci USA,2001,98(2):676-682.

[2]　YU Z B,LV Y B,SONG L H,et al.Functional connectivity differences in the insular sub-regions in migraine without aura:A resting-state functional magnetic resonance imaging study [J].Front Behav Neurosci,2017,11:124.

[3]　ANDROULAKIS X M,KREBS K,PETERLIN B L,et al.Modulation of intrinsic resting-state fMRI networks in women with chronic migraine[J].Neurology,2017,89(2):163-169.

[4]　张勇,任毅,李匡时,等.无先兆偏头痛患者的静息态默认模式网络研究[J].中西医结合心脑血管病杂志,2014,12(5):570-571.

[5]　MAINERO C,BOSHYAN J,HADJIKHANI N.Altered functional MRI resting-state connectivity in periaqueductal gray networks in migraine[J].Ann Neurol,2011,70(5):838-845.

[6]　PEI P,LIU L,ZHAO L P,Et al.Effect of electroacupuncture pretreatment at GB20 on behaviour and the descending pain modulatory system in a rat model of migraine[J].Acupunct Med,2016,34(2):127-135.

[7]　张宇叶.针刺少阳经穴治疗偏头痛的中枢响应机制研究[D].成都:成都中医药大学,2016.

[8]　刘姗姗,王波,詹松华.针刺调节偏头痛静息态疼痛相关脑功能网络的 fMRI 研究[J].中国中西医结合影像学杂志,2021,19(1):85-87.

[9]　杨洁.基于 PET-CT 技术的循经针刺对偏头痛患者即时镇痛效应的中枢机制研究[D].成都:成都中医药大学,2011.

应用神经影像技术，已初步证实不同的穴位、不同的针刺方法等针刺干预因素，可在不同的脑区有不同的影像表现。提示了穴位、针刺方法有相对特异的镇痛效应，不同的穴位、针刺方法的这种相对特异的镇痛效应，与不同脑区的代谢特征有关。

（二）神经电生理

针灸治疗偏头痛机制的神经电生理方面的研究中，偏头痛发作期可出现脑干听觉诱发电位（BAEP）、视觉诱发电位（VEP）异常。BAEP 可以反映偏头痛患者脑干缺血的程度和脑干神经核团血流灌注状态的变化，BAEP 异常提示偏头痛发作期存在脑干功能异常。VEP 可以记录枕叶皮质对外界各种视觉刺激产生的电活动，VEP 可以准确评估枕叶皮质兴奋性，VEP 异常说明偏头痛患者存在枕叶皮质兴奋异常。蓝丽康等研究发现针刺后偏头痛患者BAEP、VEP 异常率明显降低，说明针刺疗法能明显改善患者脑干功能，降低患者枕叶皮层兴奋性，改善患者神经电生理情况[1]。

偏头痛针刺治疗的神经电生理研究的初步结论，提示其镇痛效应与不同脑区的神经电生理变化密切相关。可显著改善患者脑干功能，降低枕叶皮层兴奋性，改善患者神经电生理情况。

（三）生物化学

临床研究常采用分析偏头痛患者血浆或血清中各种活性成分的改变来探讨针灸治疗偏头痛的生化机制。在调节血管舒缩功能方面，针刺能有效提高偏头痛患者血浆内血管舒张因子浓度，有效降低偏头痛患者血浆内血管收缩因子浓度。邹敏发现针刺治疗后偏头痛患者血浆一氧化氮（NO）水平明显升高[2]。廖志山发现针刺治疗后偏头痛患者血浆内皮素（ET）水平明显降低[3]。针刺可通过影响内源性镇痛系统相关神经递质含量，改善偏头痛患者的症状。曹颖发现针刺治疗后偏头痛患者血浆内 β- 内啡肽（β-Endorphin，β-EP）明显增高[4]。贾春生等发现针刺增加偏头痛患者血浆 5- 羟色胺（5-HT）水平值较针刺前显著升高[5]。眭兰等研究发现针刺可降低偏头痛患者血清降钙素基因相关肽

[1]　黄大鹏. 平衡针对健康成年人大脑皮层体感诱发电位影响的实验研究[D]. 北京：北京中医药大学，2012.

[2]　邹敏，刘洁，唐勇. 针刺四关穴治疗偏头痛及其对一氧化氮水平的影响[J]. 中国中医急症，2003，12（2）：129-197.

[3]　廖志山，富蓉，梁可云，等. 针刺第二掌骨全息治疗偏头痛临床疗效及对内皮素调节作用的观察[J]. 中国中医药现代远程教育，2010，7（8）：38-39.

[4]　曹颖，张红星，邹燃. 针刺少阳经穴对偏头痛的镇痛作用及对血浆 β- 内啡肽的影响[J]. 湖北中医杂志，2009，2（31）：9-10.

[5]　贾春生，郑丽娅，石晶，等. 耳穴透穴埋针刺法治疗偏头痛的临床疗效及对血浆 5- 羟色胺含量的影响[J]. 针刺研究，2010，6（35）：448-452.

（CGRP）水平，减少偏头痛发作[1]。偏头痛患者血清学研究表明，针灸可以调节血管舒缩功能，改变偏头痛患者紊乱的血管状态，并增加内源性镇痛系统相关神经递质分泌从而起到镇痛作用。

二、动物实验研究

（一）神经电生理

曲正阳等研究发现电针风池穴对急慢性偏头痛大鼠三叉神经颈复合体核团 A 团、C 纤维神经元起调控作用。电针可能通过调节 TCC 区域 A 域纤维神经元兴奋性缓解慢性偏头痛大鼠中枢敏化；可能通过调节脊髓背角 C 纤维脊髓背角与痛觉传递相关的 WDRN 触发弥漫性伤害抑制性控制效应（diffuse noxious inhibitory controls，DNIC）而逆转急性偏头痛大鼠中枢敏化[2]。王舒娅等研究发现，头针所产生的感觉信息是无法直接抵达颅骨下对应的大脑皮层的。其研究采用神经束路示踪技术，分别对面部三叉神经分布区与脑膜中动脉区域硬脑膜进行标记，在三叉神经节中发现双标记神经元，表明三叉神经节的感觉神经元可以同时向头面部组织和硬脑膜发出分支投射的轴突。尾静脉注射伊文思蓝溶液后，给予大鼠单侧面部三叉神经下颌支超过 C- 纤维阈值电刺激，观察到同侧颅内硬脑膜支配区的血浆白蛋白渗出现象，推测头面部与脑膜之间以三叉神经为桥梁存在着直接的神经解剖学联系。大鼠偏头痛模型造模成功后，分别给予与脑膜同节段的头面部和异节段的下肢 1 倍的 C 纤维强度电针刺激，观察到两者均可明显降低 WDRN 放电频率，同节段优于异节段。该实验从解剖结构上证实头针对偏头痛的治疗优势可能通过感觉初级传入和次级传入的调控和整合达到[3]。针刺可以在脊髓后角水平减少伤害性刺激的传入，并抑制中枢敏化。

（二）生化机制

针刺可调节硬脑膜 CGRP、血管活性肠肽（vasoactive intestinal peptide，VIP）表达，肥大细胞与巨噬细胞数，可调节脑膜中动脉肌球蛋白轻链激酶（MLCK）的活化与表达从而减少伤害性刺激的传入。针刺可调节三叉神经节内 CGRP、CGRPmRNA、c-fos、5-HT7R、5-HT1DR、5-HT1BRmRNA、大麻素

[1] 眭兰,康超宾,蔡艳.调神针刺法预防性治疗偏头痛临床疗效及对患者血清 CGRP 的影响[J].四川中医,2021,39（1）：197-202.

[2] 曲正阳,刘璐,于清泉,等.电针抑制偏头痛大鼠三叉神经颈复合体[C]// 世界针灸学会联合会,中国中医科学院,海南省卫生健康委员会.“中医针灸”申遗十周年特别活动暨世界针灸学会联合会 2020 国际针灸学术研讨会论文集.海口：中国中医科学院针灸研究所,2020：40.

[3] 王舒娅,王佳,刘坤,等.头针与脑联系的捷径通路[J].针刺研究,2020,45（12）：947-953.

受体 1 的表达，在神经节水平减弱伤害性信号的传入。针刺调节三叉神经脊束核尾部内 5-HT7R、5-HT1DR、5-HT1ARmRNA、5-HT1BRmRNA 表达，在脊髓脑干水平减少伤害性信号的传入。针刺可调节下行通路中缝大核 5-HT7R、5-HT1ARmRNA 表达，调节 PAG 的 CGRP、β-EP、5-HT、5-HT7 及其受体，以及 c-fos 阳性细胞数，在脑干水平抑制伤害性信号的传入[1]。针刺可以在神经末梢、神经节、脊髓后角、脑干等不同水平减少伤害性刺激的传入，从而治疗偏头痛。

第二节　针灸治疗其他头痛机制研究

一、针灸治疗紧张性头痛的机制研究

紧张性头痛患者的发病机制尚不明确。目前普遍认为紧张性头痛的发病机制主要与颅周肌肉紧张及精神压力密切相关，除此以外还有中枢调节机制异常学说、神经递质代谢紊乱学说等。针刺可以促进气血运行，增强肢体活动能力，缓解肌张力增高，减少伤害性信号传入。紧张性头痛患者血清中的 5-HT 含量降低，而 5-HT 的减少可降低痛阈或导致情感障碍，同时使头痛与情绪异常形成恶性循环[2]。针刺可以调节患者焦虑抑郁情绪，在中脑水平增加 5-HT 分泌控制头痛。BOLD-fMRI 观察针刺紧张性头痛患者百会，发现左右侧颞上回，右侧中央前回、中央后回、缘上回、颞中回、背侧丘脑、尾状核被激活，推测针刺可以在间脑水平起到调节作用，缓解紧张性头痛[3]。针灸可以改善头部肌肉紧张度，并改善患者的焦虑抑郁情绪从而治疗紧张性头痛。

二、针灸治疗颈源性头痛的机制研究

颈源性头痛的解剖基础是 C1~C3 神经根和 / 或其支配的组织结构。椎管内的炎性刺激和 / 或椎间盘机械性压迫 C1~C3 神经根可诱发。椎管外的颈椎小关节紊乱、肌肉痉挛和 / 或韧带筋膜的炎性刺激或机械性卡压 C1~C3 神经根分支也可诱发。会聚理论认为颈源性头痛的发生是高位颈神经所支配的结

[1]　罗妮莎，周文珠，王悦，等．针刺治疗偏头痛急性期动物实验研究的要素分析及思考 [J]．上海针灸杂志，2021，40（1）：112-119.

[2]　D'ANDREA，GIOVANNI，D'AMICO，et al.Tryptamine levels are low in plasma of chronic migraine and chronic tension-type headache[J].Neurological Sciences，2014，35（12）：1941-1945.

[3]　WANG P，DU H D，CHEN N，et al.Regional homogeneity abnormalities in patients with tensiontype headache: a resting-state fMRI study[J].Neuroscience Bulletin，2014，30（6）：949-955.

构发生病损而引起高位颈神经伤害性感觉信息的传入,通过高位颈神经传入纤维之间及高位颈神经与三叉神经传入纤维的中枢会聚,使伤害感受性输入产生紊乱而形成的一种牵涉痛。临床研究证实颈源性头痛采用针刺、小针刀、颈部穴位注射等方法刺激头项部局部穴位能明显缓解头痛,且都有较好的治疗效果。针灸可以放松局部紧张的肌肉并调整脊柱的受力平衡,减少伤害性刺激的产生。颈源性头痛患者针灸治疗后的血清白细胞介素 -6、肿瘤坏死因子 -α、NO 水平等炎性指标水平降低明显[1]。针灸可以明显提高颈源性头痛患者痛阈,减少外周伤害性信号的传入[2]。针灸可以治疗上颈段包括肌肉、关节、筋膜的病变,减少伤害性刺激的产生,同时也可以在神经、脊髓节段减少伤害性刺激的传入,对颈源性头痛起到治疗作用。

三、问题展望

针灸作为传统的治疗方法在头痛的治疗中发挥着重要的、不可替代的作用。因为针灸是在整体水平发挥治疗作用,目前有关针灸治疗头痛的机制研究局限于在体研究,仅是点状的、局部的研究,缺乏全面的、系统的研究。针灸的治疗作用是一个涉及调整伤害性刺激的产生、传入、整合各个环节,同时也是机体对针灸反应的复杂过程。其治疗作用是多层面、多靶点综合反应。随着现代医学与针灸学进一步交融,在体研究方法的进步,针灸治疗头痛的机制将被逐渐揭开,针灸将会为患者提供更加精准的服务。

（本章责任人：王　琳，罗妮莎，寇任重，范刚启）

[1]　潘胜莲,王庆来,方芳,等 . 滞针提插法对颈源性头痛患者血清 IL-6、TNF-α、NO 水平及疗效的影响[J]. 浙江中医杂志,2020,55(11):820-821.

[2]　梁淑芬 . 感觉神经定量检测评估经筋理论指导毫火针治疗颈源性头痛的研究[D]. 南宁:广西中医药大学,2020.

第十七章

三叉神经及枕神经穴联合电刺激
头痛治疗仪的研制

针灸治疗头痛疗效肯定，无论是发作期镇痛，还是间歇期预防发作，均有显著疗效[1]，有着很好的群众基础。但同时有着如下缺点：一是针刺治疗受时空限制，患者头痛发作时，因就医途中运动、劳累、噪声、体位变化等因素多致头痛加剧，患者多不愿、不能或不敢至医院就医；二是针灸治疗多依赖施针者经验，对针灸医生要求较高。我们团队在前期研究基础上，研制了三叉神经及枕神经分布区穴联合电刺激头痛治疗仪（专利号：CN209108417U，下文简称头痛治疗仪），很好地解决了上述难题，为头痛患者提供了一个全新的简便、有效、安全的针灸方法。现从头痛治疗仪的理论与临床基础、关键技术和功能与应用这四方面，对头痛治疗仪的研发思路作汇报，为同道防治头痛提供参考。

一、头痛治疗仪的理论与临床基础

头痛治疗仪的理论基础为我们团队首次提出的"偏头痛急性期不同神经通路针刺镇痛效应的相对特异性"假说[2]，并且本团队在临床观察和研究中对该假说进行了部分证实：即针刺不同神经支配区穴，其镇痛效应具有相对特异性。基于上述假说，范刚启教授发明了"排针平刺法"[3]，本法在治疗偏头痛、紧张性头痛等原发性头痛，颈源性头痛等继发性头痛等疾病方面，具有疗效显著、可重复性好等优势，第一章第一节有详细介绍。

二、关键技术

本头痛治疗仪的关键技术包括所用穴位、经皮穴位电刺激及刺激参数。

（一）头痛治疗仪的穴位优选

根据针刺治疗头痛的穴位应用及研究的大数据分析发现[4]，使用频率最

---

[1] 杨春艳，刘慧林，张圆，等.针刺治疗偏头痛急性期文献质量评价[J].中国循证医学杂志，2012，12（3）：365-370.

[2] NIU J Y，FAN G Q.Specific effect of acupuncture on the neural pathway in the acute stage of migraine headache[J].World J Acup-Mox，2015，25（4）：59-66.

[3] 林祺，周文珠，王悦，等.排针平刺治疗头痛[J].中国针灸，2020，40（11）：1193-1197.

[4] 王黎明，陈少宗.针刺治疗偏头痛取穴现状分析[J].山东中医药大学学报，2011，35（3）：213-214

高的 10 个穴位为风池、太阳、率骨、合谷、百会、头维、太冲、外关、阿是穴、阳陵泉，其中风池、太阳、率谷位前 3 位。我们团队对针刺治疗头痛的穴位进行了反复优选研究[1]，获得了初步的穴位优选结论：治疗头痛的穴位存在着相对特异性。综合上述大数据分析及穴位优选研究结论，结合穴位的神经解剖学特点，我们对使用频率最高的 10 个穴位按神经支配区进行了归类，分为枕神经支配区穴位（风池、阿是穴）、三叉神经支配区（头维、太阳、阿是穴），三叉神经与枕神经交界区穴位（率谷、百会），四肢远端脊神经支配区穴位（合谷、外关、太冲、阳陵泉）。可发现，使用频率位列前数位者，皆位于枕神经支配区或三叉神经支配区。

结合上文所述的"偏头痛急性期不同神经通路针刺镇痛效应的相对特异性"假说，即针刺不同神经支配区穴，其镇痛效应具有相对特异性，三叉神经支配区穴与枕神经支配区穴联合针刺，表现为协同疗效，可显著提高单个神经支配穴的相应的镇痛疗效，确定了头痛治疗仪主要刺激部位及穴位。

为了方便头痛治疗仪定位取穴，结合相应头部穴位所在部位的诸如有无毛发、骨性标志（方便取穴）及电刺激特点，对穴位进行了必要的微调。原排针平刺法中，三叉神经分布区穴组为神庭 - 印堂、眉冲 - 攒竹，头痛治疗仪涉及的三叉神经分布区穴位，调整为"上印堂"（神庭 - 印堂的连线上）、双侧"上攒竹"（眉冲 - 攒竹的连线上）、双侧"阳白"和双侧"悬颅"7 个穴位，治疗仪选择扁圆锥形金属电极，分别对应上述 7 个穴位区进行低频电刺激（可选择性刺激一侧的 4 个穴位，或两侧的 7 个穴位），电极虽未直接刺激印堂、攒竹、鱼腰，但依然在神庭（透）印堂、眉冲（透）攒竹、头临泣（透）鱼腰的排针平刺的三叉神经分布区穴的刺激区域。

原排针平刺法中，枕神经分布区穴组为脑空 - 风池、脑户 - 风府，头痛治疗仪涉及的枕神经分布区 7 个穴位中，微调为双侧"风池"、双侧"完骨"和"风府"，治疗仪选择扁圆锥形金属电极分别对应上述 5 个穴位进行电刺激。

头痛治疗仪穴位组有如下优势：①体现了排针平刺法的特色，模拟排针平刺法，对三叉神经支配区透刺穴区和枕神经支配区透刺穴区进行电刺激；②所选穴位都有明显的体表标志，简单易学，可快速准确定穴取穴，便于操作者定穴取穴；③所选穴位虽与排针平刺不尽相同，但依然体现了偏头痛急性期不同神经通路针刺镇痛效应相对特异性的要义。

基于神经分布区域进行选穴是本治疗仪的最大原始创新点。对比现有的头痛治疗相关仪器设备，要么只刺激三叉神经，要么只能刺激枕神经（或所属

---

[1]　文亚，王丹，范刚启. 针刺治疗急性期偏头痛的穴位选择[J]. 中国针灸，2018，38（11）：1183-1188.

分布区穴），本头痛治疗仪可实现对三叉神经分布区穴和枕神经分布区穴的联合电刺激，包括同一时间段对两个治疗带同时刺激，或不同时间段两治疗带的交替刺激，或不同头痛部位侧的同时或交替刺激，完全满足不同头痛类型及不同头痛部位的治疗，体现中医因病制宜的治疗理念。

（二）经皮穴位电刺激

本团队先后尝试穴位电针刺激（200 例）、穴位注射（350 例）、穴位埋线（400 例）、cefaly（比利时出产的一款治疗偏头痛的经皮神经电刺激治疗仪）仪治疗（100 例）、中频经皮电刺激治疗仪（60 例）等方法治疗各类头痛，发现穴位电刺激方式，最为接近经过多次优化后的排针平刺法（选穴及针刺操作手法），且操作规范，疗效稳定。此外，临床上侵入性治疗往往存在着患者接受度低、环境要求高、操作风险大等问题，非侵入性治疗更受患者青睐。因此，经皮电刺激成为我们团队首选刺激方式，经皮穴位电刺激融合了穴位刺激及经皮电刺激两种不同刺激方式，但表现为协同效应，在头痛的治疗体验方面更有优势，因此本头痛治疗仪使用经皮穴位电刺激方式。

（三）刺激参数

已有穴位电刺激参数实验研究表明[1]：2Hz 的低频电刺激主要释放脑啡肽、β- 内啡肽及内吗啡肽，100Hz 的高频电刺激主要释放强啡肽；此外，使用 2/100Hz 的疏密波这四种物质都有释放，使得镇痛效果叠加。韩济生团队研发的韩式治疗仪应用于临床[2]，也从一个方面验证了疏密波经皮穴位电刺激镇痛的有效性。

三、功能

本产品采用电刺激代替传统的针刺，通过可调节的电流强度，刺激三叉神经相应区域和枕神经相应穴位，模拟不同的针刺深度和针刺强度，以达到治疗头痛的效果，其功能特点总结如下。①因时制宜：本头痛治疗仪，通过电刺激参数的调整，既可用于急性期（头痛期、发作期）的镇痛治疗，又可用于头痛缓解期的预防性治疗；②因人制宜：本头痛治疗仪，设计有固定收放装置，以及可调控电极旋钮，确保电极与患者头型、穴位准确贴合，提高治疗效果；还设置了辅助固定装置，适应不同患者的头型，给予患者舒适及有效的治疗体验；③因病制宜：本产品设计有分电源开关及电刺激参数控制部分，可分区域开启治疗带，满足对偏头痛、紧张性头痛等原发性头痛，颈源性头痛等继发

[1]　HAN J S.Acupuncture and endorphins[J].Neurosci Lett, 2004, 361(1-3): 258-261.

[2]　李雨利, 李琛, 汪京萍, 等 .HANS 超前镇痛对宫腔镜术后疼痛及恶心呕吐的作用[J].中国疼痛医学杂志, 2015, 21(8): 598-601.

性头痛的治疗。

四、头痛治疗仪的研发意义

本头痛治疗仪或将在未来成为头痛疾病治疗方面一类重要的补充和替代医学方法。

1. **临床方面**　①本头痛治疗仪的核心内容为头部穴位对治疗穴位所在相应的神经支配区的头痛有着特异性，或将成为新的头痛治疗思路和方法；②依据本头痛治疗仪可控的电刺激，客观化、定量化的治疗方式，可建立头痛数据库和头痛穴 - 证网络，由此指导并优化不同类型头痛治疗方案。

2. **科研方面**　可作为头痛实验硬件平台，分析穴位与头痛直接的量化关系，分析穴位 - 刺激量 - 主治间的关系，推动现代针灸发展。